RÈGLEMENT

SUR LE

SERVICE DE SANTÉ

DE L'ARMÉE

A L'INTÉRIEUR

4ᵉ Édition, mise à jour jusqu'au 1ᵉʳ mai **1911**

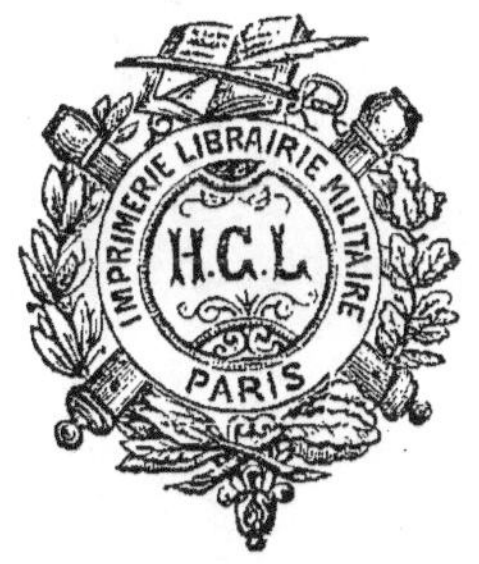

PARIS

Henri CHARLES-LAVAUZELLE

Éditeur militaire

10, Rue Danton, Boulevard Saint-Germain, 118

(MÊME MAISON A LIMOGES)

80

RÈGLEMENT

SUR LE

SERVICE DE SANTÉ

DE L'ARMÉE

A L'INTÉRIEUR

4e Édition, mise à jour jusqu'au 1er mai 1911

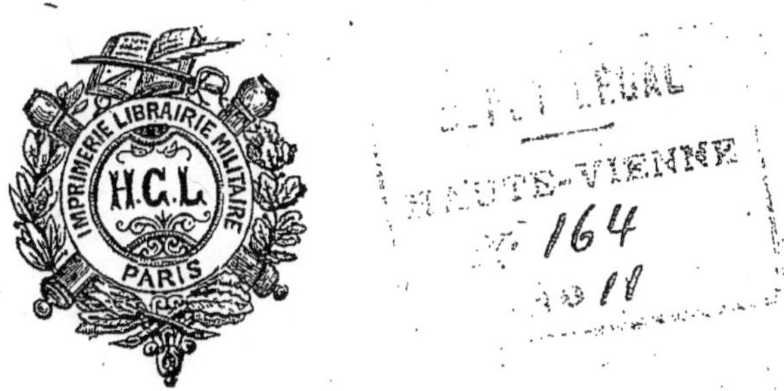

PARIS
HENRI CHARLES-LAVAUZELLE
Éditeur militaire
10, Rue Danton, Boulevard Saint-Germain, 118
(MÊME MAISON A LIMOGES)

RÈGLEMENT

SUR

LE SERVICE DE SANTÉ

DE L'ARMÉE A L'INTÉRIEUR

Rapport au Président de la République française sur le service de santé de l'armée.

Paris, le 23 novembre 1889.

Monsieur le Président,

Le règlement sur le service de santé de l'armée n'est plus en harmonie avec les principes posés par la loi du 1er juillet 1889, portant autonomie complète de ce service.

Une commission spéciale (1) a été chargée de préparer un nou-

---

(1) Composition de la commission :

M. le général de division FAY, président;
MM. le contrôleur de 1re classe de l'administration de l'armée ENJALBERT;
    le sous-intendant militaire de 1re classe BARATIER;
    le médecin principal de 1re classe NOGIER;
    le médecin principal de 1re classe CHAMBÉ;
    le médecin-major de 1re classe MILLET;
    le pharmacien-major de 1re classe MASSON; -
    le capitaine CHABERT, de l'état-major général;
    l'officier d'administration principal PICARD;
    TROY, sous-chef au bureau des hôpitaux.

veau règlement sur le service de santé à l'intérieur et en campagne.

La première partie (service à l'intérieur) est terminée ; elle fait l'objet du décret ci-joint, que j'ai l'honneur de soumettre à votre haute approbation en vous priant de vouloir bien le revêtir de votre signature.

Veuillez agréer, Monsieur le Président, l'hommage de mon respectueux dévouement.

Le Ministre de la guerre,
Signé : C. DE FREYCINET.

Décret du 25 novembre 1889, portant règlement sur le service de santé de l'armée.

Le Président de la République française,

Vu la loi du 16 mars 1882, sur l'administration de l'armée, modifiée par la loi du 1er juillet 1889, portant autonomie complètes du service militaire de santé;

Vu le règlement du 28 décembre 1883, sur le service de santé de l'armée;

Considérant que ce règlement n'est plus en rapport avec les principes posés par ladite loi;

Sur le rapport du Ministre de la guerre,

Décrète :

TITRE Ier.

DISPOSITIONS GÉNÉRALES.

CHAPITRE Ier.

ORGANISATION GÉNÉRALE DU SERVICE.

Objet du service.

Art. 1er. Le service de santé de l'armée a pour objet :

L'application des règles de l'hygiène à la santé des troupes, et le traitement des militaires malades ou blessés.

Il est régi par la loi sur l'administration de l'armée (1) et par les dispositions du présent règlement.

Direction du service de santé.

Art. 2. La direction générale du service de santé s'exerce :

1o Au ministère de la guerre, par une direction centrale;

2o Dans les gouvernements militaires et dans les corps d'armée,

---

(1) Loi du 16 mars 1882, modifiée par la loi du 1er juillet 1889, portant autonomie complète du service de santé militaire. (Volume 64.)

par les directeurs du service de santé, sous l'autorité du gouverneur ou du général commandant le corps d'armée;

3° Dans les groupes de places fortes, par les médecins chefs de service, sous l'autorité du commandant supérieur de la défense.

Personnel.

Art. 3. Le personnel qui concourt à l'exécution du service comprend :

1° Les médecins et les pharmaciens de l'armée active, du cadre de réserve et de l'armée territoriale ;

2° Les officiers d'administration du service de santé de l'armée active, du cadre de réserve et de l'armée territoriale ;

3° Les sections d'infirmiers militaires ;

4' Les infirmiers et brancardiers régimentaires ;

5° Eventuellement, les détachements du train des équipages militaires ou d'autres troupes ;

6° Les ministres des différents cultes ;

7° Le personnel civil attaché d'une manière permanente ou temporaire à ce service

Etablissements.

Art. 4. Il est pourvu au traitement des militaires :

1° Dans les infirmeries régimentaires, les infirmeries-hôpitaux et dépôts de convalescents ;

2° Dans les hôpitaux militaires ;

3° Dans les hospices civils et dans certains établissements spéciaux.

Gestion.

Art. 5. La gestion de ces établissements est assurée :

1° Dans les infirmeries régimentaires et les infirmeries-hôpitaux, par les conseils d'administration des corps de troupe ; et dans les dépôts de convalescents, par l'officier commandant ;

2° Dans les hôpitaux militaires, sous l'autorité du médecin-chef, par le pharmacien, pour la conservation et la distribution des médicaments ; par l'officier d'administration gestionnaire, pour ce qui concerne les deniers et les matières.

Comité technique de santé.

Art. 6. La composition, le rôle et les attributions du comité technique de santé sont réglés par la loi sur l'administration de l'armée et les ordonnances ou décrets en vigueur (1).

En dehors de ses fonctions spéciales : examen des dossiers de pension, gratification, mise en non-activité ou réforme pour cause de blessures ou d'infirmités, le comité se prononce sur les affaires qui lui sont déférées par le Ministre.

Il apprécie les travaux scientifiques qui sont adressés au Ministre par les membres du corps de santé militaire et désigne ceux qui peuvent être publiés dans les *Archives de médecine et de pharmacie militaires.*

Il dresse les programmes des examens pour l'admission dans les Écoles du service de santé militaire, et ceux des concours auxquels sont appelés les officiers du corps de santé aspirant à des fonctions spéciales.

Il fixe chaque année les sujets des concours ouverts entre tous les membres du corps de santé militaire pour les prix accordés par le Ministre et juge les mémoires envoyés à cet effet.

Attributions des médecins inspecteurs.

Art. 7. Les médecins inspecteurs peuvent remplir les fonctions de directeur du service de santé dans les gouvernements militaires, en Algérie et dans les corps d'armée désignés par le Ministre de la guerre.

Ils peuvent être désignés pour remplir telles inspections ou missions que le Ministre juge utile de leur confier. Ils reçoivent, dans l'un et l'autre cas, des instructions spéciales qui indiquent les points sur lesquels doit surtout porter leur attention.

Ils président les jurys chargés d'examiner les candidats pour l'admission dans le corps de santé militaire, et les différents concours ou examens auxquels les officiers de ce corps peuvent être appelés à prendre part.

Attributions du pharmacien inspecteur.

Art. 8. Le pharmacien inspecteur préside les concours ayant

____

(1) Loi du 16 mars 1882, article 40 (Volume 64), ordonnance du 2 juillet 1831 (Volume 66¹), décret du 31 juillet 1888 (Volume 61).

trait à la pharmacie; il peut être chargé d'inspections concernant spécialement le service pharmaceutique.

CHAPITRE II.

DIRECTION DANS LES CORPS D'ARMÉE.

Attributions générales du directeur du service de santé.

Art. 9. Le service de santé d'un gouvernement militaire ou d'un corps d'armée est dirigé par un médecin inspecteur ou principal de 1ʳᵉ classe, qui prend le titre de directeur du service de santé du gouvernement militaire ou du corps d'armée.

Au point de vue de son service, le directeur ne relève que du gouverneur militaire ou du général commandant le corps d'armée.

Personnel et bureaux de la direction.

Art. 10. Pour l'exécution du service, le directeur du service de santé a sous ses ordres un personnel composé conformément aux fixations arrêtées par le Ministre.

Les bureaux de la direction sont installés dans des bâtiments appartenant à l'Etat, et, à défaut, dans des locaux pris à loyer au compte du service de santé. Le mobilier de ces bureaux est fourni par les soins et sur les fonds du même service.

Action du directeur sur le service.

Art. 11. Le directeur du service de santé exerce son action dans les corps de troupe, dans les écoles militaires, dans les hôpitaux militaires, dans les hospices civils, enfin sur le matériel et les approvisionnements destinés au corps d'armée, de la façon suivante :

1º Dans les *corps de troupe*, il apprécie et note le personnel au point de vue technique et professionnel.

Il reçoit des médecins chefs de service les renseignements relatifs à l'état sanitaire tels qu'ils sont définis à l'article 39, ainsi que les comptes rendus de l'instruction spéciale donnée aux brancardiers et aux infirmiers régimentaires et ceux des opérations de la vaccination et de la revaccination; à l'aide de ces documents, il établit, pour chacune de ces parties, un rapport d'ensemble qu'il adresse au Ministre.

Il visite les casernements du corps d'armée au point de vue de l'hygiène ; il s'assure du bon fonctionnement des infirmeries régimentaires ; il examine, toutes les fois qu'il le juge convenable, le matériel et les approvisionnements de ces infirmeries appartenant au service de santé, et vérifie si ce matériel est en bon état d'entretien et au complet réglementaire ; il constate le degré d'instruction des infirmiers et des brancardiers régimentaires. Pour toutes ces opérations il prend les instructions du général commandant le corps d'armée ; les chefs de corps sont informés hiérarchiquement de la visite du directeur du service de santé.

Il reçoit les demandes trimestrielles de matériel et de médicaments établies par les médecins chefs de service, pour les besoins de l'infirmerie régimentaire, et visées par le major ; après y avoir apporté, s'il y a lieu, les modifications qu'il juge convenables, il les arrête définitivement.

Il reçoit, examine et transmet au Ministre, après les avoir modifiées, s'il y a lieu, les demandes de matériel du service de santé en campagne.

2° Dans les *écoles militaires* relevant directement du Ministre et situées sur le territoire de son corps d'armée, le directeur procède à une visite technique détaillée dans la période comprise entre le 1er mai et le 1er août, et dans les conditions analogues à celles indiquées au titre II de la notice n° 4.

A l'issue de chaque visite, il adresse, par la voie hiérarchique, un rapport d'ensemble au Ministre (Direction dont relève l'école) et en envoie en même temps copie au commandant de l'école intéressée :

3° Dans les *hôpitaux*, l'action du directeur du service de santé s'étend à toutes les mesures relatives à l'organisation, à l'hygiène et aux soins médicaux, au service pharmaceutique, à la répartition et à l'emploi du personnel militaire, à la direction et à la police, au service des évacuations, à l'approvisionnement en médicaments, matériel et objets d'exploitation de toute nature nécessaires au fonctionnement du service, à la conservation du matériel en service ou en dépôt dans les hôpitaux.

Il propose au général commandant le corps d'armée les mesures qu'il juge nécessaires pour la conservation des approvisionnements.

Il vise et transmet au Ministre, après les avoir modifiées, s'il y a lieu, les demandes semestrielles ou supplémentaires de médicaments et de matériel que lui adressent les médecins-chefs des hôpitaux militaires.

4° Dans les *hospices civils*, le directeur du service de santé exerce de même son action sur la direction intérieure dans les salles affectées au traitement des militaires, sur la police intérieure, sur le personnel et les malades militaires, les mesures d'hygiène et les soins médicaux.

Il prépare et soumet au Ministre les projets de conventions à passer avec les commissions administratives des hospices civils.

5° Dans les *asiles d'aliénés* recevant des malades militaires, il s'assure que ces militaires y sont traités conformément aux conventions spéciales et qu'ils sont immédiatement soumis à l'examen de la commission de réforme dès que l'affectation a été dûment constatée.

6° Dans les *magasins* et *établissements* où est entretenu le matériel de campagne destiné au corps d'armée, le directeur du service de santé exerce sa surveillance, conformément à la loi sur l'administration de l'armée (1).

En exécution de l'article 6 du règlement et de l'instruction sur la comptabilité-matières (2), il soumet à l'approbation du Ministre, avant le 1er juin de chaque année, une situation générale (modèle n° 1) établie en double expédition.

A cet effet, il reçoit :

Des directeurs des établissements de l'artillerie, la situation du matériel de ce service, affecté au service de santé ;

Des corps de troupe et des comptables détenteurs du matériel de mobilisation du service de santé, la situation dont l'établissement est prescrit par l'article 553 du présent règlement.

Ces situations sont arrêtées au 1er mai.

Le directeur du service de santé se conforme, pour la visite des divers établissements militaires du corps d'armée, aux prescriptions de la notice n° 4.

Il adresse chaque année, au Ministre, un rapport d'ensemble établi conformément aux indications de cette notice.

---

(1) Loi du 16 mars 1882, article 16. (Volume 64.)
(2) Volume 27.

Action du directeur en ce qui concerne l'hygiène, les épidémies
et le traitement des malades.

Art. 12 (1). Le directeur est spécialement chargé d'étudier
l'hygiène des différentes localités du corps d'armée, sièges de
garnisons, et de surveiller l'état sanitaire des troupes. A cet
effet, il est autorisé à visiter inopinément, chaque fois qu'il
le juge à propos, les infirmeries régimentaires, les hôpitaux,
les salles militaires des hospices mixtes et les divers établissements du service de santé du corps d'armée.

Il reçoit des médecins chefs de service dans les corps de
troupe ou les détachements, des médecins-chefs des hôpitaux
militaires ou des salles militaires des hospices civils, des rapports contenant les renseignements les plus détaillés au sujet
des manifestations épidémiques ou des menaces d'épidémie.
Il en rend compte immédiatement au général commandant le
corps d'armée qui, de son côté, lui fait connaître les renseignements transmis par l'autorité civile sur les épidémies qui
se produisent dans la région.

Dès les premières manifestations d'une épidémie, le directeur en rend compte au général commandant le corps d'armée et provoque de sa part les ordres nécessaires pour se
transporter immédiatement dans la localité où l'épidémie
vient de se produire, afin d'assurer les moyens de la combattre.

Il adresse directement au Ministre (7ᵉ direction), par télégramme, les premiers renseignements qu'il a recueillis sur
les faits essentiels concernant cette épidémie.

Ces renseignements sont complétés aussi rapidement que
possible par un rapport spécial précisant la situation sanitaire,
relatant les mesures prises, et, s'il y a lieu, indiquant celles
qu'il y aurait encore à prendre. Le directeur établit ce rapport en deux expéditions; il fait parvenir l'une d'elles directement au Ministre (7ᵉ Direction) et adresse l'autre au général commandant le corps d'armée.

Il se conforme également à ces dernières dispositions toutes les fois que les modifications importantes, ou quelque fait
particulier de nature à intéresser le Ministre, viennent à se
produire au cours d'une épidémie.

Le directeur exerce, en outre, son action dans les cas pa-
thologiques graves ou insolites que les médecins-chefs des hôpitaux militaires ou des salles militaires des hospices civils
croiraient devoir lui signaler, afin qu'il puisse les aider de ses
conseils dans le traitement des malades.

---

(1) Décret du 31 mars 1903.

Action sur le personnel.

Art. 13. Le directeur du service de santé a autorité sur tout le personnel employé dans les directions, les hôpitaux militaires, les établissements du service de santé, les sections d'infirmiers et les salles militaires des hospices civils.

Il exerce son action, au point de vue professionnel, sur les médecins attachés aux corps de troupe. Il établit des propositions en vue de leur désignation pour des services temporaires ou certaines fonctions spéciales, conformément aux dispositions de l'article 14, ci-après.

Il exprime son avis sur la suite à donner à leurs demandes de congés ou de permissions chaque fois que leur absence doit avoir une durée supérieure à quinze jours ou seulement à huit jours s'ils sont chargés d'un service d'hôpital. Il reçoit notification, par les soins du général commandant le corps d'armée, des punitions disciplinaires qui leur sont infligées, ainsi que des offres de démission qu'ils viennent à présenter et des propositions pour la non-activité, la réforme ou la retraite dont ils sont l'objet.

Le directeur du service de santé exerce sur les sections d'infirmiers l'autorité supérieure dans les conditions définies à la notice n° 12.

Son autorité s'exerce également sur les médecins, les pharmaciens et les officiers d'administration du service de santé de réserve et de l'armée territoriale, affectés à des corps ou à des services du corps d'armée. Il se conforme, pour l'administration de ce personnel, aux instructions spéciales en vigueur (1).

Services divers à confier aux médecins militaires.

Art. 14. Le directeur soumet à l'approbation du général commandant le corps d'armée les désignations à faire parmi les médecins militaires employés dans le corps d'armée pour assurer le service :

1° Dans les corps ou fractions de corps dont les médecins sont momentanément absents ;

2° Dans chaque place, pour les soins à donner aux officiers sans troupe et aux employés militaires, ainsi qu'à leur famille présente dans la localité ;

3° Dans les localités où les médecins militaires sont employés pour assurer le service médical des ouvriers civils des établissements de la guerre (2) ;

---

(1) Voir volume 72.
(2) Instruction pour l'application du décret du 26 février 1897 (Service médical), relatif à la situation du personnel civil d'exploitation des établissements militaires. (Volume 65.)

4º Dans les salles militaires des hospices militarisés;

5º Dans les hôpitaux militaires;

6º Dans les brigades de gendarmerie;

7º Dans les prisons militaires et les établissements pénitentiaires;

8º Dans les bureaux de recrutement;

9º Pour les visites dans les dispensaires;

10º Pour assister les conseils de revision;

11º Pour les commissions de casernement.

Il répartit le service, dans les hospices militarisés, entre les médecins-majors de chaque garnison, de façon qu'ils concourent à son exécution, soit simultanément, soit successivement.

Le service dont ils sont chargés dans ces établissements ne dispense pas les médecins des corps de troupe des obligations qui leur incombent d'après le règlement sur le service intérieur des corps de troupe (1).

Les médecins aides-majors ne peuvent être chargés de ce service que par exception.

Emploi des officiers d'administration du service de santé.

Art. 15. Lorsque le Ministre n'a pas prescrit d'affectation spéciale aux officiers d'administration du service de santé, il appartient au gouverneur militaire ou au général commandant le corps d'armée de désigner les établissements auxquels ils seront affectés.

A cet effet, le directeur du service de santé établit en double expédition un bulletin (modèle nº 2) et l'adresse au général commandant le corps d'armée, lequel statue et notifie sa décision par le renvoi de l'une des deux expéditions du bulletin. Le directeur du service de santé adresse à l'intéressé la lettre de service qui le concerne : il rend compte au Ministre de l'affectation par un bulletin (modèle nº 2).

Emploi des infirmiers.

Art. 16. Dans les cinq premiers jours de chaque mois, le directeur du service de santé reçoit du médecin-chef chargé de la surveillance de la section la situation d'effectif (modèle nº 3) établie au premier jour du mois et faisant ressortir distinctement le nombre des hommes du dépôt et celui des militaires affectés aux divers détachements de la section.

---

(1) Volume 78.

A l'aide de ce document, il adresse, s'il y a lieu, au général commandant le corps d'armée, un bulletin indicatif (modèle n° 3 bis) des mutations nécessaires.

Lorsqu'un détachement d'infirmiers est employé en dehors de la région où stationne le dépôt, les mutations d'une région à l'autre sont provoquées par le directeur du service de santé de la région où stationne le dépôt, mais après avis préalable de son collègue de la région où est employé le détachement; elles sont ordonnées par le général commandant le corps d'armée de la région du dépôt, qui en donne avis à son collègue du corps d'armée où est employé le détachement; l'un et l'autre en donnent avis aux deux directeurs de leurs corps d'armée.

Insuffisance du personnel.

Art. 17. En cas d'insuffisance du personnel médical, pharmaceutique ou administratif, le directeur du service de santé rend compte au général commandant le corps d'armée, qui informe le Ministre. S'il y a urgence, le général prescrit au directeur de convoquer des médecins et des pharmaciens ou des officiers d'administration de réserve ou de l'armée territoriale.

Le directeur tient, à cet effet, les listes spéciales des médecins, des pharmaciens et des officiers d'administration de réserve ou de l'armée territoriale affectés au corps d'armée, avec l'indication des époques de l'année fixées d'avance par chacun d'eux, pendant lesquelles ils peuvent, sans inconvénient, se rendre aux convocations prescrites par la loi.

A défaut de médecins et de pharmaciens de réserve ou de l'armée territoriale, le général commandant le corps d'armée requiert, sur la proposition du directeur du service de santé, des médecins ou des pharmaciens civils, qui reçoivent alors les indemnités fixées par la notice n° 2.

Pouvoir disciplinaire.

Art. 18. Le directeur du service de santé est investi, dans les conditions fixées à l'article 13, à l'égard de tout le personnel du service de santé, des pouvoirs disciplinaires attribués aux officiers du grade dont il a la correspondance, suivant qu'il a le grade de médecin inspecteur ou de médecin principal de 1re classe.

Surveillance des hôpitaux militaires et des hospices mixtes et civils.

Art. 19. Le directeur du service de santé visite les hôpitaux de la région toutes les fois que le service l'exige, et au moins une fois par an. Dans ces visites, il est accompagné du médecin-chef et de l'officier d'administration gestionnaire.

Il s'assure que le service s'exécute conformément aux règlements.

Il veille à ce qu'on ne déroge pas aux règles concernant le régime alimentaire et les prescriptions pharmaceutiques. En cas d'urgence, il peut autoriser provisoirement, et par écrit, une dérogation à ces règles ; il rend compte au général commandant le corps d'armée et au Ministre. Il rend compte, dans les mêmes conditions, des dérogations prescrites par les médecins-chefs conformément aux articles 220, 226 et 378.

Il s'assure également que les malades reçoivent tous les soins désirables, que les établissements militaires et les salles militaires, dans les hospices mixtes, sont bien tenus ; il porte son attention sur tout ce qui intéresse le service de santé. Il se fait présenter les registres de réception des denrées, et celui des officiers de visite.

Dans les hospices mixtes et civils, il veille à l'exécution des conventions passées entre la commission administrative de ces hospices et le Ministre de la guerre. Il se concerte avec le président de la commission administrative pour ce qui est relatif à l'entretien des salles militaires, à l'alimentation des malades et à la bonne exécution du service.

Il adresse au Ministre, dans les quinze premiers jours de chaque mois, les états nominatifs des malades traités dans les hôpitaux militaires ou les hospices mixtes et civils depuis plus de trois mois. Ces états sont établis conformément à l'article 271.

Relevé général, par corps d'armée, des situations mensuelles.

Art. 20. Supprimé. (Voir notice nº 10.)

Évacuations.

Art. 21. En cas d'épidémie ou d'encombrement d'un hôpital, il peut, de sa propre initiative, ou sur la demande du médecin-chef de l'établissement, proposer au général commandant le corps d'armée l'évacuation collective des malades sur un autre hôpital du corps d'armée. Le général commandant le corps d'armée statue et rend compte au Ministre.

Il peut, sur la proposition du médecin-chef de l'hôpital, autoriser les évacuations individuelles des malades sur un autre établissement hospitalier militaire ou civil du corps d'armée, lorsque l'intérêt des malades l'exige ; il en rend compte au général commandant le corps d'armée.

Les évacuations collectives ou individuelles sur les établissements d'un autre corps d'armée sont subordonnées à l'autorisation du Ministre.

Eaux minérales et bains de mer.

Art. 22. Chaque année, avant les époques fixées par la notice n° 18 et par l'article 354, le directeur du service de santé provoque des ordres du général commandant le corps d'armée pour que les militaires susceptibles de faire usage des eaux minérales et des bains de mer soient visités et contre-visités. Il désigne les médecins qui doivent procéder à la contre-visite et, lorsqu'il n'y a dans une localité qu'un seul médecin militaire, il délivre lui-même le certificat de contre-visite sur le vu des pièces.

Il se conforme, pour les formalités que nécessite l'envoi des malades aux eaux minérales et aux bains de mer, aux prescriptions du titre III, chapitre IV, du présent règlement.

Correspondance.

Art. 23 (1). Le directeur du service de santé correspond avec le général commandant le corps d'armée; il lui fait toutes les propositions qui lui paraissent utiles pour assurer le bon état sanitaire des troupes et l'exécution du service.

Il correspond, par son intermédiaire, avec le Ministre, sauf dans les cas particuliers prévus par la loi sur l'administration de l'armée et par l'article 12 du présent règlement.

Il correspond directement avec les directeurs des autres services, avec les médecins-chefs des hôpitaux militaires et des salles militaires des hospices civils, et, par l'intermédiaire des chefs de corps ou d'établissements formant corps, avec les médecins chefs

---

(1) Modifié par décret du 31 mars 1903.

de service dans ces corps ou établissements; enfin, avec les présidents des commissions administratives des hospices civils

La correspondance que les médecins chefs de service dans les corps de troupe doivent entretenir avec lui, conformément aux articles 11 et 12 et à l'article 39 ci-après, lui parvient par l'intermédiaire des chefs de corps.

Contrôles et dossiers du personnel.

Art. 24. Le directeur du service de santé tient :

1º Le contrôle annuel (1) des médecins des corps de troupe stationnés dans la région, au moyen des bulletins de mutations que le médecin chef de service lui fait parvenir par l'intermédiaire du chef de corps;

2º Le contrôle annuel (1) des médecins, des pharmaciens et des officiers d'administration attachés soit à la direction, soit aux établissements de la région, soit aux sections d'infirmiers; il reçoit à cet effet des médecins-chefs les bulletins de mutations de ce personnel;

3º Les dossiers du personnel des officiers du corps de santé et des officiers d'administration attachés à la direction ainsi que ceux des médecins-chefs et des chefs de service des établissements (2).

États nominatifs.

Art. 25. Le directeur du service de santé établit en double expédition, le 1er de chaque mois, un état nominatif (modèle nº 5) distinct :

1º Pour les officiers du corps de santé de l'armée active employés dans les corps de troupe, dans les établissements et à la direction, et pour les étudiants en médecine dispensés, article 23, et rappelés à l'activité avec le grade de médecin auxiliaire;

2º Pour les officiers d'administration de l'armée active employés dans les établissements, dans les sections d'infirmiers et à la direction.

Ces états indiquent la position de ces officiers à la fin du mois, ainsi que les mutations survenues pendant le mois cou-

---

(1) Modèle nº 2 de la nomenclature.
(2) Instruction sur le service courant. (Volume 74.)

rant! Sur l'état des officiers d'administration figurent, pour mémoire, les adjudants.

Les deux expéditions de l'état nominatif sont adressées au général commandant le corps d'armée qui en conserve une et transmet l'autre au Ministre (Direction du Service de Santé) dans les dix premiers jours de chaque mois.

Procès-verbaux de conférences.

Art. 26. Le directeur du service de santé reçoit, appuyée de plans sommaires, une expédition de chacun des procès-verbaux des conférences concernant les projets de construction, d'amélioration et d'aménagement des établissements hospitaliers, des infirmeries régimentaires et des magasins du service de santé. Il reçoit également une expédition des procès-verbaux des conférences ou commissions auxquelles un officier du corps de santé a été appelé à prendre part en qualité de représentant du service de santé. Il transmet au Ministre (Direction du Service de Santé) une expédition de chaque procès-verbal revêtue de son avis.

Publication d'écrits, mémoires scientifiques et travaux administratifs.

Art. 27. En ce qui concerne les publications d'écrits relatifs au service et les insertions dans les journaux, les officiers du corps de santé militaire et les officiers d'administration sont soumis aux mêmes règles que tous les officiers de l'armée.

Toutefois, les officiers du corps de santé sont autorisés à publier des travaux scientifiques sous forme d'articles de journaux, de notes académiques, de brochures ou de livres, sous la réserve de mentionner leurs titres et qualités militaires et d'adresser par la voie hiérarchique, au directeur du service de santé, un exemplaire manuscrit ou imprimé de leurs travaux.

Le directeur transmet cet exemplaire, avec son avis personnel, au Ministre de la guerre (Direction du Service de Santé), ainsi que les mémoires scientifiques et les travaux administratifs inédits qu'il reçoit des officiers du corps de santé et d'administration du corps d'armée.

Statistique médicale.

Art. 28. Il établit la statistique médicale du corps d'armée (1).

---

(1) Instruction du 9 juillet 1910. (Volume 83 *ter*.)

Il tient spécialement pour les hospices civils du corps d'armée, qui ne reçoivent que des militaires de passage, le registre de la statistique médicale, à l'aide des documents qui lui sont fournis par les commissions administratives de ces hospices, en exécution de l'article 539.

Ordonnancement des dépenses. — Comptabilité.

Art. 29. Le directeur ordonnance toutes les dépenses du service de santé, à l'exception de celles relatives à ce service effectuées par les corps de troupe et établissements considérés comme tels, ou qui concernent les transports généraux de la guerre et dont le mandatement appartient au service de l'intendance.

En sa qualité d'ordonnateur secondaire, le directeur se conforme à toutes les prescriptions du règlement sur la comptabilité des dépenses du département de la guerre (1) ainsi qu'aux dispositions spéciales énoncées à la notice n° 10.

Il tient ou établit les registres, comptes et documents énumérés dans la même notice.

Il vérifie, arrête et transmet au Ministre les comptabilités de pharmacie et les comptes en deniers et en matières.

Récépissés de versement au Trésor.

Art. 30. Supprimé. (Voir notice n° 10.)

CHAPITRE III.

DIRECTION EN ALGÉRIE ET EN TUNISIE.

Algérie.

Art. 30 *bis*. En Algérie le service de santé comporte :

1° Une direction supérieure confiée à un médecin-inspecteur placé sous les ordres immédiats du général commandant le 19e corps d'armée ;

2° Des directions divisionnaires à la tête de chacune desquelles est placé un médecin principal de 1re classe, sous les ordres du général commandant la division.

---

(1) Volumes 23 et 24.

Attributions du médecin inspecteur.

Art. 31 (1). Le médecin inspecteur du 19e corps d'armée remplit, sous l'autorité du général commandant le 19e corps d'armée, les fonctions d'inspecteur permanent du service de santé en Algérie.

Il correspond avec le Ministre par l'intermédiaire du général commandant le corps d'armée, sauf dans les cas particuliers prévus à l'article 23.

Il reçoit du général commandant le corps d'armée toutes les instructions ministérielles concernant l'exécution du service de santé.

Il correspond avec les directeurs divisionnaires par l'intermédiaire des généraux commandant les divisions, sauf pour les dispositions d'ordre purement technique qui peuvent faire l'objet de communications directes. La correspondance qui doit passer par l'intermédiaire des généraux de division est adressée, par bordereau, à ces officiers généraux qui la font parvenir aux intéressés.

Il est spécialement chargé de la mobilisation des divers éléments du service de santé devant concourir à la formation du 19e corps mobilisé ; il exerce également une direction d'ensemble sur la préparation à la mobilisation du service de santé affecté au territoire de l'Algérie, mais en réservant les pouvoirs des généraux commandant les divisions territoriales.

Il étudie et traite toutes les questions que le général commandant le corps d'armée juge utile de lui confier. Il réunit tous les renseignements relatifs à l'hygiène des troupes ; il adresse au général commandant le 19e corps d'armée, après les avoir annotés, tous les rapports des directeurs divisionnaires concernant les menaces d'épidémie et les mesures à y opposer. Il annote et transmet au Ministre les travaux scientifiques du personnel du service de santé du 19e corps d'armée.

Les directeurs du service de santé des divisions d'Alger, d'Oran et de Constantine lui adressent les situations numériques et les états nominatifs prévus aux articles 16 et 25.

En cas de formation de colonne expéditionnaire, il soumet au général commandant le corps d'armée toutes les dispositions relatives à l'organisation des ambulances, tant en personnel qu'en matériel et moyens de transport.

Le directeur du service de santé du 19' corps d'armée n'est pas ordonnateur secondaire.

---

(1) Modifié par décret du 31 mars 1903.

Attributions des directeurs du service de santé des divisions d'Algérie.

Art. 32 (1). Le directeur d'une division exerce les attributions dévolues aux directeurs du service de santé dans les corps d'armée de l'intérieur.

Dès qu'une épidémie vient à se manifester dans la division, le directeur adresse directement et immédiatement au Ministre (7e Direction) les comptes rendus télégraphiques et les rapports spéciaux établis conformément aux prescriptions de l'article 12. Il adresse en même temps : 1° une expédition de ces documents au médecin inspecteur; 2° une expédition des mêmes documents au général commandant la division qui les transmet, sans délai, au général commandant le 19e corps d'armée.

Lorsque le Ministre n'a pas prescrit l'affectation à un établissement déterminé de médecins, de pharmaciens et d'officiers d'administration, qui ont été seulement mis à la disposition du général commandant le corps d'armée, l'affectation est prononcée par cet officier général sur les propositions du directeur de la division, revêtues des avis du général commandant cette division et du médecin inspecteur du corps d'armée.

Le directeur du service de santé de la division adresse au général commandant la division toutes les demandes de mouvement du personnel qu'il juge utiles pour le service. Ces demandes sont transmises, après avoir été annotées par le médecin inspecteur, au général commandant le corps d'armée, par le général de division, qui, en cas d'urgence, statue directement, sauf à rendre compte immédiatement.

Le directeur du service de santé de la division assure l'exécution des détails du service d'après les ordres qu'il reçoit du général commandant la division, et conformément aux instructions techniques que lui donne le médecin inspecteur du corps d'armée.

Il répartit, avec l'approbation du général commandant la division, les infirmiers militaires dans les hôpitaux ou services divers de sa division.

Il veille à la conservation du matériel en service ou en dépôt dans les hôpitaux de la division et rend compte au médecin inspecteur de tout ce qui concerne les approvisionnements du service de santé en campagne.

Il centralise les états de la statistique médicale, les situations-rapports et autres documents que doivent établir les médecins-chefs des hôpitaux ou chefs de service dans les corps de troupe; après y avoir consigné son avis, il adresse directement au général commandant la division ceux de ces documents qui n'ont pas un in-

____

(1) Modifié par décret du 31 mars 1903.

térèt essentiellement technique ; ces derniers ne sont transmis au général qu'après avoir été communiqués au médecin inspecteur du corps d'armée qui les revêt, s'il y a lieu, de ses observations.

Il soumet à l'approbation du général commandant la division la désignation des médecins chargés d'assurer dans chaque place les divers services énumérés à l'article 14 et de procéder à la contre-visite des militaires proposés pour des congés de convalescence ou pour faire usage des eaux minérales ou des bains de mer.

Tunisie.

Attributions du directeur du service de santé en Tunisie.

Art. 32 *bis*. Le service de santé de la division d'occupation de Tunisie est dirigé par un médecin principal de 1re classe qui a toutes les attributions dévolues aux directeurs du service de santé dans les corps d'armée de l'intérieur.

CHAPITRE IV.

ACTION DU CONTROLE DE L'ADMINISTRATION DE L'ARMÉE.

Art. 33. Les établissements du service de santé sont soumis au contrôle des membres du corps du contrôle de l'administration de l'armée, dans les mêmes conditions que les autres établissements militaires (1).

TITRE II.

SERVICE DE SANTÉ DANS LES CORPS DE TROUPE.

CHAPITRE 1er.

FONCTIONNEMENT DU SERVICE DE SANTÉ DANS LES CORPS DE TROUPE.

Règles générales de ce fonctionnement.

Art. 34. Le fonctionnement du service de santé dans les corps de troupe est déterminé par les dispositions spéciales insérées dans les règlements sur le service intérieur des corps de troupe de toutes armes (2), et par les dispositions ci-après.

---

(1) Loi du 16 mars 1882 et décret du 28 octobre 1882. (Volume 64.)
(2) Volume 78.

Il comprend le service dans les infirmeries régimentaires, dans les infirmeries-hôpitaux et dans les dépôts de convalescents.

CHAPITRE II.

INFIRMERIES RÉGIMENTAIRES.

SECTION Ire.

DISPOSITIONS GÉNÉRALES.

But des infirmeries régimentaires.

Art. 35. Les infirmeries régimentaires sont instituées pour permettre de traiter au corps les militaires atteints d'affections dont la gravité n'exige pas l'envoi à l'hôpital. Elles peuvent recevoir également les militaires sortant des hôpitaux, pendant la durée de leur convalescence, et jusqu'à ce qu'ils soient en état de reprendre leur service et de vivre à l'ordinaire.

Répartition des infirmeries régimentaires.

Art. 36. En principe, il n'est formé qu'une infirmerie régimentaire par régiment, bataillon ou escadron formant corps, quel que soit le nombre des casernements que le corps occupe dans la même localité.

Tout détachement d'un bataillon ou de deux escadrons, s'il est isolé dans une place, doit avoir une infirmerie.

Les détachements d'un effectif moindre et les compagnies formant corps peuvent ne pas avoir d'infirmerie; le service y est assuré ainsi qu'il est dit à l'article 94 et aux articles suivants.

Fixation du nombre de lits.

Art. 37. Le nombre des lits à affecter à une infirmerie de corps ou de détachement est fixé, tant pour les malades que pour les convalescents, à 2 1/2 p. 100 de l'effectif normal dans les troupes à pied et à 3 p. 100 du même effectif dans les troupes à cheval.

S'il y avait lieu de modifier cette fixation, les propositions feraient l'objet d'un procès-verbal de conférence qui serait soumis à l'approbation du Ministre.

SECTION II.

PERSONNEL.

———

Attributions et devoirs généraux du médecin chef de service.

Art. 38. Le médecin-major chef de service dirige et surveille, sous l'autorité du chef de corps, tout ce qui concerne le fonctionnement et la police de l'infirmerie.

Il propose au chef de corps toutes les mesures dont la réalisation réclame l'intervention du commandement, et il s'assure spécialement de la ponctuelle exécution de celles prescrites dans le but de prévenir l'invasion ou d'arrêter la propagation des affections contagieuses.

Le médecin chef de service soumet au chef de corps, chaque année, à l'arrivée du contingent, les mesures qui lui paraissent les plus avantageuses pour faciliter l'acclimatement des recrues et pour les habituer progressivement aux fatigues inhérentes au service militaire.

Il doit surveiller avec la plus grande attention ceux des hommes dont la constitution, sous l'influence de causes dont la recherche lui appartient, ne présente pas la force et la vigueur nécessaires, ainsi que les hommes atteints d'infirmités compatibles avec le service, mais qui, par suite d'un entraînement trop rapide, peuvent se transformer en affections graves. Il inscrit sur le registre d'incorporation tous les renseignements qu'il peut réunir à ce sujet. Il établit pour tout homme passant dans un autre corps un extrait du registre d'incorporation. Cet extrait est remis au médecin-major chef de service du nouveau corps au moment de la présentation du militaire à la visite médicale d'arrivée. Les indications sont inscrites *in extenso* sur le registre médical d'incorporation dudit corps.

Sur l'ordre du chef de corps, le médecin-major examine, au point de vue de l'intégrité des organes de la respiration et de la circulation, les hommes proposés pour les emplois de clairon, trompette ou musicien.

Il signale la nécessité des opérations de désinfection des locaux, vêtements et fournitures de couchage. Il en surveille l'exécution par lui-même et à l'aide des médecins placés sous ses ordres.

Il donne au perruquier des instructions spéciales sur les soins et l'hygiène de la tête et de la barbe ainsi que sur les moyens d'éviter la propagation des affections parasitaires.

Il fait désinfecter les instruments du perruquier lorsqu'il le juge nécessaire.

Il assure par lui-même, et à l'aide des médecins placés sous ses ordres, quand il y a lieu, le service médico-chirurgical de l'infirmerie, ainsi que la vaccination et la revaccination, conformément aux prescriptions de la notice n° 3.

Il dirige l'instruction spéciale des brancardiers et des infirmiers régimentaires.

Il visite ou fait visiter à domicile les officiers, ainsi que les sous-officiers qui logent en ville, lorsque ceux-ci ne peuvent sortir pour se rendre à la visite au quartier.

Il veille à ce que l'on n'emploie à l'infirmerie, pour quelque usage que ce soit, ni bouteille à vin, ni bouteille ayant contenu des eaux minérales; à ce que les substances vénéneuses soient renfermées dans une armoire spéciale dont il a personnellement la clef; à ce que les liquides toxiques, même en solutions étendues, soient toujours contenus dans des fioles ou flacons en verre coloré, pourvus d'une étiquette rouge orangé, d'une bande circulaire de même couleur et d'une seconde étiquette sur laquelle le mot « POISON » sera écrit en lettres majuscules. Il fait prendre en sa présence les médicaments présentant certains dangers, ou, quand cela n'est pas possible, donne les instructions les plus précises pour qu'aucune erreur ne puisse se produire. (Voir notice n° 32.)

Il a autorité sur tout le personnel attaché à l'infirmerie et sur les brancardiers régimentaires, ainsi que sur les sous-officiers, caporaux et soldats à l'infirmerie, à la salle des convalescents ou à la salle de visite. Cette autorité est définie par le règlement sur le service intérieur des corps de troupe (1).

Il rédige la consigne de l'infirmerie, la soumet à l'approbation du chef de corps et la fait afficher.

Il propose au chef de corps les militaires qu'il croit susceptibles de remplir les fonctions de sous-officier d'infirmerie et d'infirmier ; il lui remet, aux époques fixées, des notes sur leur degré d'instruction et sur leur manière de servir.

---

(1) Volume 78.

Il établit les certificats, rapports, état et tous autres documents relatifs au service de santé.

Sous la réserve de l'acceptation du chef de corps, il a l'initiative des propositions pour l'avancement et pour la Légion d'honneur concernant les médecins sous ses ordres. En ce qui le concerne personnellement, cette initiative appartient au chef de corps.

Il se conforme, pour l'établissement des certificats de visite (modèle n° 8), concernant les militaires du corps ainsi que des certificats d'origine de blessure et de maladie, dont il est établi des copies (modèle n° 9), aux dispositions contenues dans la notice n° 5. Il établit la statistique médicale du corps.

Il fait aux officiers et fait faire aux sous-officiers, par les médecins en sous-ordre, des conférences sur l'hygiène des troupes (1).

Il est seul responsable envers le chef de corps de l'exécution du service.

Il adresse tous les jours au chef de corps un rapport (modèle n° 10) faisant connaître numériquement la situation des malades à l'hôpital, à l'infirmerie, à la salle des convalescents et à la chambre.

Il est responsable envers le conseil d'administration des fonds de la masse et de tout le matériel de l'infirmerie, ainsi que des approvisionnements du service de santé en campagne; il signe tous les bons et les fait viser par le major.

Tous les ans, à l'époque prescrite, le médecin chef de service remet au chef de corps un rapport spécial contenant son avis sur les améliorations des locaux du casernement à demander au chef du génie. Lorsque des conférences sont prescrites pour l'examen des projets d'installation ou de modification des locaux de l'infirmerie, le médecin-chef de service prend part à ces conférences.

Il prend part également aux conférences intéressant l'hygiène de l'armée à un titre quelconque et adresse une expédition des procès-verbaux au directeur du service de santé conformément aux dispositions de l'article 26.

Il soumet toute sa correspondance au visa du chef de corps, et l'enregistre sur un registre spécial (2).

---

(1) Notamment, sur les dangers de l'alcoolisme et sur les maladies vénériennes dans l'armée. (Circulaires ministérielles des 15 janvier 1901 et 7 avril 1902. Volume 83.)

(2) Il peut correspondre directement, dans les cas urgents, avec le directeur du service de santé du corps d'armée. (Circulaire du 2 avril 1908, *B. O.*, p. 434.)

Devoirs du médecin chef de service envers le directeur du service de santé.

Art. 39 (1). Le médecin chef du service signale au directeur du service de santé du corps d'armée tout ce qui intéresse l'hygiène et la santé du régiment; il lui rend compte immédiatement des premières manifestations épidémiques et des modifications qui se produisent dans l'état sanitaire; il en recherche les causes et les soumet à son appréciation, soit qu'elles proviennent du casernement, des conditions topographiques ou climatériques, soit qu'on puisse les rattacher à l'état sanitaire de la population. Il a soin de comparer, dans ses rapports, l'état sanitaire du régiment à celui de la localité où il tient garnison; il rappelle les épidémies antérieures, les mesures employées pour les combattre; en un mot, il s'efforce de réunir les renseignements les plus circonstanciés, pour permettre au directeur d'éclairer le général commandant le corps d'armée et de provoquer ses ordres.

En temps ordinaire, il adresse au directeur du service de santé, les 1er, 11 et 21 de chaque mois, un état (modèle n° 11) présentant le mouvement des malades pendant les dix jours précédents.

En temps d'épidémie, et sur l'ordre du général commandant le corps d'armée, cet état peut être fourni tous les cinq jours et même plus souvent.

Il informe le directeur au moyen d'un bulletin (modèle n° 12) des mutations survenues parmi les médecins du corps.

Tous les rapports exceptionnels concernant l'état sanitaire sont établis en deux expéditions transmises immédiatement par le chef de corps : l'une directement au directeur du service de santé; l'autre, par la voie hiérarchique, au commandant de corps d'armée.

Attributions des médecins en sous-ordre.

Art. 40. Les médecins placés sous les ordres du médecin chef de service concourent à l'exécution des différentes parties du service suivant les instructions qu'il leur donne; le plus élevé en grade après lui, ou le plus ancien dans le grade, le remplace, en cas d'absence ou de maladie, dans toutes ses attributions.

Le médecin détaché dirige l'infirmerie du détachement conformément aux prescriptions du présent règlement; il a, envers le commandant du détachement, les mêmes attributions et les mêmes devoirs que le médecin chef de service envers le chef de corps.

---

(1) Modifié par décret du 31 mars 1903.

Il rend compte au médecin chef de service, par l'intermédiaire du commandant du détachement, de tout ce qui concerne son service spécial.

Devoirs du sous-officier chargé des détails de l'infirmerie régimentaire.

Art. 41. Toutes les fois que l'effectif des sous-officiers d'un corps le permet, un sous-officier est désigné par le chef de corps pour être chargé des détails de l'infirmerie.

Ce sous-officier tient les registres ainsi que toutes les écritures se rapportant au service médical et à l'administration de l'infirmerie.

Il a la clef de l'armoire où sont renfermés les médicaments ordinaires et les solutions toxiques étendues pour pansements usuels; il en est personnellement responsable et ne doit jamais délivrer un médicament, de quelque nature qu'il soit, sans l'ordre formel d'un médecin.

Il exerce les fonctions attribuées au sous-officier de semaine pour tout ce qui concerne la propreté personnelle des hommes, la tenue et la propreté des ustensiles, chambres, escaliers et corridors, l'entretien des effets, la discipline et le bon ordre; il veille à l'exécution des ordres particuliers du chef de corps et de ceux du médecin chef de service.

Il remplit, quant aux distributions, les mêmes fonctions que le fourrier.

Il est employé à l'instruction des brancardiers et des infirmiers régimentaires, comme moniteur général.

Le sous-officier chargé des détails de l'infirmerie est toujours avec le médecin-major chef de service. Dans tout détachement pourvu d'une infirmerie, le chef du détachement désigne un caporal (ou brigadier) pour assurer le service de cette infirmerie conformément aux dispositions du présent règlement.

Devoirs des infirmiers régimentaires.

Art. 42. Les infirmiers régimentaires sont employés, suivant la répartition qui en est faite par le médecin chef de service, aux soins à donner aux malades, à la préparation des tisanes, des bains, à l'entretien et à la propreté des locaux et des ustensiles.

Il y a toujours un infirmier présent à l'infirmerie, de jour et de nuit ; il fait prendre dans la journée, aux heures prescrites, les médicaments qui n'ont pas été distribués à la visite ; il rend compte immédiatement au sous-officier de tout cas fortuit ou insolite.

Les infirmiers sont employés comme moniteurs à l'instruction des brancardiers régimentaires (notice nº 6).

Les infirmiers régimentaires reçoivent le manuel qui leur est nécessaire, ainsi qu'une trousse.

En cas de mutation ou lors de leur libération, ils laissent à l'infirmerie leurs manuels et leur trousse.

SECTION III.

EXÉCUTION DU SERVICE.

§ 1er. — *Entrées*.

Admission des malades.

Art. 43. Les sous-officiers, les caporaux ou brigadiers et les soldats sont seuls admis à l'infirmerie.

Les malades susceptibles d'être traités à l'infirmerie sont désignés à la visite du matin par le médecin chef de service, qui inscrit sa décision sur le cahier de visite (modèle nº 13).

Les entrants sont conduits à l'infirmerie par le caporal (ou brigadier) de semaine.

En cas d'urgence, le médecin appelé auprès d'un malade prescrit, s'il y a lieu, son admission immédiate à l'infirmerie.

Effets apportés par les malades.

Art. 44. Les malades apportent à l'infirmerie leurs effets d'habillement et de petit équipement. Tous les autres effets, les armes et les munitions sont conservés à la compagnie, à l'escadron ou à la batterie.

Lorsqu'un homme est atteint d'une affection contagieuse, le médecin qui prononce l'entrée à l'infirmerie prescrit la désinfection immédiate de tous les effets du malade conformément aux indications de la notice nº 7.

Installation du malade.

Art. 45. Le sous-officier d'infirmerie reçoit le malade entrant, lui fait prendre un bain de pieds, sauf ordre contraire du médecin chef de service, lui remet une paire de pantoufles, et le conduit au lit qui lui est destiné.

Militaires non admis à l'infirmerie régimentaire.

Art. 46. Les militaires renvoyés dans leurs foyers et reconnus malades à la visite qui doit précéder leur départ doivent toujours être envoyés à l'hôpital, lors même que le corps auquel ils appartiennent aurait une infirmerie régimentaire.

§ 2. — *Visites et prescriptions.*

Visite journalière.

Art. 47. La visite des malades en traitement a lieu tous les matins, à l'heure fixée par le chef de corps, sur la proposition du médecin chef de service ; cette visite se renouvelle dans l'après-midi, quand l'état de quelque malade le commande.

Les heures de repas et de distribution de médicaments sont fixées par le médecin chef de service.

Cahiers de visite.

Art. 48. Les prescriptions alimentaires et médicamenteuses sont faites à la visite du matin pour toute la journée ; elles sont inscrites par le sous-officier sur un cahier de visite (modèle n° 14), composé d'autant de feuilles qu'il y a de lits et divisé en deux parties, l'une pour les jours pairs, l'autre pour les jours impairs. Ce cahier est signé tous les mois et à la sortie de chaque malade par le médecin chef de service.

Relevés des prescriptions.

Art. 49. Après la visite le sous-officier établit un relevé (modèle n° 15) des prescriptions alimentaires, et le remet à la cantinière désignée spécialement par le chef de corps pour la préparation des aliments. Ce relevé est signé par le médecin chef de service.

A défaut de cantinière, les malades vivent à l'ordinaire de leur compagnie, escadron ou batterie.

Régime alimentaire.

Art. 50. Le médecin chef de service désigne ceux des malades traités à l'infirmerie qui doivent être soumis au régime alimentaire spécial.

Ce régime comprend :

La diète absolue,

Le bouillon,

Le bouillon avec pain,

La demi-portion avec ou sans vin,

La portion entière avec ou sans vin.

La portion entière se compose, à chaque repas, d'une soupe grasse ou maigre avec 40 grammes de pain, de 300 grammes de pain à la main et de 75 grammes de viande bouillie, rôtie ou préparée avec des légumes.

Suivant le cas, le médecin peut remplacer la soupe et la viande par des légumes, du lait, des œufs, des pruneaux, etc., et d'après un tarif établi sur sa proposition par le chef de corps.

La portion entière de vin se compose d'un huitième de litre par repas.

§ 3. — *Propreté, chauffage, éclairage.*

Propreté et entretien des chambres.

Art. 51. Les divers locaux de l'infirmerie sont tenus dans le plus grand état de propreté; le médecin chef de service s'assure chaque jour que rien n'est négligé à cet effet. Les planchers sont cirés ou imperméabilisés; les tables des chambres des malades sont toujours cirées; les carreaux des croisées sont nettoyés chaque semaine. Les matelas, les paillasses, les traversins et les couvertures sont battus et secoués deux fois par semaine. En principe, les murs des salles de malades sont peints à l'huile; si cela n'est pas possible, ils sont reblanchis aussi souvent que cela est jugé nécessaire, et au moins deux fois par an; ils sont même repiqués à fond lorsque l'urgence en est reconnue par le Ministre, à qui il en est référé. Les boiseries, quand il en existe, sont lavées aux mêmes époques, et reçoivent une couche de peinture par an.

Les travaux de propreté sont exécutés, sous la direction du sous-officier, soit par les infirmiers régimentaires, soit par les malades ou les convalescents désignés par le médecin chef de service, soit par des hommes de corvée fournis par le corps.

Rechange et manutention des fournitures de literie.

Art. 52. Pour l'échange des draps, le cardage des matelas et traversins, la désinfection et l'assainissement des fournitures, le médecin chef de service veille à l'observation des prescriptions du règlement sur le couchage des troupes (1).

---

(1) Volume 9.

Propreté individuelle des malades.

Art. 53. Le sous-officier d'infirmerie veille à ce que les malades qui peuvent se lever, ainsi que les convalescents, se rendent tous les matins, avant la visite, dans le local où sont disposés les lavabos; il procure à ceux qui sont obligés de garder le lit les moyens de procéder aux ablutions journalières. Les malades se servent des serviettes qui leur appartiennent.

Le sous-officier s'assure que les perruquiers viennent aux jours fixés raser ou tailler la barbe des malades et leur couper les cheveux; il en rend compte au médecin chef de service.

Chauffage et bains.

Art. 54. Le chauffage des divers services de l'infirmerie et des bains est assuré conformément aux dispositions du règlement sur le service du chauffage dans les corps de troupe (1).

Eclairage.

Art. 55. Les escaliers, corridors et latrines sont éclairés conformément aux dispositions du règlement sur le service du chauffage et de l'éclairage dans les corps de troupe (1).

Bons de bandages herniaires, lunettes, etc.

Art. 56. Le médecin chef de service établit les bons (modèle nº 16) pour les bandages herniaires, les lunettes, etc., qui sont nécessaires aux militaires du régiment. Il en tient note sur le carnet d'enregistrement des bons et les inscrit, à la date du jour où ils ont été délivrés, sur le registre d'incorporation, dans la colonne d'observations.

Ces objets sont délivrés par les hôpitaux militaires et les hospices civils, dans les conditions déterminées à l'article 225.

§ 4. — *Police de l'infirmerie.*

Discipline des malades à l'infirmerie régimentaire.

Art. 57. Les malades en traitement à l'infirmerie sont sous l'autorité immédiate du médecin chef de service; ils doivent tou-

---

(1) Volume 5.

jours être convenables avec les infirmiers régimentaires ; s'ils ont à se plaindre de l'un deux, ils le font connaître au sous-officier d'infirmerie. Ils sont tenus de déférer aux injonctions de ce dernier.

Le sous-officier s'assure fréquemment de la présence des militaires traités à l'infirmerie ; en cas d'évasion il en rend compte immédiatement à l'adjudant de semaine et au médecin chef de service.

Communications avec les malades.

Art. 58. Aucun sous-officier, caporal, brigadier ou soldat ne peut communiquer avec les hommes à l'infirmerie que pour les besoins du service et après s'être présenté au sous-officier d'infirmerie.

Il est expressément défendu d'apporter aux malades aucune espèce de comestibles, de boissons, ou des médicaments, sans l'autorisation du médecin chef de service.

Locaux interdits aux malades.

Art. 59. Il est interdit aux malades de se rendre dans les chambres occupées par le régiment, ou de pénétrer dans les cantines.

Militaires punis à l'infirmerie.

Art. 60. Lorsqu'un militaire en traitement à l'infirmerie est puni, l'effet de la punition est suspendu jusqu'à sa sortie.

Promenades extérieures.

Art. 61. Les militaires traités à l'infirmerie, ceux exempts de service et convalescents, peuvent faire des promenades en dehors du quartier.

Lorsque le médecin chef de service en reconnaît l'utilité, il en rend compte au chef de corps, qui, en cas d'insuffisance du personnel attaché à l'infirmerie, fait commander le nombre de gradés nécessaires au maintien du bon ordre, et approuve l'itinéraire proposé par le médecin, ainsi que l'heure du départ et celle de la rentrée.

§ 5. — *Surveillance du commandement.*

Action et surveillance du chef de corps, du lieutenant-colonel et de l'officier supérieur de semaine.

Art. 62. Le chef de corps, le lieutenant-colonel et l'officier supérieur de semaine exercent sur l'infirmerie l'action et la survoillance définies par le règlement sur le service intérieur des corps de troupe (1).

§ 6. — *Sorties.*

Sortie des malades par guérison.

Art. 63. Les malades guéris sont désignés à la visite du matin pour sortir le lendemain.

Vérification des objets de literie et des effets d'habillement.

Art. 64. Sur l'ordre du major, qui en informe le médecin chef de service, l'officier de casernement passe une inspection minutieuse de la literie et constate les dégradations.

Le sous-officier d'infirmerie examine les effets d'habillement qui ont pu être confiés au malade et rend compte au médecin chef de service.

Cas de départ du corps.

Art. 65. En cas de départ du corps, les malades à l'infirmerie qui ne peuvent suivre ce mouvement sont placés en subsistance dans un des corps de la garnison ou envoyés à l'hôpital.

§ 7. — *Dispositions spéciales en cas de décès au corps.*

Art. 66. Quand un militaire présent au corps vient à décéder à la caserne ou dehors, le médecin chef de service constate le décès. Il appartient à l'officier, quel que soit son grade, qui commande la compagnie, de faire immédiatement la déclaration du décès à l'officier de l'état civil du lieu pour qu'il puisse opérer conformément à la loi.

Après que les formalités légales ont été remplies et à moins de dispositions contraires prises par la famille, le décédé est reçu à titre de dépôt, sur le vu d'un certificat (modèle n° 16 *bis*) établi par le médecin chef de service, à l'hôpital militaire où à l'hospice civil du lieu, conformément aux prescriptions de l'article 294.

Le médecin chef de service rend compte au chef de corps et au directeur du service de santé, dans un rapport circonstancié, des causes du décès. Le directeur adresse immédiatement ce rapport au Ministre de la guerre (Direction du Service de Santé). Le rapport fourni au chef de corps est également transmis au Ministre (Bureau de l'arme).

---

(1) Volume 78.

En cas de mort violente, le corps ne peut être enlevé et transporté à l'hôpital militaire ou à l'hospice civil que lorsqu'un officier de police judiciaire a rempli les formalités légales.

Les conseils d'administration des corps de troupe préviennent sans délai la famille des décédés en se conformant pour l'envoi de ces avis aux prescriptions de l'article 283.

Les effets et valeurs formant la succession du militaire décédé sont remis à l'hôpital ou à l'hospice qui demeure chargé de la liquidation conformément à l'article 453.

Lorsque le corps du militaire décédé n'est pas déposé dans un hôpital militaire ou un hospice civil, soit qu'il n'existe pas d'établissement hospitalier dans la localité, soit que la famille s'oppose au transport, le conseil d'administration se fait délivrer par l'officier de l'état civil un extrait de l'acte de décès qu'il adresse immédiatement, par la voie hiérarchique, au Ministre de la guerre (Bureau des Archives).

Dans le cas prévu au précédent alinéa, la succession est liquidée par le corps.

§ 8. — *Dispositions relatives aux eaux minérales et aux bains de mer.*

Eaux minérales.

Art. 67. Le médecin chef de service établit chaque année, comme il est dit à l'article 337, les certificats de visite (modèle n° 17) pour les militaires du régiment pour lesquels il juge utile l'usage des eaux minérales naturelles.

Il présente ces militaires au médecin que le directeur du service de santé a désigné pour procéder à la contre-visite.

Il remplit lui-même, au moment du départ, le certificat dont l'établissement est indispensable pour la délivrance de la feuille de route.

Il reporte avec le plus grand soin, sur le registre d'incorporation, toutes les indications qui figurent sur le certificat individuel et sur le billet d'hôpital.

Bains de mer.

Art. 68. Les prescriptions de l'article précédent s'appliquent à l'envoi des militaires aux bains de mer. (Voir art. 354.)

Le médecin chef de service du corps ou du détachement dans lequel les militaires qui font usage des bains de mer sont placés en subsistance, reçoit du directeur du service de santé les instructions nécessaires pour leur traitement.

Il soumet à l'approbation du chef de corps le tableau des exercices qui, au point de vue de l'hygiène, sont l'auxiliaire indispensable du traitement, et en règle l'emploi.

A la fin de la saison, il adresse au directeur du service de santé un rapport détaillé sur le fonctionnement du service.

§ 9. — *Service médical dans les garnisons* (1).

Conseils d'hygiène.

Art. 68 *bis*. Dans toute place, le médecin le plus élevé en grade ou le plus ancien dans le grade le plus élevé, peut faire partie, avec voix consultative, du conseil d'hygiène publique et de salubrité ; au chef-lieu du département, il est membre de droit de ce conseil.

Chef du service de santé de la place. — Ses relations avec le commandant d'armes et avec les médecins des corps de troupes.

Art. 68 *ter*. *Dans les places désignées par le Ministre,* un médecin remplit, sous l'autorité et la responsabilité du commandant d'armes, les fonctions de *chef du service de santé de la place.*

Ces fonctions sont confiées :

Au chef-lieu de corps d'armée, au directeur régional du service de santé ;

Dans les autres places, au médecin chef de l'hôpital militaire ou des salles militaires de l'hospice mixte.

Ce service spécial ne dispense pas le titulaire de ses autres obligations.

Le chef du service de santé de la place reçoit du commandant d'armes communication de tous les renseignements transmis par les autorités civiles sur les épidémies qui se produisent dans la région.

Quand il le juge opportun, il appelle, par l'intermédiaire du commandant d'armes et des chefs de corps, l'attention des médecins chefs de service sur les dangers de contagion qui menacent les troupes.

Il reçoit directement des médecins chefs de service dans les corps de troupes, une expédition des comptes rendus que ceux-ci adressent à leur chef de corps au sujet des manifestations épidémiques qui surviennent.

---

(1) Rédaction nouvelle de ce paragraphe. (Décret du 7 avril 1909, *B. O.*, p. 555.)

Il soumet des propositions au commandant d'armes, lorsqu'il estime, en cas d'épidémie, que des mesures spéciales de prophylaxie doivent être prises d'urgence. Au besoin, il inspecte, sur l'ordre du commandant d'armes, les infirmeries régimentaires et procède à une visite détaillée des casernements. Il est, dans ce cas, accompagné par le médecin chef de service.

Il est le conseiller technique permanent des médecins de la garnison ; il leur fait connaître, par l'intermédiaire des chefs de corps, la nature et les jours des opérations qui seront pratiquées à l'hôpital. En cas d'intervention d'urgence, il les convoque directement et donne en même temps avis de cette convocation au chef de corps.

Enfin, il peut réunir en conférence, en vue de l'étude de questions techniques, ceux d'entre eux qui ne sont pas retenus par le service régimentaire.

Obligations du chef du service de santé de la place envers le directeur
du service de santé du corps d'armée.

Art. 69. Le médecin chef du service de santé de la place rend compte, le cas échéant, au directeur du service de santé, de ses observations personnelles sur l'hygiène et l'état sanitaire des troupes de la garnison, du résultat de ses visites des infirmeries et des casernements et des mesures prophylactiques dont il a demandé l'application.

En cas d'urgence, il lui fournit ces renseignements par télégramme.

Il lui communique la liste des médecins désignés, sur sa proposition, pour assurer les divers services visés à l'article 69 bis.

Enfin, il lui fait parvenir, avec ses observations, les divers comptes rendus mentionnés aux articles 12 et 39 et qui doivent tous être transmis par son intermédiaire.

Services divers à confier aux médecins militaires.

Art. 69 bis. Lorsque la désignation des médecins militaires nécessaires pour assurer les divers services prévus à l'article 14, n'a pas été faite par le général commandant le corps d'armée (ou le gouverneur militaire), il appartiendra au commandant d'armes d'y suppléer, sauf en ce qui concerne le service spécial des conseils de revision. Dans ce but, le médecin chef du service de santé de la place lui adressera des propositions.

Dans les circonstances où il est utile d'établir un service de garde médical permanent dans un hôpital militaire (hôpital militaire ou salles militaires d'hospice mixte) qui ne dispose pas d'au moins trois aides-majors, les médecins aides-majors des corps de troupes, les médecins aides-majors de réserve et de l'armée territoriale en cours de période d'instruction et les médecins auxiliaires sont désignés à tour de rôle pour contribuer à l'exécution de ce service pendant la nuit, dans les conditions fixées par le commandant d'armes.

Dans ce cas, le médecin de garde est désigné chaque jour, au rapport de la place.

Le tour de garde permanent à l'hôpital ne peut être imposé au même médecin qu'une fois toûs les trois jours au plus.

Service médical extérieur dans les garnisons.

Art. 70. Il est institué dans les places un tour de service extérieur auquel prennent part tous les médecins en sous-ordre employés dans les corps, ainsi que les médecins auxiliaires. Les aides-majors et les médecins auxiliaires de l'hôpital concourent également à l'exécution de ce service extérieur quand ils n'assurent pas le service de garde dans les conditions prévues par les articles 151 et 152 du présent règlement.

Le service extérieur peut être commandé, suivant les circonstances, soit par jour, soit par semaine ; il a pour but d'assurer la présence d'un médecin militaire aux tirs, aux baignades, etc.

Les désignations pour le service extérieur sont faites par le commandant d'armes, sur la proposition du chef du service de santé de la place.

Permissions accordées aux médecins de la garnison.

Art. 70 *bis*. Les chefs de corps ou d'établissement ne peuvent, en principe, accorder de permissions aux médecins sous leurs ordres qu'après en avoir référé au commandant d'armes qui prend l'avis du médecin chef de la place. En cas d'extrême urgence, ils peuvent, cependant, accorder des permissions de courte durée, mais à condition d'adresser immédiatement un compte rendu au commandant d'armes.

SECTION IV.

LOCAUX.

———

Locaux affectés aux infirmeries.

Art. 71. Les locaux affectés à une infirmerie doivent, autant que possible, comprendre :

1º Des salles pour les malades fiévreux, blessés et vénériens, et pour les convalescents ;

2º Une chambre pour le traitement des sous-officiers ;

3º Une salle de visite pouvant servir en même temps de logement au sous-officier d'infirmerie ;

4º Une salle servant de réfectoire et de lieu de réunion aux malades et aux convalescents ;

5º Une chambre à usage de magasin pour les effets des malades, les ustensiles et les approvisionnements de l'infirmerie ;

6º Une chambre pour la tisanerie et le chauffage des bains ;

7º Un cabinet attenant à cette chambre, pouvant recevoir deux baignoires et des lavabos ;

8º Des latrines indépendantes de celles de la troupe et spéciales à l'infirmerie ;

9º Un local spécialement disposé pour recevoir le matériel de réserve du service de santé ;

10º Une cour ou un jardin servant de promenoir ;

11º Un local pour la désinfection.

Conditions auxquelles doivent satisfaire les locaux.

Art. 72. L'infirmerie régimentaire doit, autant que possible, être installée dans un pavillon spécial. La surveillance doit y être rendue facile par l'adoption d'un dispositif qui oblige ceux qui entrent aussi bien que ceux qui sortent à passer sous les yeux du sous-officier d'infirmerie.

Les salles des malades et la salle des convalescents doivent être situées au premier étage, bien aérées, bien éclairées et disposées de façon à assurer à chaque homme au moins 20 mètres cubes d'air, déduction faite de l'emplacement occupé par les lits et le mobilier en tenant compte de la fixation du nombre de lits prévue à l'article 37.

Ces salles ne doivent pas communiquer entre elles.

Les sous-officiers sont traités dans une chambre particulière.

La salle de visite est au rez-de-chaussée ; elle est toujours précédée d'une salle d'attente ; elle a un plancher en bois.

La tisanerie, le cabinet de bains, sont au rez-de-chaussée.

Le magasin doit être de dimensions suffisantes pour remplir le but prévu par l'alinéa 5º de l'article précédent ; on y place des étagères le long des murs ; il doit être exempt d'humidité.

Les latrines doivent être d'un accès facile, et installées dans les meilleures conditions hygiéniques.

Lorsque les bains à l'usage de la troupe sont installés dans le pavillon de l'infirmerie, ils doivent comprendre au moins deux pièces, la salle de bains et le vestiaire, et être pourvues d'une entrée distincte de celle de l'infirmerie.

Mobilier.

Art. 73. Les infirmeries régimentaires sont garnies du mobilier et des fournitures de literie, conformément aux dispositions des règlements sur le casernement et le couchage des troupes (1)

Elles reçoivent, au titre du service de santé, les brancards nécessaires au transport des malades.

SECTION V.

ADMINISTRATION.

Gestion.

Art. 74. La gestion de l'infirmerie régimentaire appartient au conseil d'administration ; le médecin chef de service est, pour l'exécution du service, l'agent du conseil sous la surveillance du major.

Matériel dont sont pourvues les infirmeries régimentaires.

Art. 75. Les infirmeries régimentaires sont pourvues du matériel, des médicaments et des objets d'exploitation compris dans la nomenclature spéciale arrêtée par le Ministre.

Moyens de pourvoir à la fourniture du matériel et des médicaments.

Art. 76. Du 15 au 20 du deuxième mois de chaque trimestre, le médecin chef de service établit des demandes spéciales (modèle n° 18), l'une pour les médicaments et accessoires de pharmacie, l'autre pour le matériel et les objets de pansement ou de consommation. Toutefois, le matériel de remplacement (instruments de chirurgie, mobilier, etc...) ne sera porté que sur les demandes de mai et de novembre. Ces demandes, établies en double expédition, font ressortir, pour les objets ou médicaments

---

(1) Volumes 9 et 51. — Les hommes en traitement à l'infirmerie sont couchés sur des lits de troupe pourvus, autant que possible, de sommiers.

susceptibles d'être achetés sur place, les prix d'achat proposés ; elles sont adressées, par le conseil d'administration, au directeur du service de santé du corps d'armée.

Après vérification, le directeur transmet l'une de ces expéditions au médecin-chef de l'hôpital militaire désigné par le Ministre pour fournir le matériel et les médicaments ; l'autre, au chef de corps, pour avis en ce qui concerne les envois à provenir de l'hôpital militaire, et pour exécution en ce qui concerne les achats sur place.

Toutefois, quand l'hôpital militaire assigné est situé sur le territoire d'un autre corps d'armée, la demande est transmise au médecin-chef de cet hôpital par l'intermédiaire du directeur du service de santé de ce corps d'armée.

Distribution d'effets.

Art. 77. Les malades et les convalescents entrants font usage pendant leur séjour à l'infirmerie, suivant la saison, soit du bourgeron et du pantalon de coutil, soit de leurs effets personnels d'instruction.

Toutefois, en vue d'assurer s'il est nécessaire, à la fin du traitement, la désinfection de ces effets conformément aux procédés décrits dans la notice n° 7, il est constitué un petit approvisionnement d'effets du service d'instruction, propres et en bon état, qui sont destinés aux malades dont les vêtements ne peuvent être désinfectés immédiatement. Le médecin-chef de service établit en conséquence un bon de distribution pour un nombre suffisant de capotes et de pantalons de drap ; ce bon est visé par le major qui désigne les unités administratives chargées de délivrer les effets dont il s'agit.

La réintégration en magasin desdits effets se fait dans la forme habituelle, et après désinfection.

Entretien et réforme.

Art. 78. Le médecin chef de service est responsable de la conservation et du bon entretien de tout le matériel qui lui est remis par le conseil d'administration.

Il signale au conseil d'administration toutes les dégradations qui se produisent. Les réparations sont exécutées par les soins du corps ou par le service compétent, suivant le cas.

Les objets composant l'approvisionnement des infirmeries régimentaires qui sont hors de service sont portés, par le médecin chef de service, sur un état de réforme (modèle n° 19). Le conseil d'administration présente les objets au directeur du service de santé du corps d'armée, qui prononce.

Blanchissage du linge à pansement.

Art. 79. Lorsque le blanchissage du linge à pansement peut être effectué à l'infirmerie, il y est procédé conformément aux dispositions de la notice n° 9.

Bibliothèque de l'infirmerie régimentaire.

Art. 80. La bibliothèque de l'infirmerie régimentaire se compose :

1º De la collection du Recueil des mémoires de médecine, de chirurgie et de pharmacie militaires, ainsi que des Archives de médecine et de pharmacie militaires ;

2º De la collection des volumes de la statistique médicale.

Ces ouvrages sont compris dans les comptes-matières ; ils ne sont pas emportés par les corps lorsqu'ils changent de garnison ;

3º De la nomenclature générale du service de santé ;

4º Du formulaire pharmaceutique ;

5º Des règlements sur le service de santé ;

6º Du registre médical de casernement ;

7º De l'Ecole de l'infirmier et du brancardier militaires ;

8º Du Manuel des pensions et des Instructions relatives à l'application des lois qui les concernent ;

9º De tous les documents, tels que instructions, décisions, ordres de la place relatifs au fonctionnement local du service de santé, qui sont remis au médecin chef de service par le chef de corps.

Ces ouvrages et documents ne font pas partie de la comptabilité-matières ; ils ne sont pas emportés par les corps lorsqu'ils changent de garnison ;

10º Des minutes des divers rapports de statistique annuelle ou autres concernant l'hygiène et l'état sanitaire du corps.

Ces rapports font partie intégrante des archives de l'infirmerie et sont emportés par les corps lorsqu'ils changent de garnison.

Tous ces ouvrages ou documents sont catalogués par les soins du médecin chef de service.

Lorsqu'il existe une bibliothèque à l'usage des malades en traitement à l'infirmerie, on se conforme aux prescriptions des articles 447 et 449 (2e alinéa).

Dépenses pour frais de bureau du médecin chef de service.

Art. 81. L'indemnité pour frais de bureau attribuée au titre de la solde au médecin chef de service dans une infirmerie de corps ou de détachement est destinée à couvrir les dépenses résultant de l'achat des fournitures de bureau, du registre de correspondance et du carnet d'enregistrement des bons.

Matériel laissé en place.

Art. 82. Lorsqu'un corps quitte une garnison, il laisse sur place le matériel et les médicaments de l'infirmerie régimentaire. Le médecin chef de service en dresse l'inventaire et le remet au conseil d'administration, qui, après vérification, établit la facture de livraison au corps arrivant ; ce dernier en prend charge et en donne récépissé.

SECTION VI.

DÉPENSES DE L'INFIRMERIE RÉGIMENTAIRE.

Masse de l'infirmerie régimentaire.

Art. 83 (1). Les militaires traités à l'infirmerie ou admis à la salle des convalescents continuent à compter à leur compagnie, escadron ou batterie.

Pour ceux qui, aux termes de l'article 50, doivent être soumis à un régime spécial, les commandants de ces unités versent au médecin chef de service : pour les caporaux et soldats, le montant des diverses primes et indemnités afférentes au service d'alimentation; pour les sous-officiers, la portion des primes, des indemnités et de la solde fixée par le chef de corps comme taux de leur pension à la cantine ou au mess.

La prime de viande et les indemnités en remplacement de vivres sont toujours allouées pour les hommes admis au régime spécial de l'infirmerie.

Ces versements constituent la masse de l'infirmerie et sont inscrits régulièrement à la colonne des recettes du registre d'alimentation. En cas d'insuffisance de cette masse, le chef de corps,

---

(1) Modifié par décret du 6 janvier 1906.

avec l'autorisation du général commandant la brigade, peut ordonner un prélèvement à son profit sur les bonis des ordinaires des compagnies, escadrons ou batteries.

En dehors de ces versements et prélèvements, il ne peut être fait aucune autre allocation soit en argent, soit en nature.

Les bonis de la masse de l'infirmerie sont déposés dans la caisse du corps.

Classement des dépenses.

Art. 84 (1). La masse de l'infirmerie est destinée à pourvoir aux dépenses dont la nomenclature est donnée dans la notice n° 33.

Les dépenses d'éclairage (achat et entretien des appareils et accessoires, achat des combustibles) sont à la charge de la masse de chauffage et d'éclairage.

Les registres (modèles nᵒˢ 20, 21, 22 et 24), les imprimés divers (modèles nᵒˢ 8, 9, 10, 11, 12, 16, 16 *bis*, 17, 18, 19, 44, 64, 71 et 101 *bis*), les états de la statistique médicale, sont fournis par le trésorier du corps.

L'achat du carnet à souche d'enregistrement des bons et du registre de correspondance est compris dans les dépenses prévues à l'article 81.

Les imprimés pour cahiers de visite, relevés alimentaires et certificats d'admission d'urgence, les registres de la bibliothèque, le registre des médicaments et objets de pansement et le carnet inventaire permanent du matériel sont compris dans la nomenclature des imprimés de la guerre et fournis par le trésorier (fonds d'abonnement).

Les autres dépenses sont à la charge du service de santé.

Comment acquittées.

Art. 85. Les dépenses incombant au service de santé, conformément à l'article précédent, sont acquittées trimestriellement par le trésorier, sur le vu des pièces justificatives établies par le médecin chef de service, et conformément au règlement sur l'administration et la comptabilité des corps de troupe (2).

Toutes ces dépenses sont remboursées annuellement par l'intermédiaire du service de l'intendance.

---

(1) Modifié par décret du 6 janvier 1906.
(2) Volume 1.

SECTION VII.

REGISTRES ET COMPTABILITÉ.

Art. 86, 87, 88, 89, 90, 91, 92 et 93. Supprimés. (Voir notice n° 10.)

SECTION VIII.

DISPOSITIONS CONCERNANT LES COMPAGNIES FORMANT CORPS, LES DÉTACHEMENTS ET LES MILITAIRES ISOLÉS.

Admission des militaires d'autres corps dans les infirmeries régimentaires.

Art. 94. Les militaires appartenant à des corps qui n'ont pas d'infirmerie, ainsi qu'il est dit à l'article 36, et les militaires isolés, sont reçus à l'infirmerie régimentaire désignée par le général commandant la subdivision. Ils sont inscrits sur une section spéciale ouverte à cet effet sur le registre des malades à l'infirmerie.

Infirmeries communes à plusieurs détachements.

Art. 95. Dans les places où se trouvent plusieurs détachements appartenant à divers corps, il peut être créé, avec l'autorisation du général commandant le corps d'armée, pour toutes ces fractions de corps, une infirmerie unique et commune, dite de garnison.

Le général commandant la subdivision désigne le détachement chargé de l'organisation et de l'administration de cette infirmerie. Celles des dépenses qui incombent aux masses d'entretien sont supportées par les divers corps proportionnellement au nombre de journées de malades.

Les dépenses pour fournitures de registres et imprimés à la charge des trésoriers des corps sont réparties proportionnellement au nombre de journées de chaque détachement entre les trésoriers des divers corps dont relèvent les détachements. Les avances sont faites par le trésorier du corps gestionnaire.

Le médecin de la garnison chargé de la direction du service est désigné par le général commandant la subdivision. Il se conforme à toutes les prescriptions du présent règlement.

Versement pour la nourriture.

Art. 96. Les militaires reçus à l'infirmerie de garnison en vertu

·des articles précédents font, pour leur nourriture, les versements spécifiés à l'article 83.

Visites des médecins des corps dans les infirmeries de garnison.

Art. 97. La direction et la surveillance de l'infirmerie de garnison appartiennent exclusivement au corps et au médecin militaire désignés par le général commandant la subdivision.

Les médecins des autres corps peuvent visiter leurs malades et s'enquérir de leur traitement, mais ils ne doivent apporter aucune modification dans les prescriptions, ni intervenir dans la direction du service.

CHAPITRE III.

INFIRMERIES-HÔPITAUX.

But des infirmeries-hôpitaux.

Art. 98. Dans les villes de garnison dépourvues de ressources hospitalières et situées à une trop grande distance d'un hôpital militaire ou d'un hospice mixte, les infirmeries régimentaires peuvent être constituées en infirmeries-hôpitaux.

Outre les malades atteints d'affections qui doivent être soignées dans les infirmeries régimentaires, les infirmeries-hôpitaux reçoivent les malades qui, en principe, ne peuvent être traités que dans un hôpital.

Personnel.

Art. 99. Le personnel qui, sous l'autorité du médecin du corps, concourt à l'exécution du service, comprend des infirmiers régimentaires, et, si la nécessité en est reconnue par le directeur du service de santé, des infirmiers militaires dont le nombre est fixé par le général commandant le corps d'armée.

Locaux.

Art. 100. L'infirmerie-hôpital est *toujours* installée dans un pavillon complètement séparé du casernement, de manière à éviter, le plus possible, les chances du contact entre les hommes valides et les malades.

Les locaux et les conditions auxquelles ils doivent satisfaire sont indiqués aux articles 71 et 72.

Un local spécial doit être réservé au traitement des affections contagieuses. Il y aura, en outre, une salle mortuaire.

Les procès-verbaux des conférences tenues pour l'installation d'une infirmerie-hôpital sont toujours soumis à l'approbation du Ministre.

Régime alimentaire.

Art. 101. L'alimentation des malades admis à l'infirmerie-hôpital est assurée conformément aux dispositions de l'article 50.

Toutefois, lorsque le régime spécial est insuffisant, il est alloué aux malades qui devraient être traités à l'hôpital des suppléments de nourriture dont le corps gestionnaire assure la fourniture d'après les bons fournis par le médecin chef de service.

Ces bons sont totalisés et le montant en est remboursé, sur les fonds du service de santé, au corps qui a fait l'avance.

Médicaments et matériel.

.Art. 102. L'approvisionnement de médicaments est le même que celui des hôpitaux annexes, mais les demandes sont établies tous les trois mois et soumises aux formalités indiquées à l'article 76.

L'infirmerie-hôpital reçoit des fournitures de couchage attribuées aux infirmeries régimentaires.

Elle reçoit également, dans la proportion nécessaire, des couchettes ou objets mobiliers et de matériel appartenant au service de santé, lesquels sont portés sur des demandes établies en trois expéditions et adressées au Ministre par l'intermédiaire du directeur du service de santé.

Ce dernier matériel est entretenu par les soins du corps gestionnaire qui fait faire sur place les manutentions et réparations nécessaires, et qui est remboursé de ses avances sur les fonds du service de santé.

Registres et imprimés.

Art. 103. Le médecin chef de service tient tous les registres prescrits pour une infirmerie régimentaire (voir notice n° 10).

Il reçoit en outre les registres et imprimés en usage dans les hôpitaux militaires et désignés à la notice n° 10; il établit à cet effet une demande adressée au directeur du service de l'intendance qui est chargé d'y faire donner suite.

Formalités en cas de maladie grave ou de décès.

Art. 104. En cas de maladie grave ou de décès d'un militaire en traitement à l'infirmerie-hôpital, on se conforme aux dispositions des articles 280 *bis* à 295 du présent règlement; toutefois, les avis prescrits par les articles 280 *bis* et 283 sont toujours donnés à la famille par le commandant d'armes.

Il est procédé à la liquidation des successions conformément aux articles 453 à 462.

DISPOSITIONS COMPLÉMENTAIRES.

Exécution du service.

Art. 105. Toutes les autres dispositions du chapitre II (sections I à VII) sont applicables aux infirmeries-hôpitaux.

CHAPITRE IV.

ÉTABLISSEMENTS DE CONVALESCENTS.

SECTION I.

DISPOSITIONS GÉNÉRALES.

Objet des établissements de convalescents.

Art. 106. Il peut être créé des établissements de convalescents destinés à recevoir :

1° Les militaires qui, à leur sortie de l'hôpital, ne sont pas en état de reprendre immédiatement leur service ;

2° Les hommes des corps de troupes affaiblis par des maladies antérieures et momentanément incapables de faire leur service.

Les convalescents de maladies contagieuses ne peuvent être reçus que s'ils ne sont plus susceptibles d'être agents de contagion.

Ne sont pas admis dans ces établissements :

1° Les militaires atteints d'épilepsie ou d'alcoolisme chronique ;

2° Les militaires en instance de réforme ou de retraite ;

3° Ceux qui sont en observation au point de vue médico-légal.

Ces établissements relèvent exclusivement du service de santé ; ils fonctionnent comme les hôpitaux militaires.

Chaque établissement de convalescents est une annexe de l'hôpital militaire le plus voisin.

Un établissement de convalescents peut recevoir des hommes appartenant à plusieurs corps d'armée. Dans ce cas, un arrêté ministériel fixe les conditions dans lesquelles les directeurs du service de santé des corps d'armée règleront la répartition des hommes à admettre dans ledit établissement.

Les militaires susceptibles d'être envoyés dans un établissement de convalescents sont désignés par le directeur du service de santé des gouvernements militaires et des corps d'armée, sur la proposition des médecins chefs des hôpitaux militaires, hospices mixtes, infirmeries-hôpitaux et des corps de troupes.

Ouverture et suppression d'un établissement de convalescents.

Art. 107. L'ouverture et la suppression d'un établissement de convalescents sont prononcées par le ministre de la guerre.

L'ouverture et la suppression sont toujours constatées par des procès-verbaux.

SECTION II.

COMPOSITION DU PERSONNEL.

Art. 108. Il est attaché à chaque établissement de convalescents un personnel de médecins militaires, d'officiers d'administration, de sous-officiers, caporaux et soldats infirmiers, composé d'après les fixations arrêtées par le Ministre.

Art. 109. Les dispositions qui définissent les attributions du personnel des hôpitaux militaires sont applicables au personnel des établissements de convalescents.

SECTION III.

EXÉCUTION DU SERVICE.

Admission des convalescents.

Art. 110. Les militaires désignés pour les établissements de convalescents y sont dirigés soit en détachement, soit isolément.

Les militaires envoyés directement de leur corps sont munis d'un billet d'hôpital.

Les militaires admis apportent les effets qui leur sont indispensables pendant leur séjour à l'établissement.

Pour les hommes qui viennent directement de l'hôpital sans passer par leur corps, les effets et objets de campement sont expédiés à l'établissement de convalescents par les corps au compte de la masse d'habillement (fonds particuliers).

Art. 111. Il n'est alloué, conformément aux règles suivies pour les hommes en séjour dans les hôpitaux, aucune prestation en deniers et en nature à ceux qui sont admis dans les établissements de convalescents.

SECTION IV.

LOCAUX.

Art. 112. Les projets d'installation ou de construction sont soumis préalablement à l'examen de la commission supérieure consultative d'hygiène et d'épidémiologie militaires. Les établissements de convalescents sont régis par les dispositions du règlement sur le service du casernement.

SECTION V.

MATÉRIEL ET GESTION.

Médicaments et matériel.

Art. 113. Les fournitures de médicaments et de matériel nécessaires sont assurées d'après les règles prescrites pour les hôpitaux militaires.

Gestion.

Art. 114. La gestion est soumise aux mêmes règles que celles des annexes des hôpitaux militaires.

SECTION VI.

COMPTABILITÉ.

Justification des dépenses.

Art. 115. Les établissements de convalescents étant administrés par le service de santé, les règles de comptabilité des hôpitaux militaires leur sont applicables.

Art. 116 à 127. Abrogés.

TITRE III.

SERVICE DE SANTÉ DANS LES HOPITAUX MILITAIRES.

CHAPITRE PREMIER.

DISPOSITIONS GÉNÉRALES.

Objet du service de santé dans les hôpitaux militaires.

Art. 128. Le service de santé dans les hôpitaux militaires a pour objet de pourvoir au traitement des officiers et à celui des militaires en activité atteints de maladies ou de blessures qui ne peuvent être soignées dans les infirmeries régimentaires; il pourvoit aussi au traitement des autres personnes désignées aux articles 196 à 199.

Division des hôpitaux militaires.

Art. 129. Les hôpitaux militaires se divisent en hôpitaux permanents, auxquels peuvent être rattachés des hôpitaux annexes, et en hôpitaux d'eaux minérales.

Ils sont, en outre, divisés en classes, conformément aux indications de la notice n° 11.

CHAPITRE II.

PERSONNEL.

SECTION Ire.

DISPOSITIONS COMMUNES A TOUT LE PERSONNEL.

Discipline et subordination.

Art. 130. Le personnel de l'hôpital est subordonné à l'autorité militaire, en ce qui concerne la police et la discipline générales; il relève du médecin-chef pour la police et la discipline intérieures de l'hôpital. Entre eux, les médecins, les pharmaciens et les officiers d'administration sont soumis, dans leur propre hiérarchie, à toutes les règles de la subordination et de la discipline.

Les officiers du corps de santé militaire peuvent être punis dans les conditions déterminées par les articles 188 à 190, 205 à 208 du décret sur le service intérieur des corps de troupe (1).

Droit de punir.

Art. 131. Le médecin-chef, lorsqu'il a le grade d'officier supérieur, a sur tout le personnel affecté à l'hôpital les droits disciplinaires d'un chef de corps ; lorsqu'il est d'un autre grade, il a ceux attribués par le règlement sur le service intérieur des corps de troupe (1) à l'officier chef de détachement, du grade correspondant au sien.

Les médecins traitants ont, à l'égard du personnel sous leurs ordres, les pouvoirs disciplinaires d'un commandant d'unité.

Le pharmacien le plus élevé en grade a, à l'égard du personnel sous ses ordres, les pouvoirs disciplinaires d'un commandant d'unité.

L'officier d'administration gestionnaire a, sur les officiers d'administration placés sous ses ordres et sur les infirmiers attachés à l'hôpital, les droits disciplinaires d'un officier supérieur commandant de détachement lorsqu'il est officier d'administration principal, et ceux d'un commandant d'unité, lorsqu'il est officier subalterne (1).

Les demandes de punitions sont inscrites sur le registre (modèle n° 13 du décret sur le service intérieur des corps de troupe) (1).

Il est tenu : *un registre d'établissement* déposé au bureau du médecin-chef; et *un registre de détachement*, déposé au bureau de l'officier d'administration gestionnaire.

L'officier d'administration gestionnaire est chargé d'assurer l'exécution des punitions infligées aux infirmiers.

Permissions.

Art. 132. La permission d'une partie du service ou de la journée est accordée aux infirmiers, par le médecin-chef, sur la proposition des médecins traitants, du pharmacien ou de l'officier d'administration gestionnaire, chacun en ce qui concerne son service.

Toutes les propositions sont centralisées par l'officier d'administration gestionnaire, qui les soumet au médecin-chef.

Les permissions de minuit ou de la nuit sont accordées par l'officier d'administration gestionnaire ou, en son absence, par

---

(1) Volume 78.

l'officier d'administration de garde. Il est rendu compte le lendemain au rapport du médecin-chef.

Mutations.

Art. 133. Lorsqu'un officier du corps de santé ou un officier d'administration attaché à un hôpital reçoit une autre destination, le médecin-chef se conforme, pour l'envoi du dossier de cet officier, aux dispositions en vigueur (1).

Visites à l'arrivée.

Art. 134. A son arrivée à son nouveau poste, l'officier qui fait mutation se présente en tenue de sortie au médecin-chef, à son chef de service, et, dans le chef-lieu du corps d'armée, au directeur du service de santé. Il se conforme, pour les autres visites, au règlement sur le service de place (2). Le médecin-chef fait connaître l'entrée en fonctions de cet officier par la voie de l'ordre.

Tenue militaire.

Art. 135. La tenue militaire est obligatoire dans le service et dans les réunions officielles.

Ordonnances.

Art. 136. Le service personnel des officiers du corps de santé qui ne sont pas montés et des officiers d'administration est assuré, dans les conditions déterminées par le règlement sur le service intérieur des corps de troupe (3), par des soldats infirmiers qui prennent le nom d'ordonnances.

Le médecin-chef veille à ce que la désignation de ces ordonnances ne nuise pas à la bonne exécution du service.

Quant à ceux de ces officiers qui sont pourvus des montures réglementaires, leur ordonnance leur est fourni dans les conditions communes aux officiers sans troupe, montés.

Dettes. — Réclamations.

Art. 137. En ce qui concerne les dettes, les demandes et récla-

---

(1) Service courant. (Volume 74.)
(2) Volume 75.
(3) Volume 78.

mations, les officiers du corps de santé militaire et les officiers d'administration sont soumis aux mêmes règles que tous les officiers de l'armée.

SECTION II.

OFFICIERS DU CORPS DE SANTÉ MILITAIRE.

§ 1er. — *Médecin-chef.*

Attributions et devoirs généraux du médecin-chef.

Art. 138. La direction du service, dans un hôpital militaire, appartient au médecin le plus élevé en grade ou le plus ancien dans le grade ; il prend le titre de médecin-chef et a les attributions et les devoirs généraux d'un chef de corps, tels qu'ils sont définis par le règlement sur le service intérieur des corps de troupe (1).

En cas d'absence, il est remplacé par le médecin le plus élevé en grade ou le plus ancien dans le grade.

Il a autorité sur tout le personnel militaire et civil attaché à l'hôpital, ainsi que sur les militaires de service dans l'hôpital.

Il assure, par lui-même et par les médecins placés sous ses ordres, le service médico-chirurgical. Il fait établir par l'officier d'administration gestionnaire et approuve la répartition des officiers d'administration et des infirmiers militaires dans les différents services.

Il fait afficher dans les salles de garde un extrait des articles 152 et 160 du présent règlement, relatif aux fonctions des médecins et officiers d'administration de garde.

Son action s'étend à toutes les parties du service. Il est détenteur des ordres et documents relatifs à la mobilisation.

Il fait établir et signe ou vise la correspondance et les rapports relatifs au fonctionnement général du service.

Le médecin-chef vise et revêt de son cachet toutes les pièces administratives ainsi que les pièces de la comptabilité du pharmacien et de l'officier d'administration gestionnaire.

Il procède, lorsqu'il le juge utile ou s'il en a reçu l'ordre, aux vérifications et aux recensements.

Le médecin-chef, ou son délégué, prend part aux conférences concernant les travaux de construction, d'appropriation, d'affectation et d'amélioration des locaux destinés au service de l'hôpital et, d'une manière générale, aux conférences intéres-

---

(1) Volume 78.

sant l'hygiène de l'armée à un titre quelconque. Il prend l'avis du pharmacien et de l'officier d'administration gestionnaire en ce qui concerne les locaux de l'hôpital affectés à leur service. Il adresse une expédition des procès-verbaux au directeur du service de santé conformément aux dispositions de l'article 26.

Il préside et dirige les conférences qui doivent être faites tous les quinze jours aux médecins aides-majors sur tous les points de science, de pratique et d'application des règlements. Il tient le registre des procès-verbaux de ces conférences.

Toutes les fois qu'il le juge opportun, il pratique lui-même ou fait pratiquer sous sa direction des autopsies cadavériques; le résultat de l'autopsie précédé de l'observation clinique est consigné sur un registre spécial. Il ordonne les travaux anatomiques nécessaires à l'instruction et veille à ce qu'ils soient faits avec la circonspection et la décence convenables.

Rapport journalier.

Art. 139. Le médecin-chef réunit tous les matins, au rapport, les médecins traitants, le pharmacien et l'officier d'administration gestionnaire.

Dans les hôpitaux qui ne comportent qu'un pharmacien, le médecin-chef peut dispenser ce pharmacien d'assister au rapport.

Il reçoit verbalement et par écrit les rapports des différents services (modèle n° 34), statue sur les punitions, les mutations, les congés, les permissions, et règle toutes les questions relatives à l'administration de l'hôpital et au bon fonctionnement de chaque service.

Il donne communication des ordres émanant de l'autorité militaire et du directeur du service de santé, et inscrit ses propres décisions sur le registre des rapports journaliers. Il se fait rendre compte par les médecins traitants des précautions prises dans leur service contre la propagation des maladies contagieuses en traitement; il s'informe de l'état des malades graves et se rend à leur lit en consultation toutes les fois qu'il le juge opportun.

Pour ceux d'entre eux dont la vie est en danger, il fait adresser à la famille par l'officier d'administration gestionnaire l'avis télégraphique prévu à l'article 280 *bis*.

Police de l'hôpital.

Art. 140. La police de l'hôpital appartient au médecin-chef.

Il signe la consigne du concierge, la soumet à l'approbation du commandant d'armes et la fait afficher.

Il fait également afficher, dans les salles, des placards contenant les extraits du présent règlement relatifs à la police intérieure de l'hôpital.

Quand il le juge utile, il autorise la sortie et les promenades extérieures des malades non détenus ; il accorde, s'il y a lieu, les autorisations demandées pour visiter les malades.

Il reçoit la liste des malades placés à la salle des consignés par mesure disciplinaire, et fixe la durée de la punition.

Il signale au commandant d'armes les militaires qui, n'étant ni en traitement ni de service à l'hôpital, y causent du désordre ou du scandale.

Réceptions diverses.

Art. 141. Le médecin-chef préside la commission chargée de vérifier et, s'il y a lieu, de recevoir les médicaments, le matériel et les objets de consommation destinés à l'établissement, ainsi qu'il est dit à l'article 399. Il procède chaque jour, ou fait procéder par son délégué, avec le pharmacien, à la dégustation des aliments qui doivent être distribués aux malades.

Rapports et expertises.

Art. 142. Sur l'ordre du commandant d'armes ou du directeur du service de santé, il procède ou fait procéder aux expertises demandées par les différents services de l'armée dans l'intérêt de l'hygiène ou de la justice, et il établit ou transmet les procès-verbaux relatifs à ces expertises.

Visite et contre-visite des militaires.

Art. 143. Le médecin-chef examine personnellement les malades qui sont proposés par les médecins traitants, pour être présentés devant les commissions de réforme.

Lorsqu'il en reconnaît la nécessité, ou lorsqu'il en reçoit l'ordre des généraux, du commandant d'armes ou du directeur du service de santé, il fait établir, par les médecins traitants, des certificats de visite constatant l'état de santé des militaires des corps de troupe traités dans les hôpitaux et des militaires sans troupe dans toutes les positions.

Il établit lui-même les certificats de contre-visite les concernant ainsi que ceux des militaires qui ont été visités par les médecins des corps de troupe.

Les certificats délivrés par les médecins sont libellés conformément aux indications de la notice n° 5, et signés par eux, sur un registre à talon (modèle n° 35). Ce registre reste dans les bureaux du médecin-chef.

Autorisation de bains, douches, etc.

Art. 144. Dans tout hôpital militaire, le médecin-chef peut accorder aux officiers et aux sous-officiers et gendarmes, en activité, non hospitalisés, l'autorisation de prendre dans l'établissement des bains simples ou médicamenteux, des douches, ou de suivre un traitement par l'électricité.

Les bains et douches donnent lieu, pour les officiers, à un remboursement dans les conditions déterminées par la notice n° 26; ils sont accordés à titre gratuit aux sous-officiers et gendarmes.

Dossiers du personnel, propositions pour l'avancement dans la hiérarchie et pour l'admission et l'avancement dans la Légion d'honneur.

Art. 145. Le médecin-chef tient les dossiers du personnel des médecins, pharmaciens et officiers d'administration attachés à l'établissement (1).

Il a l'initiative des propositions pour l'avancement dans la hiérarchie et pour l'admission et l'avancement dans la Légion d'honneur, en faveur du personnel sous ses ordres.

L'état général des propositions pour l'avancement en faveur des infirmiers, établi, d'après les propositions respectives des médecins traitants, du pharmacien et de l'officier d'administration gestionnaire, est remis au médecin-chef par le commandant du détachement chargé de centraliser le travail. Le médecin-chef l'approuve et le transmet au médecin-chef chargé de la surveillance de la section.

Obligations envers le directeur du service de santé.

Art. 146. Le médecin-chef est responsable, envers le directeur du service de santé, de l'instruction du personnel, de la bonne tenue de l'hôpital et de l'exécution du service.

---

(1) Service courant. (Volume 74.)

Il lui adresse toutes les demandes concernant le personnel et le matériel.

Il lui rend compte des insuffisances ou des excédents qui se produisent dans le détachement.

Il l'informe, d'urgence, des épidémies et de tous les faits importants, tant au point de vue médical qu'administratif, se rattachant au service de l'hôpital.

Il lui signale les déchets et les détériorations qui se sont produits dans les approvisionnements de mobilisation, ainsi que les remplacements jugés nécessaires, en médicaments et en objets de pansement ou d'exploitation.

Il établit et lui adresse la statistique médicale.

Il lui transmet, après les avoir annotés, les travaux qui lui sont remis par le personnel sous ses ordres.

Il lui adresse, après les avoir visées, les comptabilités du pharmacien et de l'officier d'administration gestionnaire.

Registres.

Art. 147. Le médecin-chef tient et conserve les registres indiqués à la notice n° 10.

Etats et situations.

Art. 148. Le médecin-chef adresse tous les jours au général commandant la subdivision, s'il réside dans la localité, ou à son défaut au commandant d'armes, ainsi qu'au directeur du service de santé, une situation (modèle n° 36) relatant le mouvement des malades et des infirmiers, les mutations survenues dans le personnel, les punitions infligées, etc.

Il adresse, en outre, au directeur du service de santé, à chaque mutation d'officier, un bulletin modèle n° 36 *bis*.

Le 1er de chaque mois, il fait établir, en simple expédition, à l'aide du registre d'effectif des malades, et transmet au directeur du service de santé une situation (modèle n° 37) faisant ressortir le nombre des malades ainsi que des journées de traitement pendant le mois précédent, et comportant un rapport sommaire sur le fonctionnement du service.

§ 2. — *Médecins en sous-ordre.*

Attributions et devoirs des médecins traitants.

Art. 149. Les médecins traitants sont chargés du traitement des malades et sont responsables, envers le médecin-chef, du fonctionnement et de la bonne tenue de leur service.

Ils font chaque jour, aux heures prescrites, deux visites à l'hôpital; ils en font d'autres encore, de jour ou de nuit, si l'état de quelque malade l'exige.

Ils rendent compte au médecin-chef de toutes les circonstances graves qui se présentent, et notamment des indices qui pourraient leur faire craindre l'apparition d'une épidémie; ils le consultent pour toute opération importante et lui en font connaître les suites.

Ils lui signalent par écrit en temps opportun la nécessité de prévenir télégraphiquement les familles des malades dont l'état leur paraîtra assez grave pour entraîner la mort.

Ils consignent, sur un cahier spécial déposé à la salle des rapports, leurs recommandations concernant les malades gravement atteints ou à observer, ou exigeant, en dehors des heures de visite, des soins spéciaux.

Ils signalent également au médecin-chef les malades susceptibles d'être vaccinés ou revaccinés. Ils lui présentent ceux qui sont dans le cas d'être proposés pour la retraite, la réforme, en congé de convalescence, l'envoi aux eaux minérales, aux bains de mer ou dans un établissement d'aliénés.

Ils établissent les certificats de visite qui leur sont demandés par le médecin-chef pour constater l'état des malades en traitement ou des militaires envoyés à cet effet par le commandement.

Ils dirigent l'instruction des médecins placés sous leurs ordres, en les associant à toutes les recherches qui ont pour but d'éclairer leur diagnostic, et ils sont responsables de cette instruction envers le médecin-chef, ainsi que de l'instruction technique des infirmiers.

Le premier jour de chaque mois, ils fournissent au médecin-chef un rapport sur le service dans leur division pendant le mois précédent, sur la situation sanitaire, les manifestations épidémiques et tout fait marquant. Ils fournissent la liste des opérations pratiquées et en indiquent les résultats.

Attributions et devoirs des médecins aides-majors.

Art. 150. Les médecins aides-majors secondent les médecins traitants dans toutes les parties du service. Ils s'assurent de l'exactitude des relevés d'aliments et de médicaments, ainsi que de la bonne tenue des cahiers de visite.

Ils veillent à ce que les appareils à pansement soient toujours au complet; ils sont, pour tout le service, responsables envers le médecin traitant.

Ils dirigent et complètent l'instruction technique des infirmiers.

En cas d'insuffisance numérique, dans la place, de médecins d'un grade plus élevé, les aides-majors de 1re classe peuvent remplir les fonctions de médecin traitant.

Les médecins aides-majors d'un même hôpital concourent entre eux pour le service de garde.

Service de garde.

Art. 151. Il est établi un service de garde permanent dans les hôpitaux où l'effectif des médecins aides-majors est de trois au moins; le médecin-chef règle les tours de ce service.

Lorsque, par suite de l'insuffisance du nombre des médecins aides-majors, le service de garde ne peut être établi, un médecin désigné par le médecin-chef est tenu de faire connaître le lieu où on pourra le trouver jour et nuit, dans le but d'assurer aux malades, en cas d'accidents, les secours dont ils pourraient avoir besoin.

La garde commence à l'issue de la visite du matin et finit le lendemain à la même heure.

Fonctions du médecin de garde.

Art. 152. Le médecin de garde se tient dans la salle de garde; s'il la quitte, il indique le lieu où on peut le trouver dans l'hôpital.

Il reçoit et fait placer les entrants dans les diverses salles, il désigne les lits qu'ils doivent occuper et remet aux médecins traitants le certificat de visite détaché du billet d'hôpital. Il doit toujours être prêt à porter des secours partout où il est nécessaire, et ne peut sortir de l'établissement.

Il assiste aux distributions accidentelles faites aux entrants, lorsqu'elles n'ont pu avoir lieu en même temps que les distributions générales, et il veille à ce que les malades à la diète de pain reçoivent les bouillons et les boissons alimentaires aux heures fixées par le médecin qui les a prescrits.

Il se conforme aux indications des médecins traitants mentionnées sur le cahier spécial prévu à l'article 149; il leur rend compte des observations qu'il a faites.

Il constate les décès.

Il établit, signe et remet au médecin-chef le rapport journalier sur l'exécution du service pendant les vingt-quatre heures. Ce rapport est inscrit sur un registre spécial (modèle nº 38).

Lorsque le médecin-chef en reconnaît la nécessité, le médecin de garde est nourri à l'hôpital, contre remboursement, et reçoit, dans ce cas, le maximum des prescriptions qui peuvent être faites pour un officier d'après le tarif alimentaire. Le remboursement est effectué dans les conditions déterminées par la notice nº 26.

§ 3. — *Pharmaciens.*

Attributions des pharmaciens.

Art. 153. Le pharmacien est chargé, sous l'autorité du médecin chef, du service de la pharmacie.

Dans les hôpitaux qui comportent plusieurs pharmaciens, le plus élevé en grade ou le plus ancien dans le grade répartit le service entre lui et ses subordonnés. Pour tous les rapports de service, il est l'intermédiaire hiérarchique entre le médecin-chef et le personnel pharmaceutique de l'établissement. Chaque année, il remet au médecin-chef, après les avoir annotés, les feuillets techniques concernant les pharmaciens sous ses ordres.

Il est chargé de la comptabilité de pharmacie et produit un compte annuel de ses opérations. Il établit les demandes de médicaments et de matériel spécial de pharmacie. Il est responsable de ses approvisionnements et propose, en temps utile, au médecin-chef, le versement ou la mise en consommation des substances qui ont atteint la limite de conservation.

Il vérifie la qualité des médicaments, les place dans les conditions les plus favorables à leur conservation, les classe avec méthode et prend les mesures d'ordre nécessaires pour prévenir toute erreur. L'étiquette de tout médicament doit porter la date de l'ancienneté de ce médicament, conformément aux prescriptions du formulaire.

Il veille à ce que toutes les préparations médicamenteuses soient rigoureusement exécutées et soigneusement étiquetées.

Pour la tenue des armoires destinées aux poisons, aux contre-poisons et au service de garde, il se conforme aux prescriptions du formulaire. Les contre-poisons doivent être munis d'une étiquette relatant la dénomination, le mode d'emploi et les doses. Cette étiquette sera conforme à la description qui en est donnée dans la notice nº 32.

Il est chargé de la préparation des livraisons de médicaments aux infirmeries régimentaires et vétérinaires, ainsi qu'aux autres parties prenantes.

Il est membre de la commission de réception instituée par l'article 399 et fait toutes les analyses nécessaires pour éclairer cette commission.

Il est présent à l'hôpital aux heures de visite et de contre-visite et participe, chaque jour, à la dégustation des aliments destinés aux malades.

Il est responsable de la propreté et de la bonne tenue des locaux de la pharmacie.

Par des échanges réguliers et méthodiques, il entretient en bon état les médicaments qui existent dans les approvisionnements du service de santé en campagne, dépendant de la gestion de l'hôpital.

Il peut faire partie des commissions de réception des divers services de l'habillement, du campement et des subsistances.

Les devoirs du pharmacien en ce qui concerne les réceptions, les livraisons et la comptabilité sont déterminés aux articles 391, 506, 507 et 510 et aux notices n°s 10 et 26.

Observations météorologiques. — Analyses, essais et expertises.

Art. 154. Le pharmacien fait, s'il y a lieu, les observations météorologiques. Il exécute les analyses, les essais de denrées alimentaires et de médicaments, ou les expertises qui lui sont demandés, par l'intermédiaire du médecin-chef, dans l'intérêt des malades, de l'hygiène des troupes et des divers services de l'armée. Toutes ces analyses, expertises ou essais sont consignés à leur date sur un registre (modèle n° 39) faisant connaître les raisons qui les ont motivés, les résultats obtenus et les conclusions formulées.

Les analyses, expertises ou essais faits pour un service autre que le service hospitalier font l'objet d'un rapport qui est transmis par le médecin-chef avec son visa et ses observations, s'il y a lieu.

SECTION III.

OFFICIERS D'ADMINISTRATION.

Attributions et devoirs des officiers d'administration.

Art. 155. L'officier d'administration gestionnaire est chargé, sous l'autorité du médecin-chef, du service administratif de l'hôpital. Il répartit, avec l'approbation du médecin-chef, le service entre les officiers d'administration sous ses ordres, de manière que chacun d'eux soit alternativement chargé du bureau des entrées, du mobilier et des écritures qui s'y rattachent, de la dépense, de la surveillance générale de l'établissement, de l'administration des infirmiers, et enfin de la comptabilité.

Il est l'intermédiaire hiérarchique, pour tous les rapports de service entre le médecin-chef et les officiers d'administration attachés à l'hôpital. Chaque année, il remet au médecin-chef des notes concernant les officiers placés sous ses ordres.

Il commande le détachement d'infirmiers et l'administre en se conformant aux règlements en vigueur.

Il assure, sous l'autorité du médecin-chef, l'ordre et la discipline dans tout l'hôpital.

Il est responsable de la propreté générale de l'établissement et de la tenue des divisions momentanément inoccupées ; il contribue à la bonne tenue des salles de malades ainsi qu'à celle de tous les autres locaux.

Il garde les locaux qui lui sont remis pour l'exploitation du service ; il veille à la conservation du mobilier, des approvisionnements du service courant et de la réserve de guerre, des objets de consommation et de pansement, ainsi que des denrées, dont la préparation et la distribution ont lieu par ses soins.

Il délivre au vaguemestre une commission visée par le médecin-chef.

Il est membre de la commission instituée par l'article 399 pour la réception des objets de toute nature entrant dans l'établissement ; il fait exécuter les décisions de cette commission et prend en charge, s'il y a lieu, les denrées, objets ou matières dont la réception a été prononcée.

Il remet chaque matin, au médecin-chef, la situation prescrite par l'article 148, lui rend compte des punitions infligées et de tous les faits importants survenus dans les vingt-quatre heures. Il lui remet, en même temps, une situation-rapport (modèle nº 40) contenant ses propositions pour l'emploi du temps et la répartition des infirmiers.

Il lui adresse, suivant les besoins, les demandes d'augmentation ou de diminution du personnel administratif et des infirmiers.

Il établit et remet au médecin-chef les états semestriels de demande de mobilier et objets de pansement nécessaires pour le service de l'hôpital.

Il lui présente, à l'époque prescrite, les matières et objets susceptibles d'être proposés pour la réforme.

Aux époques prescrites, il centralise, pour le détachement d'infirmiers, les propositions des médecins traitants, du pharmacien, et les siennes propres, relativement au tableau général d'avancement, ainsi qu'aux propositions pour la médaille militaire et la Légion d'honneur. Il annote ces états comme chef de détachement, pour ce qui concerne la conduite, la tenue, l'instruction militaire et la manière de servir des candidats; il les soumet à l'approbation du médecin-chef.

Il est comptable des deniers et des matières, effets ou objets dont il a donné récépissé.

Il est responsable, vis-à-vis du Ministre de la guerre, des dépenses ou des consommations non autorisées par les règlements, à moins qu'elles ne soient exécutées en vertu d'un ordre écrit du médecin-chef, du directeur du service de santé, ou du général commandant le corps d'armée.

Il établit pour tout le personnel toutes les pièces prescrites au titre de la solde.

Il est responsable envers le médecin-chef de l'instruction administrative du personnel sous ses ordres; il dirige les conférences qui doivent être faites au moins une fois par mois aux officiers d'administration sur les lois, décrets et règlements intéressant le service de santé. Il tient le registre de ces conférences et le soumet à la fin de chaque mois au visa du médecin-chef.

Il veille à ce que les officiers d'administration suivent les cours d'équitation faits aux officiers non montés.

Cas d'absence.

Art. 156. En principe, tout gestionnaire qui s'absente est suppléé par l'officier d'administration le plus élevé en grade dans l'établissement. Toutefois, si cet officier d'administration n'est pas agréé par l'officier d'administration gestionnaire et par le médecin-chef, celui-ci en rend compte au directeur du service de santé qui provoque, du général commandant le corps d'armée, les ordres nécessaires pour faire désigner d'office un autre officier d'administration.

Il en est de même lorsque l'officier d'administration gestionnaire n'a point d'officier d'administration sous ses ordres.

Dans tous les cas, le suppléant doit être muni de la procuration de l'officier d'administration gestionnaire (1).

Contrôles et matricules.

Art. 157. L'officier d'administration gestionnaire tient le registre matricule des officiers, le contrôle annuel et les livrets matricules des médecins, pharmaciens et officiers d'administration attachés à l'établissement.

Fonctions de l'officier d'administration gestionnaire comme commandant de détachement.

Art. 158. L'officier d'administration gestionnaire, en sa qualité de commandant du détachement des infirmiers attachés à l'hôpital, entretient par l'intermédiaire du médecin-chef, avec le commandant de la section, les rapports de service prescrits par le règlement sur l'administration et la comptabilté des corps de troupe (2).

Service de garde.

Art. 159. Dans les hôpitaux où l'effectif des officiers d'administration de 2ᵉ et de 3ᵉ classe et des adjudants est de trois au moins, l'officier d'administration gestionnaire commande chaque jour à tour de rôle, pour un service de garde de vingt-quatre heures, un officier d'administration ou un adjudant dont le nom est affiché à la salle de garde.

Lorsque, par suite de l'insuffisance du personnel, il ne peut être commandé d'officier d'administration ou d'adjudant de garde, le service de garde est assuré dans les conditions prévues à l'article 169.

Fonctions de l'officier d'administration de garde.

Art. 160. L'officier d'administration de garde reçoit les personnes autorisées à visiter l'établissement et les accompagne.

---

(1) Règlement sur la comptabilité-matières, article 23. (Volume 27.)
(2) Volume 1.

Il fait des rondes fréquentes de jour et de nuit, pour assurer le maintien de l'ordre dans l'établissement.

Il a la police spéciale des infirmiers.

Il ne peut sortir de l'hôpital pendant la durée de sa garde.

Il remet à l'officier d'administration gestionnaire, en descendant de garde, son rapport sur l'exécution du service pendant les vingt-quatre heures. Ce rapport est inscrit sur un registre spécial ouvert à cet effet (modèle n° 41).

Les dispositions de l'article 152, relatives à la nourriture du médecin de garde, sont applicables à l'officier d'administration de garde.

SECTION IV.

ADJUDANTS-ÉLÈVES D'ADMINISTRATION.

Art. 161. Supprimé.

SECTION V.

INFIRMIERS MILITAIRES.

Organisation et commandement des sections.

Art. 162. L'organisation des sections a pour but de fournir au service de santé des infirmiers aptes à être employés aux écritures, des infirmiers capables de remplir les fonctions d'infirmiers de visite définies à l'article 165, et des infirmiers d'exploitation chargés des détails intérieurs des établissements auxquels ils sont attachés.

Les sections d'infirmiers militaires sont organisées et commandées comme il est dit à la notice n° 12.

Discipline et avancement.

Art. 163. Les infirmiers militaires relèvent de l'autorité militaire pour la police et la discipline générales ; ils sont soumis, envers les officiers du corps de santé militaire et les officiers d'administration du service de santé, ainsi qu'entre eux, à toutes les règles de la subordination militaire.

L'avancement est conféré aux militaires des sections d'infirmiers dans les conditions fixées par la notice n° 12.

Nombre des infirmiers attachés à chaque hôpital.

Art. 164. Le nombre des sous-officiers, caporaux et soldats

infirmiers à employer dans chaque hôpital est conforme au tableau A, annexé au présent règlement.

Lorsque le service ne peut être assuré par le nombre d'infirmiers déterminé pour l'établissement, le médecin-chef en rend compte au directeur du service de santé.

Devoirs des infirmiers de visite.

Art. 165. Les infirmiers de visite attachés aux divisions de malades sont chargés, sous la direction immédiate des médecins aides-majors, de la tenue des cahiers de visite, de l'établissement des relevés journaliers de prescriptions, de la distribution des médicaments et des aliments, ainsi que de l'exécution des pansements simples.

Chaque jour, un ou plusieurs de ces infirmiers sont de garde et placés sous les ordres du médecin de garde.

Les infirmiers de visite attachés à la pharmacie sont chargés, sous la direction immédiate du pharmacien, de la tenue des écritures, de la préparation des tisanes et des manipulations élémentaires.

Instruction et devoirs des infirmiers.

Art. 166. L'instruction militaire, technique et professionnelle est donnée aux infirmiers conformément aux prescriptions de la notice n° 12.

Les infirmiers ne doivent jamais manquer aux égards qui sont dus aux malades, même lorsque ceux-ci viendraient à les maltraiter; s'ils ont à s'en plaindre, ils recourent à l'autorité de l'infirmier-major.

Les infirmiers reçoivent le manuel qui leur est nécessaire; une trousse est, en outre, distribuée aux infirmiers de visite qui ont à en faire usage. En cas de mutation, ou lors de leur libération, les infirmiers laissent à l'hôpital leurs manuels et leur trousse.

Service des infirmiers-majors dans les salles de malades.

Art. 167. L'infirmier-major, sergent ou caporal, chargé du service d'une division de malades, exige que les infirmiers sous ses ordres remplissent exactement leurs devoirs; il veille au bon ordre des salles, assure leur propreté, y fait maintenir la température déterminée par le médecin traitant, et tient la main à ce qu'elles soient convenablement aérées. Il doit être présent à la visite; il assiste aux distributions; il fait de fréquentes tournées dans les salles, afin de pourvoir sur le champ aux besoins des malades, et de faire connaître au médecin traitant le résultat de ses observations.

Chaque infirmier-major fait tous les matins, au médecin traitant et à l'officier d'administration de garde, un rapport particulier (modèle n° 42) sur le service de sa division.

Responsabilité de l'infirmier-major d'une division.

Art. 168. L'infirmier-major d'une division est spécialement chargé de distribuer, aux infirmiers sous ses ordres, le linge de corps ou de lit destiné à renouveler celui des malades, et de veiller à la remise exacte du linge sale; il a toujours à sa disposition un certain nombre de chemises et de draps de lit, pour les rechanges accidentels qui seraient nécessaires; il est responsable envers l'officier d'administration gestionnaire de tout le matériel qui lui est confié, ainsi qu'il est dit à l'article 393.

Fonctions de l'infirmier-major de garde.

Art. 169. Dans les hôpitaux, il est commandé chaque jour un infirmier-major de garde, sergent ou caporal. L'infirmier-major de garde ne s'absente pas de l'hôpital; il est sous les ordres de l'officier d'administration de garde.

Il reçoit la liste des hommes de service, la remet au concierge et l'affiche au réfectoire. Il fait les appels et les contre-appels; il commande et surveille les grandes corvées; il a la police des cours et des promenoirs, et il veille à leur propreté ainsi qu'à celle de toutes les parties extérieures de l'hôpital; il se rend à la salle des bains pour y surveiller le service, et reçoit les réclamations des malades.

Pendant la nuit, il prend, lorsqu'il y a lieu, les ordres de l'officier d'administration de garde, et surveille tout le service. Il remplace les infirmiers-majors des divisions; il fait des rondes fréquentes dans les salles, et s'assure que les infirmiers de garde sont à leur poste et qu'ils exécutent les consignes.

Le matin, il fait son rapport par écrit à l'officier d'administration de garde.

Dans les grands établissements, le nombre des infirmiers-majors de garde est doublé quand cette mesure est nécessaire; dans ce cas, ils se partagent le service d'après la répartition faite par l'officier d'administration gestionnaire.

Infirmier-major vaguemestre.

Art. 170. L'officier d'administration gestionnaire choisit un infirmier-major pour remplir les fonctions de vaguemestre. Ce dernier est sous sa surveillance immédiate.

Muni d'une commission délivrée par l'officier d'administration gestionnaire et visée par le médecin-chef, le vaguemestre retire de la poste les lettres, mandats, bons de poste ou paquets adressés aux malades et au personnel de l'hôpital.

Il tient le registre modèle nº 42 *bis*.

Les mandats ou bons de poste ne peuvent être présentés en paiement au bureau de poste qu'autant que les destinataires sont présents à l'hôpital.

L'officier d'administration gestionnaire est, sauf le cas de force majeure, pécuniairement responsable de la gestion du vague-mestre et des détournements qu'il pourrait commettre; il prend, en conséquence, toutes les mesures de précaution qu'il croit né-cessaires pour assurer la régularité de ce service.

Infirmiers de garde.

Art. 171. Chaque jour, l'officier d'administration gestionnaire commande des infirmiers pour être de garde et pour veiller la nuit dans les salles. L'infirmier-major de garde en reçoit la liste nominative et affiche un extrait de cette liste à l'entrée de chaque salle. La durée de la garde est de vingt-quatre heures; toutefois, à 8 heures du soir, la moitié des hommes peut être autorisée à se coucher jusqu'à minuit, pour venir ensuite reprendre le service de garde jusqu'à l'expiration des vingt-quatre heures.

Autant que possible, les infirmiers montent la garde dans les salles où ils sont habituellement employés.

Infirmier-perruquier.

Art. 172. Un infirmier de la profession de perruquier est chargé de raser ou de tailler la barbe des malades et de leur couper les cheveux.

SECTION VII

MINISTRES DES CULTES (1).

§ 1er. — *Ministres du culte catholique.*

Répartition du personnel.

Art. 173. Des ministres du culte catholique sont placés en qualité d'aumôniers succursalistes auprès des hôpitaux militaires pour le service du culte.

Nomination et rétribution des aumôniers.

Art. 174. Les aumôniers sont désignés par l'autorité ecclésiastique, sur les demandes du Ministre de la guerre, qui leur délivre des lettres de service; indépendamment de l'indemnité qui leur est allouée. ils reçoivent, pour chaque service funéraire auquel ils assistent, une rétribution fixée par la notice n° 13.

Devoirs des aumôniers.

Art. 175. L'aumônier dit la messe tous les matins, et, autant que possible, pendant l'intervalle qui sépare la visite de la distribution; il fait aussi la prière tous les soirs, à la chapelle, après l'heure de la distribution.

L'aumônier fait des visites journalières dans les salles pour mettre à la disposition des malades qui les demandent les secours de la religion et pour l'administration des sacrements. Ces visites doivent, autant que possible, être faites en dehors des heures du service médical et des distributions.

S'il s'absente, il doit faire agréer son remplaçant par le médecin-chef.

Il prend soin des vases sacrés; il veille à l'entretien des ornements et des objets du culte; il est responsable, vis-à-vis de l'officier d'administration gestionnaire, des effets et objets mis à sa disposition pour le service du culte; il tient, concurremment avec cet officier, le carnet-inventaire (modèle n° 83). Un infirmier de l'hôpital est chargé de la garde de ces objets et de la propreté de la chapelle.

Un enfant assiste l'aumônier dans la célébration de la messe journalière. Cet enfant, choisi par lui, est agréé par le médecin-chef.

---

(1) Tous les emplois d'ecclésiastiques assurant, à un titre quelconque, le service du culte dans les établissements hospitaliers militaires, ont été supprimés à la date du 1er janvier 1906. (Circulaire du 15 novembre 1903. *B. O.*, p. 1711.)

Leur exclusion des détails administratifs.

Art. 176. Il est interdit aux aumôniers, non-seulement de provoquer, mais encore d'accueillir, de la part des malades, des réclamations qui sont de la compétence exclusive de l'administration, et de s'immiscer en aucune façon dans les détails du service, ni de recevoir aucun dépôt d'effets ou de valeurs, à quelque titre ou pour quelque destination que ce puisse être.

Rapports avec le médecin-chef.

Art. 177. Supprimé.

Aumôniers requis.

Art. 178. Dans les hôpitaux militaires trop peu importants pour nécessiter la présence permanente d'un aumônier, le service du culte est confié à un membre du clergé de la localité, désigné par l'autorité ecclésiastique, sur la demande du directeur du service de santé. L'indemnité qui peut être allouée à l'ecclésiastique désigné est fixée par le Ministre et acquittée mensuellement.

§ 2. — Ministres des cultes non catholiques.

Visites des ministres des cultes non catholiques.

Art. 179. Dans toutes les places où il existe un hôpital militaire, un ministre de chacun des cultes non catholiques peut être désigné par l'autorité dont il relève pour visiter les militaires malades, ses coreligionnaires, et leur offrir les consolations de leur foi.

Le ministre ainsi désigné est choisi de préférence parmi ceux qui exercent dans la localité.

Les ministres du culte protestant réformé (calvinistes) et de la confession d'Augsbourg (luthériens) doivent produire une autorisation du consistoire de leurs ressorts respectifs ; celle délivrée aux rabbins du culte israélite doit avoir été préalablement visée par le président et le grand-rabbin du consistoire central.

Permis de visiter les malades non catholiques.

Art. 180. Sur la présentation de cette autorisation, le médecin-chef remet au ministre désigné un permis de visiter ses coreligionnaires malades ; ce permis est permanent ; il ne peut être révoqué que sur l'ordre de l'autorité militaire locale, qui rend compte immédiatement au Ministre de la guerre.

Le médecin-chef fait connaître au commandant d'armes et au directeur du service de santé les noms des ministres non catholiques spécialement autorisés à visiter les militaires malades.

Délégation de pouvoirs.

Art. 181. Le pasteur ou le rabbin dûment autorisé à visiter les militaires malades peut, en cas d'absence momentanée et avec l'agrément du médecin-chef, déléguer ses pouvoirs à un ministre du même culte exerçant dans la localité; le délégué est substitué au ministre absent dans ses prérogatives et obligations.

Heures consacrées aux visites.

Art. 182. Les heures consacrées aux visites des ministres des cultes non catholiques sont déterminées par le médecin-chef; dans le cas où un malade, reconnu en danger de mort par un médecin, témoignerait, à quelque heure que ce fût, le désir de s'entretenir avec le ministre de son culte, l'officier d'administration gestionnaire déférerait immédiatement à ce vœu, en faisant avertir le ministre, sauf à en informer le médecin-chef.

Visite d'un ministre autre que celui autorisé.

Art. 183. Si un militaire malade demande à communiquer avec un ministre de sa religion autre que celui dont l'admission a été autorisée, il en est rendu compte au médecin-chef, qui satisfait à cette demande, à moins qu'il n'ait des motifs sérieux pour s'y refuser, auquel cas il en rend compte à l'autorité militaire locale, qui décide.

Cette autorisation exceptionnelle est renouvelée à chaque visite, sauf le cas d'urgence constaté par l'officier d'administration gestionnaire, qui en informe le médecin-chef.

Défense aux ministres de communiquer avec d'autres malades que leurs coreligionnaires.

Art. 184. Les ministres autorisés ne communiquent qu'avec leurs coreligionnaires; toutefois, en ce qui concerne les deux cultes chrétiens, lorsqu'il n'y a, dans la localité, qu'un pasteur, soit de la confession d'Augsbourg, soit du culte réformé, ce pasteur peut exercer son ministère auprès des malades de l'une et de l'autre communion, s'il est pourvu de l'autorisation spécifiée à l'article 179.

Les ministres admis dans un hôpital militaire ne peuvent avoir avec les malades que des entretiens individuels. Toute infraction à cet égard prive, de plein droit, le ministre qui l'a commise de la faculté d'exercer son ministère religieux dans un hôpital.

Inscription des malades non catholiques.

Art. 185. Dans chaque hôpital, les militaires non catholiques sont inscrits sur un répertoire annexé au registre des entrées des malades (modèle n° 111), d'après les renseignements obtenus, soit des malades eux-mêmes, soit des personnes qui les accompagnent.

Inscription des noms des ministres des cultes non catholiques.

Art. 186. Les noms et prénoms des ministres pourvus d'une autorisation permanente de visiter les malades figurent sur ce répertoire qui indique leur domicile, la date de l'autorisation donnée par leur consistoire et celle du permis délivré par le médecin-chef.

Les ministres dûment autorisés peuvent, à chaque heure du jour, consulter cette partie du registre des entrées ; ils sont admis dans l'hôpital aussitôt que l'entrée d'un ou plusieurs de leurs coreligionnaires en fait connaître l'utilité.

Lorsqu'un ministre autorisé, soit d'une manière permanente, soit exceptionnellement, par le médecin-chef, pénètre dans l'hôpital, l'officier d'administration gestionnaire ou l'officier d'administration de garde en est prévenu.

Art. 187 à 195 (supprimés).

CHAPITRE III.

EXÉCUTION DU SERVICE.

SECTION Ire.

CONDITIONS D'ADMISSION.

Cas d'admission à la charge du service de santé.

Art. 196 (1). Sont admis dans les hôpitaux militaires à la charge du service de santé :

---

(1) Nouvelle rédaction. (Décret du 22 mars 1910, *B. O.*, p. 519.)

1° Les sous-officiers et soldats présents à leur corps ou titulaires d'une permission ou d'un congé de convalescence, y compris ceux de la gendarmerie et de la garde républicaine (les militaires appartenant à la gendarmerie et à la garde républicaine, ainsi que les brigadiers et caporaux fourriers, sont toujours traités comme sous-officiers) ;

2° Les soldats du génie détachés dans les compagnies de chemins de fer ;

3° Les enfants de troupe, présents ou absents ;

4° Les jeunes soldats appelés sous les drapeaux, lorsqu'ils ont reçu leur ordre de route ;

5° Les engagés volontaires et les rengagés de la réserve, quand ils sont porteurs de feuilles de route pour rejoindre leur corps ;

6° Les militaires de l'armée active envoyés en congé avant l'expiration de la durée légale du service actif, les hommes de la réserve de l'armée active, ceux de l'armée territoriale et de la réserve de cette armée, mais seulement pendant la durée des exercices auxquels ils sont astreints, ou lorsqu'ils sont convoqués par un ordre de l'autorité militaire ;

7° Les militaires rentrant dans leurs foyers, qui tombent malades en route dans la direction et dans les délais prescrits par leur feuille de route ;

8° Les élèves des Ecoles polytechnique, de Saint-Cyr, du service de santé et d'application du service de santé ; les élèves en pharmacie du service de santé, ainsi que les élèves boursiers militaires des écoles vétérinaires (tous ces élèves sont traités, autant que possible, dans des locaux séparés et reçoivent les mêmes allocations que les officiers) ;

9° Les caserniers et les concierges des hôtels des officiers généraux n'ayant que le traitement de leur emploi ;

10° Les fonctionnaires et agents de la télégraphie militaire, de la trésorerie et des postes, pendant la durée des exercices ou manœuvres auxquels ils sont convoqués ;

11° Les ouvriers immatriculés de l'artillerie pendant le temps de leur service ;

12° Les employés de l'administration centrale du département de la guerre présents ou absents.

Cas d'admission à charge de remboursement.

Art. 197 (1). Sont admis et traités dans les hôpitaux militaires, à charge de remboursement (2) :

---

(1) Nouvelle rédaction. (Décret du 22 mars 1910, B. O., p. 519.)

(2) Les cas d'admission à charge de remboursement prévus à l'article 197 ne sont pas applicables au personnel civil d'exploitation des établissements militaires, dont la situation, au point de vue médical, est réglée par le décret du 26 février 1897 et par l'instruction C pour l'application dudit décret (vol. n° 65).

1° Les officiers généraux, assimilés et fonctionnaires placés dans le cadre de réserve (troupes métropolitaines et coloniales);

2° Les officiers de toutes armes et assimilés (y compris les officiers et assimilés appartenant aux troupes coloniales et les officiers du régiment des sapeurs-pompiers de la ville de Paris) en activité, en disponibilité ou en non-activité, présents ou absents ;

3° Les fonctionnaires du corps du contrôle de l'administration de l'armée, les ingénieurs des poudres et salpêtres, dans les mêmes positions ;

4° Les officiers assimilés et les fonctionnaires de réserve et de l'armée territoriale, pendant la durée des exercices auxquels ils sont convoqués ;

5° Les sous-officiers et soldats du régiment des sapeurs-pompiers de la ville de Paris ;

6° Les sous-officiers et soldats appartenant aux troupes coloniales ;

7° Les marins, officiers, sous-officiers et soldats ou traités comme tels ;

8° Le personnel du service des colonies ;

9° Les employés des douanes, les agents des eaux et forêts et les préposés forestiers (les élèves de l'Ecole forestière sont traités comme les officiers subalternes ; les brigadiers, sous-brigadiers et préposés des douanes, ainsi que les préposés forestiers, sont traités comme les sous-officiers de l'armée) ;

10° Les agents des postes embarqués sur les paquebots ou attachés aux bureaux français à l'étranger ;

11° Les fonctionnaires et employés des administrations civiles de l'Algérie, ainsi que les colons de l'Algérie, à défaut d'hospice civil ou de place dans ledit hospice ;

12° Les caserniers et les concierges des hôtels d'officiers généraux jouissant d'une pension de retraite ou d'une gratification de réforme renouvelable ;

13° Les gardiens de batterie auxiliaires ;

14° Le personnel d'exploitation des établissements militaires placé sous le régime des lois sur les pensions civiles ;

15° Les anciens militaires de l'hôtel des Invalides en position régulière d'absence, lorsqu'ils sont atteints de maladies aiguës ou nécessitant des opérations sérieuses ;

16° Les prisonniers de guerre ;

17° Les militaires étrangers ;

18° Les ouvriers externes de l'artillerie et du génie, lorsqu'ils sont blessés ou qu'ils tombent malades pendant l'exécution des travaux faits pour ces services, et lorsque les marchés des entrepreneurs stipulent leur hospitalisation (1) ;

---

(1) Ces malades ne sont pas admis dans les hôpitaux militaires, lorsqu'ils sont atteints d'affections vénériennes.

19° En cas d'urgence, les victimes d'une catastrophe cu d'un sinistre.

Cas spéciaux d'admission.

Art. 198. Indépendamment des cas d'admission prévus par les deux articles qui précèdent, le Ministre se réserve le droit d'autoriser le traitement dans les hôpitaux militaires, à charge de remboursement, des personnes non comprises dans les catégories ci-dessus et pour lesquelles cette faveur peut être justement motivée.

Droits réservés aux anciens militaires pensionnés et réformés.

Art. 199. Peuvent aussi être reçus dans les établissements hospitaliers, moyennant retenue, les anciens militaires jouissant d'une pension de retraite ou d'une solde de réforme, d'une gratification temporaire de réforme, d'une gratification de réforme renouvelable, lorsqu'ils sont atteints de maladies aiguës ou nécessitant des opérations sérieuses.

Leur admission, sur le vu d'un certificat de visite, est approuvée par le Ministre ou, en cas d'urgence, autorisée par le général commandant la subdivision, qui en rend compte. Le général commandant le corps d'armée en informe le Ministre et lui adresse copie du certificat de visite (1).

Remboursement des frais de traitement.

Art. 200. Les frais de traitement dans les hôpitaux militaires sont remboursés à l'Etat, aux prix fixés par la notice n° 14.

---

(1) Peuvent être également reçus dans les établissements hospitaliers de la guerre moyennant retenue, mais à charge de remboursement des frais de traitement par le ministère de la marine à celui de la guerre, les retraités et demi-soldiers de la marine, les anciens marins et militaires de la marine jouissant dune gratification de réforme, etc., lorsqu'ils sont atteints de maladies aiguës ou nécessitant des opérations sérieuses.

Leur admission, sur le vu d'un certificat de visite, est approuvée par le Ministre de la marine ou, en cas d'urgence, autorisée par le général commandant la subdivision qui en rend compte. Le général commandant le corps d'armée en informe le Ministre de la marine et lui adresse copie du certificat de visite.

Les retraités et réformés de la marine ne peuvent être maintenus plus de trois mois dans les établissements hospitaliers, sans une décision spéciale du Ministre de la marine.

Nota. — L'admission dans les hôpitaux militaires de Paris ne peut avoir lieu, sauf les cas d'extrême urgence, que sur un billet d'hôpital délivré au ministère de la marine, et visé obligatoirement au bureau des hôpitaux.

Cette notice indique les conditions dans lesquelles s'effectue le remboursement.

Limites des prix de remboursement pour les anciens militaires pensionnés ou réformés.

Art. 201. Le montant des retenues pour remboursement des journées de traitement et des dépenses accessoires ne peut être supérieur, pour les anciens militaires jouissant d'une pension de retraite, d'une solde ou d'une gratification de réforme, qui sont admis dans les hôpitaux militaires et dans les salles militaires des hospices civils en vertu de l'article 159, au montant de la pension, de la solde de réforme ou de la gratification pendant la période du temps de présence à l'hôpital ; la retenue journalière à exercer est limitée au 365ᵉ de cette pension, solde de réforme ou gratification, sauf le cas prévu à l'article 295 (1).

Militaires atteints d'aliénation mentale.

Art. 202. Les militaires en activité de service atteints d'aliénation mentale ne sont admis dans les hôpitaux militaires que momentanément et jusqu'à l'accomplissement des formalités imposées par la loi (notice n° 15) et indiquées à l'article 544.

Ils sont alors dirigés sur un établissement d'aliénés dans les conditions prévues à l'article 318 *ter*.

SECTION II.

ENTRÉES.

Billet d'hôpital.

Art. 203. Nul n'est admis dans un hôpital militaire sans un billet d'hôpital (modèle n° 44) régulièrement établi, sauf le cas d'extrême urgence visé à l'article 205.

Pour les militaires de tous grades appartenant à un corps de troupe et présents au corps, le certificat de visite est rempli par le médecin chef de service, et, en cas d'absence ou en vertu d'une délégation spéciale, par un des médecins placés sous ses ordres ; il est signé par le commandant de la compagnie, de l'escadron ou de la batterie et visé par le major.

---

(1) Ces dispositions sont applicables aux retraités et demi-soldiers, ainsi qu'aux anciens marins et militaires de la marine réformés, admis dans les établissements hospitaliers de la guerre.

Pour les officiers généraux et fonctionnaires de la deuxième section du cadre de l'état-major général, pour les officiers sans troupe, les employés militaires, les militaires isolés et pour toutes les personnes appartenant aux catégories indiquées aux articles 197 et 199, le certificat de visite est établi par le médecin désigné par le commandant d'armes, dans l'ordre de visite.

Lorsqu'il s'agit de militaires sans troupe en position de présence, l'ordre de visite est provoqué par le chef de service qui signe aussi le billet d'hôpital.

Les billets sont, autant que possible, établis la veille de l'entrée. Toutefois, lorsque le malade doit entrer le jour même à l'hôpital, il est reçu avec un certificat de visite spécial (modèle n° 45) délivré par le médecin. Le billet régulier doit être envoyé par le corps, le lendemain matin au plus tard.

Les officiers généraux et fonctionnaires du cadre de réserve, les militaires en position d'absence ou se trouvant dans un des cas prévus par les alinéas 5° à 11° de l'article 196, ainsi que les personnes susceptibles d'être admises à charge de remboursement, conformément aux dispositions de l'article 197 (alinéas 4° à 10°, 12° à 14°), qui ont besoin d'entrer à l'hôpital, s'adressent au commandant d'armes ou au commandant de la gendarmerie dans les localités dépourvues de garnison; l'une ou l'autre de ces deux autorités, suivant le cas, donne l'ordre de visite, après avoir examiné la position du postulant, et signe le billet d'hôpital.

En ce qui concerne les anciens militaires pensionnés, ou jouissant d'une gratification de réforme, l'ordre de visite est donné par le général commandant la subdivision; le billet d'hôpital est signé par le commandant d'armes.

Le signataire de l'ordre de visite constate sous sa responsabilité le droit à l'admission à l'hôpital, soit à la charge du service de santé, soit à charge de remboursement.

Les entrées à l'hôpital doivent, autant que possible, avoir lieu dans la matinée; le jour de l'entrée appartient à l'hôpital.

Détails du billet d'hôpital.

Art. 204. Le billet d'hôpital est rempli avec soin conformément au modèle, sans rature ni surcharge; les dates y sont portées en toutes lettres. Pour une personne étrangère à l'armée, on indique l'administration dont le malade fait partie, ou la puissance à laquelle il appartient, s'il est étranger.

Les indications relatives à l'état civil sont relatées avec soin. Les militaires sont toujours porteurs de leur plaque d'identité.

Tout billet d'hôpital d'un militaire de la réserve, de l'armée territoriale ou d'une personne admise à charge de remboursement, porte en tête et en gros caractères l'annotation de cette position. Cette annotation est reproduite sur les bulletins de sortie, feuilles d'évacuation et feuilles nominales.

En ce qui concerne les anciens militaires pensionnés ou jouissant d'une gratification de réforme, le billet d'hôpital indique de plus le numéro du certificat d'inscription de la pension ou de la gratification, ainsi que la quotité de cette pension ou de cette gratification.

Le billet d'hôpital suit le malade dans les divers établissements sur lesquels il a pu être évacué, jusqu'à sa sortie définitive.

Les dates d'entrée et de sortie y sont inscrites successivement par l'apposition d'un timbre humide dans des cases spécialement réservées à cet effet.

Lorsque l'homme rentre à son corps, la partie administrative du billet reste entre les mains de l'officier d'administration gestionnaire pour justifier du séjour et de la sortie du malade. La partie médicale est jointe à un bulletin de sortie (art. 266) adressé au corps et remise au médecin chef de service pour servir à l'établissement de la statistique médicale.

Admission sans billet régulier.

Art. 205. Dans les cas urgents, le malade est admis à l'hôpital sur l'invitation du médecin qui l'a visité, ou, s'il y a lieu, d'après le certificat du médecin de garde.

L'officier d'administration gestionnaire établit et signe avec le médecin de garde un billet provisoire qui doit être remplacé le lendemain par un billet d'hôpital régulier.

Avis que doit donner l'officier d'administration gestionnaire de certaines entrées.

Art. 206. L'officier d'administration gestionnaire doit, sans délai et au moyen d'un bulletin (modèle nº 46) adressé directement, donner connaissance des entrées dans les hôpitaux, savoir :

1º Pour les militaires des corps qui ne sont pas stationnés dans la place, aux conseils d'administration ;

2º Pour les marins reçus dans les hôpitaux, étant en route, au commissaire de marine du lieu de destination ;

3º Pour les engagés volontaires et les jeunes soldats tombés malades en se rendant à leur destination, au commandant de recrutement ;

4º Pour les militaires des troupes coloniales, au Ministre de la guerre (Direction des Troupes coloniales) ;

5º Pour les officiers en non-activité ou jouissant d'une solde de réforme et pour les anciens militaires titulaires d'une gratification de réforme, au sous-intendant militaire de leur subdivision de région ;

6º Pour les demi-soldiers et les anciens marins et militaires titulaires de gratifications de réforme, au Ministre de la marine (Etablissement des Invalides) ;

7º Pour les anciens militaires ainsi que pour les anciens marins, militaires ou agents de la marine, titulaires d'une pension de retraite, au Ministre des finances (Direction de la Dette inscrite). Toutefois, il n'est pas envoyé de bulletin en ce qui concerne les sous-officiers et soldats, les officiers mariniers et les marins admis gratuitement dans les hôpitaux d'eaux minérales, par application de la loi du 12 juillet 1873 ;

8º Pour les militaires, fonctionnaires et agents en activité, retraités ou réformés, relevant à un titre quelconque du ministère des colonies, au Ministre des colonies.

Visa du médecin de garde.

Art. 207. A l'arrivée d'un malade à l'hôpital, le médecin de garde le visite ; il timbre de l'un des mots : fiévreux, blessé, vénérien, contagieux, la première partie du billet d'hôpital qu'il détache ensuite pour être remise au médecin traitant, et indique la salle sur laquelle le malade doit être dirigé.

Quand le billet d'hôpital présente une irrégularité, le médecin de garde constate l'urgence s'il y a lieu ; la régularisation se fait dans le plus bref délai.

Lorsque l'état du malade lui paraît grave, le médecin de garde en informe sur-le-champ le médecin-chef.

Remise du billet d'hôpital à l'officier d'administration préposé aux entrées.

Art. 208. Le billet d'hôpital est ensuite transmis par le médecin de garde à l'officier d'administration préposé aux entrées, lequel en fait de suite l'inscription sur le registre des entrées (modèle nº 114).

Vérification du billet d'hôpital.

Art. 209. L'officier d'administration préposé aux entrées vérifie, en présence du sous-officier qui accompagne chaque entrant, toutes les indications portées sur le billet d'hôpital, notamment en ce qui concerne le domicile exact des père, mère, du tuteur ou du plus proche parent. Il se fait représenter le livret du malade, et, si dans les détails portés, soit au recto, soit au verso du billet, il trouve quelque indication défectueuse, il la rectifie.

Lorsque le malade entre d'urgence à l'hôpital et s'il est hors d'état de donner des renseignements sur le domicile de ses parents, ces renseignements seront demandés immédiatement au corps.

Billet de salle.

Art. 210. Supprimé.

Dépôt de l'argent, des bijoux et autres valeurs.

Art. 211. Si le malade a de l'argent, des bijoux ou autres valeurs, ou s'il en reçoit pendant son séjour à l'hôpital, il doit en faire la déclaration.

L'argent, les bijoux et les valeurs sont remis à l'officier d'administration gestionnaire, qui en délivre au malade un reçu particulier (modèle n° 47), les dépose immédiatement dans sa caisse et les inscrit sur le registre des dépôts (modèle n° 48).

Dans le cas de séjour prolongé à l'hôpital, l'officier d'administration gestionnaire peut, après autorisation du médecin-chef, remettre au malade des acomptes de faible importance à valoir sur la somme qu'il a déposée.

Conduite du malade, dépôt et délivrance d'effets.

Art. 212. Le malade entrant, après avoir été visité et inscrit, est conduit par un infirmier, soit à la salle qui a été indiquée sur son billet par le médecin de garde, soit, si son état de santé le permet, au vestiaire. Il fait le dépôt de tous les effets et objets dont il est porteur; ces effets et objets sont immédiatement inscrits sur le registre des effets déposés par les entrants (modèle n° 49).

Après qu'on a lavé les mains et les pieds du malade, si toutefois cette opération n'est pas jugée contraire à son état par le médecin de garde, on lui délivre un bonnet de coton, un mouchoir, une chemise, une cravate, une capote, un pantalon, un caleçon, une paire de bretelles, des chaussettes, une paire de pantoufles et, s'il y a lieu, un gilet de flanelle. Les capotes des sous-officiers et caporaux portent un insigne de grade; celles des contagieux et des détenus portent une marque distinctive spéciale (notice nº 16).

L'infirmier chargé du vestiaire réunit dans le sac du malade, ou en un paquet, tous les effets qui lui appartiennent et y attache l'inventaire de ces effets détaché du billet d'hôpital. Les effets déposés par les malades sont placés dans le magasin à ce destiné, sous une série de numéros égale en nombre à celui des lits contenus dans l'hôpital. L'officier chargé de ce magasin doit y faire régner l'ordre et la propreté nécessaires à la conservation des effets.

Tous les effets et vêtements des entrants sans exception sont désinfectés, ainsi qu'il est dit à l'article 235, avant d'être mis en magasin; tout leur linge est mis à part pour être blanchi avant d'être réuni aux autres effets.

Conduite du malade à son lit.

Art. 213. Supprimé.

Aliments et médicaments prescrits aux entrants.

Art. 214. En attendant la prochaine visite, le médecin de garde prescrit, au moyen de bons (modèle nº 50), les aliments et les médicaments nécessaires au malade entrant.

Entrées pour ordre.

Art. 214 *bis*. Au reçu de l'état de mutation prévu à l'article 280, l'officier d'administration gestionnaire établit et signe, pour chacun des hommes compris sur cet état, un billet d'hôpital justifiant l'entrée d'ordre au titre des militaires rayés des contrôles. Ce billet est visé par le médecin-chef.

Exceptions concernant les officiers.

Art. 215. Toutes les dispositions du présent chapitre sont applicables aux officiers, sous-officiers et soldats comme à tous les malades, à quelque catégorie qu'ils appartiennent, admis dans les hôpitaux militaires; seulement les officiers peuvent conserver dans les salles les effets qu'ils désirent garder et les valeurs dont ils sont porteurs.

Les armes, quelles qu'elles soient, doivent toujours être déposées dans le magasin.

SECTION III.

VISITES. — PRESCRIPTIONS. — DISTRIBUTIONS.

Droits des médecins traitants en matière de prescriptions.

Art. 216. Les médecins traitants ont seuls le droit d'ordonner les remèdes et le régime alimentaire de leurs malades, en se conformant aux prescriptions du présent règlement. Le médecin-chef veille à ce qu'il ne se glisse ni irrégularité ni abus dans les prescriptions.

Heures des visites.

Art. 217. Les visites sont faites par les médecins traitants.

Celles du matin commencent à 7 heures, du 1er avril au 30 septembre, et à 7 heures 1/2, du 1er octobre au 31 mars ; celles du soir sont faites de 2 heures à 4 heures. Le médecin-chef peut, avec l'approbation du directeur du service de santé, apporter à ces heures les modifications exigées par les localités ou par le climat.

Prescriptions des aliments et des médicaments.

Art. 218. Les prescriptions d'aliments et de médicaments sont habituellement faites à la visite du matin pour toute la journée, sauf les modifications qui pourraient être jugées nécessaires lors de la visite du soir.

La prescription du régime alimentaire est toujours faite à haute voix, afin que chaque malade sache ce qui doit lui être donné en aliments.

Cahier de visite.

Art. 219. Les prescriptions sont inscrites, sous la dictée de chaque médecin traitant, sur un cahier (modèle n° 14), sans autres abréviations que celles indiquées au *Formulaire pharmaceutique*.

Prescriptions médicamenteuses.

Art. 220. Les médicaments compris dans la nomenclature sont les seuls qui puissent être employés dans les hôpitaux militaires. Toutefois, en cas d'urgence, le médecin-chef peut, par un ordre écrit, prescrire l'achat d'un médicament non compris dans la nomenclature. Le médecin-chef en rend compte au directeur du service de santé.

Les prescriptions médicamenteuses se divisent en prescriptions pour l'usage interne qui sont inscrites sur les relevés particuliers (modèle n° 51) et en prescriptions pour l'usage externe qui sont inscrites sur les bons particuliers (modèle n° 50).

Aussitôt après la visite, l'infirmier de visite fait les étiquettes et les remet à la pharmacie; il établit ensuite le relevé et les bons particuliers et les soumet à la signature du médecin aide-major et du médecin traitant.

Livraison des médicaments par la pharmacie.

Art. 221. Dès que les médicaments prescrits à la visite du matin sont préparés, le pharmacien les remet à l'infirmier de visite, en faisant l'appel sur le relevé et sur les bons particuliers.

Les médicaments destinés à l'usage externe sont toujours renfermés dans des fioles de verre coloré portant une étiquette jaune orangé.

A l'exception de la solution de glyzine, aucun médicament, s'il n'a été prescrit à la visite du matin, ne peut être délivré sans un bon particulier signé par un médecin.

En dehors des heures de visite et en l'absence du pharmacien, les médicaments sont préparés en présence et sous la responsabilité du médecin de garde ou du médecin traitant.

Les médicaments pour l'usage interne prescrits sur bons après la visite du matin sont reportés sur le relevé particulier du lendemain, auquel les bons sont annexés.

Distribution des médicaments.

Art. 222. Les médicaments prescrits à la visite du matin sont distribués, autant que possible, avant les aliments. Cette distribution est faite le cahier à la main par les infirmiers de visite et sous la surveillance du médecin aide-major attaché à la division.

Les étiquettes préparées par l'infirmier de visite indiquent la dénomination des médicaments et le numéro du lit du malade.

Le médecin traitant indique au malade et à l'infirmier qui en a
le soin comment et à quelle heure doivent être pris les médicaments.
Si le malade refuse de prendre le médicament ordonné, ou s'il survient quelque accident qui détermine le médecin de garde à en
suspendre l'administration, il en est rendu compte au médecin
traitant à la première visite. Tout médicament non consommé est
rapporté à la pharmacie.

Objets de pansement.

Art. 223. Le linge à pansement ayant servi et susceptible
d'être relavé est recueilli par les infirmiers de visite dans des
seaux qui sont portés à la buanderie.

Aussitôt après désinfection, lavage et reconfection, le linge à
pansement est remis aux infirmiers de visite des divisions par le
garde-magasin.

Les objets de pansement qui ne peuvent être remployés sont
incinérés.

Bons particuliers.

Art. 224. Tous les objets nécessaires aux pansements, sauf le
linge à pansement relavé, sont délivrés aux divisions de malades
sur la production de bons particuliers (modèle n° 54) signés par les
médecins traitants et visés par le médecin-chef; ces bons sont
récapitulés en fin de mois par numéro de la nomenclature et les
totaux sont portés par l'officier d'administration gestionnaire sur
deux factures de livraison comprenant : l'une, les matières et objets qui figurent au compte-matières de gestion; l'autre, les
objets de pansement et de consommation qui ne figurent qu'à
la comptabilité en consommations. Le médecin-chef donne récépissé sur ces factures.

Les bons particuliers sont annulés mensuellement par les soins
du médecin-chef et conservés dans les archives par l'officier
d'administration gestionnaire.

Bons de bandages herniaires, de béquilles et de lunettes.

Art. 225. Les bandages herniaires, les béquilles, les lunettes,
les genouillères, les bas élastiques et autres objets de même na-

ture sont délivrés gratuitement, à titre de première mise ou à titre de remplacement :

1° Aux militaires de l'armée active traités dans les hôpitaux, soit pendant leur séjour à l'hôpital, soit au moment de leur sortie, sur des bons nominatifs (modèle n° 55) établis par les médecins traitants ;

2° Aux sous-officiers, caporaux et soldats présents dans les corps, sur des bons (modèle n° 16) établis par les médecins des corps et visés par le major ;

3° Aux militaires isolés, sur des bons (modèle n° 16) établis par le médecin chargé de les visiter et visés par le commandant d'armes.

Ces mêmes objets sont délivrés, à charge de remboursement, aux personnes étrangères au département de la guerre en traitement dans les hôpitaux militaires, sur des bons établis par les médecins traitants. Le montant de ces livraisons, évalué au prix de la nomenclature, est compris dans le décompte à établir sur les feuilles nominales concernant ces personnes, à la suite du décompte des journées de traitement, des frais de sépulture et autres s'il y a lieu.

Tous ces bons sont visés, pour exécution, par le médecin-chef et récapitulés mensuellement sur un certificat administratif (1).

Les appareils prothétiques ne peuvent être délivrés qu'après autorisation du Ministre de la guerre, sur le vu d'une demande spéciale faite par le directeur du service de santé.

Régime alimentaire

Art. 226. Le régime alimentaire des malades se compose des aliments détaillés au tarif indiqué dans la notice n° 17.

Ces aliments sont de même espèce pour les officiers que pour les sous-officiers, caporaux et soldats ; toutefois, les officiers reçoivent les suppléments accordés par ce tarif.

Lorsque des circonstances extraordinaires motivent des dérogations aux règles prescrites, en ce qui concerne le régime alimentaire, le médecin-chef en rend compte au directeur du service de santé, dans un rapport motivé qui est transmis au Ministre de la guerre, qui statue.

---

(1) Modèle n° 371 de la nomenclature.

En cas d'urgence, le directeur du service de santé peut autoriser provisoirement les dérogations au tarif demandées par le médecin-chef ; il en rend compte au général commandant le corps d'armée. Quand il s'agit d'une alimentation particulière pour un seul malade, le médecin-chef procède comme il est dit au premier alinéa de l'article 220.

Relevé des prescriptions alimentaires.

Art. 227. Un infirmier de visite établit également avec la minute (modèle n° 56) le relevé particulier (modèle n° 57) des aliments prescrits, et le remet à l'officier d'administration gestionnaire, après qu'il a été vérifié et signé par le médecin aide-major et certifié par le médecin traitant. A l'aide de ce document, l'officier d'administration gestionnaire établit le relevé général (modèle n° 58), comprenant toutes les prescriptions alimentaires qui ont été faites dans la journée, soit à la visite, soit sur bons particuliers.

Ce relevé général doit être en concordance avec le mouvement journalier des malades ; il est visé par le médecin-chef.

Livraison des aliments à la dépense.

Art. 228. Supprimé.

Distribution des aliments.

Art. 229. La distribution des aliments est faite le matin a 10 heures, et le soir à 5 heures ; elle est annoncée par une sonnerie.

L'ordre de ces distributions est réglé de manière que chaque division de malades soit, à son tour, servie la première.

Les portions de pain et de viande sont préparées, pour chaque division de malades, d'áprès les relevés particuliers.

La distribution commence par le pain et les boissons alimentaires ; viennent ensuite les potages, le bouillon et la viande ; enfin les légumes et les aliments légers ou particuliers.

L'officier d'administration gestionnaire prend les mesures nécessaires pour que ces aliments arrivent aussi chauds que possible.

Les infirmiers de visite s'assurent que les quantités d'aliments remises par la dépense sont conformes à celles portées sur les relevés particuliers ; ils en font la distribution, le cahier à la main, sous la surveillance des infirmiers-majors.

Le transport des aliments de la cuisine ou de la dépense dans les salles ou dans le réfectoire a lieu sous la surveillance et la responsabilité des infirmiers-majors.

Surveillance des médecins aides-majors.

Art. 230. Les médecins aides-majors veillent à ce que chaque malade reçoive les quantités d'aliments qui lui ont été prescrites ; ils les diminuent ou les suppriment aux malades auxquels des accidents seraient survenus depuis la visite.

Aliments non consommés.

Art. 231. Lorsque l'état d'un malade donne lieu de diminuer ou de supprimer la distribution des aliments qui lui avaient été prescrits, les aliments non consommés rentrent à la dépense.

Repas des infirmiers.

Art. 232. L'alimentation des infirmiers est réglée par la notice n° 17.

Les sous-officiers non mariés sont toujours nourris aux vivres d'hôpital et subissent sur leur solde la retenue journalière fixée par la notice n° 26.

Les distributions des aliments ne sont faites aux infirmiers qu'après celles des malades ; leur repas a lieu en commun aux heures fixées. Les infirmiers de service dans les salles ne mangent que lorsqu'ils ont été relevés.

Les sous-officiers mangent à part.

SECTION IV.

AÉRATION. — DÉSINFECTION. — PROPRETÉ. — CHAUFFAGE. — ÉCLAIRAGE.

Distance des lits.

Art. 233. L'espacement des lits est calculé de manière à donner, autant que possible, à chaque malade 40 mètres cubes d'air.

Dans aucun cas, la distance à observer ne peut être moindre d'un mètre entre chaque lit et de deux mètres entre chaque rangée de lits.

Aération et propreté.

Art. 234. L'air est renouvelé dans les salles des malades d'après les indications des médecins traitants.

Les salles peuvent être cirées ; elles sont, ainsi que les cours, les vestibules, les escaliers, les latrines, tous les objets mobiliers et les vases à l'usage des malades, entretenues dans un état parfait de propreté.

Désinfection des locaux et des effets.

Art. 235. Lorsque l'effectif des malades et la situation des bâtiments ou locaux le permettent, les salles sont alternativement occupées et évacuées, afin qu'on puisse les désinfecter aussi complètement que possible.

Les effets d'habillement et de petit équipement des entrants, les objets de couchage et les effets d'hôpital ayant servi aux malades atteints d'affections contagieuses, aux sortants ou aux décédés, sont également désinfectés ; les capotes, pantalons et vareuses des malades en traitement sont toujours désinfectés avant d'être remis au blanchissage.

Ces opérations ont lieu conformément aux indications données dans la notice n° 7.

En cas d'extrême urgence et lorsque les moyens de désinfection sont insuffisants, le médecin-chef peut demander télégraphiquement au directeur du service de santé l'autorisation d'incinérer tout ou partie des objets de literie et des effets d'habillement. Le directeur, s'il juge l'opération indispensable, en réfère par dépêche télégraphique au Ministre, qui statue.

Ces incinérations sont constatées par des procès-verbaux rapportés par le médecin-chef et établis séparément pour les effets ou objets du service de santé et pour les effets appartenant aux corps de troupe.

Pour ces derniers effets, une expédition du procès-verbal est adressée au corps intéressé.

Peinturage et entretien des locaux et du matériel.

Art. 236. Les salles et leurs dépendances sont peintes à l'huile ; les plafonds, les murs et les boiseries reçoivent deux couches de peinture et une couche de vernis sur la peinture, afin d'en permettre le lavage.

Les cuisines, les corridors, les vestibules, les locaux de la pharmacie, sont peints à l'huile lorsque le besoin en est reconnu par la commission instituée par l'article 399.

Les lits en fer, les tablettes, etc., sont repeints quand il est nécessaire ; les tables de nuit sont cirées extérieurement et désinfectées par de fréquents lavages.

Etamage des ustensiles.

Art. 237. Les marmites, casseroles et autres ustensiles de cuisine sont étamés en temps utile avec de l'étain qui ne doit pas renfermer plus de cinq millièmes de plomb ou de métaux étrangers. L'étamage doit être contrôlé par le pharmacien. Le résultat de l'expertise sera inscrit sur le registre des analyses chimiques.

Rechange du linge.

Art. 238. Les effets à l'usage des malades sont changés, savoir :

Les draps de lit tous les quatorze jours.

Les caleçons . . . .
Les chemises . . . .
Les cravates . . . .
Les bonnets de coton . . . . . . } tous les sept jours.
Les chaussettes . . . .
Les mouchoirs . . . .
Les serviettes . . . .

Les nappes et les serviettes pour les officiers . . . } Aussi souvent que cela est nécessaire.

Les rechanges ordonnés ci-dessus n'excluent pas ceux qui peuvent être prescrits accidentellement par les médecins traitants ou commandés par des circonstances particulières. Le linge qui a servi à un sortant est toujours livré au blanchissage, quelle que soit l'époque à laquelle le rechange a eu lieu.

Les capotes et les pantalons des malades, les tabliers, les sarraux, les torchons, etc., sont changés suivant les besoins.

Le linge et les effets à blanchir sont remis chaque jour à la buanderie, inscrits sur une liste modèle n° 58 *bis* et échangés au magasin par les infirmiers-majors des divisions ou des services spéciaux.

Renouvellement de la paille de couchage.

Art. 239. Les lits sont pourvus d'un sommier élastique.

Lorsque, par exception, il est fait usage de paillasses et de sacs à paille, la paille de maïs qui les garnit est renouvelée toutes les fois que la nécessité en est reconnue. On peut soumettre cette paille à des lavages successifs ou à la désinfection.

Propreté individuelle des malades.

Art. 240. La propreté personnelle des malades est l'objet d'une attention particulière. Des moyens d'ablution sont mis à leur disposition et, autant que possible, placés dans des locaux spéciaux à proximité des salles.

Les malades sont rasés au moins deux fois par semaine, s'il y a lieu et si leur état ne s'y oppose pas. Les cheveux sont coupés tous les quinze jours. Ce service est fait par l'infirmier-perruquier qui est pourvu, par les soins de l'officier d'administration gestionnaire, des objets qui lui sont nécessaires (voir notice n° 7).

Chauffage.

Art. 241. Les salles des malades sont chauffées lorsque la nécessité en est reconnue par le médecin-chef. Un thermomètre placé dans chaque salle permet de s'assurer que le chauffage est conduit conformément aux prescriptions du médecin traitant.

Pendant les mois d'hiver, et selon que la nécessité en est reconnue, il est entretenu des feux dans les autres locaux jugés susceptibles d'être chauffés.

Feux à entretenir.

Art. 242. Supprimé.

Éclairage.

Art. 243. Les salles des malades sont éclairées pendant la nuit, d'après le mode fixé par le Ministre.

Des becs de gaz ou des lampes sont également entretenus, soit pendant la nuit, soit pendant le jour, dans les diverses dépendances de l'hôpital où ils sont reconnus nécessaires (chambres de garde, corridors, latrines, etc.); de plus, un réverbère, placé intérieurement près de la porte d'entrée de l'hôpital, est entretenu la nuit pendant toute l'année.

On se conforme en outre, au sujet de l'éclairage des établissements du service de santé, au règlement sur le service du casernement (1).

Fixation du nombre de feux et de lumières à entretenir.

Art. 244. Supprimé.

Ramonage.

Art. 245. Les ramonages de cheminée sont exécutés à la diligence et à la charge du service du génie.

Les tuyaux des fourneaux, poêles et appareils de chauffage, sont nettoyés lorsque la nécessité en est reconnue.

Vidange des fosses d'aisances.

Art. 246. Le médecin-chef veille à ce que la désinfection permanente des fosses d'aisances soit faite en conformité avec la notice nº 7.

La vidange des fosses d'aisances est faite, aussi souvent que cela est nécessaire, par les soins du service du génie et en se conformant aux règlements de police locale.

Dans les hôpitaux pourvus de fosses mobiles, l'enlèvement des matières a lieu tous les jours, aux heures fixées dans les conventions passées par le service du génie.

SECTION V.

POLICE ET SURVEILLANCE DU SERVICE.

§ 1er. — *Discipline et surveillance intérieure des salles des malades.*

Relations des malades avec les divers personnels.

Art. 247. Tout malade traité dans un hôpital militaire est sous l'autorité immédiate du médecin-chef. Il doit obéir aux prescrip-

---

(1) Volume 51.

tions des médecins et des officiers d'administration, en ce qui concerne son traitement et le bon ordre de l'établissement.

Les malades doivent toujours être convenables envers les infirmiers; s'ils ont à se plaindre de l'un deux, ils le font connaître à l'infirmier-major de la division.

Le droit de punir est suspendu pour les gradés en traitement à l'hôpital.

Ceux qui ont à se plaindre d'un inférieur malade ou appartenant au personnel de l'hôpital s'adressent à l'infirmier-major, ou, s'ils sont officiers, au médecin-chef.

Si le médecin-chef ne croit pas devoir prononcer une punition demandée par un officier, il en rend compte au commandant d'armes.

Discipline des malades dans les salles.

Art. 248. Il est défendu aux malades de fumer dans les salles, d'avoir des armes, de se coucher sur les lits avec leurs chaussures, de rien faire qui soit contraire à la propreté et au bon ordre, ou qui puisse nuire au repos de leurs camarades.

Tous les jeux à prix d'argent leur sont interdits, ainsi que tout trafic ou échange d'aliments. Les jeux désintéressés auxquels ils peuvent se livrer ne doivent pas être assez bruyants pour que les autres malades aient à en souffrir; à cet effet, une salle inoccupée est mise à leur disposition quand les locaux le permettent.

Locaux interdits aux malades.

Art. 249. Il est défendu aux malades d'entrer dans la cuisine, la dépense, la pharmacie, les magasins de l'hôpital et les autres locaux accessoires, et de communiquer entre eux dans les cas de maladies contagieuses.

Responsabilité des malades en cas de dégâts.

Art. 250. Tous les malades sont individuellement responsables des dégâts qu'ils peuvent commettre *volontairement*, soit aux locaux, soit au matériel.

Ils sont solidairement responsables de ces dégâts lorsque les auteurs ne peuvent en être connus.

Des états d'imputation collectifs sont établis trimestriellement par corps pour le montant des dégradations constatées. Ces états indiquent, dans la colonne d'observations, les noms, les numéros

matricules et les compagnies des hommes individuellement responsables.

Le remboursement a lieu comme il est dit à la notice n° 26.

Punitions à infliger aux malades.

Art. 251. Les hommes de troupe en traitement à l'hôpital peuvent être, si leur santé le permet, mis à la salle des consignés par
le médecin-chef ou, en cas d'urgence, par le médecin traitant. En
cas de rébellion ou de scandale, ils peuvent, sur l'ordre du médecin ou de l'officier d'administration de garde, y être conduits immédiatement. Il en est rendu compte au médecin-chef.

Les punitions autres que la consigne infligées par le médecin-
chef ou par les médecins traitants sont subies à leur corps par les
hommes de troupe ; elles sont notifiées par le médecin-chef au
commandant d'armes, qui les transmet au chef de corps.

Le médecin-chef soumet au commandant d'armes les demandes
de punitions que les officiers en traitement peuvent avoir encou-
rues.

Promenades extérieures.

Art. 252. Lorsqu'un médecin traitant juge la promenade au
dehors de l'hôpital nécessaire à quelques convalescents, il s'a-
dresse au médecin-chef, qui se conforme au règlement sur le service de place (1).

§ 2. — *Devoirs du concierge.*

Permis d'entrée.

Art. 253. Les hommes de troupe peuvent visiter, les jeudis et
les dimanches, de midi à deux heures, les malades dont l'état ne
s'oppose pas à cette visite ; ils peuvent le faire tous les autres
jours et aux mêmes heures, mais avec une permission délivrée
par le médecin-chef.

Les personnes étrangères à l'armée ne sont admises dans l'hôpital que munies d'une permission écrite du médecin-chef.

Sortie des malades.

Art. 254. Le concierge ne laisse sortir aucun malade en traitement, s'il n'est muni d'une permission du médecin-chef.

---

(1) Volume 75.

Entrée et sortie des ouvriers.

Art. 255. Le concierge laisse entrer et sortir les ouvriers des deux sexes employés au service de l'hôpital sur l'autorisation écrite de l'officier d'administration gestionnaire.

Ces autorisations sont présentées au médecin-chef, au rapport du lendemain.

Surveillance exercée par le concierge.

Art. 256. Le concierge ne permet l'introduction dans l'hôpital d'aucune espèce de comestible, de boissons ou de médicaments, sans l'autorisation du médecin-chef. A cet effet, il s'assure à l'entrée que non seulement les infirmiers et les ouvriers de l'établissement, mais aussi les sous-officiers, caporaux et soldats, ainsi que les visiteurs civils qu'il a des motifs de soupçonner, ne sont pas porteurs de substances prohibées. S'il en découvre, il fait prévenir l'officier d'administration de garde, qui décide s'il y a lieu de permettre ou de refuser l'entrée de l'hôpital. Il en est rendu compte au médecin-chef.

Il ne laisse sortir que les infirmiers munis d'une permission ; il exerce une surveillance active sur toutes les personnes qui sortent, afin de s'assurer que des denrées ou du matériel appartenant à l'Etat ne sont pas emportés. Il se conforme d'ailleurs, pour cette partie du service, aux consignes spéciales qui lui sont données.

Il fournit tous les matins à l'officier d'administration gestionnaire le rapport modèle n° 58 *ter*.

Portes.

Art. 257. Lorsqu'il y a plusieurs portes d'entrée dans un hôpital, il n'en est tenu qu'une seule ouverte et il y est placé une barrière pour faciliter la surveillance du concierge.

Objets que le concierge peut vendre.

Art. 258. Le concierge ne peut vendre de menus objets qu'en vertu de la permission de l'officier d'administration gestionnaire, approuvée par le médecin-chef, et portant fixation du prix de vente.

Il lui est expressément défendu de vendre aucune substance alimentaire ou boisson.

Consigne du concierge.

Art. 259. La consigne visée à l'article 140 est affichée devant la loge du concierge; elle rappelle les formalités à observer à l'entrée et à la sortie de l'hôpital, et indique les mesures de répression à prendre en cas de violence ou de voies de fait. Cette consigne est approuvée par le commandant d'armes.

§ 3. — *Sous-officier de planton.*

Devoirs du sous officier de planton.

Art. 260. Supprimé.

§ 4. — *Surveillance du service.*

Officier de visite.

Art. 261. Un officier est commandé chaque jour pour faire la visite à l'hôpital conformément au règlement sur le service de place (1).

Il reçoit les réclamations des malades.

Il constate sa visite par l'apposition de sa signature sur le re-registre (modèle nº 59).

Les réclamations et observations consignées dans le rapport de l'officier de visite sont communiquées par le major de la garnison au médecin-chef.

Le médecin-chef adresse au directeur du service de santé copie de ces observations en indiquant la suite qui y a été donnée.

Visite des généraux, des officiers supérieurs, du commandant d'armes et du major de la garnison.

Art. 262. Les visites des généraux, des officiers supérieurs, du commandant d'armes et du major de la garnison ont lieu conformément au règlement sur le service de place (1).

Inspections.

Art. 263. Les visites à faire par les généraux inspecteurs, les contrôleurs de l'administration de l'armée et les inspecteurs généraux du service de santé sont réglementées par des instructions spéciales.

---

(1) Volume 75.

Registre d'ordres.

Art. 264. Il est ouvert, dans chaque hôpital militaire, un registre (modèle n° 60), sur lequel sont inscrits successivement les ordres laissés par les divers inspecteurs généraux.

SECTION VI.

SORTIES.

§ 1er. — *Sorties après guérison.*

Formalités concernant les sorties.

Art. 265. Les médecins traitants désignent, à la visite du matin, ceux des militaires dont la guérison est achevée et dont le séjour à l'hôpital n'est plus motivé, et qui doivent, en conséquence, sortir le lendemain. Il en est fait mention sur le cahier de visite.

Le médecin traitant inscrit, à la partie médicale du billet d'hôpital, la date de la sortie, le diagnostic définitif de la maladie et le mode de terminaison (guérison; envoi en convalescence, aux eaux minérales, aux bains de mer; réforme, etc.), les opérations pratiquées ainsi que les autres faits qu'il importe au médecin du corps de connaître; il indique également si le sortant est hors d'état de remplir momentanément les obligations de son service; il appose sa signature à la suite de ces indications.

La partie administrative du billet est ensuite complétée par l'inscription de la date de la sortie, au moyen du timbre humide, comme il est dit à l'article 204. L'enregistrement de la sortie est fait immédiatement sur le registre des entrées.

Le jour de la sortie par guérison n'appartient pas à l'hôpital.

L'officier d'administration gestionnaire adresse, chaque jour, aux divers corps de la garnison l'état nominatif (modèle n° 61) des hommes désignés pour sortir le lendemain, afin qu'un fourrier puisse venir les prendre à l'hôpital.

Constatation des sorties.

Art. 266. La sortie des militaires est constatée par un bulletin (modèle n° 46) adressé immédiatement et directement par l'officier d'administration gestionnaire au conseil d'administration du corps.

Dans les cas prévus aux alinéas 2º à 8º de l'article 206, l'officier d'administration gestionnaire adresse sans délai et directement le bulletin de sortie aux autorités désignées dans cet article.

Remise au sortant de ses effets.

Art. 267. Les effets militaires, ainsi que les objets et valeurs, propriété particulière du sortant, et déposés par lui lors de son entrée à l'hôpital, lui sont remis après qu'il les a reconnus et en a donné décharge sur le registre des effets déposés et sur le registre des dépôts.

Destination des billets d'entrée et de sortie.

Art. 268. Supprimé.

Aliments pour les sortants externes.

Art. 269. Les militaires étrangers à la garnison ou quittant la garnison reçoivent à leur sortie de l'hôpital les aliments qui leur sont prescrits par le médecin.

Interdiction de prolonger inutilement le séjour à l'hôpital.

Art. 270. Le médecin-chef veille à ce qu'on ne retienne pas à l'hôpital les militaires dont la guérison est complète et qui sont en état de rejoindre leur corps.

Il veille également à ce que ceux qui sont atteints d'infirmités entraînant l'incapacité de servir soient présentés, le plus tôt possible, à la commission spéciale chargée de statuer sur leur compte.

Etats des séjours prolongés dans les hôpitaux.

Art. 271. Le médecin-chef établit en simple expédition, le premier jour de chaque mois, distinctement pour les malades appartenant aux troupes métropolitaines, aux troupes coloniales et à la marine, des états nominatifs positifs ou négatifs (modèle nº 62) de tous les militaires, marins ou employés civils dont l'entrée date de trois mois et plus. Il adresse ces états au directeur du service de santé qui les annote et les transmet au Ministre de la guerre ; les états nominatifs concernant les malades relevant du département de la marine sont transmis au Ministre de la marine.

§ 2. — *Sorties par convalescence.*

Congés de convalescence.

Art. 272. Toutes les fois qu'un congé de convalescence est reconnu nécessaire, l'état du malade est constaté par un certificat (modèle n° 35) établi conformément à l'article 143. Ce certificat doit motiver la nécessité du congé de convalescence et en déterminer la durée. Il est établi par le médecin traitant, et la contre-visite est faite par le médecin-chef.

Les certificats de visite et de contre-visite sont joints au titre de congé que le médecin-chef fait établir et qu'il transmet au général commandant la subdivision par l'intermédiaire du commandant d'armes ou du major de la garnison qui y joint son avis motivé.

Le général commandant la subdivision statue par délégation du général commandant le corps d'armée et renvoie les pièces au médecin-chef de l'hôpital.

Les titres de congé de convalescence sont établis par chaque hôpital sur des formules imprimées (modèles n°s 1 et 2) (1).

Lorsqu'il le juge convenable, le général commandant la subdivision peut sous-déléguer aux commandants d'armes de la circonscription le droit de concession et de signature des congés de convalescence.

Envoi dans un dépôt de convalescents.

Art. 273. Les malades, au lieu de recevoir des congés de convalescence, peuvent être envoyés dans un dépôt de convalescents.

Pour les malades appartenant aux troupes stationnées en France, les propositions, établies conformément aux dispositions de l'article 106, sont transmises par le général commandant le corps d'armée au Ministre qui statue.

En ce qui concerne les malades de l'Algérie, le général commandant le 19° corps d'armée statue lui-même sur les propositions qui lui sont adressées.

Sorties par convalescence.

Art. 274. Les sorties des malades par congés de convalescence ou par envoi sur un dépôt de convalescents sont constatées conformément aux dispositions de l'article 266.

Les dispositions de l'article 269 sont applicables à ces militaires.

---

(1) N°s 209 B et 209 C de la nomenclature.

§ 2 *bis*. — SORTIES AVANT GUÉRISON.

Art. 274 *bis*. Les parents, qui en font la demande à l'autorité militaire, peuvent être admis à emmener et à soigner chez eux les militaires en traitement dans les hôpitaux, mais seulement lorsque ceux-ci sont atteints d'affections (1) non contagieuses et susceptibles de justifier vraisemblablement la nécessité d'un congé de convalescence après guérison.

Cette autorisation n'est accordée qu'avec le consentement de l'intéressé, s'il a son libre arbitre, et contre une déclaration écrite des parents, attestant qu'ils ont été avertis des inconvénients et dangers de toute nature que pourrait présenter cette mesure dans chaque cas particulier, qu'ils en assument l'entière responsabilité, et qu'ils prennent la charge des frais de transport et de traitement.

Elle devra être différée lorsque le médecin-chef estimera que le transport immédiat du malade, du blessé ou de l'opéré met ses jours en grave danger.

Les sorties avant guérison comporteront un titre de congé de convalescence qui, dans les cas urgents, sera signé par le commandant d'armes, ainsi qu'il est prévu au dernier alinéa de l'article 272 ci-dessus.

§ 3. — *Sorties pour cause d'incapacité de servir.*

Constatation de l'incapacité de servir.

Art. 275. Toutes les fois que le médecin-chef reconnaît que la maladie dont un militaire est atteint n'est pas susceptible de guérison ou que son état le met dans l'impossibilité de rester au service, il le constate conformément aux dispositions de l'article 143 par un certificat indiquant d'une manière précise la nature des infirmités ou des blessures.

Malades proposés pour la réforme.

Art. 276. Les malades qui sont reconnus être dans l'impossibilité de rester au service sont présentés à la commission spéciale, qui se réunit au moins une fois par mois, et qui, après la contre-visite faite par les médecins désignés à cet effet, décide s'il y a lieu, ou non, de prononcer leur réforme.

---

(1) Les affections contagieuses pour lesquelles l'autorisation ne peut être accordée sont celles qui sont spécifiées au décret du 10 février 1903, comme entraînant la déclaration et la désinfection obligatoires. (Notice n° 36.)

Dans le cas où l'état de santé d'un militaire réformé nécessiterait une prolongation de traitement, le médecin-chef adresse au directeur du service de santé :

1º L'état signalétique et des services du militaire réformé, mentionnant la date de la réforme et indiquant si ce militaire est l'objet d'une proposition pour une gratification de réforme renouvelable ;

2º Un certificat de visite et de contre-visite indiquant, après un exposé détaillé de l'état du malade, les motifs pour lesquels le maintien à l'hôpital aura été reconnu nécessaire (impossibilité de transporter le malade ; insuffisance de ressources de la famille du militaire réformé, à maintenir provisoirement à l'hôpital jusqu'à son transfert sur un établissement civil, etc...). Ledit certificat fait connaître, en outre, s'il y a lieu, et d'une façon aussi précise que possible, si l'affection pourrait être traitée avec quelque chance de succès dans un établissement civil spécial, ou si, au contraire, elle présente un caractère certain d'incurabilité.

Le directeur du service de santé statue sur le maintien en traitement dans les hôpitaux, pour une durée supérieure à quinze jours, des militaires réformés ; les autorisations ainsi accordées font l'objet d'un compte rendu au Ministre dans les cinq premiers jours de chaque mois.

En cas de mutation pour ordre, de sortie ou de décès d'un militaire réformé auquel une prolongation de séjour a été accordée, le médecin-chef adresse au directeur du service de santé un bulletin de constatation (modèle nº 46).

Sorties par réforme.

Art. 277 (1). La sortie des militaires, dans les cas prévus à l'article précédent, est constatée comme il est dit à l'article 266. En outre, les dispositions de l'article 269 sont applicables à ces militaires qui doivent toujours être mis en route par les soins de l'hôpital sans être dirigés, en aucun cas, sur le corps auquel ils appartenaient.

L'habillement des militaires réformés pendant leur séjour à l'hôpital est assuré conformément aux dispositions du règlement sur le service de l'habillement dans les corps de troupe (2).

§ 4. — Sorties par évasion.

Cas d'évasion.

Art. 278. Lorsqu'un militaire malade s'évade d'un hôpital, l'offi-

---

(1) Décret du 31 mars 1903.
(2) Volume 3.

cier d'administration gestionnaire donne d'urgence avis au commandant d'armes, au commandant de la gendarmerie et au conseil d'administration du corps auquel le militaire appartient; il fait sur-le-champ son rapport au médecin-chef, qui rend compte immédiatement au directeur du service de santé.

Constatation en cas d'évasion.

Art. 279. Les évasions des malades traités dans les hôpitaux sont constatées, dans les vingt-quatre heures de la date du rapport au médecin-chef, au moyen d'une enquête à laquelle sont appelées toutes les personnes que celui-ci juge convenable d'entendre.

Le résultat de l'enquête est constaté dans un rapport signé par toutes les parties intervenues, et adressé au commandant d'armes. Cet acte indique les effets appartenant au service de santé, que l'évadé a emportés, et ceux qu'il a laissés, soit qu'ils lui appartiennent, soit qu'ils appartiennent au corps dont il fait partie.

Une expédition du rapport d'enquête est jointe à la plainte en désertion, conformément au Code de justice militaire.

Dans le cas où l'évadé a emporté des effets appartenant au corps une expédition du rapport d'enquête est adressée au corps intéressé.

Si l'évadé a emporté des effets appartenant à l'hôpital, le médecin-chef dresse le procès-verbal destiné à justifier dans les écritures la sortie de ces effets, et l'imputation en est faite comme il est dit à l'article 462.

§ 5. — Mutations pour ordre.

Art. 280. Immédiatement après la radiation de l'effectif soldé des militaires en traitement dans les établissements hospitaliers (1), les conseils d'administration ou les chefs de service établissent un état (modèle n° 64) pour ceux de ces militaires placés dans l'une des positions ci-après, savoir :

1° Démission acceptée;
2° Destitution;
3° Non-activité;
4° Condamnation entraînant perte du grade;
5° Traitement temporaire de réforme;
6° Pension de retraite ou traitement de réforme;
7° Libération définitive ou anticipée;
8° Passage dans la réserve;
9° Renvoi par suite d'annulation d'engagement;

---

(1) Hôpitaux militaires; hospices civils; asiles d'aliénés.

10° Réforme pour infirmités antérieures ou postérieures à l'incorporation (1);

11° Changement de corps.

Cet état, qui doit indiquer la nature et le nombre des effets que le militaire est autorisé à emporter, est adressé au sous-intendant militaire chargé de la vérification des comptes du corps ou service, et transmis aussitôt par ce fonctionnaire au médecin-chef de l'hôpital (2).

Ce dernier le remet à l'officier d'administration gestionnaire, qui établit, pour chacun des militaires compris dans cet état, un bulletin de sortie d'ordre au titre du corps ou service et un billet d'entrée d'ordre au titre des militaires rayés des contrôles (art. 214 *bis*).

§ 6. — *Décès*.

Avis à donner en cas de maladies graves.

Art. 280 *bis*. Sur l'ordre du médecin-chef, l'officier d'administration gestionnaire prévient la famille des malades qui sont en danger de mort.

Cet avis est adressé par le télégraphe au maire de la commune où sont domiciliés les père, mère, tuteur ou proche parent du malade; il est conforme au modèle n° 64 *bis*.

Il est toujours taxé et peut être expédié soit par la poste, soit par exprès, jusqu'à la localité destinatrice, si celle-ci ne possède pas de bureau télégraphique.

En cas d'emploi de l'exprès, il est déposé au départ des arrhes dont la liquidation s'opère ultérieurement.

Il est délivré à l'officier d'administration gestionnaire, qui en fait toujours la demande, un récépissé des télégrammes privés expédiés dans ces conditions, moyennant versement du droit fixe de 10 centimes afférent à chaque récépissé. Le montant intégral des taxes télégraphiques perçues à l'occasion de l'envoi de chaque télégramme est inscrit par les receveurs du télégraphe sur chaque récépissé. Cette dépense est supportée par le service de santé.

Pour les malades traités à charge de remboursement, les frais d'envoi de télégrammes seront portés sur les feuilles nominales;

---

(1) En ce qui concerne la réforme des militaires en traitement dans les établissements hospitaliers visés ci-dessus, les corps ou services sont informés, par les soins des commandants de recrutement, des décisions de la commission spéciale de réforme. (Instruction du 21 janvier 1910, Volume 684.)

(2) Médecin-chef dans les hôpitaux militaires et les hospices mixtes; commission administrative dans les autres hospices civils; directeur de l'établissement dans les asiles d'aliénés.

La correspondance avec les familles n'aura lieu aux frais de l'Etat que pour la seule dépêche donnant l'avis précité.

Facilités à donner aux malades pour tester légalement.

Art. 281. Lorsqu'un militaire traité dans un hôpital exprime la volonté de faire des dispositions testamentaires, l'officier d'administration gestionnaire est tenu de lui procurer les moyens d'établir, d'une manière régulière, les actes spécifiés au titre II, livre III, du Code civil.

Constatation du décès.

Art. 282. Dès qu'un décès a lieu dans un hôpital, l'infirmier-major en avertit le médecin de garde qui, après l'avoir constaté, fait transporter le corps, *muni de sa plaque d'identité*, dans la salle des morts.

Le médecin traitant certifie au verso du billet d'hôpital (partie administrative) le décès, sa date (en toutes lettres) et la maladie qui l'a occasionné. Ce certificat, signé par le médecin traitant et l'officier d'administration gestionnaire, est visé par le médecin-chef. Le médecin traitant remplit, en outre, la partie médicale du billet comme il est dit à l'article 265.

Le jour du décès appartient à l'hôpital.

Avis à donner en cas de décès.

Art. 283. L'officier d'administration gestionnaire donne, sans délai, télégraphiquement, avis du décès à la famille en se conformant aux prescriptions de l'article 280 *bis;* le modèle n° 65 indique la formule à employer.

Il donne également, et sans délai, avis du décès au commandant d'armes et au corps, par bulletin modèle n° 46.

En cas de décès d'un officier ou assimilé, le Ministre est directement informé par télégramme officiel.

Déclaration à transmettre par l'officier d'administration gestionnaire à l'officier de l'état civil.

Art. 284. L'officier d'administration gestionnaire adresse, dans les vingt-quatre heures, à l'officier de l'état civil du lieu, une déclaration (modèle n° 66) dont toutes les indications sont remplies conformément à l'instruction ministérielle relative aux actes de l'état civil des militaires ; la date de l'entrée à l'hôpital et celle du décès y sont inscrites en toutes lettres. Cette déclaration, sur laquelle on doit indiquer le numéro matricule du décédé, est certifiée par le médecin traitant et par l'officier d'administration gestionnaire. Il n'y est pas fait mention de la cause du décès.

L'officier de l'état civil constate le décès conformément à la loi.

Mention des blessures sur la déclaration.

Art. 285. Si le décédé est mort des suites de blessures reçues sur le champ de bataille ou dans un service commandé, il en est fait mention spéciale sur la déclaration.

Cette mention est formulée dans les mêmes termes au registre des décès.

Dispositions en cas de mort violente.

Art. 286. Lorsqu'il y a indice de mort violente, il en est rendu compte immédiatement au médecin-chef, qui retarde l'inhumation jusqu'au moment où un officier de police judiciaire, assisté d'un docteur en médecine, aura dressé procès-verbal de l'état du cadavre et des circonstances relatives au décès, ainsi que de tous les renseignements qu'il est chargé de recueillir conformément à la loi.

Mentions formellement interdites sur les déclarations de décès.

Art. 287. Conformément à l'article 85 du Code civil, si le décédé était en état de détention ou frappé de condamnation, il n'est fait aucune mention de ces circonstances sur la déclaration de décès.

Dispositions particulières en cas de condamnation.

Art. 288. Si le décédé avait cessé d'appartenir à l'armée par l'effet d'une condamnation, il est désigné dans la déclaration sous la dénomination d'*ex-militaire*, sans indication de grade.

Registre des décès.

Art. 289. Aussitôt après la déclaration faite à l'officier de l'état civil, l'officier d'administration gestionnaire de l'hôpital inscrit le décès sur le registre modèle n° 67 qui doit être tenu avec la plus scrupuleuse exactitude. Ce registre reçoit de la part du médecin traitant une annotation signée désignant la maladie ou la blessure qui a occasionné la mort.

Extraits du registre des décès.

Art. 290. Immédiatement après l'inscription du décès sur le registre des décès, il est établi par l'officier d'administration gestionnaire deux extraits (modèle n° 68) dudit registre, lesquels, après avoir été certifiés par le médecin-chef, sont adressés par le même courrier et sans aucun retard :

Le premier, sur lequel on n'indiquera pas la cause du décès, au maire du dernier domicile du décédé. Si le militaire décédé est né hors de France ou s'il a sa famille à l'étranger, cet extrait, au lieu d'être adressé au maire du dernier domicile, est envoyé par bordereau spécial au Ministre de la guerre (Bureau des Archives) qui le transmet au Ministre des affaires étrangères;

Le second, sur lequel on indiquera la cause du décès, en conformité de la nomenclature de la statistique médicale de l'armée, au directeur du service de santé, qui le fait parvenir d'urgence au Ministre de la guerre (Bureau des Archives).

Valeur légale des extraits du registre des décès.

Art. 291. Les extraits du registre des décès servent à constater les décès auprès du Ministre de la guerre, et à le mettre en mesure d'apprécier les réclamations que les familles peuvent être dans le cas de lui adresser; mais ils ne sont pas valables auprès des autorités civiles ou des tribunaux.

Le modèle de ces extraits contient à cet effet en marge l'annotation : « *Délivré à titre de simple renseignement* ».

Mention du décès sur le registre des entrées.

Art. 292. Le décès est mentionné par le médecin traitant dans la colonne d'observations du registre des entrées.

Inhumation des corps.

Art. 293. Les inhumations et les cérémonies religieuses sont réglées par la notice n° 13.

Les dépenses sont à la charge du service de santé dans les limites fixées par ladite notice.

Lorsque les familles désirent donner une plus grande pompe aux funérailles, les dépenses supplémentaires sont à leur charge.

Dépôt et inhumation des corps des militaires décédés hors des hôpitaux.

Art. 294. Les militaires décédés hors et à proximité des hôpitaux, soit par suite de maladie, soit par suite de cause inexpliquée et imprévue, soit de mort violente, sont transportés à titre de dépôt dans lesdits hôpitaux, après l'accomplissement des formalités légales et à moins de dispositions contraires prises par la famille.

Si les décédés étaient en position d'absence, la médecin-chef se conforme, pour l'établissement et l'envoi d'un rapport sur les causes du décès, aux prescriptions de l'article 66 (3e alinéa), relatives au décès des militaires présents au corps.

L'officier d'administration gestionnaire n'a pas à intervenir dans la déclaration du décès ; il inscrit les militaires décédés sur le registre des décès et se conforme aux prescriptions de l'article 290 pour l'envoi de deux extraits (modèle n° 68) dudit registre.

On procède, pour l'inhumation de ces corps, ainsi qu'il est dit à l'article précédent ; les frais d'inhumation et de transport des cadavres sont acquittés par l'officier d'administration gestionnaire.

Retenues.

Art. 295. En cas de décès des individus admis dans les hôpitaux en exécution des articles 197 à 199, les frais de sépulture et dépenses accessoires sont portés sur la feuille nominale décomptée. Cette disposition ne s'applique pas aux anciens militaires jouissant d'une solde ou d'une gratification de réforme.

Avis que l'officier d'administration gestionnaire doit donner de certaines sorties.

Art. 296. Supprimé.

SECTION VII.

ÉVACUATIONS.

Constatation de la sortie.

Art. 296 *bis*. La sortie des militaires par évacuation est constatée conformément aux dispositions de l'article 266.

Les dispositions de l'article 269 sont applicables à ces militaires.

I — *Évacuations individuelles.*

Ordre d'évacuation.

Art. 297. Lorsque le médecin-chef estime qu'il y a lieu d'évacuer un malade isolément, il adresse le certificat de visite et de contre-visite au directeur du service de santé, qui prononce ou provoque les ordres du Ministre, ainsi qu'il est dit à l'article 21.

Billets de sortie par évacuation.

Art. 298. Supprimé.

Formalités à observer.

Art. 299. Il est établi, pour chaque malade évacué isolément, une feuille d'évacuation (modèle n° 70).

Les effets, bijoux et valeurs que le malade avait déposés lui sont remis après que la vérification en a été faite.

Toutefois, quand il s'agit d'un aliéné, l'officier d'administration gestionnaire adresse, par la poste et sous pli chargé, au directeur de l'asile, les bijoux et valeurs appartenant à l'aliéné; les frais du chargement sont à la charge du service de santé.

Les objets qui ne peuvent être envoyés par la poste sont expédiés à la même adresse par les transports de la guerre, en observant les formalités des chargements.

Si le malade évacué n'est pas accompagné, le billet d'hôpital, complété comme il est dit à l'article 265, lui est remis ainsi que la feuille d'évacuation et la feuille de route; la partie médicale du billet est adressée par la poste à l'établissement destinataire. Il est admis sur la présentation de ces pièces. La feuille d'évacuation, revêtue du récépissé, est renvoyée au médecin-chef du point de départ et remise par lui à l'officier d'administration gestionnaire, qui la garde comme pièce justificative à l'appui de ses comptes.

Si l'état de santé du malade évacué ne permet pas qu'il voyage seul, les diverses pièces sont remises au militaire chargé de l'accompagner.

Mention de l'évacuation sur le billet d'entrée.

Art. 300. Supprimé.

Aliments et manière de décompter les journées des malades
évacués isolément.

Art. 301. Quand les malades évacués isolément n'ont qu'une journée de marche à faire, cette journée appartient toujours à l'hôpital qui les reçoit; il ne leur est alloué que l'indemnité kilométrique de transport sur les chemins de fer ou en diligence et leur alimentation est assurée en nature.

Par exception, les officiers ne reçoivent pas d'aliments; ils ont droit aux allocations et aux délais déterminés par le règlement sur le service des frais de déplacement (Officier se rendant isolément à un hôpital) (1).

Si les malades évacués isolément ont plusieurs jours de marche à faire, ils n'appartiennent pendant le trajet à aucun établissement hospitalier et sont traités par suite comme les militaires isolés ayant droit aux frais de déplacement (1).

---

(1) Volume 100⁵.

II. — *Evacuations collectives.*

Ordre d'évacuation.

Art. 302. Lorsque des évacuations collectives sont reconnues nécessaires, elles sont ordonnées conformément aux prescriptions de l'article 21.

Personnel du convoi d'évacuation.

Art. 303. Les évacuations collectives sont accompagnées, suivant leur importance, par un ou plusieurs officiers du corps de santé et officiers d'administration, et par des infirmiers militaires. Si elles ne comprennent pas de grands malades et si elles sont effectuées, par chemins de fer ou autres voies rapides, sur un hôpital peu éloigné, un infirmier de visite et un infirmier-major conduisent les malades.

Le convoi d'évacuation est sous les ordres du médecin.

Feuille d'évacuation.

Art. 304. Si l'évacuation est autorisée, le médecin-chef, sur la proposition des médecins traitants, désigne, la veille, les malades qui sont en état d'être évacués.

Les billets d'hôpital de ces malades, complétés comme il est dit à l'article 265, sont remis à l'officier d'administration gestionnaire, qui établit une feuille d'évacuation (modèle n° 70).

Cette feuille, à laquelle sont joints les billets d'hôpital, est remise au chef de détachement.

Revue de départ.

Art. 305. Au moment du départ, les malades désignés sont réunis ; l'officier d'administration chargé du bureau des entrées leur remet les effets dont ils avaient fait le dépôt.

Les bijoux, les valeurs et les autres objets qui appartiennent aux malades et dont ils avaient fait le dépôt, sont remis à l'officier d'administration chargé d'accompagner l'évacuation, qui en délivre un reçu et en demeure responsable.

Le médecin-chef, assisté du médecin et de l'officier d'administration qui accompagnent l'évacuation, passe la revue de départ ; il fait rayer de la feuille d'évacuation les malades qu'il ne trouve pas en état de supporter le voyage ; il s'assure que tous les hommes sont munis de leur livret et de leurs effets.

Avis à donner.

Art. 306. Le médecin-chef avise de l'heure du départ et de l'heure probable de l'arrivée du convoi le médecin-chef de l'hôpital qui doit recevoir l'évacuation, pour qu'il puisse prendre les dispositions nécessaires à la réception et à l'installation des malades.

Médicaments et objets divers.

Art. 307. Le médecin chargé de la conduite du convoi reçoit au départ les médicaments et objets de pansement nécessaires sur bons du médecin-chef.

Les effets et autres objets faisant partie du matériel de l'évacuation sont détaillés sur la feuille d'évacuation ; l'officier d'administration en est responsable.

Aliments et manière de décompter les journées des malades évacués collectivement.

Art. 308. Lorsque les malades évacués n'ont qu'une journée de marche à faire, les aliments du matin leur sont délivrés au lieu du départ et ceux du soir au lieu de l'arrivée, la journée de marche appartenant à l'hôpital qui les reçoit.

Quand le trajet dure plusieurs jours, toutes les dépenses jusqu'au jour exclu de l'arrivée à destination sont à la charge de l'établissement du point de départ. Le jour de l'arrivée appartient à l'hôpital qui reçoit les malades ; si pendant ce dernier jour des aliments sont distribués par l'officier d'administration qui accompagne l'évacuation, ils sont portés dans les comptes de l'hôpital du point de départ comme ayant été délivrés à des sortants externes.

Défense au personnel de quitter le convoi.

Art. 309. Supprimé.

Malades à laisser en route.

Art. 310. Supprimé.

Entrée des malades arrivés à destination.

Art. 311. Le médecin qui a dirigé l'évacuation remet au médecin-chef de l'hôpital dans lequel les malades sont reçus la feuille d'évacuation mentionnée à l'article 304. Il lui rend compte des événements survenus et en particulier des entrées d'urgence dans les hôpitaux des malades qu'il aurait pu laisser en cours de route.

L'officier d'administration attaché à l'évacuation remet également au médecin-chef les billets d'hôpital qui doivent justifier l'entrée des malades dans l'établissement.

Après l'appel des malades, l'officier d'administration gestionnaire en donne un récépissé sur la feuille d'évacuation qui, après avoir été revêtue du visa du médecin-chef et, s'il y a lieu, de ses observations, est retournée au médecin-chef du point de départ. Ce dernier la remet à l'officier d'administration gestionnaire qui la garde comme pièce justificative à l'appui de ses comptes.

Le médecin-chef du lieu d'arrivée rend compte de l'état du convoi au commandant d'armes et au directeur du service de santé.

Constatation de l'état du convoi par le médecin chef.

Art. 312. Supprimé.

Remise des denrées, médicaments et objets divers.

Art. 313. L'officier d'administration chargé d'accompagner l'évacuation remet à l'officier d'administration gestionnaire de l'hôpital où se termine la marche du convoi les denrées qu'il n'a pas employées en route, ainsi que les bijoux, valeurs et objets appartenant aux malades, qui lui ont été remis au moment du départ; il rapporte des récépissés de ces denrées, ainsi que des effets qu'on aurait laissés extraordinairement aux malades lors de leur départ, à moins qu'il n'ait l'ordre de les renvoyer au lieu d'évacuation ; il rend compte, à l'officier d'administration gestionnaire de l'hôpital du lieu de départ, des consommations qui ont eu lieu et des dépenses qu'il a faites pendant la route.

Le médecin remet, contre récépissé, au pharmacien et à l'officier d'administration gestionnaire de l'hôpital qui reçoit l'évacuation, les excédents de médicaments et des objets de pansement qu'il a reçus avant son départ.

Retour du personnel au lieu de départ.

Art. 314. A moins d'ordre contraire du Ministre ou du général commandant le corps d'armée, les officiers du corps de santé, les officiers d'administration et les infirmiers militaires qui ont accompagné une évacuation doivent retourner au lieu du départ aussitôt après avoir rempli leur mission.

Evasion.

Art. 314 *bis*. En cas d'évasion d'un malade, l'officier d'administration se conforme, autant que possible, aux dispositions de l'article 278.

Cas de décès en route par terre.

Art. 315. En cas de décès pendant la route, lorsque l'évacuation a lieu par terre, l'officier d'administration en fait mention sur la feuille d'évacuation, et, à l'arrivée au premier gîte, il se présente à l'officier de l'état civil pour faire rédiger l'acte de décès, en se conformant aux dispositions de l'article 80 du Code civil.

Cas de décès en mer.

Art. 316. Si l'évacuation a lieu par mer, l'acte de décès est, conformément à l'article 86 du Code civil, rédigé, savoir : sur un bâtiment de l'Etat, par un commissaire de la marine, et, sur les bâtiments du commerce, par le capitaine, maître ou patron du navire. L'acte de décès est inscrit à la suite du rôle de l'équipage.

Copie de la déclaration de décès.

Art. 317. L'officier d'administration est tenu de rapporter copie conforme de la déclaration du décès qu'il a dû faire d'après les dispositions de l'article précédent.

Cette déclaration est destinée à servir à l'inscription du décès sur le registre des décès de l'hôpital d'où l'évacuation est partie. Cet établissement est chargé de remplir les formalités prévues à l'article 290 et à la section IV du chapitre VII. (Formalités relatives aux décès et dispositions concernant les effets des décédés.)

Manière de décompter les journées des malades évacués collectivement d'un hôpital sur un autre.

Art. 318. Supprimé.

SECTION VIII.

DISPOSITIONS PARTICULIÈRES RELATIVES AU TRANSPORT DES MILITAIRES ÉVACUÉS ET DES MILITAIRES DIRIGÉS SUR LEURS FOYERS, SUR UN DÉPOT DE CONVALESCENTS OU SUR UN ASILE D'ALIÉNÉS.

Transport des malades en voiture.

Art. 318 *bis*. Lorsque le médecin-chef reconnaît la nécessité de faire transporter en voiture les malades sortants, ce transport est assuré, toutes les fois que cela est possible, par les moyens militaires,

Quand ces moyens de transport ne peuvent pas être employés,

il est alloué aux malades sortants l'indemnité kilométrique en diligence ou bien, si leur état de santé ne leur permet pas de prendre place dans les voitures publiques, un bon de convoi conformément aux prescriptions du règlement sur le service des convois militaires à l'intérieur (1).

Transport des malades accompagnés.

Art. 318 *ter*. Quand les malades sortant isolément de l'hôpital ne peuvent pas voyager seuls ou en cas d'évacuations collectives, le médecin-chef adresse au directeur du service de santé une demande contenant ses propositions au point de vue du mode de transport et du personnel qui devra accompagner les malades.

Cette demande est soumise par le directeur au général commandant le corps d'armée.

L'autorisation du général fixe les moyens de transport, le nombre d'officiers du corps de santé et d'officiers d'administration devant, s'il y a lieu, accompagner les évacuations collectives, le nombre d'infirmiers chargés de conduire le ou les malades et participant par conséquent aux mêmes moyens de transport du lieu de départ à destination.

En cas d'évacuations individuelles ou collectives sur des établissements appartenant à un autre corps d'armée, l'autorisation est donnée par le Ministre.

Les mêmes formalités sont observées lorsqu'il s'agit d'évacuer sur un asile ou de diriger sur leurs foyers des militaires aliénés.

Les conducteurs reçoivent à l'avance l'indemnité de route, tant pour eux-mêmes que pour les aliénés confiés à leurs soins, afin de pourvoir à leur nourriture durant le trajet à parcourir jusqu'à destination.

Indépendamment de l'indemnité de route, les infirmiers-conducteurs et l'aliéné reçoivent, pour l'aller seulement, une somme supplémentaire de 1 fr. 50 par jour imputée au budget du service de santé.

SECTION IX.

DISPOSITIONS SPÉCIALES POUR LES MILITAIRES DÉTENUS.

Formalité pour l'admission des militaires détenus.

Art. 319. Lorsqu'un militaire détenu est envoyé à l'hôpital, il

---

(1) Volume 100-1.

y est conduit et admis conformément au règlement sur les établissements pénitentiaires militaires (1).

Garde et consigne spéciales.

Art. 320. La garde des militaires détenus, en traitement dans les hôpitaux, appartient à l'autorité militaire, conformément au règlement sur le service de place (2).

La consigne arrêtée par l'autorité militaire est notifiée au médecin-chef.

Précautions de sûreté.

Art. 321. Les salles des détenus doivent être choisies, autant qu'il est possible, dans les étages au-dessus du rez-de-chaussée ; les fenêtres doivent être garnies de barreaux de fer scellés dans les murs ; les portes de ces salles sont gardées suivant la consigne, et l'on y pratique des guichets à grillage afin que la surveillance puisse s'exercer facilement de l'extérieur à l'intérieur.

Surveillance des détenus.

Art. 322. Bien que les détenus ne soient pas confiés à la garde du médecin-chef, il doit veiller à ce qu'il ne se passe rien de contraire au bon ordre dans les salles où ils sont traités.

L'officier d'administration de garde est tenu de faire, tous les jours, la visite de ces salles, au soin desquelles un ou plusieurs infirmiers sont spécialement affectés.

Responsabilité en cas d'évasion des détenus.

Art. 323. La responsabilité de l'évasion des détenus traités dans les hôpitaux militaires ne peut peser sur le médecin-chef qu'autant qu'il y a eu, de sa part, inexécution des instructions données par l'autorité militaire ou judiciaire.

Défense de communication entre les détenus et les autres malades.

Art. 324. Toute communication des détenus avec les autres malades est rigoureusement prohibée.

Autorisation de visiter les détenus.

Art. 325. Aucune personne n'est admise à visiter les détenus

---

(1) Volume 57.
(2) Volume 75.

et principalement ceux qui sont l'objet d'une plainte en conseil de guerre sans une autorisation du commandant d'armes ; cette autorisation doit être présentée à l'officier d'administration de garde, qui prend les mesures convenables.

Promenade des détenus.

Art. 326. Lorsque le médecin traitant juge la promenade nécessaire à des militaires détenus, il en rend compte au médecin-chef, qui soumet des propositions au commandant d'armes.

Sortie des détenus.

Art. 327. Les militaires détenus traités dans les hôpitaux militaires ne peuvent en sortir, soit pour être traduits devant les tribunaux, soit pour être transférés dans un autre hôpital, soit pour être reconduits en prison après guérison, ou pour tout autre motif, sans l'assentiment du médecin-chef et l'autorisation du commandant d'armes.

Les militaires détenus, atteints d'infirmités les rendant impropres au service militaire, peuvent être réformés dans les conditions ordinaires (1):

On se conforme, en ce qui concerne les prolongations de traitement nécessaires aux militaires détenus réformés, aux dispositions de l'article 276.

Reçu à mettre au bas de l'ordre de sortie.

Art. 328. Le porteur de l'ordre de sortie d'un militaire détenu donne reçu de ce militaire sur l'ordre même, qui reste entre les mains de l'officier d'administration gestionnaire.

Cas d'évasion d'un détenu.

Art. 329. En cas d'évasion de l'hôpital d'un militaire détenu, l'officier d'administration gestionnaire se conforme à ce qui est prescrit à l'article 278.

Cas de décès d'un détenu.

Art. 330. En cas de décès à l'hôpital d'un militaire détenu, le bulletin de décès est sur-le-champ adressé au commandant de

---

(1) Règlement sur les établissements pénitentiaires militaires. (Volume 57.)

l'établissement pénitentiaire ou de la prison, qui envoie un agent pour reconnaître le détenu décédé.

Militaires condamnés à des peines afflictives et infamantes, non traités
dans les hôpitaux.

Art. 331. Les militaires condamnés à des peines afflictives entraînant la dégradation, cessant, à dater du jour de leur condamnation, d'appartenir au ministère de la guerre, ne peuvent être admis dans les hôpitaux militaires.

CHAPITRE IV.

DISPOSITIONS SPÉCIALES AUX EAUX MINÉRALES ET AUX BAINS
DE MER.

SECTION Ire.

HÔPITAUX D'EAUX MINÉRALES.

Hôpitaux militaires organisés auprès des sources d'eaux minérales.

Art. 332. Les militaires malades, admis à faire usage des eaux minérales, ne sont traités au compte de l'administration de la guerre que dans certains établissements choisis par le Ministre, sur l'avis du Comité technique de santé.

Les conditions spéciales d'admission et de traitement dans les hôpitaux d'eaux minérales sont indiquées dans les articles ci après et dans la notice n° 18.

Comment les militaires y sont traités.

Art. 333. Lorsque les sources d'eaux minérales et les établissements qui servent à leur exploitation appartiennent au département de la guerre, les militaires dirigés sur ces établissements y sont traités suivant les mêmes règles que dans les hôpitaux militaires.

Lorsque les sources d'eaux minérales n'appartiennent pas à l'Etat, des conventions sont passées avec les commissions administratives ou avec les propriétaires de ces sources, soit pour la jouissance d'un certain nombre de bains soit pour la mise en

traitement d'un certain nombre de malades durant chaque saison.

Individus pouvant être admis dans les hôpitaux d'eaux minérales.

Art. 334. Les individus appartenant aux divers personnels indiqués aux articles 196 à 199 peuvent être admis dans les hôpitaux
d'eaux minérales. Toutefois, comme les places dont l'administration dispose dans ces établissements sont ordinairement au-
dessous des besoins, l'admission, qui est de droit pour tout le
monde dans les hôpitaux ordinaires, est subordonnée, dans les
hôpitaux d'eaux minérales, aux ressources qui y existent. On y
reçoit en premier lieu les militaires et marins en activité; puis les
militaires et marins en non-activité, en solde ou gratification de
réforme et en retraite ; enfin les individus étrangers au département de la guerre.

Division en deux catégories des militaires et marins en activité.

Art. 335. Les militaires et marins en activité se divisent en
deux catégories :

La première comprend les soldats, les sous-officiers et les officiers jusqu'au grade de capitaine inclusivement;

La deuxième comprend les officiers généraux et supérieurs qui
ne sont hospitalisés qu'en vertu d'une autorisation nominative du
Ministre de la guerre.

Officiers (capitaines, lieutenants et sous-lieutenants) non hospitalisés.

Art. 336. Dans le cas où, faute de place dans l'hôpital, les capi-
taines, et subsidiairement les lieutenants et sous-lieutenants, ne
sont pas hospitalisés, ils peuvent, quand il y a lieu, et sur leur
demande, être autorisés à faire gratuitement usage des eaux,
dans la limite des ressources des établissements.

Dispositions à prendre pour l'envoi des malades aux hôpitaux d'eaux minérales.

Art. 337. Chaque année, aux époques fixées par la notice n° 18,
les médecins des corps de troupe, des établissements militaires,
des hospices civils, et les médecins qui sont chargés des personnels sans troupe, désignent les militaires autres que les officiers
supérieurs auxquels ils jugent que les eaux minérales sont utiles.

Chaque désignation se fait à la suite d'une visite dont les résultats sont consignés en tête d'un certificat individuel (modèle n° 17)

énumérant, avec les détails suffisants, la nature, l'origine, le degré d'ancienneté des affections ou infirmités, ainsi que les traitements employés antérieurement sans succès, et concluant expressément à l'emploi d'une eau minérale bien spécifiée.

Les médecins chargés de la visite doivent procéder à cette opération avec une grande sévérité ; ils sont personnellement responsables des abus qui pourraient se produire.

Il leur est expressément recommandé de ne proposer, pour les saisons d'hiver d'Amélie-les-Bains, que les malades atteints d'affections des voies respiratoires.

Contre-visite des militaires proposés.

Art. 338. La contre-visite est faite soit par le directeur du service de santé, soit par les médecins qu'il désigne, ainsi qu'il est dit à l'article 22.

Les médecins auxquels elle est confiée doivent vérifier avec le plus grand soin les indications portées sur les certificats individuels et les faire compléter, au besoin, avant de donner leur avis.

Ceux des militaires présentés pour les eaux, qui, à la contre-visite, ne sont pas jugés aptes à recourir à ce moyen de traitement, sont écartés par un refus motivé inscrit sur leur certificat individuel.

Les certificats individuels de visite et de contre-visite dressés au titre de chaque corps de troupe, établissement militaire, hospice civil, ou des personnels sans troupe, sont transmis directement au général commandant la subdivision, renfermés dans un bordereau nominatif (modèles n°s 71 et 72) établi par le chef de corps dans les corps de troupe, le médecin-chef dans les hôpitaux, le chef de service pour les personnels sans troupe.

Formation des états récapitulatifs.

Art. 339. Les généraux commandant les subdivisions établissent un état récapitulatif (modèle n° 73) sur lequel sont portés, par corps et par place, les militaires proposés pour les eaux minérales.

Cet état est ensuite adressé, avec les certificats individuels, au directeur du service de santé du corps d'armée.

Propositions pour les militaires de la gendarmerie.

Art. 340. Les certificats individuels de visite et de contre-visite concernant les militaires de tout grade de la gendarmerie sont transmis avec un état récapitulatif, par le chef de la légion, au directeur du service de santé, qui les comprend sur les relevés numériques.

Formation des relevés numériques par corps d'armée.

Art. 341. Le directeur du service de santé établit d'après ces documents, et distinctement pour chaque saison, un relevé numérique (modèle n° 74) des places demandées pour les officiers, sous-officiers et soldats.

Il transmet ce relevé numérique au Ministre de la guerre (voir notice n° 18).

En ce qui concerne les saisons d'hiver d'Amélie-les-Bains, on se conforme aux dispositions suivantes :

Chaque directeur du service de santé adresse (voir notice n° 18) au directeur du service de santé du 16° corps d'armée le relevé numérique (modèle n° 74) des places demandées dans son corps d'armée pour chaque saison d'hiver.

Le directeur du service de santé du 16° corps d'armée, dans la quinzaine qui précède l'ouverture de chaque saison, fait connaître aux autres directeurs le nombre des places mises à leur disposition ; ceux-ci en font la sous-répartition ainsi qu'il est dit ci-après.

Il adresse en outre, au Ministre de la guerre, un relevé numérique récapitulatif indiquant le nombre des places mises à la disposition de chaque directeur pour chaque saison.

Répartition des places d'après la décision ministérielle.

Art. 342. Le Ministre de la guerre, après avoir reçu tous les relevés numériques, statue sur le nombre des places d'hôpital affecté à chaque corps d'armée, et le notifie aux directeurs du service de santé.

Chaque directeur procède à la sous-répartition de ces places et est chargé d'appliquer les réductions que peut comporter la fixation d'effectif arrêtée par le Ministre.

Les réductions s'effectuent sur les états récapitulatifs en commençant par les militaires les derniers inscrits.

Le directeur fait connaître la sous-répartition aux généraux commandant les subdivisions et aux chefs de légion de gendarmerie ; il leur adresse en même temps les certificats individuels des militaires sous leurs ordres qui ont obtenu des places.

Propositions pour les officiers généraux et supérieurs, ainsi que pour les officiers non hospitalisés.

Art. 343. Les officiers supérieurs qui ont besoin de prendre les eaux sont proposés, d'après les formes indiquées aux articles 337 et 338, mais ils ne sont pas portés sur les états récapitulatifs. Leurs demandes, appuyées de certificats individuels, sont transmises par la voie hiérarchique au général commandant le corps d'armée, qui statue et donne des congés à solde entière, s'il y a lieu.

Il en est de même pour les officiers d'un grade inférieur à celui de chef de bataillon ou d'escadron qui demandent à faire usage des eaux dans les conditions spécifiées à l'article 336.

Le Ministre seul statue sur les demandes de congé formées par les officiers généraux et assimilés, par les chefs de corps, par les directeurs des services, par les chefs des établissements militaires et par les officiers du cadre permanent des Écoles visées à l'article 21 du décret portant règlement sur la concession des congés et permissions (1).

Les bains et les douches dans les hôpitaux d'eaux minérales donnent lieu, pour les militaires titulaires d'un congé avec solde entière pour faire usage des eaux, à un remboursement dans les conditions déterminées par la notice n° 26.

En ce qui concerne les anciens militaires et marins blessés ou infirmes, admis à bénéficier des eaux (notice n° 20) et non hospitalisés, le Ministre se réserve d'accorder, s'il y a lieu, les bains et les douches à titre gratuit.

Départ des malades pour les eaux.

Art. 344. Le départ des malades pour les eaux minérales est réglé par les généraux commandant les corps d'armée, de manière que les malades arrivent à destination le jour même de l'ouverture de chaque saison.

Ils doivent être porteurs du certificat individuel, sur lequel un médecin militaire a donné, avant le départ, l'avis que l'usage des eaux est toujours nécessaire.

La délivrance de la feuille de déplacement est subordonnnée à l'accomplissement de cette formalité ; cette feuille de déplacement spécifie toujours si le titulaire doit ou ne doit pas être hospitalisé.

---

(1) Volume 86.

Les sous-officiers et soldats emportent avec eux l'armement ainsi que les effets prévus par les décisions ministérielles spéciales en vigueur.

Remplacement des malades ne pouvant être mis en route.

Art. 345. Lorsque des malades désignés se trouvent, pour quelque cause que ce soit, obligés de renoncer à faire usage des eaux, le directeur du service de santé les remplace par ceux qui n'ont pu être primitivement compris dans la répartition, faute de place. S'il ne reste pas d'aspirants inscrits, le Ministre en est immédiatement informé, afin que la place vacante puisse être accordée à un autre corps d'armée.

Destination à donner aux états récapitulatifs.

Art. 346. Au moment de la mise en route, une copie des états récapitulatifs, déduction faite des radiations, est, à la diligence des directeurs du service de santé, envoyée immédiatement et directement aux médecins-chefs des hôpitaux sur lesquels les militaires sont dirigés, afin de les mettre à même de constater le droit à l'admission.

Dispositions spéciales concernant les anciens militaires.

Art. 347. Les anciens militaires et marins auxquels la loi (notice nº 20) accorde l'autorisation de faire usage des eaux minérales dans les établissements militaires ou autres, après constatation de blessures ou infirmités contractées au service, font parvenir leurs demandes, à l'époque fixée par la notice nº 18, au général commandant la subdivision territoriale dans la circonscription de laquelle ils se trouvent domiciliés.

Chaque demande est accompagnée : 1º d'un certificat délivré par un médecin de la localité et visé par le maire dans les départements ; à Paris par le commissaire de police ; 2º d'une copie, certifiée par le maire, du congé, de l'état des services, ou de toute autre pièce établissant la qualité d'ancien militaire du pétitionnaire et l'origine de ses blessures ou infirmités.

Le général commandant la subdivision, après s'être assuré de la réalité des titres et de la position des divers pétitionnaires, les convoque devant la commission spéciale de réforme, pour qu'ils soient visités et contre-visités ; le résultat de cette opération est consigné dans le certificat individuel (modèle nº 17) qui est joint à la demande de chaque postulant, *avec un extrait du procès-verbal de la commission, indiquant formellement* que ces blessures ou infirmités proviennent du fait du service militaire, ou, au moins, ont été contractées pendant le service.

Dans le cas où un homme ne pourrait être déplacé sans inconvénient, la commission spéciale de réforme statue sur la position du pétitionnaire, d'après les pièces qui ont été produites à l'appui de sa demande et le résultat de l'instruction qui a été prescrite par l'autorité militaire.

Ces demandes, ainsi instruites et complétées, sont adressées au général commandant le corps d'armée, qui, avant de les transmettre au Ministre, les classe dans un état récapitulatif spécial (modèle n° 73) en assignant à chacun des anciens militaires qu'elles concernent un numéro de priorité, en raison de la gravité de leur état.

Pour les deux saisons d'hiver à Amélie-les-Bains, les propositions sont transmises avant le 1er octobre, en suivant les mêmes formalités.

Les anciens militaires autorisés à faire usage des eaux sont dirigés sur les stations d'eaux minérales au moyen d'un bon de chemin de fer, et obtiennent les mêmes moyens de transport pour le retour dans leurs foyers.

Dans le cas où il y a des parcours ou fins de parcours par les voies de terre, il est fait application des dispositions prévues au titre du service des transports et de l'indemnité de route.

Les bons de chemin de fer à délivrer aux anciens militaires autorisés à se rendre aux eaux ne comportent, à moins d'ordres contraires du Ministre, que des places de 2e classe en chemin de fer, pour les officiers, et des places de 3e classe pour les sous-officiers et soldats.

Traitement des militaires dans les hôpitaux d'eaux minérales.

Art. 348. A leur arrivée dans les hôpitaux d'eaux minérales, les militaires sont visités de nouveau par les médecins-chefs de ces établissements, qui jugent en dernier ressort, d'après les indications portées sur la première partie du certificat individuel, et d'après l'examen des malades, si l'usage des eaux peut être favorable.

En cas de négative, ces mêmes médecins provoquent immédiatement l'évacuation du malade sur l'hôpital militaire ou sur l'hospice civil le plus voisin, à moins que l'état de sa santé ne lui permette de rejoindre directement son corps ou son poste.

Il est rendu compte au Ministre dans les quarante-huit heures, avec renvoi du certificat individuel.

Lorsque le militaire est définitivement admis à l'hôpital, le médecin traitant est tenu de se conformer aux indications qui sont en tête de la deuxième partie du certificat individuel.

A l'issue des saisons thermales, les médecins-chefs établissent et adressent au Ministre (7ᵉ Direction), par l'intermédiaire des directeurs du service de santé, un état nominatif des malades pour lesquels le traitement thermal a été reconnu inutile ou nuisible; cet état est conforme au modèle A annexé à la notice n° 18.

Militaires tombant malades aux eaux.

Art. 349. Les militaires qui, pendant leur séjour aux eaux, contractent une nouvelle maladie, sont traités, autant que possible, dans une salle particulière. Dans le cas où cette maladie est de nature à ne plus permettre l'usage des eaux pendant le reste de la saison, le malade est évacué, si cela est possible, sur un hôpital à proximité, afin que le bénéfice des eaux puisse être, sans retard, appliqué à un autre militaire.

Prolongation de séjour aux eaux.

Art. 350. Si le médecin-chef juge indispensable de prolonger le traitement d'un malade admis pour une saison, il en fait, en temps utile, la proposition au directeur du service de santé, qui la soumet au Ministre.

Destination à donner aux certificats individuels à la sortie des malades.

Art. 351. Quand les militaires, à la fin de chaque saison, sortent de l'hôpital d'eaux minérales, le médecin traitant complète, sur la deuxième partie de chaque certificat individuel, la mention des indications qu'il peut fournir sur l'état des malades.

Tous les certificats individuels sont alors réunis par le médecin-chef, qui les conserve dans les archives de l'établissement.

Registres à tenir dans les établissements d'eaux minérales.

Art. 352. Il est tenu, dans chaque hôpital militaire d'eaux minérales, deux registres conformes aux modèles nᵒˢ 75 et 76.

Ces registres sont conservés dans les archives de l'établissement.

A la fin de l'année thermale, le médecin-chef établit un rapport constitué par une expédition de chacun des registres modèles nos 75 et 76, et l'adresse au Ministre avec un état récapitulatif des résultats obtenus (modèle no 77).

Etablissements d'eaux minérales en Algérie.

Art. 353. En ce qui concerne les établissements d'eaux minérales situés en Algérie, on se conforme aux prescriptions des articles 332 à 352, sauf les exceptions ci-après :

Le général commandant le 19e corps d'armée est seul chargé de la répartition des places disponibles. Il reçoit à cet effet :

1o Du directeur du service de santé, les relevés numériques pour les militaires de l'armée active ;

2o Des généraux commandant les subdivisions, les demandes formées par les anciens militaires ;

3o Du gouverneur général civil de l'Algérie, les demandes des fonctionnaires et employés des administrations civiles ainsi que celles des colons.

SECTION II.

BAINS DE MER.

Dispositions spéciales pour les bains de mer.

Art. 354. Chaque année, le 1er juin, les médecins chefs de service dans les corps de troupe, et les médecins-chefs des hôpitaux militaires et des hospices civils désignent les militaires susceptibles de faire usage des bains de mer.

Les dispositions des alinéas 2 et 3 de l'article 337 et celles des articles 338, 339 et 340 sont applicables aux désignations pour les bains de mer.

Toutefois, les bordereaux nominatifs et les états récapitulatifs font ressortir deux catégories :

La première comprend les militaires débiles chez lesquels on ne cherche qu'à stimuler l'organisme, les convalescents, etc., qui peuvent être mis en subsistance dans un corps du littoral ;

La deuxième comprend les malades exigeant des soins et un régime particuliers, qui doivent être hospitalisés. Les hôpitaux sur lesquels doivent être dirigés ces militaires sont déterminés par la notice nº 18.

Le directeur du service de santé établit des relevés numériques distincts par catégorie et les adresse à son collègue du corps d'armée sur le territoire duquel se trouvent les corps ou les hôpitaux désignés pour recevoir les militaires proposés. Celui-ci provoque du général commandant le corps d'armée des ordres pour la mise en subsistance des militaires de la première catégorie, et adresse aux médecins-chefs des hôpitaux les instructions nécessaires pour l'hospitalisation de ceux de la deuxième catégorie.

La mise en route des hommes a lieu comme il est dit à l'article 344. Ils emportent avec eux leur certificat individuel, ainsi que l'armement et les effets prévus par les décisions ministérielles spéciales.

Les militaires mis en subsistance dans un corps reçoivent une ration journalière de vin, dont le montant est imputé au budget du service de santé. Pendant leur séjour sur le bord de la mer, ils sont envoyés à l'hôpital, quand leur état l'exige, par le corps qui les a en subsistance ; ce corps les reçoit de nouveau, s'il y a lieu, à leur sortie.

Les militaires qui sont entrés à l'hôpital directement et pour lesquels le régime hospitalier n'est plus nécessaire sont mis en subsistance dans un corps de la localité jusqu'à la fin de la saison, par les soins de l'autorité militaire locale, sans qu'il soit besoin d'en référer au commandant du corps d'armée qui a assigné la destination primitive.

On se conforme, pour les registres à tenir dans les corps ou dans les hôpitaux qui reçoivent des militaires faisant usage des bains de mer, ainsi que pour le rapport à fournir, aux dispositions de l'article 352.

CHAPITRE V.

HÔPITAUX ANNEXES.

Organisation des hôpitaux annexes.

Art. 355. Dans les garnisons où les ressources hospitalières sont insuffisantes, les militaires malades peuvent être traités dans des hôpitaux annexes.

Tout hôpital annexe, au point de vue de la direction et de la gestion, est rattaché à un hôpital militaire déterminé par le Ministre, et qui est désigné sous le nom d'hôpital central.

Exécution du service.

Art. 356. Le service de santé est assuré dans les hôpitaux annexes, soit par des médecins détachés des hôpitaux militaires, soit par des médecins appartenant aux corps de troupe de la garnison.

Le médecin le plus élevé en grade prend le titre de médecin-chef et en exerce toutes les attributions, sous l'autorité du médecin-chef de l'hôpital central.

Un officier d'administration est détaché de l'hôpital central pour exercer la gestion au nom et pour le compte de l'officier d'administration gestionnaire de ce dernier établissement. Des infirmiers militaires sont également détachés en nombre suffisant pour assurer le service.

On se conforme, dans les hôpitaux annexes, aux dispositions réglementaires en vigueur dans les hôpitaux militaires.

En ce qui concerne la gestion, on se conforme aux dispositions des articles 380 et 470 et de la notice n° 10.

CHAPITRE VI.

BATIMENTS ET LOCAUX.

SECTION Ire.

DISPOSITIONS GÉNÉRALES.

Etablissements soumis aux règles sur le service du casernement.

Art. 357. Les établissements du service de santé sont régis par les dispositions du règlement sur le service du casernement (1).

----

(1) Volume 51.

Police et surveillance des bâtiments et locaux.

Art. 358. Les mesures que réclament le bon ordre, la police et la sécurité dans les bâtiments du service sont prises par le médecin-chef, qui se concerte avec l'autorité militaire pour les consignes à donner.

Mesures préventives contre l'incendie.

Art. 359. Toutes les mesures possibles de précautions doivent être prises contre les dangers d'incendie. Ces mesures, qui font l'objet de la notice n° 21, se résument dans une surveillance active et bien entendue, l'entretien de provisions ou de prises d'eau convenablement disposées, l'interdiction des allumettes chimiques ordinaires, enfin l'existence d'un matériel propre à combattre un commencement d'incendie.

Machines à vapeur.

Art. 360. Les appareils à vapeur existant dans les établissements du service sont soumis aux règlements de police et aux dispositions légales. Sur la proposition de l'officier d'administration gestionnaire, le médecin-chef se concerte, toutes les fois qu'il le juge utile, et au moins une fois par an, pour la vérification de ces appareils, avec les agents du service des mines ou les inspecteurs des associations régionales de propriétaires d'appareils à vapeur.

SECTION II.

BATIMENTS ET LOCAUX NÉCESSAIRES A CHAQUE BRANCHE DU SERVICE.

Composition des locaux d'un hôpital.

Art. 361. L'hôpital comprend autant que possible les locaux indiqués à la notice n° 22.

Division des salles par genre de maladies.

Art. 362. Les salles des malades doivent être disposées de manière à isoler les différents genres de maladies. Les divers services sont installés ainsi qu'il suit :

Au rez-de-chaussée, et, à défaut, au premier étage, le service de chirurgie;

Aux étages suivants, les services de médecine et des maladies vénériennes.

Salles ou pavillons pour les malades atteints d'affections contagieuses.

Art. 363. Il doit y avoir, dans chaque hôpital, des salles et autant que possible des pavillons d'isolement spécialement affectés aux malades atteints d'affections contagieuses.

Salles d'officiers.

Art. 364. Des salles spéciales sont affectées au traitement des officiers. Chaque officier supérieur est soigné dans une chambre particulière.

Cette disposition est applicable aux officiers détenus, aux officiers prisonniers de guerre et aux malades considérés comme officiers.

Salles spéciales pour les sous-officiers.

Art. 365. A moins d'impossibilité absolue, les sous-officiers et les malades traités comme tels sont placés dans des salles spéciales.

Salles spéciales de convalescents.

Art. 365 *bis*. Si la disposition et le nombre des locaux le permettent, les convalescents peuvent être réunis dans des salles qui leur sont spécialement affectées.

Locaux accessoires aux salles des malades.

Art. 366. Supprimé (voir notice n° 22).

Logement des personnes attachées au service.

Art. 367. Lorsque les locaux le permettent, il est affecté des logements, dans les hôpitaux, au personnel qui y est employé. Ces logements, dont la composition est indiquée dans la notice n° 22, sont donnés dans l'ordre suivant :

1° A l'officier d'administration gestionnaire ;
2° A un médecin aide-major ;
3° Au médecin-chef ;
4° Au pharmacien ;
5° Aux officiers d'administration de 2e ou de 3e classe.

Cas d'insuffisance des bâtiments.

Art. 368. Lorsque les bâtiments n'offrent pas les ressources suffisantes pour loger les officiers du corps de santé et les officiers d'administration, les uns et les autres sont tenus de prendre des logements situés à proximité de l'hôpital.

SECTION III.

TRAVAUX A EXÉCUTER DANS LES ÉTABLISSEMENTS.

Réparations locatives et de propreté.

Art. 369. Les réparations dites locatives, ainsi que le blan·chissage des salles, corridors, etc., sont toujours effectués au compte du service de santé, à la diligence du médecin-chef et par les soins de l'officier d'administration gestionnaire, qui en acquitte le montant. L'inscription de ces réparations est faite sur le carnet modèle nº 78.

Le directeur du service de santé soumet, du 15 au 31 janvier de chaque année, à l'approbation du Ministre pour chaque hôpital, un relevé détaillé des dépenses à effectuer pour le peinturage ou blanchissage des salles et les réparations locatives.

Chaque établissement est tenu de se maintenir dans la limite assignée.

En cas d'insuffisance, dans un établissement, et s'il n'est pas possible d'y pourvoir par une modification dans la répartition première, une allocation supplémentaire est demandée par le directeur du service de santé.

Mise en place des appareils à fixer aux bâtiments.

Art. 370. La fourniture et la mise en place des étagères, des casiers et autres objets mobiliers fixes ont lieu par les soins de l'officier d'administration gestionnaire, qui en acquitte la dépense sur les fonds du service de santé (1). Ces objets font partie du mobilier dudit service.

Les planches à pain et à bagages et les râteliers d'armes du casernement des infirmiers demeurent à la charge du service du génie.

Appareils en maçonnerie.

Art. 371. Le service du génie pourvoit à la construction des appareils de chauffage en maçonnerie, ainsi que des conduits de chauffage et de ventilation (1).

---

(1) Règlement sur le service du casernement. (Volume 51.)

Culture des jardins potagers et autres.

Art. 372. Les travaux pour la culture des jardins potagers et autres sont, autant que possible, effectués par des infirmiers, et, à leur défaut, ou bien quand ces travaux ont une grande extension, par des jardiniers civils, sur une autorisation spéciale du Ministre.

Les dépenses nécessaires pour l'entretien et l'ornement de ces jardins sont autorisées par le directeur du service de santé.

CHAPITRE VII.

MATÉRIEL.

SECTION Ire.

APPROVISIONNEMENT DES HOPITAUX MILITAIRES.

Matériel ou objets dont sont pourvus les hôpitaux militaires.

Art. 373. Les hôpitaux militaires, pour l'exécution du service, sont pourvus :

1º Des médicaments, réactifs et accessoires dont l'entrée et la sortie sont justifiées dans la comptabilité tenue par le pharmacien ;

2º Du matériel d'exploitation du service dont les mouvements d'entrée et de sortie sont justifiés conformément au règlement sur la comptabilité des matières du département de la guerre (1);

3º Des denrées, liquides, combustibles, fournitures de bureau, objets de pansement et de consommation courante qui ne forment pas approvisionnement et dont les mouvements d'entrée et de sortie ne sont justifiés que dans les comptes en consommations.

Responsabilité de l'approvisionnement.

Art. 374. Le médecin-chef, sous sa responsabilité, est chargé de signaler, en temps opportun, les besoins en matériel et en médicaments, ainsi qu'en effets de toute nature, nécessaires au fonctionnement du service.

---

(1) Volume 27.

L'approvisionnement des hôpitaux, en mobilier et en objets de consommation à l'usage de la chirurgie, est réglé d'après la fixation ministérielle de chaque établissement.

L'approvisionnement en objets mobiliers ou d'exploitation pour lesquels il n'existe pas de fixation ministérielle est réglé d'après les demandes du médecin-chef.

L'approvisionnement en médicaments est réglé sur les demandes du médecin-chef, eu égard au mouvement des malades et aux exigences du réapprovisionnement des infirmeries des corps de troupe.

Comment il est pourvu à la fourniture.

Art. 375. Il est pourvu à la fourniture des objets :

1° Par des expéditions des magasins d'approvisionnement du service de santé ;

2° Par des achats par marchés ou par des achats sur place, sans marchés.

Eventuellement, on pourvoit encore à l'approvisionnement des hôpitaux : par des cessions, par des emprunts à d'autres services ; par des récoltes de plantes ; enfin, dans des circonstances exceptionnelles, par voie de réquisition.

Demandes à établir par l'officier d'administration gestionnaire.

Art. 376. L'officier d'administration gestionnaire dresse, au 1er janvier et au 1er juillet de chaque année, des états de demande de matériel (modèle n° 79).

Ces états de demande sont établis en trois expéditions et visés par le médecin-chef qui les transmet au directeur du service de santé. Ce dernier, après les avoir examinés et modifiés, s'il y a lieu, les adresse au Ministre.

La décision du Ministre est notifiée par le renvoi de l'une des expéditions de chaque état de demande. Cette expédition est adressée par la même voie à l'hôpital destinataire.

Si, dans l'intervalle d'un semestre à l'autre, il se manifeste des besoins imprévus, l'officier d'administration gestionnaire dresse dans les mêmes formes des demandes supplémentaires motivées.

Demandes à établir par le pharmacien.

Art. 377. Les demandes de médicaments, réactifs et accessoires, ainsi que du matériel qui est du ressort des pharmacies d'approvisionnement, sont établies par le pharmacien, aux dates des 20 janvier et 20 juillet, en tenant compte des quantités de matériel nécessaires à l'officier d'administration gestionnaire pour les livraisons aux infirmeries régimentaires. Elles sont visées par le médecin-chef et suivent la marche indiquée pour les demandes établies par l'officier d'administration gestionnaire. Elles sont transmises au Ministre par un bordereau spécial.

Les demandes d'eau de Vichy sont établies séparément et transmises au Ministre aux mêmes dates que ci-dessus.

Dans l'intervalle d'un semestre à l'autre, des demandes supplémentaires peuvent être établies pour parer aux éventualités qui viendraient à se produire. Ces demandes doivent toujours être motivées.

Objets hors nomenclature.

Art. 378. Il est formellement interdit de porter un objet non prévu par la nomenclature sur les demandes semestrielles ou supplémentaires de matériel et de médicaments. Lorsqu'un objet hors nomenclature est reconnu nécessaire, il doit être porté sur un état spécial de demande qui est transmis au Ministre appuyé d'un rapport motivé.

Moyens de pourvoir à la fourniture des objets de consommation.

Art. 379. En principe, les objets de consommation qui, ne formant pas approvisionnement, ne sont pas compris dans la comptabilité-matières, sont livrés aux hôpitaux militaires par les titulaires des marchés passés d'après les ordres du Ministre soit à la suite d'une adjudication publique, soit de gré à gré. Les livraisons ont lieu au fur et à mesure des besoins, sur les demandes adressées par l'officier d'administration gestionnaire aux titulaires des marchés. Ces demandes sont calculées de manière à ce que le service soit toujours convenablement assuré.

Lorsque des denrées et des objets de pansement ou de consommation n'ont pas été l'objet de marchés, le gestionnaire en fait l'achat sur place, et se conforme, pour l'approvisionnement, aux dispositions de l'alinéa qui précède.

Approvisionnement des hôpitaux annexes.

Art. 380. L'hôpital annexe établit des demandes semestrielles de matériel; elles sont adressées à l'hôpital central qui, après vérification, les transmet en même temps que ses propres demandes.

Les objets de consommation sont, autant que possible, fournis sur place, soit en vertu des marchés passés dans les conditions ordinaires, soit au moyen d'achats directs effectués par l'officier d'administration chargé de la gestion de l'annexe. A défaut de ces moyens, ces objets sont expédiés de l'hôpital central, dans les formes prescrites par l'article 381.

Dispositions spéciales aux hôpitaux militaires de l'Algérie.

Art. 381. En Algérie, le directeur du service de santé de chaque division reçoit les demandes de matériel et de médicaments établies conformément aux articles 376 et 377, et les fait parvenir au Ministre.

Dans les localités où les officiers d'administration gestionnaires des hôpitaux militaires ne trouveraient pas à acheter sur place certains objets de consommation nécessaires à l'exécution journalière du service, ces hôpitaux sont, par une décision du général commandant le 19e corps d'armée, rattachés à un autre hôpital militaire, auquel incombe le soin de fournir.

Les demandes sont établies, quand il est nécessaire, en simple expédition, par l'officier d'administration gestionnaire de l'établissement intéressé; elles sont approuvées par le médecin-chef, qui les adresse au médecin-chef de l'hôpital militaire assigné. Ce dernier les remet à l'officier d'administration gestionnaire, qui en fait soit la commande aux titulaires des marchés, soit l'acquisition sur place, et ensuite l'expédition à l'établissement qui en a fait la demande.

Achats par marchés.

Art. 382. Il est procédé à la passation et à l'exécution des marchés, soit par adjudication publique, soit de gré à gré, conformément aux dispositions spéciales en vigueur.

Achats sur place, sans marchés.

Art. 383. Il peut être suppléé aux marchés écrits par des

achats sur place. Ces achats, faits autant que possible directement aux producteurs, se distinguent en achats sur simple facture et en achats journaliers sans facture.

Les premiers s'appliquent aux objets qui doivent être livrés immédiatement quand la valeur de chacun de ces achats n'excède pas 1,500 francs.

Les seconds s'appliquent à des achats de peu d'importance de denrées alimentaires et de menus objets faits au jour le jour et payés au comptant; ces achats sont inscrits sur un carnet modèle n° 80.

Les achats sur place sont contrôlés au moyen des mercuriales ou des déclarations fournies par les autorités civiles, ou tous autres renseignements que le médecin-chef juge à propos de se procurer.

Cessions.

Art. 384. Sur l'ordre du Ministre de la guerre, ou, en cas d'urgence, du général commandant le corps d'armée, des cessions de matériel ou de denrées peuvent être faites aux hôpitaux militaires par un autre service du département de la guerre.

Emprunts d'effets de couchage.

Art. 385. Supprimé.

Récoltes des plantes médicinales.

Art. 386. Lorsqu'il y a utilité et possibilité de faire des récoltes de plantes médicinales, le pharmacien charge un de ses subordonnés de la direction de ces récoltes. Il demande au médecin-chef les hommes nécessaires pour ce service.

Récoltes des plantes potagères.

Art. 387. Lorsqu'il y a dans les hôpitaux militaires des jardins potagers cultivés aux frais de l'Etat, les récoltes de légumes, fruits, etc., s'effectuent par les soins de l'officier d'administration gestionnaire qui les emploie pour le service de l'hôpital. Les frais de culture sont compris dans les dépenses d'exploitation, et la valeur des récoltes, aux prix des marchés, figure sur le compte en consommations et dans l'évaluation du montant de la journée de malade.

Réquisitions.

Art. 388. En cas de mobilisation totale de l'armée et à partir du jour de la mobilisation, ou bien en cas de mobilisation partielle ou de rassemblement de troupes, et à partir du jour que fixe le Ministre de la guerre, des prestations de toute nature ayant pour objet le traitement des malades ou blessés, soit dans les établissements hospitaliers, soit chez l'habitant, peuvent être exercées dans les conditions de la loi sur *les réquisitions* (1).

SECTION II.

GESTION.

§ 1er. — *Dispositions générales.*

Règlements auxquels est soumise la gestion du matériel des hôpitaux militaires.

Art. 389. La gestion du matériel dans les hôpitaux militaires est régie :

1o En ce qui concerne le matériel proprement dit, par le règlement sur la comptabilité des matières du département de la guerre et par les instructions ministérielles rendues pour l'application de ce règlement, ainsi que par les dispositions contenues dans le présent règlement (2);

2o En ce qui concerne les objets de consommation, par les dispositions contenues dans le présent règlement.

Tout officier d'administration gestionnaire est tenu de fournir, en garantie de sa gestion, un cautionnement conformément aux dispositions insérées dans la notice no 11.

----

(1) Loi du 3 juillet 1877 (Volume 70).
(2) Volume 27.

Responsabilité de l'officier d'administration gestionnaire.

Art. 390. La gestion du matériel d'un hôpital militaire est, sous l'autorité du médecin-chef, confiée à l'officier d'administration gestionnaire qui en est responsable, sauf dans les cas prévus à l'alinéa suivant du présent article et aux articles 391, 392, 396 et 468.

Les ordres du médecin-chef relatifs au service du matériel qui, par leur nature ou leurs effets, paraîtraient à l'officier d'administration gestionnaire pouvoir engager sa responsabilité de gestionnaire, sont donnés par écrit et transcrits sur un registre des autorisations du médecin-chef (modèle n° 81).

Le médecin-chef adresse sans délai copie de ces ordres au directeur du service de santé. Le registre des autorisations est présenté, sur leur demande, au directeur du service de santé du corps d'armée et aux inspecteurs du service de santé.

Responsabilité du pharmacien.

Art. 391. Le pharmacien est responsable des médicaments, réactifs et accessoires qui sont considérés dans les hôpitaux militaires comme objets de consommation.

Les médicaments, réactifs et accessoires expédiés des pharmacies d'approvisionnement donnent lieu à des sorties réelles dans les comptes du magasin expéditeur, et sont inscrits directement dans les comptes du pharmacien. Des factures distinctes sont, en conséquence, établies par les pharmacies d'approvisionnement : d'une part, pour les médicaments, réactifs et accessoires ; d'autre part, pour le matériel.

La réception des expéditions est assurée par l'officier d'administration gestionnaire, qui procède à la reconnaissance en ce qui concerne la responsabilité du transporteur auquel il donne décharge, et à la vérification du matériel pour lequel il donne récépissé à l'expéditeur.

Le pharmacien procède ensuite à la vérification de la quantité et de la qualité des médicaments, réactifs et accessoires pour lesquels il donne récépissé à l'expéditeur.

Le pharmacien prend charge des médicaments achetés sur

place ainsi que des denrées médicinales; il en donne récépissé à l'officier d'administration gestionnaire.

L'expédition ou la livraison à des parties prenantes étrangères à l'hôpital, de médicaments réactifs et accessoires de pharmacie, est assurée par les soins de l'officier d'administration gestionnaire.

D'après la demande faite par les parties prenantes, le pharmacien prépare les matières et objets à délivrer et il les remet, avec cette demande visée par lui, à l'officier d'administration gestionnaire. Ce dernier délivre en échange au pharmacien un récépissé provisoire (modèle n° 82) constatant cette remise, fait procéder à l'emballage, établit les factures de livraison ou d'expédition, délivre les ordres nécessaires aux agents des transports, réclame la prise en charge du destinataire et poursuit, quand il y a lieu, le remboursement. Aussitôt que les factures ainsi régularisées lui ont été renvoyées, il les remet au pharmacien, annexées aux demandes correspondantes.

Le pharmacien est, en outre, responsable des objets mobiliers et du matériel spécial mis à sa disposition par l'officier d'administration gestionnaire pour l'exécution du service de la pharmacie; ces objets sont portés sur un carnet-inventaire (modèle n° 83) qui est tenu concurremment par le pharmacien et l'officier, d'administration gestionnaire.

Responsabilité particulière du médecin-chef et des médecins traitants.

Art. 392. Le médecin-chef est responsable de la conservation et de l'entretien de l'arsenal chirurgical dont la remise lui est faite par l'officier d'administration gestionnaire; il tient, concurremment avec l'officier d'administration gestionnaire, le carnet-inventaire (modèle n° 83) (1).

Les médecins traitants sont responsables du linge et des objets de pansement qui leur sont remis sur bons, à titre d'approvisionnement, pour subvenir au service courant, et dont l'officier d'administration gestionnaire est déchargé définitivement.

---

(1) Les médecins chargés des centres vaccinogènes et des laboratoires de bactériologie et de radiographie (notice n° 10) sont responsables, dans les mêmes conditions, du matériel mis à leur disposition pour l'exécution de ces services.

Responsabilité particulière des infirmiers-majors et des infirmiers chargés d'un service.

Art. 393. L'infirmier-major d'une division de malades, ainsi que tout infirmier chargé d'un service quelconque (dépense, cuisine, vestiaire, bains, amphithéâtre, etc.), est responsable envers l'officier d'administration gestionnaire du matériel qui lui a été confié ; il tient, à cet effet, le carnet-inventaire (modèle n° 83) présentant constamment à jour la situation des objets dont il est détenteur ; ce carnet est arrêté en sa présence et à chaque mouvement de matériel par l'officier d'administration chargé du magasin du mobilier.

Les infirmiers en sous-ordre peuvent être, avec l'approbation spéciale du médecin-chef, constitués responsables envers l'infirmier-major des dégâts imputables à leur négligence.

Comment sont autorisés les mouvements du matériel.

Art. 394. Aucune opération d'entrée ou de sortie ne peut être faite par l'officier d'administration gestionnaire que dans les conditions expressément prévues au présent règlement, et sur l'ordre des autorités qui y sont énoncées.

Ne sont pas compris dans cette disposition les mouvements à charge et à décharge qui ont pour but l'alimentation et le traitement des malades, et qui donnent lieu à des entrées journalières et à une consommation quotidienne résultant de la nature même du service.

Mise en service du matériel.

Art. 395. Les divers objets sont mis en service successivement, de manière à obtenir, dans chaque hôpital, un roulement d'emploi de tout le matériel d'exploitation.

L'officier d'administration gestionnaire doit éviter de conserver en magasin du matériel neuf.

Le matériel du service ne doit être employé, même dans l'intérieur de l'établissement, qu'au seul usage des malades, des infirmiers ou pour le service général.

Responsabilité des pertes et avaries.

Art. 396. Toute perte ou avarie est supportée par le détenteur responsable du matériel, sauf les cas justifiés de force majeure dans les circonstances prévues au règlement général sur la comptabilité des matières du département de la guerre (1).

Aucune perte ou avarie n'est admise à la charge de l'Etat, pour le matériel qui aurait été indûment transporté en dehors de l'hôpital ou qui, même dans l'hôpital, aurait été délivré à des personnes n'y ayant pas droit.

Constatation des pertes et avaries.

Art. 397. La constatation des pertes ou avaries à imputer et de celles qui, étant reconnues provenir de circonstances de force majeure, demeurent à la charge de l'Etat, est établie comme il est dit au règlement général sur la comptabilité des matières du département de la guerre (1).

Lorsqu'une partie du matériel avarié est susceptible d'utilisation par des réparations ou manutentions, l'autorisation d'y procéder est mentionnée au procès-verbal de pertes.

Lorsque des objets perdus ont été retrouvés, le fait est constaté par un procès-verbal rapporté par le médecin-chef. Ce document est approuvé par le directeur du service de santé.

§ 2. — *Réceptions.*

Objet de la vérification.

Art. 398. La vérification des médicaments, du matériel ou des objets de consommation livrés à l'établissement en vertu de marchés ou acquis sur place, a pour objet de constater l'entier accomplissement des conditions du cahier des charges, la bonne qualité et le bon usage des objets livrés ou acquis, et, s'il y a lieu, leur conformité aux échantillons ou modèles-types.

La vérification du matériel prêté, qui est réintégré, a pour objet de constater le classement et l'état du matériel réintégré, ainsi que les moins-values à imputer.

Commission de réception.

Art. 399. Dans les circonstances prévues à l'article 398 la vérification est effectuée et la réception prononcée par une commission composée ainsi qu'il suit :

Le médecin-chef, *président;*

---

(1) Volume 27.

Le pharmacien ;

L'officier d'administration gestionnaire.

Le médecin-chef peut se faire suppléer par un médecin-major qu'il délègue, mais sa présence est nécessaire toutes les fois qu'il y a contestation.

La commission délibère à la majorité des voix.

Les procès-verbaux de ces opérations sont transcrits sur le registre des procès-verbaux de la commission de réception (modèle n° 84). Toutefois, pour les denrées alimentaires, les liquides livrés journellement et tous les objets de consommation courante, la réception est constatée sur un registre spécial de réception de denrées (modèle n° 85).

Les expéditions faites par des magasins d'approvisionnement ou par d'autres établissements de la guerre sont reçues directement par l'officier d'administration gestionnaire destinataire, chargé, d'après le règlement général sur la comptabilité des matières (1), de prendre ou de provoquer les mesures propres à sauvegarder sa responsabilité, soit vis-à-vis de l'expéditeur, soit vis-à-vis du transporteur.

Modèles-types ou échantillons.

Art. 400. Les modèles-types ou les échantillons adoptés sont envoyés, par ordre du Ministre de la guerre ou des autorités qui ont été déléguées pour les arrêter, à l'officier d'administration gestionnaire de l'établissement dans lequel les marchés doivent être passés, et où les livraisons doivent être effectuées.

Les échantillons pour les denrées et objets de consommation à mettre en adjudication sont choisis par la commission instituée par l'article précédent.

Prise en charge par l'officier d'administration gestionnaire.

Art. 401. D'après les indications portées aux registres de réception mentionnés à l'article 399, l'officier d'administration gestionnaire procède à la prise en charge du matériel ou des objets expédiés, livrés, transformés ou acquis, en se conformant aux dispositions prescrites par les règlements en vigueur ou par le

---

(1) Volume 27.

présent règlement. Dans tous les cas, il demeure seul responsable des poids ou des quantités dont la constatation lui appartient.

Les objets ou matières qui ne figurent pas dans la nomenclature du service de santé ne sont reçus qu'en vertu d'un ordre du Ministre, ou encore en vertu d'une prescription du général commandant le corps d'armée, du directeur du service de santé ou du médecin-chef dans les cas prévus par la loi sur l'administration de l'armée (1).

Marques à apposer sur les objets reçus.

Art. 402. Immédiatement après leur réception, les objets mobiliers doivent, quand ils s'y prêtent par leur nature, être marqués, en présence de la commission de réception, de la marque H. M. et, au-dessous, de la lettre initiale de la place dans laquelle est situé l'établissement où ont lieu les réceptions.

En ce qui concerne les effets de linge et de laine, il est procédé conformément à la notice nº 23.

Jugement des difficultés à la réception.

Art. 403. Lorsqu'il s'agit de matériel ou de denrées livrés par des titulaires de marchés, les contestations relatives à la qualité des livraisons ou à leur conformité avec les modèles-types sont jugées dans les conditions prévues par le cahier des charges régissant la fourniture.

Lorsqu'il s'agit de réintégration d'un matériel prêté, les contestations sont jugées comme il est dit à l'article 442.

En cas de versement d'officier d'administration gestionnaire à officier d'administration gestionnaire, et bien que ni l'expéditeur ni le transporteur ne soient en cause, si le matériel pris en charge semble néanmoins ne pas être propre à l'emploi auquel il est destiné, la commission de réception examine ce matériel et formule ses propositions dans un procès-verbal rapporté par le médecin-chef et revêtu de ses conclusions.

Ce procès-verbal est adressé au directeur du service de santé, et par ce dernier au Ministre.

§ 3. — *Conservation et entretien.*

Conservation du linge, des effets et des ustensiles.

Art. 404. Le linge, les effets et les ustensiles sont tenus dans le

---

(1) Loi du 16 mars 1882, articles 11 et 16 (Volume 64).

plus grand état de propreté, séparés par nature d'objets ou de classement; des étiquettes indiquent le nombre et le classement des objets contenus dans les piles, rayons, ballots ou caisses.

Le linge est déposé dans des emplacements à l'abri de l'humidité et de toute autre cause de détérioration.

Les effets en laine sont placés dans des endroits clos, frais, sans être humides, et largement éclairés. Ils sont souvent visités et soumis de temps à autre à des manutentions, et même, s'il y a lieu, à des fumigations sulfureuses, à l'action du sulfure de carbone ou de tout autre moyen de conservation admis dans la pratique du service. Les manipulations pour la conservation des effets en laine sont principalement effectuées au printemps et à la fin de l'été.

Les couvertures sont empilées après avoir été dépliées sur toute leur étendue, si les locaux le permettent. Chaque pile est recouverte d'une toile.

Blanchissage et désinfection.

Art. 405. Le blanchissage est exécuté, soit par économie, dans l'enceinte de l'hôpital (notice n° 9), soit par entreprise.

Le linge sale est blanchi au moins tous les huit jours; il est toujours lessivé et savonné. On blanchit séparément, et aussi rapidement que possible, celui des malades atteints d'affections contagieuses (notice n° 9).

Les couvertures sont foulonnées et les objets en laine sont nettoyés quand il est nécessaire. Il est procédé à la désinfection des effets et objets énumérés à l'article 235, en se conformant aux procédés décrits dans la notice n° 7. Sont également désinfectés la laine, le crin et la plume quand les matelas, traversins ou oreillers ont fait un service prolongé dans les salles, quand ils proviennent du lit d'un décédé, quand ils ont été souillés par les malades ou quand l'opération est spécialement prescrite.

Il est tenu, dans chaque hôpital, un livret (modèle n° 86) sur lequel l'officier d'administration chargé du mobilier inscrit le linge et les effets livrés au blanchissage et aux désinfections.

Réparation des meubles et ustensiles divers.

Art. 406. L'officier d'administration gestionnaire surveille l'état des objets mobiliers et ustensiles, et fait procéder de suite aux réparations utiles, soit à l'économie par le personnel de l'établissement, soit à prix débattu par des ouvriers étrangers à l'hôpital, soit enfin au moyen de marchés..

Les réparations aux meubles et ustensiles sont inscrites sur le livret auxiliaire, modèle n° 91 *bis*.

Réparation du linge et des effets. — Reconfections

Art. 407. L'officier d'administration gestionnaire surveille l'état du linge et fait procéder aux réparations utiles aussi souvent qu'il en reconnait le besoin..

Il fait reconfectionner les matelas, les traversins et les oreillers; la laine est lavée ou cardée, le crin est écharpé, les plumes sont passées à l'étuve lorsque la nécessité en est reconnue.

Ces travaux sont exécutés conformément aux prescriptions du premier alinéa de l'article précédent.

Les déchets produits par les reconfections sont portés en sortie trimestriellement au moyen d'un certificat administratif (1) qui fait ressortir, dans la colonne d'observations, les quantités de matières manutentionnées et la proportion pour cent de la perte.

Quant aux débris provenant des mêmes opérations, ils sont désinfectés à l'étuve et compris sur l'état annuel de réforme; si cette désinfection n'est pas possible, ils sont incinérés et le fait est constaté par un procès-verbal.

Le livret auxiliaire modèle n° 91 *bis* sert à l'inscription des opérations de reconfection et des réparations du linge et des effets de toute nature.

Réparations des instruments de chirurgie.

Art. 408. Lorsque les réparations d'instruments de chirurgie peuvent être effectuées sur place, l'officier d'administration gestionnaire fait procéder à ces réparations, sur l'ordre du médecin-chef qui s'assure qu'elles ont été convenablement exécutées.

Dans tout autre cas, une demande motivée de réparation est adressée par le directeur du service de santé au Ministre, qui assigne le magasin d'approvisionnement du service sur lequel il y a lieu d'expédier lesdits objets. L'officier d'administration gestionnaire joint à la facture d'expédition une note indicative des réparations à effectuer; cette note est établie par le médecin-chef.

---

(1) Modèle n° 371 de la nomenclature.

Ces dispositions sont applicables au matériel de désinfection (appareils et étuves); au matériel de bactériologie, de physique, de chimie et de radiographie ainsi qu'au matériel de pharmacie (instruments de précision).

Poids et mesures. — Vérifications périodiques ou accidentelles.

Art. 409. Les poids et mesures légaux sont seuls autorisés, sauf l'exception prévue à l'article 410.

Les vérificateurs des poids et mesures, lors de leur tournée annuelle, ou accidentellement s'ils en sont requis par le préfet ou le sous-préfet, procèdent, sans frais, et en présence du médecin-chef et de l'officier d'administration gestionnaire, à la vérification des poids et mesures et des balances qui existent dans les hôpitaux militaires.

Les balances de précision et les instruments de chimie en verre gradués ne sont pas soumis à ces vérifications.

Ces vérifications sont constatées par des procès-verbaux rapportés par le médecin-chef et approuvés par le directeur du service de santé. Lorsque les procès-verbaux constatent des contraventions ou des délits, le Ministre est saisi.

Jeux d'ustensiles pour les distributions.

Art. 410. Indépendamment des poids et mesures légaux, chaque hôpital est muni d'un jeu de poids et d'un jeu de mesures servant exclusivement pour les distributions, et n'ayant, sous le rapport de la forme, aucune analogie avec les poids et mesures légaux (voir notice n° 24).

Le médecin-chef contrôle les jeux d'ustensiles chaque fois qu'il le juge utile.

§ 4. — Transformations.

Ordre de confection d'effets.

Art. 411. Le Ministre de la guerre ordonne en principe les transformations de matières en effets confectionnés, et prescrit soit la passation d'un marché; soit, s'il est possible, la confection à l'économie par des infirmiers ou des ouvrières attachés à l'établissement et sous la surveillance de l'officier d'administration gestionnaire.

Toutefois, les transformations qui peuvent être faites à l'économie dans un hôpital militaire, en vue de l'emploi d'effets dont la mise hors de service a été prononcée, sont autorisées par le directeur du service de santé, ainsi qu'il est dit à l'article 428.

La confection du linge à pansement est effectuée conformément à la notice n° 25.

Marché de confection.

Art. 412. Lorsqu'il a été passé un marché de confection, les matières nécessaires sont livrées au confectionneur, qui en donne récépissé provisoire à l'officier d'administration gestionnaire.

Des échantillons de chacune des étoffes, portant la signature du confectionneur et celle du médecin chef, restent entre les mains de l'officier d'administration gestionnaire pour servir à constater l'identité desdites étoffes ou matières, lors de la réception des effets confectionnés.

Lors de la livraison de ces effets, l'officier d'administration gestionnaire s'assure que le confectionneur a employé à la confection, conformément aux devis et tarifs, les matières qui lui ont été livrées.

Réception des effets confectionnés

Art. 413. La réception des effets confectionnés, soit par marché, soit par économie, est faite dans les conditions prescrites par l'article 399 ou en se conformant aux clauses des cahiers des charges.

Matériel employé aux transformations.

Art. 414. Le matériel employé aux transformations, conversions et fabrications, ne devant être porté en sortie dans les écritures qu'au moment où les produits sont pris en charge, l'officier d'administration gestionnaire inscrit les quantités en cours d'emploi sur le livret auxiliaire des transformations (modèle n° 91 *bis*).

Préparation des médicaments composés à faire dans les hôpitaux.

Art. 415. Les compositions indiquées au *Formulaire*, autres que celles comprises dans la classe des médicaments à expédier des pharmacies d'approvisionnement, sont préparées dans les laboratoires des hôpitaux au fur et à mesure des besoins.

En outre, il est procédé à la pharmacie de l'hôpital militaire du Val-de-Grâce, dans la limite nécessaire à l'instruction des médecins et des pharmaciens stagiaires à l'Ecole d'application du service de santé instituée auprès de cet établissement, à la préparation de tous les médicaments officinaux compris dans le *Formulaire*.

§ 5. — *Versements et expéditions.*

Par qui ordonnés.

Art. 416. Les versements aux hôpitaux militaires de médicaments, de denrées et objets ou effets mobiliers provenant des magasins d'approvisionnement, sont ordonnés par le Ministre.

Les versements d'un hôpital sur l'autre dans la région de corps d'armée sont ordonnés par le directeur du service de santé qui en rend compte au Ministre.

L'autorisation du Ministre est nécessaire pour les versements à faire d'un corps d'armée sur un autre.

Par qui les transports exécutés.

Art. 417. Les transports peuvent être exécutés :

1o A l'intérieur, en Algérie et en Tunisie, par les entreprises de transports généraux, conformément aux traités passés avec l'administration de la guerre;

2o Par les compagnies maritimes qui font un service régulier de correspondance entre la France, l'Algérie et la Tunisie ou la Corse; ou par les compagnies, les armateurs ou patrons qui font le service entre le continent et certaines îles ou forts en mer, et conformément à leurs traités respectifs passés soit avec l'administration des postes et des télégraphes, soit avec l'administration de la guerre;

3o Par des entrepreneurs avec lesquels il est passé des marchés spéciaux, ou par des navires spécialement affrétés;

4o Par le train des équipages militaires.

Transports au moyen de marchés spéciaux.

Art. 418. Les marchés spéciaux sont passés, soit par le Ministre, soit suivant ses ordres, par les directeurs du service de santé ou les officiers d'administration gestionnaires des établissements, lorsque les transports à effectuer ne sont pas compris dans ceux concédés aux transports généraux, soit à l'intérieur, soit en Algérie, soit en Tunisie.

Les marchés qui ne s'appliquent pas à un service temporaire ou accidentel sont soumis à l'approbation du Ministre. Dans les

autres cas, l'approbation du directeur du service de santé est définitive.

Une expédition du marché est adressée au Ministre.

Obligations et responsabilités de l'expéditeur et du destinataire.

Art. 419. Sont réglées, conformément aux prescriptions du règlement général sur la comptabilité des matières (1), les dispositions relatives aux obligations et aux responsabilités respectives de l'expéditeur et du destinataire, et notamment celles qui ont trait à la constatation des manquants, avaries, déchets ou moins-values qui sont reconnus, à l'arrivée, devoir incomber à l'expéditeur.

Référence aux traités de transport.

Art. 420. L'officier d'administration gestionnaire se réfère aux traités généraux ou particuliers passés avec les transporteurs, pour tout ce qui concerne les formalités d'expédition ou de réception, les formalités de douane, le règlement des contestations qui, soit avant la remise, soit à destination, sont de nature à mettre en cause l'expéditeur, la constatation des événements de force majeure, la constatation des pertes et avaries à la charge du transporteur.

Lorsque le transport sur mer a lieu en vertu d'un contrat d'affrétement, les événements de mer sont constatés selon les lois et les usages du commerce; à bord d'un bâtiment de l'Etat, ils sont constatés suivant les règles en vigueur dans la marine.

Précautions pour certains articles.

– Art. 421. Les barils contenant des liqueurs alcooliques, ainsi que les caisses renfermant des médicaments d'un prix élevé, sont toujours emballés; l'indication de la tare est apparente.

Les boites contenant des instruments de chirurgie ne doivent être expédiées que dans des caisses; l'officier d'administration gestionnaire expéditeur s'assure qu'ils sont en bon état et suffisamment graissés pour être préservés de l'oxydation.

Tare des caisses ou boites. — Plombage des colis. — Etiquettes.

Art. 422. Les caisses, barils, boites et autres récipients sont toujours tarés avant d'être remplis.

Les colis sont cordés, plombés ou scellés; chacun d'eux porte

---

(1) Volume 27.

une inscription indiquant l'établissement expéditeur, le numéro, le poids brut, et, pour les caisses et barils, la tare exacte du contenant ainsi que le poids net de l'objet expédié.

Matériel expédié en passe-debout.

Art. 423. Quand le chargement doit s'arrêter en passe-debout dans un point intermédiaire, il est fait une seconde expédition de la facture (pièce d'entrée), laquelle est adressée à l'officier d'administration gestionnaire du magasin dans lequel les effets doivent être entreposés, pour servir, s'il y a lieu, à la reconnaissance de ces effets.

Vérification des objets entreposés.

Art. 424. Lorsque l'époque de la réexpédition des chargements reçus en passe-debout est incertaine ou éloignée, il est procédé à des vérifications d'après l'autorisation et en présence du médecin-chef.

Ces dispositions sont particulièrement applicables aux expéditions de médicaments. Si des substances sont menacées d'une prochaine détérioration, il en est rendu compte au directeur du service de santé.

Vérification des colis lors des réexpéditions d'un chargement resté en entrepôt.

Art. 425. Lorsqu'il y a lieu de réexpédier sur sa destination un chargement resté dans un entrepôt, il est procédé à la reconnaissance de l'état des colis; si ces colis ne sont pas en bon état ou s'ils présentent des différences de poids avec les indications portées sur la facture d'expédition, ils sont soumis à une vérification dont les résultats sont relatés dans un procès-verbal.

Si les pertes ou avaries proviennent du fait du gestionnaire entreposeur, elles sont mises à sa charge, ainsi que les frais d'expertise, de déballage et de réemballage.

Les colis sont ensuite refermés, cordés et plombés.

§ 6. — *Réforme du matériel. — Ventes.*

Mise hors de service du matériel.

Art. 426. Chaque année, l'officier d'administration gestionnaire soumet à l'examen du médecin-chef les effets et objets mobiliers qu'il juge devoir être mis hors de service. Le médecin-chef fait établir l'état modèle n° 92 et y consigne son avis et ses observations.

Ces effets et objets sont présentés, lors de sa visite annuelle, au directeur du service de santé du corps d'armée qui prononce.

Les objets et effets réformés sont marqués en présence du directeur du service de santé du timbre de réforme, dont le médecin-chef est détenteur.

En principe, la réforme du matériel n'est prononcée qu'une fois par an, sauf dans les cas suivants :

1º Objets en verre, porcelaine, terre ou marbre brisés dans l'exécution du service ;

2º Objets reconnus comme ne pouvant plus être utilisés par le vérificateur des poids et mesures ;

3º Objets mobiliers et effets dégradés et imputés ;

4º Objets et effets infectés et détruits ;

5º Denrées avariées dans des circonstances qui n'engagent pas la responsabilité des détenteurs.

Dans ces divers cas, la réforme résulte des pièces administratives qui constatent les faits ; en ce qui concerne les objets brisés dans l'exécution du service, la constatation s'effectue trimestriellement au moyen d'un procès-verbal rapporté par le médecin-chef et approuvé par le directeur du service de santé.

Divers emplois des objets et effets réformés.

Art. 427. Les objets et effets réformés sont employés aux nettoyages, réparations ou confections d'effets d'une autre espèce.

Tous les objets en argent ou en platine sont, après leur réforme, versés à la pharmacie centrale.

Les effets du culte qui, après réforme, sont encore utilisables, doivent être versés au magasin central sans être dénaturés.

Le matériel dont on ne peut tirer aucun parti est remis aux domaines pour être vendu au profit du Trésor, ou est incinéré, dans le cas prévu à l'article 235.

Autorisation d'emploi des objets et effets réformés.

Art. 428. Aussitôt après la réforme annuelle des objets ou effets, l'officier d'administration gestionnaire établit un état d'emploi (modèle nº 93) qui, après avoir été visé par le médecin-chef, est transmis par lui, avec l'état de réforme, au directeur du service de santé, qui statue.

Les poids et mesures reconnus hors de service par le vérificateur figurent sur l'état d'emploi.

Le médecin-chef se fait rendre compte de l'emploi des objets ou effets réformés, et veille à ce que les opérations soient exécutées dans le délai fixé par le directeur du service de santé.

Comment les ventes sont effectuées.

Art. 429. Lorsqu'il y a lieu de remettre à l'administration des domaines, pour être vendu au profit du Trésor, du matériel réformé et non susceptible d'être utilisé, le médecin-chef adresse au sous-intendant militaire un extrait de l'état général d'emploi en ce qui concerne les objets à vendre; il fait transporter ces objets au lieu et au jour qui lui sont indiqués par le sous-intendant militaire.

Frais de publicité des ventes. — Procès-verbaux.

Art. 430. L'administration des domaines, qui encaisse le produit net de chaque vente, fait tous les frais de publicité et autres concernant cette vente.

Les procès-verbaux de vente et leurs extraits sont dressés et produits ainsi qu'il est prescrit au règlement sur la comptabilité des dépenses du département de la guerre (1).

§ 7. — *Cessions et prêts.*

Cessions du matériel.

Art. 431. Les cessions de matériel par le service de santé n'ont lieu qu'en vertu des ordres du Ministre de la guerre.

Elles sont effectuées moyennant remboursement de leur valeur.

Lorsque le matériel cédé ne doit pas être expédié par les transports de la guerre, l'envoi en est fait *en port dû* par les transports ordinaires.

Mode d'évaluation et de remboursement du matériel cédé.

Art. 432. Tout objet cédé est évalué d'après les tarifs de la nomenclature, ou d'après les tarifs arrêtés par le Ministre de la guerre, qui fixe également le mode de remboursement. Néanmoins, les bandages herniaires, les béquilles, les lunettes, les genouillères et les bas élastiques délivrés à charge de rembourse-

---

(1) Volume 24.

ment, dans les conditions de l'article 225, sont évalués et remboursés comme il est spécifié audit article.

Prêts de matériel.

Art. 433. Les prêts de matériel du service de santé ne peuvent avoir lieu qu'en vertu d'une autorisation spéciale du Ministre ; le lieu où le réceptionnaire doit en prendre livraison est mentionné dans l'autorisation.

S'il y a lieu à expédition, et si le destinataire est un service étranger au département de la guerre, le matériel est expédié par la voie des transports ordinaires et en port dû.

La livraison ou l'expédition du matériel est effectuée conformément aux prescriptions du règlement sur la comptabilité-matières (1).

Réintégration du matériel prêté.

Art. 434. Le matériel prêté est soumis, lors de sa réintégration, à l'examen de la commission de réception instituée à l'article 399. Cette commission détermine le classement à effectuer au matériel, ainsi que les moins-values à imputer.

La preuve du versement au Trésor des sommes imputées doit toujours accompagner la justification de la réintégration.

Les objets et effets reconnus hors de service sont timbrés de la lettre R et remis en toute propriété à l'emprunteur, qui est tenu d'en rembourser le montant aux prix portés sur la facture de prêt.

Dans le cas où la réintégration n'a pas lieu dans l'établissement livrancier, elle est effectuée conformément aux prescriptions du règlement sur la comptabilité-matières (1).

Cessions aux parties prenantes.

Art. 435. Supprimé (voir notice n° 26).

§ 8. — *Remise du service.*

Remise du matériel proprement dit.

Art. 436. Dans le cas de mutation de l'officier d'administration gestionnaire, toutes les opérations relatives à la remise du matériel proprement dit sont effectuées conformément aux prescrip-

---

(1) Volume 27.

tions du règlement général sur la comptabilité des matières du département de la guerre (1).

Conditions et qualités du matériel lors de la reprise du service.

Art. 437. Supprimé.

Gestion intérimaire.

Art. 438. Supprimé.

Apposition ou levée des scellés.

Art. 439. Supprimé.

Remise des matières et objets de consommation.

Art. 440. En ce qui concerne les denrées, matières et objets de consommation courante, le recensement est opéré après arrêté des documents relatifs à la comptabilité en consommations.

Un procès-verbal d'inventaire, dressé par le médecin-chef et signé contradictoirement par les deux officiers d'administration gestionnaires, constate, s'il y a lieu, les excédents ou les manquants. Il est statué sur ce document dans les formes prescrites par le règlement sur la comptabilité des matières (1), pour ce qui concerne le matériel proprement dit.

Effets déposés. — Dépôts. — Successions.

Art. 441. Après arrêté contradictoire du registre des effets déposés par les malades, du registre des dépôts et de celui des effets ou objets laissés par les décédés, l'officier d'administration gestionnaire entrant donne décharge, à l'officier d'administration gestionnaire sortant, des effets déposés, des dépôts ainsi que des valeurs, effets ou objets dépendant des successions.

Cas de difficultés entre les deux officiers d'administration gestionnaires.

Art. 442. S'il s'élève des difficultés entre les deux officiers d'administration gestionnaires relativement à la nature, à l'état ou au classement des matières, effets, objets ou denrées recensés, le médecin-chef, après avoir pris l'avis des intéressés, prend une décision motivée relatée dans un procès-verbal.

Si l'un ou l'autre des intéressés appelle de cette décision,

---

(1) Volume 27.

mention en est faite au procès-verbal, qui est transmis au Ministre.

Le Ministre statue ou, s'il le juge utile, ordonne un supplément d'enquête. Dans ce cas, chaque officier d'administration gestionnaire désigne un expert; le président du tribunal de commerce ou, à son défaut, le maire, sur la demande du médecin-chef, en désigne un troisième. Le médecin-chef rapporte l'avis des experts dans un procès-verbal qui sert de base à la décision du Ministre.

Les frais d'expertise sont à la charge de la partie condamnée.

Rapport sur chaque reprise de service.

Art. 443. Quand les opérations d'une remise et d'une reprise de service sont terminées, le médecin-chef rend compte du résultat par un rapport sommaire au directeur du service de santé, qui le transmet au Ministre avec ses observations, s'il y a lieu.

SECTION III.

BIBLIOTHÈQUE (1).

Division de la bibliothèque.

Art. 444. La bibliothèque d'un hôpital militaire se compose:

1º D'ouvrages scientifiques, administratifs et littéraires, réunis dans la salle des conférences et dont le médecin-chef est particulièrement responsable dans les mêmes conditions que celles déterminées à l'article 392;

2º D'ouvrages spécialement à l'usage des malades, placés dans le local institué par la notice nº 22.

Tous ces ouvrages font partie du matériel et sont, à ce titre, compris dans les opérations de la gestion.

Les théories, manuels, règlements, nomenclatures, et en général tous les documents nécessaires pour le travail des bureaux ne sont pas classés à la bibliothèque, ni par suite compris dans la comptabilité-matières.

---

(1) Il est institué dans chaque corps d'armée, conformément à la dépêche ministérielle du 10 mars 1892 (volume 83), une bibliothèque régionale dont les ouvrages et les publications périodiques sont mis à la disposition des officiers du corps de santé du corps d'armée.

Alimentation de la bibliothèque.

Art. 445. La bibliothèque est alimentée :

1o Par les ouvrages ou publications périodiques désignés par le Ministre et qui sont expédiés d'après ses ordres ;

2o Après autorisation du Ministre, par des achats directs, des versements d'autres bibliothèques ou établissements et des dons.

Les ouvrages sont brochés, cartonnés ou reliés conformément aux prescriptions ministérielles en vigueur.

Livre-journal de la bibliothèque.

Art. 446. Le livre-journal de la bibliothèque (modèle no 97) reçoit l'inscription de tous les ouvrages qui entrent dans l'établissement et de ceux qui en sortent d'une manière définitive.

Catalogue méthodique de la bibliothèque.

Art. 447. Il est tenu un catalogue méthodique (modèle no 98) des ouvrages de la bibliothèque.

Fiches par nom d'auteur.

Art. 448. Dans les bibliothèques d'une certaine importance, il est en outre tenu des *fiches par nom d'auteur*, classées par lettre alphabétique dans un casier.

Chaque fiche relate toutes les indications utiles pour retrouver l'ouvrage, soit au catalogue méthodique, soit dans les rayons de la bibliothèque.

Ouvrages prêtés.

Art. 449. Les officiers du corps de santé de la garnison ont droit au prêt des livres de la bibliothèque ; cette mesure s'étend aux officiers du corps de santé du corps d'armée en ce qui concerne le prêt des livres de la bibliothèque régionale. Le médecin-chef tient un carnet des ouvrages en lecture (modèle no 99).

L'officier d'administration gestionnaire tient un carnet identique pour les ouvrages prêtés aux malades.

Rapports entre les écritures de la bibliothèque et la comptabilité des matières.

Art. 450. Le livre-journal, le catalogue méthodique et le carnet des ouvrages prêtés sont des livres auxiliaires de comptabilité. Les écritures qu'ils comportent sont indépendantes de celles dont la tenue est prescrite par le règlement et l'instruction sur la comptabilité-matières (1).

SECTION IV.

DISPOSITIONS CONCERNANT LES EFFETS DES MILITAIRES DÉCÉDÉS OU ÉVADÉS (2).

§ 1er. — *Effets appartenant à l'État.*

Destination à donner aux effets d'habillement et de grand équipement.

Art. 451. Les effets d'habillement, de grand et de petit équipement des sous-officiers (ceux des adjudants, chefs armuriers et maitres selliers exceptés), des caporaux et soldats décédés ou évadés, sont rendus aux corps dont les militaires faisaient partie, lorsque ces corps sont à portée de les faire retirer.

Lorsque l'éloignement des corps ne leur permet pas d'en faire la reprise, et qu'on ne peut leur renvoyer ces effets sans frais, le médecin-chef en informe le sous-intendant militaire ou son suppléant ; ce fonctionnaire, après avoir examiné les effets, donne des ordres pour les faire expédier, aux frais de l'État, aux corps auxquels ils appartiennent. Dans le cas où les dépenses du transport excèdent la valeur des effets, le sous-intendant en prescrit le versement, à titre gratuit, dans les magasins d'un corps ou d'un établissement voisin.

Justification des versements ou distributions.

Art. 452. Les versements d'effets donnent lieu à l'établissement de factures d'expédition.

Si les effets ne sont pas livrés au corps auquel appartenait le militaire qui en était détenteur, une copie de la facture portant prise en charge des effets est adressée à ce corps.

§ 2. — *Effets et valeurs appartenant aux successions.*

L'officier d'administration gestionnaire constitué dépositaire.

Art. 453. L'officier d'administration gestionnaire est constitué

---

(1) Volume 27.
(2) Les dispositions concernant le règlement des successions des militaires de l'armée de terre décédés dans les établissements hospitaliers de la marine ont été arrêtées par la circulaire ministérielle du 18 juin 1894. (Volume 83.)

dépositaire des effets, papiers et valeurs laissés par les décédés et qui n'appartiennent pas à l'Etat. Il en doit compte aux héritiers.

L'officier d'administration gestionnaire tient un carnet (modèle n° 100) sur lequel sont inventoriés, au moment de la mort, l'argent et les menus objets dont les décédés seraient personnellement porteurs et qui n'auraient pas été l'objet d'un dépôt antérieur.

Il est procédé à ces inventaires par l'infirmier-major de la salle, en présence de l'officier d'administration ou de l'infirmier-major de garde. L'inventaire, signé par les personnes sus-désignées, est vérifié par l'officier d'administration gestionnaire.

Tous les objets et valeurs formant la succession sont inscrits sur un registre (modèle n° 101).

S'il a été trouvé un testament, l'officier d'administration gestionnaire en fait la remise au président du tribunal civil.

Il est fait mention au registre désigné ci-dessus de la date à laquelle cet acte a été déposé au greffe du tribunal, ainsi que du nom et de la demeure du notaire auquel le président du tribunal a renvoyé ledit testament.

Lorsqu'un militaire décédé au corps est déposé à l'hôpital, le soin de liquider sa succession incombe à l'officier d'administration gestionnaire.

Les effets, papiers et valeurs récapitulés dans un inventaire (modèle n° 101 *bis*), établi en double expédition, lui sont remis immédiatement par le corps ; il donne reçu sur l'une des expéditions et conserve l'autre pour appuyer l'inscription au registre des successions.

Avis à donner aux familles.

Art. 454. Immédiatement après un décès ou le dépôt à l'hôpital d'un militaire décédé, l'officier d'administration gestionnaire adresse à la famille, par l'intermédiaire du maire de la commune du dernier domicile du décédé, et avec l'extrait du registre des décès, l'état (modèle n° 102) de tous les objets compris dans la succession, en indiquant ceux qui sont susceptibles d'être vendus à défaut de réclamation dans le délai de six mois.

Justifications à produire par les héritiers.

Art. 455. Pour les successions dont l'actif est de 150 francs et au-dessous, l'officier d'administration gestionnaire fait parvenir aux héritiers, avec l'extrait du registre des décès et l'inventaire de la succession, un modèle de certificat d'hérédité. Ce certificat, rempli par le maire de la commune où le militaire décédé avait son domicile, doit être produit par les héritiers comme justification de leurs droits; il est établi conformément au modèle n° 103.

Pour les successions dont l'actif dépasse 150 francs, l'officier d'administration gestionnaire adresse aux héritiers une note (modèle n° 104) destinée à les guider dans les productions de titres et dans les justifications qu'ils ont à faire.

Justifications des remises aux héritiers.

Art. 456. Les remises à effectuer aux héritiers ou à leurs fondés de pouvoirs de tous les objets, papiers ou valeurs appartenant aux successions, ont lieu sur la présentation de certificats d'hérédité, délivrés par qui de droit, ou d'un jugement du tribunal constituant un curateur.

Ces remises sont justifiées par les récépissés des parties prenantes conformément au modèle n° 103.

Envoi des objets dépendant des successions.

Art. 457. Lorsque les héritiers ou les fondés de pouvoirs en expriment le désir, les brevets, lettres de service ou autres papiers dont la possession intéresse les familles, sont envoyés par la poste en franchise et par lettre chargée, sous le contre-seing du médecin-chef, au maire de la commune où résident les héritiers.

Les valeurs en numéraire ou en papiers, les bijoux, les insignes d'ordres et enfin tous les autres objets ou effets réclamés par les héritiers, sont envoyés à ces derniers par les moyens qu'ils indiquent et à leurs frais.

Mandats ou bons de poste non touchés.

Art. 458. Par exception aux dispositions de l'article précédent, les mandats ou bons de poste non touchés sont remis par l'officier d'administration gestionnaire au receveur des postes, qui délivre un récépissé (modèle n° 104 *bis*). Ce récépissé est transmis à la famille avec les papiers du décédé.

Ventes au profit des héritiers.

Art. 459. Tous les six mois, les bijoux, armes, effets et objets quelconques non réclamés dans le délai de six mois, ou signalés par les héritiers comme pouvant être réalisés au profit de la succession, sont vendus publiquement, par voie administrative et aux enchères, par les soins de l'officier d'administration gestionnaire, en présence du médecin-chef.

Les lots sont formés et les adjudications faites de manière à maintenir la distinction des effets appartenant aux diverses successions.

Les papiers personnels, brevets ou lettres de service non réclamés par les héritiers dans un délai de six mois sont adressés au Ministre de la guerre. (Bureau des Archives.)

Les récépissés de mandats ou bons de poste (modèle n° 104 *bis*), ainsi que les récépissés de versement à la Caisse des dépôts et consignations, non réclamés dans un délai de six mois, sont également adressés au Ministre de la guerre. Cet envoi est fait à la 5e Direction (Bureau de la Solde) pour les successions des militaires des troupes métropolitaines, et à la 8e Direction (4e Bureau; Secours et Successions) lorsqu'il s'agit des successions des militaires ayant appartenu aux troupes coloniales.

Livrets de caisse d'épargne.

Art. 459 *bis*. Lorsqu'il se trouve dans une succession non réclamée des livrets de caisse d'épargne, les dispositions suivantes sont adoptées :

1° *Livrets émis par une caisse d'épargne ordinaire.* L'officier d'administration gestionnaire établit un bordereau (modèle n° 104 *ter*) et le fait parvenir avec le livret, par l'intermédiaire de la gendarmerie, à la caisse d'épargne qui a émis le titre. Un récépissé constatant cette remise est délivré par le directeur de l'établissement pour être transmis par la même voie que ci-dessus à l'hôpital expéditeur. D'après les conventions arrêtées entre les départements de la guerre et du commerce, le montant des livrets doit ensuite être versé à la Caisse des dépôts et consignations.

2° *Livrets de la caisse nationale d'épargne* (caisse d'épargne postale). Ces livrets sont remis par l'officier d'administration gestionnaire, en échange d'un récépissé, au receveur des postes de la localité où se trouve l'hôpital.

Procès-verbal de vente.

Art. 460. La vente d'objets non réclamés est constatée par un procès-verbal (modèle n° 105) dressé par le médecin-chef, et dans lequel est porté, distinctement pour chaque succession, le produit des objets vendus. Ce procès-verbal relate en outre, à l'article qui concerne chacun des décédés dont les héritiers sont inconnus, l'argent ou les valeurs qu'ils ont laissés, de manière à présenter le montant total dont l'officier d'administration gestionnaire de l'hôpital est responsable envers la succession.

La vente d'objets qui auraient été signalés par les héritiers comme pouvant être réalisés est constatée par un procès-verbal spécial.

Emploi du produit des ventes.

Art. 461. Dans le cas prévu au premier alinéa de l'article précédent, le montant total des successions, porté au procès-verbal, est versé par l'officier d'administration gestionnaire, dans le délai de cinq jours, entre les mains de l'agent du Trésor du lieu, au compte de la Caisse des dépôts et consignations et au nom des successions. A cet effet, l'officier d'administration gestionnaire établit deux expéditions du procès-verbal, dont l'une est remise à l'agent du Trésor, et dont l'autre, revêtue du récépissé de cet agent, constitue la décharge de l'officier d'administration gestionnaire.

Dans le cas prévu au deuxième alinéa de l'article précédent, les sommes réalisées sont, après déduction des frais, remises ou envoyées aux héritiers, comme il est dit à l'article 457.

Objets appartenant aux militaires évadés.

Art. 462. Les dispositions de l'article 453 sont applicables aux objets laissés par les évadés. L'officier d'administration gestionnaire adresse aux familles, par l'intermédiaire du maire de la commune et immédiatement après l'évasion, l'état (modèle n° 102) de tous les objets n'appartenant pas à l'Etat que les évadés n'ont pas emportés. Ces objets sont toujours vendus ; toutefois, la vente n'a lieu au plus tôt qu'un an après le jour de l'évasion.

Les objets provenant des évadés sont vendus distinctement pour chacun d'eux et le montant de la vente est versé à la Caisse des dépôts et consignations conformément aux dispositions de l'article précédent.

Si les évadés ont emporté des effets appartenant à l'Etat, l'imputation en est faite conformément aux dispositions du décret sur l'administration et la comptabilité des corps de troupe (1) et, dans le

---

(1) Volume 1.

cas où ces évadés étaient des détenus militaires, conformément aux prescriptions du règlement sur les établissements pénitentiaires militaires (1).

CHAPITRE VIII.

DÉPENSES.

SECTION Ire.

NATURE DES DÉPENSES. — RÈGLES QUI LEUR SONT APPLICABLES.

Classement des dépenses.

Art. 463. Supprimé (voir notice n° 10).

Règles auxquelles les dépenses sont soumises.

Art. 464. Les prestations en deniers ou en nature afférentes au personnel militaire des hôpitaux, étant régularisées au titre de la solde, ne font pas partie des dépenses des hôpitaux militaires considérés comme établissements régis par économie.

Les dépenses du matériel, c'est-à-dire celles inhérentes au traitement des malades, sont, quelle que soit leur nature, soumises, pour leur justification, leur ordonnancement, leur paiement et leur liquidation, aux prescriptions du règlement sur la comptabilité des dépenses du département de la guerre (2) et des instructions spéciales en vigueur (notice n° 10).

Justification des dépenses.

Art. 465. Toutes les justifications de créances sont établies en double expédition : la première appuie le mandat de l'ordonnateur ou, selon le cas, le bordereau de la justification d'une avance à l'officier d'administration gestionnaire ; le duplicata est envoyé au Ministre, pour être annexé au rapport de liquidation de la créance.

Tout titre de créance reçoit l'indication de la date de son dépôt dans les bureaux de l'ordonnateur ; les pièces justificatives sont vérifiées et arrêtées par l'ordonnateur, et portent la mention de l'ordonnancement ; celles qui sont transmises au Ministre pour la liquidation sont également vérifiées et visées par le directeur du service de santé.

---

(1) Volume 57.
(2) Volume 23.

Dans le cas d'achat par suite d'un ordre écrit donné conformément à la loi sur l'administration de l'armée (1), une copie de cet ordre appuie la justification.

On se conforme, pour l'établissement des pièces justificatives des dépenses, aux dispositions de la notice n° 10.

SECTION II.

DISPOSITIONS SPÉCIALES AUX CRÉANCIERS DIRECTS.

Mode d'établissement des pièces constatant les dépenses.

Art. 466. Les pièces constatant les dépenses sont établies par marché, commande ou convention, si elles concernent des livraisons dont les quantités sont déterminées, ou bien des fournitures ou travaux effectués immédiatement.

Ces pièces sont établies mensuellement ou trimestriellement, suivant les stipulations :

1° Lorsque les marchés ou conventions embrassent une période déterminée ; 2° lorsque les quantités ou la somme des travaux ne peuvent être prévues ; 3° lorsque les livraisons ou les travaux ne sont effectués qu'au fur et à mesure des besoins et des demandes.

Les denrées, matières ou objets reçus journellement donnent lieu à l'établissement d'une seule facture mensuelle ; toutefois, ces denrées, matières ou objets sont portés en entrée chaque jour par l'officier d'administration gestionnaire qui délivre immédiatement aux livranciers un récépissé provisoire extrait d'un carnet à souche (modèle n° 109).

Les indemnités à allouer aux médecins ou pharmaciens civils requis donnent toujours lieu à l'établissement d'un mandat direct ; elles sont justifiées comme il est dit à la notice n° 2.

SECTION III.

DISPOSITIONS SPÉCIALES AUX DÉPENSES ACQUITTÉES PAR L'OFFICIER D'ADMINISTRATION GESTIONNAIRE.

Dépenses que l'officier d'administration gestionnaire peut acquitter.

Art. 467. Les dépenses pour fournitures de toute nature, qui ne

---

(1) Loi du 16 mars 1882, article 16 (Volume 64).

donnent pas lieu à entrée dans le compte de gestion-matières, pour travaux dans les bâtiments, réparations et entretien du mobilier, et toutes autres ne résultant pas de marchés, de conventions ou de réquisitions sont acquittées lorsqu'elles ne sont pas supérieures à 100 francs, par l'officier d'administration gestionnaire, qui les comprend dans ses comptes en deniers. A cet effet, des mandats d'avance sont délivrés à son nom par le directeur du service de santé sur demandes établies conformément au modèle n° 109 *bis*.

Sont aussi payés par l'officier d'administration gestionnaire :

Les salaires des ouvriers civils et ouvrières.

Les dépenses dont il s'agit sont acquittées par l'officier d'administration gestionnaire' à des époques fixes ou indéterminées, selon le cas ; elles sont justifiées conformément aux dispositions de la notice n° 10 (1).

Qui autorise les dépenses acquittées par l'officier d'administration gestionnaire.

Art. 468. L'officier d'administration gestionnaire, sous l'autorité du médecin-chef, engage directement les dépenses des catégories énoncées en l'article précédent, dans la mesure autorisée par les dispositions permanentes du service, arrêtées par le Ministre de la guerre ou dérivant de l'application du présent règlement.

S'il estime que sa responsabilité personnelle est susceptible d'être engagée, soit à raison de la nature des dépenses, soit à raison de leur importance, l'autorisation d'exécution lui est donnée par écrit sur le registre des autorisations du médecin-chef.

Dans le cas où, soit à cause de la nature de la dépense, soit à raison de son importance, le médecin-chef estime qu'une autorisation préalable est nécessaire, il la demande au directeur du service de santé du corps d'armée qui statue ou en réfère au général commandant le corps d'armée.

L'officier d'administration gestionnaire est seul responsable de la fixation des prix qu'il a été appelé à débattre et à consentir.

____

(1) Les primes de travail et gratifications qui sont encore allouées aux sous-officiers infirmiers rengagés ou commissionnés avant le 31 décembre 1890, et dont le service n'a subi aucune interruption, seront également payées jusqu'à nouvel ordre, dans les mêmes conditions, par l'officier d'administration gestionnaire.

Le médecin-chef exerce sa surveillance sur les achats directs effectués par l'officier d'administration gestionnaire.

Justification des sommes perçues à titre d'avance.

Art. 469. Les pièces de dépenses pour la justification des mandats d'avance sont remises au trésorier-payeur général, conformément au règlement sur la comptabilité des dépenses du département de la guerre (1).

Dépenses à acquitter dans les hôpitaux annexes.

Art. 470. Pour solder les dépenses d'exploitation des hôpitaux annexes, l'officier d'administration gestionnaire de l'hôpital central envoie à l'officier d'administration gérant de l'annexe, par mandat sur le Trésor, les fonds présumés nécessaires. Ce dernier adresse en temps utile à l'officier d'administration gestionnaire de l'hôpital central un bordereau modèle n° 109 *ter* appuyé des pièces justificatives des dépenses et sur lequel il donne récépissé des avances qui lui sont faites.

SECTION IV.

LIQUIDATION.

Art. 471 et 472. Supprimés (voir notice n° 10).

CHAPITRE IX.

COMPTABILITÉ.

SECTION Ire.

COMPTABILITÉ TENUE PAR L'OFFICIER D'ADMINISTRATION GESTIONNAIRE.

---

§ 1er. — *Ecritures*.

Art. 473, 474, 475, 476, 477, 478, 479, 480, 481 et 482. Supprimés (voir notice n° 10).

§ 2. — *Frais de traitement des malades admis dans les hôpitaux à charge de remboursement.*

Art. 483 et 484. Supprimés (voir notice n° 14).

---

(1) Volume 24.

§ 3. — *Comptes.*

Art. 485, 486, 487, 488, 489, 490, 491 et 492. Supprimés (voir notice n° 10).

SECTION II.

COMPTABILITÉ TENUE PAR LE PHARMACIEN.

§ 1ᵉʳ. — *Ecritures.*

Art. 493, 494, 495, 496, 497, 498, 499, 500, 501 et 502. Supprimés (voir notice n° 10).

§ 2. — *Comptes.*

Art. 503, 504 et 505. Supprimés (voir notice n° 10).

De la vérification des comptes du pharmacien.

Art. 506. Le médecin-chef vise les pièces d'entrée et de sortie.

Il vise trimestriellement tous les registres tenus par le pharmacien, à l'exception des comptes annuels des médicaments et des réactifs qui ne sont visés qu'annuellement.

Il inscrit les résultats de ses recensements sur le compte annuel.

Le compte annuel est vérifié et arrêté par le directeur du service de santé et, au degré supérieur, par la direction du service de santé au ministère de la guerre.

Remise de service.

Art. 507. La remise de service ne donne pas lieu à l'établissement d'un nouveau compte; elle se résume à un procès-verbal d'inventaire dressé par le médecin-chef et établi conformément au règlement sur la comptabilité-matières et à l'instruction pour l'application dudit règlement (1).

§3. — *Comptabilité spéciale des hôpitaux dépourvus de pharmaciens et des hôpitaux annexes.*

Art. 508 et 509. Supprimés (voir notice n° 10).

Approvisionnement des hôpitaux dépourvus de pharmacien et des hôpitaux annexes.

Art. 510. Les hôpitaux dépourvus de pharmacien et les hôpitaux

---

(1) Volume 27 : article 39 modifié.

annexes ne peuvent demander que les médicaments ou objets de consommation qui figurent sur le compte trimestriel des médicaments (modèle n° 138).

Les hôpitaux dépourvus de pharmacien reçoivent de l'hôpital militaire le plus voisin, pourvu d'un pharmacien, les préparations officinales non marquées P. A. sur le formulaire et des pharmacies d'approvisionnement les autres médicaments.

Les hôpitaux annexes reçoivent de l'hôpital central les préparations officinales non marquées P. A. sur le formulaire, et de l'hôpital central ou des pharmacies d'approvisionnement les autres médicaments. L'hôpital central porte immédiatement en sortie, sur le registre des livraisons, les médicaments livrés aux annexes.

CHAPITRE X.

ARCHIVES.

Formation des archives.

Art. 511. L'officier d'administration gestionnaire est détenteur des archives de l'établissement. A cet effet, le médecin-chef et le pharmacien lui versent tous les registres et documents.

Les registres sont déposés aux archives dans l'année qui suit celle où l'on a cessé d'y faire des inscriptions; les autres documents, dans les trois mois qui suivent la vérification locale et l'envoi au Ministre des comptabilités. Exception est faite pour le compte annuel des médicaments, qui reste entre les mains du pharmacien pendant deux ans.

Dans les archives, les registres sont classés par espèce; les pièces de correspondance et de comptabilité sont classées par nature de service et, dans chaque service, par exercice ou par année.

L'officier d'administration gestionnaire tient le catalogue (modèle n° 139) des archives de l'établissement.

Remise aux domaines ou destruction des archives.

Art. 512. Dix années après le versement aux archives des registres, pièces de correspondance ou de comptabilité, il est procédé à leur remise aux domaines, ou, selon le cas, à leur destruction.

A cet effet, l'officier d'administration gestionnaire établit, en double expédition, un inventaire (modèle n° 140). Cet inventaire, visé par le médecin-chef, est soumis à l'approbation définitive du directeur du service de santé qui indique ceux de ces documents à remettre aux domaines et ceux qu'il convient de détruire.

Sont nécessairement détruits tous documents portant à la fois le nom d'un malade et la nature de la maladie dont il était atteint; les cahiers de visite sont incinérés.

L'une des expéditions de l'inventaire est adressée au receveur des domaines chargé de la vente ; l'autre sert de décharge à l'officier d'administration gestionnaire, après que l'agent des domaines y a mentionné son récépissé.

Par exception aux dispositions qui précèdent, le registre à talon des certificats de visite et de contre-visite, ainsi que le registre à souches des certificats d'origine de blessure ou de maladie, sont conservés trente ans aux archives.

Le registre des entrées, le registre des décès, le registre des autopsies, le registre de statistique médicale, le registre matricule des officiers attachés à l'établissement, le registre d'ordres des inspecteurs généraux, le registre de correspondance, le registre des ordres de la place, le registre des malades en observation et des rapports médico-légaux, le registre des opérations pratiquées sont conservés indéfiniment.

CHAPITRE XI.

SURVEILLANCE DU SERVICE DANS LES HÔPITAUX MILITAIRES.

Objet de la surveillance.

Art. 513. La surveillance du service a pour but de vérifier :

1° L'existence réelle des personnes inscrites sur les contrôles de l'établissement, ainsi que des fonds ou des matières dont le service est détenteur;

2° L'emploi des fonds ou des matières conformément aux lois, décrets et règlements en vigueur.

Par qui exercée.

Art. 514. La surveillance du service est exercée par le directeur du service de santé.

En outre, le commandant d'armes, toutes les fois qu'il le juge utile, ou lorsqu'il en reçoit l'ordre, passe des revues d'effectif dans l'hôpital comme il est dit à l'article ci-après.

Des revues d'effectif.

Art. 515. Les revues d'effectif ont lieu, autant que possible, dans l'après-midi, entre les deux repas, en ayant égard aux exigences du service intérieur.

Le commandant d'armes informe le médecin-chef le matin de la revue.

Tous les officiers du corps de santé militaire, les officiers d'administration, les militaires des sections d'infirmiers et les malades doivent être présents.

Avant l'arrivée du commandant d'armes, le personnel de l'établissement est formé sur un rang : les médecins à la droite, puis les pharmaciens et les officiers d'administration ; enfin, mais séparément, les infirmiers militaires, sous les ordres de l'officier ou du sous-officier commandant le détachement. Chaque personnel est placé dans l'ordre des contrôles respectifs.

Le médecin-chef reçoit le commandant d'armes à son arrivée.

L'officier d'administration gestionnaire remet au commandant d'armes l'état nominatif du personnel malade à la chambre et celui des hommes de service que des motifs particuliers empêchent de paraître à la revue ; ces deux états sont certifiés par le médecin-chef.

Le commandant d'armes, accompagné du médecin-chef, fait lui-même l'appel des officiers.

Lorsque le détachement d'infirmiers est en armes, le commandant du détachement fait le commandement de mettre l'arme sur l'épaule droite au moment où le commandant d'armes se présente ; puis il fait faire en arrière du rang l'appel des sous-officiers et soldats. Le commandant d'armes se rend ensuite dans les diverses parties de l'établissement, pour constater la présence des infirmiers malades ou de service ; le médecin-chef prescrit au personnel de reprendre le service habituel.

Le commandant d'armes, accompagné du médecin-chef et de l'officier d'administration gestionnaire, fait ensuite dans chaque salle l'appel des malades. A cet effet, l'officier d'administration gestionnaire remet au commandant d'armes la liste nominative des malades de chaque salle dans l'ordre du numéro des lits (modèle nº 141).

Les dispositions qui précèdent sont également applicables aux revues que passe le directeur du service de santé.

Compte rendu des revues d'effectif.

Art. 516. Le compte rendu, en ce qui concerne le personnel sans troupe et les infirmiers militaires, est soumis aux prescriptions générales applicables à tous les personnels de l'armée (1). Pour ce qui concerne les malades, le médecin-chef remet au commandant d'armes une situation (modèle n° 142). Le commandant d'armes la conserve ou la vise et la transmet à l'autorité qui a ordonné la revue d'effectif.

Vérifications de caisse.

Art. 517. Les vérifications de caisse sont toujours inopinées; elles ont lieu au moins une fois par trimestre. Le médecin-chef y procède, soit spontanément quand il le juge convenable, soit lorsqu'il en reçoit l'ordre du Ministre, du directeur du service de santé ou de l'autorité militaire.

Le résultat de la vérification est mentionné au registre-journal des recettes et dépenses. Lorsque cette vérification donne lieu à des constatations graves, le médecin-chef en avise le directeur du service de santé.

Recensements du matériel.

Art. 518. Les recensements du matériel sont, autant que possible, inopinés. Le médecin-chef y procède, soit spontanément, soit lorsqu'il en reçoit l'ordre du Ministre, du directeur du service de santé ou de l'autorité militaire, en se conformant aux prescriptions du règlement sur la comptabilité-matières (2).

Vérifications des écritures.

Art. 519. Les vérifications d'écritures se font soit sur place dans les bureaux du pharmacien ou de l'officier d'administration gestionnaire, soit dans les bureaux du médecin-chef.

Le directeur du service de santé peut se faire adresser en communication tous les registres et documents qu'il juge utiles pour assurer la vérification dont il est chargé.

---

(1) Volume 89.
(2) Volume 27.

TITRE IV.

SERVICE DE SANTÉ DANS LES HOSPICES CIVILS ET DANS CERTAINS ÉTABLISSEMENTS SPÉCIAUX.

CHAPITRE Ier.

HOSPICES CIVILS.

SECTION Ire.

DISPOSITIONS GÉNÉRALES.

Organisation du service dans les hospices civils.

Art. 520. Le service de santé de l'armée dans les hospices civils est réglé :

1º Conformément aux dispositions de la loi du 7 juillet 1877 et du décret du 1er août 1879 (notice nº 28) ;

2º Par les prescriptions spéciales du présent règlement.

Toutes les fois que, dans les articles du règlement visés ci-après, il est question de l'*hôpital*, il y a lieu d'entendre les *salles militaires de l'hospice civil* ; l'autorité militaire et la commission administrative conservant d'ailleurs les droits et attributions définis par les articles 13 et 14 du décret du 1er août 1879.

De même, lorsque les articles visés contiennent les appellations d'*officier d'administration gestionnaire*, il y a lieu de leur substituer, suivant le cas, celles de *commission administrative*, de *délégué de l'administration*, d'*économe* ou de *receveur*.

Division des hospices civils en catégories.

Art. 521. Les hospices civils sont divisés en trois catégories :

1º Hospices civils mixtes ou militarisés dans les villes dont la garnison est d'au moins 300 hommes ;

2º Hospices civils proprement dits dans les garnisons dont l'effectif est inférieur à 300 hommes ;

3º Hospices civils situés dans les villes dépourvues de garnison.

Conventions passées avec les commissions administratives.

Art. 522. Lorsqu'il y a lieu de passer une convention nouvelle avec un hospice civil, le directeur du service de santé prépare le projet de cette convention d'après l'un des modèles prévus à la notice n° 29, et l'adresse au Ministre avec un rapport établissant tous les calculs justificatifs de chacun des éléments des différents taux de remboursement.

Après examen, le Ministre renvoie le projet avec ordre de le modifier ou de le soumettre à l'acceptation de la commission administrative de l'hospice. Si l'accord est établi, le directeur du service de santé fait parvenir au préfet du département deux expéditions du projet de convention pour que cet acte soit soumis à l'approbation du conseil municipal, conformément à l'article 7 de la loi du 7 juillet 1877.

Dès que la convention a été ainsi complétée, le préfet transmet l'une des deux expéditions au Ministre de l'intérieur et renvoie l'autre au directeur du service de santé qui la soumet à l'approbation du Ministre de la guerre par l'intermédiaire du général commandant le corps d'armée.

Lorsque la convention a été approuvée, le directeur du service de santé en délivre une expédition authentique et enregistrée à la commission administrative et au médecin-chef des salles militaires.

Exécution des conventions.

Art. 523. Le médecin-chef des salles militaires d'un hospice civil est chargé de veiller à l'exécution des conventions. A cet effet, il se met en rapport, quand il y a lieu, avec la commission administrative.

Les contestations que peut soulever l'exécution d'une convention sont soumises au général commandant le corps d'armée, qui, après avoir pris l'avis du directeur du service de santé, en fait un rapport au Ministre de la guerre.

Lorsque le Ministre donne l'ordre d'introduire une instance auprès du conseil de préfecture (1), le directeur du service de santé est chargé d'ouvrir et de suivre cette instance : le dossier de l'affaire lui est adressé à cet effet.

Le médecin-chef et la commission administrative se concertent, pour tout ce qui a trait aux écritures, aux justifications et aux comptes.

---

(1) Loi du 7 juillet 1877, article 7 (notice n° 28).

SECTION II.

HOSPICES CIVILS MIXTES OU MILITARISÉS.

$\S$ 1er. — *Personnel.*

Fixation du personnel médical et des heures de visites.

Art. 524. Dans les hospices de la première catégorie, où le service des salles militaires est assuré par les médecins militaires, leur nombre est déterminé dans chaque localité par le directeur du service de santé.

Quand les médecins ainsi désignés appartiennent exclusivement aux corps de la garnison, le général commandant le corps d'armée fixe, d'après les propositions du directeur du service de santé et du général commandant la subdivision, les heures des visites et des contre-visites, de manière à assurer le service de l'hôpital et celui des corps de troupe.

Médecin-chef.

Art. 525. Le médecin désigné pour diriger le service prend le titre de médecin-chef et en exerce les attributions.

Il a seul qualité pour entrer en relations avec la commission administrative pour tous les détails du service et pour les plaintes qu'auraient à formuler les membres du personnel placé sous ses ordres.

Il correspond directement avec la commission administrative pour tout ce qui concerne l'exécution régulière de la convention, et il rend compte immédiatement au directeur du service de santé de toutes les difficultés qui peuvent se présenter.

Il se conforme pour l'établissement de la statistique médicale aux instructions spéciales en vigueur.

Registres.

Art. 526. Le médecin-chef tient et conserve les registres indiqués dans la notice n° 10.

Fournitures de bureau.

Art. 527. La commission administrative reçoit, par les soins du service de santé, les imprimés fournis par l'administration de la guerre; elle remet au médecin-chef les registres et imprimés nécessaires à son service; elle lui délivre également, sur bons particuliers revêtus de sa signature, les fournitures de bureau.

Infirmiers militaires.

Art. 528. Lorsque les infirmiers militaires sont placés dans les hospices militarisés, le détachement est, suivant son importance, commandé par un officier d'administration ou par un sous-officier ; le chef du détachement est, pour tout ce qui concerne le service des salles militaires, placé sous les ordres du médecin-chef.

L'avancement des infirmiers militaires est réglé comme il est dit à l'article 145.

Les infirmiers militaires sont logés et nourris d'après les stipulations admises dans la convention ; ils ne peuvent être employés qu'au service des salles militaires, et ne sont autorisés à pénétrer dans la partie de l'établissement affectée aux malades civils que pour l'exécution d'un service militaire.

Ils doivent le respect aux médecins civils, aux aumôniers, aux sœurs et aux employés civils de l'établissement.

Leur installation doit, autant que possible, concorder avec le premier jour d'un trimestre.

Dans les hospices militarisés où il n'y a pas d'infirmiers militaires, la commission administrative est tenue d'affecter aux salles de malades un personnel suffisant pour assurer la tenue des cahiers de visite, des relevés et des écritures que le règlement sur le service de santé impose au médecin-chef.

Exécution du service.

Art. 529. Les dispositions des articles du titre III indiqués ci-dessous sont applicables aux hospices civils mixtes ou militarisés ; toutefois, en ce qui concerne les frais de traitement et de sépulture, ces frais sont décomptés aux prix stipulés dans les conventions, sous réserve de l'application, aux anciens militaires pensionnés ou réformés, des dispositions de l'article 201.

CHAPITRE II.

138.

140.

La rédaction de la consigne du concierge, les dispositions concernant les promenades et les autorisations de visiter les militaires malades, sont réglées par le médecin chef, de concert avec la commission administrative.

141, 143, 146, 147, 149, 150, 151, 152, 190.

CHAPITRE III.

Section Ire. — 196, 197, 198, 199, 200, 201, 202.

Section II. — 203 à 215.

Section III. — 216, 217, 218, 219, 220, 221, 222, 223, 224, 225, 226, 227, 230, 231, 232.

Section IV. — 233, 234, 235, 237, 238, 239, 240, 241.

Section V. — 247, 248, 249, 250, 251, 252, 253, 254, 256, 258, 259, 261, 262, 263, 264.

Un sous-officier est commandé chaque jour pour être de planton à l'hospice mixte, conformément au règlement sur le service de place (1).

Section VI. — 265 à 295.

Section VII et VIII. — 296 *bis* à 318 *ter*.

Section IX. — 319 à 331.

CHAPITRE IV.

Section Ire. — 334, 335, 336, 337, 338, 339, 340, 344, 345, 346, 347.

Section II. — 354.

CHAPITRE VII.

410, 431 à 435; 451 à 462.

Bains et douches à charge de remboursement.

Art. 530. Dans les hospices civils, les bains et les douches peuvent être donnés, à charge de remboursement, aux officiers non hospitalisés, dans les conditions de l'article 144, mais après entente avec la commission administrative, et dans la limite des moyens dont dispose l'établissement.

Le tarif de remboursement est réglé par la convention ou, à défaut, par un article additionnel à la convention.

§ 2. — *Matériel*.

Arsenal chirurgical.

Art. 531. Le nombre et la nature des boîtes formant l'arsenal

---

(1) Volume 75.

chirurgical sont déterminés par le Ministre de la guerre. Cet arsenal est fourni gratuitement aux hospices mixtes ou militarisés, et renouvelé par les soins de l'administration de la guerre.

Les demandes d'allocation à titre de première mise ou de remplacement sont faites dans la forme prescrite par l'article 376.

Le matériel est expédié au médecin-chef des salles militaires, qui en demeure responsable.

Lorsque, par suite d'absence de médecins militaires, le service des salles militaires est assuré par des médecins civils, l'arsenal chirurgical est remis, après inventaire, à la commission administrative, qui en devient responsable et ne peut en disposer d'aucune façon.

Dans ce cas, les boîtes et instruments sont déposés dans un endroit fermant à clef.

La commission administrative fait, dans la même forme, la remise de cet arsenal au médecin militaire qui est ensuite désigné pour diriger le service des salles militaires.

Le médecin-chef des salles militaires veille à l'entretien et à la conservation des instruments. Quand il est possible de faire sur place les réparations nécessaires, il les fait exécuter par les soins de la commission administrative qui en comprend la dépense dans ses factures trimestrielles; dans le cas contraire il en réfère au directeur du service de santé, qui prend les ordres du Ministre.

Le médecin-chef tient le carnet-inventaire de l'arsenal chirurgical (modèle n° 143); il y inscrit les boîtes et instruments existants, les mouvements qu'ils subissent, ainsi que les réparations effectuées; ces dernières sont portées par ordre de date et par nature de boîte complète ou d'instruments.

Dans le cas prévu ci-dessus où la commission administrative est temporairement dépositaire de l'arsenal chirurgical, elle conserve le carnet-inventaire. Ce carnet sert également à relater les remises du médecin-chef à la commission administrative et réciproquement.

Les dispositions relatives à la réforme du matériel dans les hôpitaux militaires sont applicables à l'arsenal chirurgical déposé dans les hospices mixtes.

Matériel du service général.

Art. 531 bis. Lorsque, en vertu des conventions passées avec les hospices mixtes, il leur est délivré à titre permanent du matériel appartenant au service de santé, la commission administrative tient, pour suivre les mouvements de ce matériel, le livret auxiliaire (modèle n° 117).

Les demandes d'allocation et de remplacement sont établies dans la forme prévue à l'article 376.

Gestion (1).

Art. 531 *ter*. Les arsenaux chirurgicaux et le matériel fourni aux hospices militarisés dans les conditions exceptionnelles déterminées par l'article 531 *bis* sont considérés comme matériel annexe de l'hôpital militaire régional ou de l'un des hôpitaux militaires assignés dans la région; à défaut d'hôpital militaire, ils sont rattachés à une gestion de matériel du service de santé. L'officier d'administration gestionnaire, pour la tenue de ses écritures, reçoit toutes les pièces justificatives des mouvements de ce matériel. Il reçoit en outre chaque année, pour les arsenaux chirurgicaux, un certificat d'existence (modèle n° 145) établi à la date du 31 décembre par chacun des médecins-chefs des hospices militarisés de son ressort; ce certificat d'existence est établi par la commission administrative dans le cas prévu au 9me alinéa de l'article 531. Pour le matériel du service général, la commission administrative adresse chaque année à l'officier d'administration gestionnaire le livret auxiliaire (modèle n° 117) de l'année précédente arrêté au 31 décembre.

§ 3. — *Comptabilité*.

Art. 532, 533, 534, 535 et 536 supprimés. (Voir notice n° 10.)

SECTION III.

HOSPICES CIVILS PROPREMENT DITS.

Dispositions spéciales à ces hospices.

Art. 537. Les militaires admis dans les hospices civils propre-

---

(1) *Circulaire concernant la gestion de l'arsenal chirurgical des salles militaires des hospices mixtes.*

Paris, le 14 mars 1903.

Pour permettre d'assurer la corrélation entre les quantités inscrites, à la date du 1er janvier de chaque année, au carnet inventaire de l'arsenal chirurgical mis à la disposition des médecins-chefs des salles militaires ou des commissions administratives des hospices mixtes, et les écritures de l'hôpital militaire ou du dépôt de matériel dont dépendent ces établissements, le certificat d'existence (modèle 145) produit en vertu de l'article 531 *ter* du règlement sur le service de santé de l'armée à l'intérieur devra être renvoyé, dans le courant de janvier, au médecin-chef intéressé ou à la commission administrative, après avoir été revêtu du visa de conformité par le gestionnaire de l'hôpital militaire ou du dépôt de matériel.

ment dits sont soumis au régime particulier de l'établissement; ils sont soignés par les médecins civils de l'hospice.

Les médecins militaires de la garnison ont le droit de les visiter; mais ils ne peuvent s'immiscer dans le traitement, ni donner aucun ordre dans le service.

Les militaires traités dans les hospices civils proprement dits sont placés sous la surveillance spéciale du commandant d'armes, qui veille à l'exécution de celles des dispositions de la convention intéressant le traitement des militaires malades, présente quand il y a lieu ses observations à la commission administrative, et en rend compte au général commandant la subdivision.

La commission administrative fournit directement à l'autorité militaire locale ou au directeur du service de santé, selon le cas, les diverses situations ou états qui, dans un hospice militarisé, sont adressées à ces autorités par les soins et sous la responsabilité du médecin-chef.

Exécution du service.

Art. 538. Les dispositions des articles du titre III indiqués ci-dessous sont applicables aux hospices proprement dits; toutefois, en ce qui concerne les frais de traitement et de sépulture, ces frais sont décomptés aux prix stipulés dans les conventions, sous réserve de l'application, aux anciens militaires pensionnés ou réformés, des dispositions de l'article 201.

CHAPITRE III.

Section Ire. — 196, 197, 198, 199, 200, 201, 202.

Section II. — 203 à 215.

Section III. — 216, 225.

Section IV. — 233, 237, 238, 240.

Section V. — 247, 248, 249, 250, 253, 254, 256, 258, 259, 261 à 264.

Section VI. — 265 à 295.

Section VII et VIII. — 296 *bis* à 318 *ter*.

Section IX. — 319 à 331.

CHAPITRE IV.

Section Ire. — 334, 335, 336, 337, 338, 339, 340, 344, 345, 346, 347.

Section II. — 354.

Chapitre VII.

431 à 435, 451 à 462.

La commission administrative tient les registres, fournit les états, établit les comptes et est remboursée de ses dépenses dans les formes prescrites pour les hospices mixtes par la notice n° 10.

SECTION IV.

HOSPICES CIVILS SITUÉS DANS LES VILLES DÉPOURVUES DE GARNISON.

Dispositions spéciales à ces hospices.

Art. 539. Les dispositions de l'article 537 sont, en principe, applicables aux hospices situés dans une ville dépourvue de garnison.

En outre, l'entrée et la sortie de chaque militaire sont signalées au commandant de la gendarmerie. L'officier de gendarmerie commandant l'arrondissement en rend compte immédiatement et directement, par un bulletin, au directeur du service de santé.

Exécution du service.

Art. 540. Les dispositions des articles du titre III indiqués ci-dessous sont applicables aux hospices situés dans les villes dépourvues de garnison ; toutefois, en ce qui concerne les frais de traitement et de sépulture, ces frais sont décomptés aux prix stipulés dans les conventions, sous la réserve de l'application, aux anciens militaires pensionnés ou réformés, des dispositions de l'article 201.

Chapitre III.

196 à 201, 202 à 216, 225, 233, 237, 238, 240, 247 à 250, 253, 254, 256, 258, 259, 261 à 301.

Chapitre IV.

Section Ire. — 334 à 340, 344 à 347.
Section II. — 354.

Chapitre VII.

431 à 435, 451 à 462.

La commission administrative tient les registres, fournit les états, établit les comptes et est remboursée de ses dépenses dans les formes prescrites pour les hospices mixtes par la notice n° 10.

CHAPITRE II.

ÉTABLISSEMENTS SPÉCIAUX

SECTION Ire.

ÉTABLISSEMENTS CIVILS D'EAUX MINÉRALES.

Désignation de ces établissements.

Art. 541. Les établissements civils d'eaux minérales dans lesquels les malades peuvent être traités au compte du département de la guerre sont désignés par le Ministre.

Une convention spéciale détermine les conditions de traitement; elle est préparée comme il est dit à l'article 522, et ne devient exécutoire qu'après avoir reçu l'approbation du Ministre; cette convention détermine aussi les conditions dans lesquelles les militaires non hospitalisés peuvent être autorisés à prendre des bains et des douches.

Exécution du service.

Art. 542. Les dispositions des articles du titre III indiqués ci-dessous sont applicables à ces établissements; toutefois, en ce qui concerne les frais de traitement et de sépulture, ces frais sont décomptés aux prix stipulés dans les conventions, sous réserve de l'application, aux anciens militaires pensionnés ou réformés, des dispositions de l'article 201.

CHAPITRE III.

196, 197, 198, 199, 200, 201, 202, 203, 204, 205, 206, 207, 208, 209, 211, 212, 214, 214 *bis*, 215, 216, 225, 233, 237, 238, 240, 247, 248, 249, 250, 253, 254, 256, 258, 259, 261, 262, 263, 264, 265 à 318 *ter*.

CHAPITRE IV.

334, 335, 346, 348, 349, 350, 351, 352.

CHAPITRE VII.

431 à 435, 451 à 462.

Le remboursement des dépenses est effectué dans les mêmes formes que pour les hospices mixtes (notice nº 10).

SECTION II.
ÉTABLISSEMENTS D'ALIÉNÉS.

Désignation des établissements.

Art. 543. Les établissements destinés à recevoir les militaires en activité de service atteints d'aliénation mentale sont désignés par le Ministre de la guerre.

Une convention spéciale règle les conditions de leur traitement; elle est préparée comme il est dit à l'article 522. Après accord avec le préfet du département, agissant en vertu d'une délibération conforme du conseil général du département, elle est soumise à l'approbation du Ministre par le général commandant le corps d'armée.

Formalités à remplir pour l'admission.

Art. 544. En principe, toute demande d'admission d'un militaire dans un établissement d'aliénés est établie par le général commandant la subdivision, et adressée, dans les départements, au préfet; à Paris, au préfet de police.

En cas de danger imminent, la demande est adressée au commissaire de police, à Paris, et au maire dans les autres communes.

Elle est accompagnée :

1º De l'état signalétique et des services du militaire;

2º D'un certificat du médecin-chef indiquant les caractères de la maladie et constatant l'état mental du militaire ainsi que la nécessité de le tenir renfermé dans un établissement d'aliénés.

Traitement des malades.

Art. 545. Les malades sont traités aux frais du département de la guerre, dans les conditions stipulées par la convention, et jusqu'à ce qu'il ait été statué sur leur position.

Documents à fournir.

Art. 546. Le directeur de l'établissement adresse au directeur du service de santé, pour être transmis au Ministre :

A. Immédiatement après l'admission :

1º Le bulletin d'admission (modèle nº 46) ;
2º L'état signalétique et des services ;
3º Un certificat établi par le médecin en chef de l'établissement.

B. En cas de sortie ou de décès :

Un bulletin de sortie ou de décès (modèle nº 46).

C. En cas de mutation pour ordre (réforme, retraite, non-activité) :

1º Un bulletin de mutation pour ordre (modèle nº 46) :

(Ce bulletin est établi et adressé *immédiatement* après la réception de l'état de mutations modèle nº 64, qui, aux termes de l'article 280, 3º alinéa, est transmis au directeur de l'établissement aussitôt que le malade est placé dans une des positions visées ci-dessus).

2º Si le malade doit être maintenu en traitement, un certificat établi par le médecin en chef de l'établissement.

D. Mensuellement :

L'état nominatif des militaires traités (modèle nº 145 *bis*).

(Cet état est établi distinctement pour les militaires appartenant aux troupes métropolitaines et aux troupes coloniales.)

Le directeur de l'établissement adresse, en outre, au directeur du service de santé, qui la conserve, la situation mensuelle des malades (modèle nº 37) prévue par l'article 148.

Exécution du service.

Art. 547. Les dispositions des articles du titre III visés ci-dessous sont applicables à ces établissements :

CHAPITRE III.

202, 262, 263.
265 à 331.

CHAPITRE VII.

451 à 462.
Le remboursement des dépenses est effectué dans les mêmes formes que pour les hospices mixtes (notice nº 10).

CHAPITRE III.

SURVEILLANCE DU SERVICE DANS LES HOSPICES CIVILS ET DANS LES
ÉTABLISSEMENTS SPÉCIAUX.

Objet de la surveillance du service.

Art. 548. Dans les hospices civils et dans les établissements
spéciaux, la surveillance du service est limitée :

1° A la constatation de la présence du personnel militaire et
des malades inscrits sur les contrôles ;

2° Au recensement des instruments de chirurgie, et, quand il
y a lieu, du matériel appartenant à l'Etat ;

3° A la vérification des dépôts de valeurs et des effets déposés ;

4° A la vérification des écritures tenues pour le service militaire.

Cette surveillance est exercée comme il est dit à l'article 514.

Des revues d'effectif.

Art. 549. Les avis de l'autorité militaire locale, relativement
aux revues d'effectif, sont transmis simultanément, d'une part, au
médecin militaire chef des salles militaires, et, d'autre part, à
la commission administrative ou au directeur de l'établissement
spécial ; ils sont seulement transmis à la commission et au directeur, quand le service des salles militaires n'est pas fait par
un médecin de l'armée.

La commission administrative de l'hospice civil ou le directeur
d'un établissement spécial se conforme aux deux derniers alinéas de l'article 515 et au premier alinéa de l'article 516, qui sont
applicables aux hospices civils ou aux établissements spéciaux.

Des recensements de matériel, de valeurs ou dépôts,
et des vérifications d'écritures.

Art. 550. Dans les hospices civils et dans les établissements
spéciaux, les opérations de surveillance relatives au recensement
du matériel qui appartient à l'Etat, à la vérification des dépôts
ou des effets déposés et aux vérifications d'écritures, se font directement avec les agents compétents de l'administration de l'hospice ou de l'établissement spécial.

Les dispositions des articles 518 et 519 qui précèdent sont applicables aux hospices civils et aux établissements spéciaux.

TITRE V.

DISPOSITIONS SPÉCIALES AU MATÉRIEL DE MOBILISATION DU SERVICE DE SANTÉ.

Gestion du matériel.

Art. 551. Le matériel de mobilisation du service de santé est géré conformément au règlement et à l'instruction sur la comptabilité-matières (1) :

1o Dans les corps de troupe, par les conseils d'administration de ces corps ;

2o Dans les hôpitaux militaires et dans leurs annexes, par les officiers d'administration gestionnaires desdits hôpitaux ;

3o Dans les magasins et dépôts de matériel du service de santé, par les officiers d'administration gestionnaires de ces magasins ou dépôts ;

4o Dans les magasins des autres services de la guerre et dans leurs annexes, par les comptables de ces magasins.

Surveillance du matériel.

Art. 552. Le matériel de mobilisation est visité tous les six mois au moins, savoir :

1o Dans les corps de troupe, par le médecin-chef de service en présence d'un délégué du conseil d'administration ;

2o Dans les hôpitaux militaires, par le médecin-chef ou son délégué, avec le concours de l'officier d'administration gestionnaire et d'un pharmacien ;

3o Dans les magasins et dépôts de matériel ainsi que dans les établissements appartenant à d'autres services, par un médecin militaire que désigne le directeur du service de santé ; notification de cette désignation est faite, le cas échéant, aux services intéressés. Ce médecin examine le matériel avec le concours de

____

(1) Volume 27.

l'officier d'administration gestionnaire ou du consignataire et d'un pharmacien.

Les résultats de chaque visite sont consignés dans un rapport sommaire relatant l'existence du complet, l'état d'entretien, ainsi que les réparations et échanges reconnus nécessaires. Ce rapport est adressé au directeur du service de santé du corps d'armée, qui provoque les mesures utiles.

Les pertes et avaries sont constatées au moyen de procès-verbaux rapportés dans les conditions prévues à l'article 397.

Situations du matériel.

Art. 553. Pour toute gestion du matériel de mobilisation du service de santé, il est établi une situation (modèle n° 1) de ce matériel qui est adressée au directeur du service de santé, comme il est dit à l'article 11.

Entretien du matériel.

Art. 553 *bis*. La notice n° 34 donne les instructions nécessaires pour l'entretien et la conservation des approvisionnements.

Les résultats des visites et manutentions sont consignés sur le carnet auxiliaire modèle n° 146 *bis*, tenu dans chaque corps de troupe ou établissement.

Dépenses d'entretien et de réparation du matériel.

Art. 554. Les dépenses d'entretien et de réparation du matériel de mobilisation sont imputées au budget ordinaire et payées sur les frais d'exploitation du service de santé au titre de l'entretien du matériel de la réserve de guerre.

Dans les dépôts de matériel, l'officier d'administration gestionnaire se conforme, pour la justification des dépenses, aux dispositions de la notice n° 10.

Dans les corps de troupe ces dépenses sont acquittées et remboursées comme il est dit à l'article 85.

Echanges ou remplacements des médicaments et du matérie de la réserve de guerre.

Art. 555. La réserve de guerre doit être constamment maintenue en bon état et au complet; il peut être fait des échanges de médicaments et de matériel entre le service courant et la réserve de guerre, en vue d'assurer la conservation des approvisionnements.

Quand les échanges peuvent être faits sur place, ils sont autorisés : dans les corps de troupe, par les conseils d'administration, et, dans les établissements, par l'autorité dont relève le gestionnaire.

Dans le cas contraire, ils sont autorisés par le général commandant le corps d'armée, à condition qu'ils puissent être opérés dans l'intérieur du corps d'armée.

Il est procédé dans les mêmes conditions pour les remplacements.

Lorsque les échanges ou remplacements ne peuvent être effectués dans le corps d'armée, une demande motivée est adressée au Ministre, en triple expédition, dans la forme prévue à l'article 76 pour les corps de troupe et à l'article 376 pour les établissements du service de santé. En ce qui concerne ces établissements, les demandes de médicaments sont dressées par l'officier d'administration gestionnaire, seul responsable des approvisionnements.

Gestion du matériel de mobilisation appartenant à des services différents.

Art. 556. Lorsque du matériel de mobilisation de services différents est entreposé dans les établissements du service de santé, ce matériel est géré conformément au règlement et à l'instruction sur la comptabilité-matières (1).

TITRE VI.

MAGASINS D'APPROVISIONNEMENT DU SERVICE DE SANTÉ ET PHARMACIES RÉGIONALES.

CHAPITRE Ier.

MAGASINS D'APPROVISIONNEMENT DU SERVICE DE SANTÉ.

Classement des magasins.

Art. 557. Les magasins d'approvisionnement du service de santé sont, conformément à l'article 7 de la loi du 16 mars 1882, placés

---

(1) Volume 27.

sous l'autorité immédiate du Ministre, qui règle leur fonctionnement ainsi que les approvisionnements à constituer et à entre-
nir dans chacun d'eux.

Le Ministre dispose seul du matériel et des approvisionnements
emmagasinés dans ces établissements.

Les magasins d'approvisionnement comprennent :

1° Les pharmacies d'approvisionnement;

2° Les magasins de matériel.

Direction.

Art. 558. Les magasins d'approvisionnement du service de
santé sont placés sous la direction des directeurs du service de
santé des gouvernements militaires ou des corps d'armée.

Gestion.

Art. 559. L'officier gestionnaire d'un magasin d'approvisionnement est, sous l'autorité du directeur du service de santé, le
chef de service de l'établissement. Il est comptable des deniers et
des matières, effets ou objets dont il a donné récépissé. Il est tenu
de fournir un cautionnement dont l'importance est déterminée
par le Ministre.

Il garde les locaux qui lui sont confiés pour l'exploitation du
service. Il prend charge du matériel pour le compte de l'Etat, et
veille à la conservation de tous les approvisionnements.

Il assure l'exécution des ordres d'expéditions de matériel et de
tous ceux qui concernent le service.

Il assure l'ordre, la police et la discipline dans l'établissement.

Il est l'intermédiaire hiérarchique entre le personnel militaire
et civil et le directeur. Il répartit le service entre ce personnel, et
a l'initiative des propositions de toute nature en sa faveur.

En cas d'absence de l'officier gestionnaire, on se conforme à
l'article 156 du règlement.

Personnel.

Art. 560. La composition du personnel dans les magasins d'approvisionnement est arrêtée par le Ministre.

Personnel militaire.

Art. 561. Le personnel militaire est subordonné à l'autorité militaire en ce qui concerne la police et la discipline générales. Il relève du chef de service de l'établissement pour la police et la discipline intérieures.

Les dispositions des articles 130 et 131 sont applicables au personnel militaire en sous-ordre.

Le service personnel des officiers employés dans les magasins d'approvisionnement est assuré par des ordonnances pris au dépôt le plus voisin et dans les conditions prévues à l'article 136.

Personnel civil.

Art. 562. Le personnel civil employé dans les magasins d'approvisionnement comprend :

1º Des commis de diverses classes ;

2º Des ouvriers d'exploitation de diverses classes ;

3º Des ouvrières d'exploitation de diverses classes.

Quand les cadres des employés civils titulaires arrêtés par le Ministre sont insuffisants, les magasins peuvent être autorisés par le directeur à prendre des auxiliaires qui sont licenciés dès que leur concours n'est plus utile.

Le mode de recrutement, d'avancement, de licenciement ou de retraite des employés civils, la discipline à laquelle ils sont astreints et les devoirs qu'ils ont à remplir sont déterminés par le Ministre.

Bâtiments et locaux.

Art. 563. Les magasins d'approvisionnement sont régis par les dispositions du règlement sur le service du casernement (1).

L'assiette des locaux est signée par le gestionnaire.

La composition des locaux à affecter aux différents magasins est arrêtée par le Ministre.

Réception du matériel. — Expéditions.

Art. 564. Le matériel fourni par l'industrie privée est reçu par des commissions spéciales instituées par le Ministre. Pour chaque commission fonctionnant dans un magasin, il est tenu un registre des procès-verbaux des séances.

Les objets de consommation, d'emballage et ceux qui sont né-

---

(1) Volume 51.

cessaires au fonctionnement intérieur de l'établissement, sont reçus directement par le gestionnaire.

Les expéditions de matériel s'effectuent d'après les ordres du Ministre de la guerre.

Comptabilité.

Art. 565. Supprimé (voir notice n° 10).

Justification des dépenses.

Art. 566. Les dispositions de l'article 465 relatives aux justifications des dépenses sont applicables, en ce qui les concerne, aux magasins d'approvisionnement.

Situations.

Art. 567. Les magasins d'approvisionnement produisent trimestriellement une situation (modèle n° 149 pour les pharmacies et modèle n° 150 pour les magasins) faisant connaître les existants au dernier jour du trimestre. Ce document est adressé au Ministre par l'intermédiaire du directeur. (Notice n° 10.)

Archives.

Art. 568. Les dispositions des articles 511 et 512 sont applicables, en ce qui les concerne, aux magasins d'approvisionnement.

Dispositions spéciales aux pharmacies d'approvisionnement.

Art. 569. Les pharmacies d'approvisionnement sont chargées de la constitution des approvisionnements en médicaments, réactifs et accessoires et en matériel spécial de pharmacie.

La gestion des pharmacies d'approvisionnement est confiée à un pharmacien militaire.

Les médicaments composés dont la qualité est difficile à contrôler, ainsi que tous ceux dont la préparation est avantageuse et économique, sont préparés par les pharmacies d'approvisionnement. Les autres médicaments sont demandés à l'industrie privée par voie d'adjudication, de marché de gré à gré, ou d'achat sur place suivant les cas.

Toutes les substances médicamenteuses livrées aux pharmacies d'approvisionnement doivent être rigoureusement analysées avant d'être soumises à l'acceptation de la commission de réception. Ces analyses, ainsi que toutes celles qui sont exécutées à divers titres dans le laboratoire de l'établissement, sont consignées sur un registre spécial.

Les médicaments, réactifs et accessoires expédiés aux hôpitaux, font l'objet de sorties réelles conformément à l'article 391.

Les pharmacies d'approvisionnement produisent trimestriellement une situation (modèle n° 151) faisant connaître les existants en médicaments; cette situation est adressée au Ministre en même temps que celle du matériel prévue à l'article 567 et à la notice n° 10.

Tous les médicaments existant en magasin portent une étiquette faisant mention de la date de la préparation ou de la réception.

Cette mention est reproduite sur les étiquettes des médicaments à expédier aux divers services ou établissements.

CHAPITRE II.

PHARMACIES RÉGIONALES.

Organisation et fonctionnement.

Art. 570. Dans les corps d'armée dépourvus d'hôpitaux militaires, il peut être institué par le Ministre une pharmacie régionale dans le but d'assurer : 1° la surveillance et l'entretien des médicaments et du matériel spécial qui existent dans les approvisionnements du service de santé en campagne entreposés dans la région; 2° la livraison, aux infirmeries régimentaires et vétérinaires du corps d'armée, des médicaments et objets dont le renouvellement s'impose dans lesdits approvisionnements, ainsi que de tous les autres médicaments et objets figurant dans les nomenclatures spéciales des infirmeries, lorsque le Ministre en aura donné l'ordre; 3° l'exécution des analyses, essais ou expertises qui sont demandés par l'intermédiaire du directeur du service de santé, dans l'intérêt des différents services.

Le pharmacien dirige, sous l'autorité du directeur du service de santé, le service de la pharmacie régionale.

Il tient, s'il y a lieu, les registres ouverts par les pharmaciens dans les hôpitaux militaires et produit un compte annuel des médicaments (notice n° 10).

Il produit également un compte annuel des réactifs (notice n° 10).

Le matériel d'exploitation mis à la disposition de la pharmacie régionale est compris dans le compte de gestion de l'officier d'administration gestionnaire du dépôt de matériel du service de santé en campagne.

Les relations de service entre le pharmacien et l'officier d'administration gestionnaire sont les mêmes que celles prévues par le règlement dans les hôpitaux militaires.

DISPOSITIONS TRANSITOIRES.

Dispositions transitoires concernant les hospices civils et les établissements spéciaux.

Art. 571. Les dispositions contenues dans le titre IV du présent règlement qui ne seraient pas prévues par les conventions actuellement en vigueur, passées avec les commissions administratives des hospices civils ou des établissements spéciaux, et qui constitueraient des charges nouvelles, ne seront obligatoires, pour ces hospices ou établissements, que lorsque sera intervenue une convention nouvelle ou une modification aux conventions existantes dans les conditions prévues à l'article 7 de la loi du 7 juillet 1877.

DISPOSITIONS FINALES.

Abrogation des règlements, décisions, etc., antérieurs.

Art. 572. Toutes les dispositions antérieures au présent règlement, relatives au service de santé, sont et demeurent abrogées.

Exécution du présent décret.

Art. 573. Le Ministre de la guerre est chargé d'assurer l'exécution du présent décret et de déterminer les modifications qu'il y aurait lieu d'apporter aux notices et aux modèles qui y sont annexés.

TABLEAU ET NOTICES

ANNEXÉS

AU PRÉSENT RÈGLEMENT

Art. 164 du Règlement. **NOMBRE D'INFIRMIERS MILITAIRES A ATTACHER A CHAQUE HOPITAL.** Tableau A.

Effectif invariable quel que soit le nombre des malades traités.

CLASSES.	Infirmiers, commis aux écritures ou secrétaires.	Concierge.	Cuisine.	Pharmacie (1).	Magasin-Buanderie.	Dépense.	Propreté et entretien.	Bains, Hydrothérapie.	Service du culte.	Chirurgie, chambre de garde des médecins.	Sergent surveillant.	Sergent-vaguemestre.	Planton permanent pour les courses extérieures.	Chambre de garde des officiers d'administration.	Jardinier.
Val-de-Grâce	8	2	7	6	10	2	8	3	1	2	1	1	1	1	3
1re classe...	4	1	4	4	5	2	4	2	1	1	1	1	1	1	2
2e —	3	1	3	3	4	2	3	2	1	1	1	1	1	1	2
3e —	3	1	3	3	3	1	3	1	1	1	1		»	»	1
4e —	2	1	2	3	2	1	2	1	1	1	1		»	»	1
5e —	1	1	1	2	2	1	1	1	»	1	1		»	»	1
6e —	1	1	1	1	1	1	1	1	»	1	1		»	»	1

CLASSES.	Perruquier des malades.	Perruquier du détachement d'infirmiers militaires.	Peinturage. Badigeonnage.	Vestiaire. Magasin des sacs.	Bûcher et magasin de combustibles.	Lampiste-gazier.	Matelasserie.	Menuisier.	Serrurier.	Ferblantier-étameur.	Cordonnier.	Tailleur.	Chauffeur-mécanicien.	Réfectoire des malades.	Presse autographique.	Ordinaire des infirmiers.	Totaux de l'effectif.	OBSERVATIONS.
Val-de-Grâce	1	1	5	2	1	1	2	1	1	1	1	1	2	1	1	2	77	
1re classe...	1	1	3	1	1	1	2	1	1	1	1	1	1	1	»	2	53	
2e —	1	1	2	1	1	1	1	1	1	1	1	1	»	1	»	2	45	
3e —	1	»	2	1	1		1	1	1		1	1	»	1	»	2	35	
4e —	1	»	2	»	1		1	1	1		1	1	»	1	»	1	29	
5e —	1	»	1	»	1		1	1	1		1	»	»	1	»	1	22	
6e —	1	»	1	»	1		1	1	1		1	»	»	1	»	1	20	

(1) Dont 1 infirmier de visite (de pharmacie) sur 2 et 3 infirmiers, et 2 sur 4 et 6.

Effectif variable suivant le nombre des malades traités.

Infirmiers de visite :
- Un groupe de trois par division de malades.
- Un infirmier-major, sergent ou caporal, par division de malades.

Infirmiers d'exploitation :
- Un infirmier par trois officiers traités.
- Un infirmier par cinq sous-officiers traités.
- Un infirmier par huit soldats traités.
- Un infirmier ordonnance par officier du corps de santé ou d'administration non monté.

Eventualités :
- Pour remplacer les infirmiers malades à la chambre, ceux en congé ou en permission, ceux à l'hôpital, et pour fournir des plantons près des grands malades................................ } 1/10 de l'effectif variable.
- Pour l'entretien et la conservation du matériel de mobilisation...............................

NOTICE N° 1.

Loi du 16 mars 1882, sur l'administration de l'armée.

La loi du 16 mars 1882 sur l'administration de l'armée, modifiée par la loi du 1er juillet 1889 portant autonomie complète du service de santé militaire, et par la loi du 28 avril 1900 en ce qui concerne les officiers d'administration des services de l'intendance et de santé, est insérée au volume n° 64 de l'édition méthodique.

Articles 17 et 466
du Règlement.

NOTICE N° 2.

Indemnités à allouer aux médecins et pharmaciens civils requis.

Les indemnités à allouer aux médecins civils requis pour l'exécution du service de santé dans les hôpitaux militaires, les salles militaires des hospices mixtes et dans les corps de troupe, sont déterminées comme il suit :

La constatation des dépenses résultant du service fait a lieu au moyen de la déclaration (modèle A ou B ci-annexé) établie en double expédition, dont une timbrée, par le médecin civil requis.

Il est alloué, suivant le cas, l'une des indemnités ci-après :

A.   *Dans les hôpitaux militaires ou les hospices mixtes :*

a) 800 francs par an aux médecins requis dans le lieu de leur domicile;

b) 1.200 francs par an aux médecins requis hors le lieu de leur domicile. Ces derniers auront droit, en outre, aux frais de déplacement pour l'aller et le retour.

B.   *Dans les corps de troupe :*

3 francs par homme et par an. Cette indemnité est calculée sur le nombre de journées de présence que donne l'effectif du corps ou de la portion de corps en station pendant la durée du service. La somme à payer ne doit jamais dépasser 100 francs par mois, alors même que le décompte ferait ressortir une somme supérieure. Afin de mettre le montant de la rétribution en rapport avec la position sociale de celui qui exerce la profession de médecin, le minimum au-dessous duquel il n'y aura rien à payer est fixé à 15 francs, à moins d'une réclamation formelle du médecin requis pour les soins qu'il aura pu donner à des militaires.

La somme maximum de 100 francs par mois pouvant être atteinte, en raison de l'importance du service, pour une période inférieure à un mois, il y a lieu, dans ce cas, de payer la somme due au médecin requis, et dans la limite de 100 francs pour un laps de temps moindre de trente jours, pendant lequel il aurait exercé ses fonctions.

Dans le cas où le médecin civil aurait fait simultanément le service dans plusieurs corps ou détachements, les déclarations du service fait par corps ou détachement seront récapitulées dans un décompte général timbré établi par le directeur du service de santé et arrêté par lui, avec mention de l'ordonnancement. L'établissement de ce bordereau dispense du timbre les déclarations qui y sont annexées;

C.   *Dans les hôpitaux ou hospices et dans les corps de troupe :*

1.200 francs par an aux médecins civils requis pour assurer simultanément, dans le lieu de leur domicile, le service dans les hôpitaux militaires ou les salles militaires des hospices mixtes et dans les corps de troupe.

Dans les cas exceptionnels où il serait nécessaire de déroger à ces diverses fixations, le général commandant le corps d'armée adresserait au Ministre des propositions pour le taux de l'indemnité à allouer.

Les chefs de détachements topographiques sont autorisés, le cas échéant, à requérir directement les médecins civils pour eux et leurs hommes; les honoraires dus à ces médecins, ainsi que les frais de médicaments pour les hommes de troupe, seront payés par ces chefs de détachements, sous réserve de remboursement ultérieur, par le service de santé, sur la production de déclarations quittancées. Les officiers se procureront à leurs frais les médicaments qui leur seront prescrits.

Les directeurs de l'artillerie et du génie sont également autorisés à requérir des médecins civils pour les gardiens de batterie titulaires et les adjudants d'administration du génie, à l'exclusion de leur famille, lorsque ceux-ci se trouvent dans des postes trop éloignés pour leur permettre d'avoir recours, comme les militaires résidant dans une ville de garnison, aux soins des médecins militaires. Toutefois, ces réquisitions n'auront lieu que pour les premiers soins; dans le cas de maladie grave ou de longue durée, les intéressés devront être dirigés sur l'hôpital militaire ou l'hospice mixte le plus rapproché.

Les honoraires dus aux médecins requis pour ces gardiens de batterie et ces adjudants d'administration du génie, ainsi que les frais de médicaments, seront payés par les directeurs du service de santé d'après les tarifs habituellement admis.

En cas de réquisition d'un pharmacien civil pour faire le service dans un hôpital militaire, le général commandant le corps d'armée adresse au Ministre des propositions pour le taux de l'indemnité à allouer. La constatation de la dépense résultant du service fait a lieu au moyen d'une déclaration établie par le pharmacien civil, en double expédition, dont une timbrée.

<table>
<tr><td>

ᵉ CORPS D'ARMÉE.

—

DÉPARTEMENT d

—

PLACE d

Exercice 19 :

</td><td>

Article 17
du Règlement.

</td></tr>
</table>

MODÈLE A.

M.   MÉDECIN CIVIL.

Je soussigné, médecin civil demeurant à   , déclare avoir donné mes soins aux militaires du   en garnison dans cette place, et avoir fait du   au   les diverses visites prescrites par la réquisition de M. le directeur du service de santé du   ᵉ corps d'armée, en date du

A   le   19   .

Vu pour la légalisation de la signature de M.   , médecin civil.

Maire d

Nous (*Membre du Conseil d'administration, Officier commandant le détachement*) certifions que M.   , méd cin civil, a donné ses soins du   au   , aux militaires du   régiment (*ou du détachement*) de   dont l'effectif moyen a été de (*en toutes lettres*).

Le décompte de l'indemnité qui lui est due s'établit ainsi qu'il suit :

. . . . : . . . . .
. . . .

                              Somme nette à payer............

              A   le   19   .

          Vu :

Le Sous-Intendant militaire,

Arrêté, à la somme totale de laquelle a été ordonnancée au profit de M.   , suivant mandat nᵒ   , en date

A   , le   19   .

Le Directeur du service de santé,

NOTA. Ce modèle s'applique exclusivement aux corps de troupe et aux détachements.

Notice n° 2.

e CORPS D'ARMÉE.
—
Département d
—
Place d

Exercice 19 .

MODÈLE B.

Article 17
du Règlement.

(1) Médecin ou pharma-
cien civil.
(2) A l'hôpital militaire
de   ou dans les
salles militaires de l'hospice mixte de
(3) Directeur du service
de santé ou médecin-chef.

M.   (1)

Je soussigné (1)   demeurant à   , déclare
avoir fait le service (2)
du   au   , en exécution de la
réquisition de M. le directeur du service de santé du   e corps
d'armée, en date du

A   , le   19 .

Vu pour la légalisation de la signature de M.   ,
(1)

Le Maire d

Nous (3),
certifions que M.   , (1)   , a fait le
service (2)
du   au   19   , et que le décompte
de l'indemnité qui lui est due s'établit ainsi qu'il suit :

. . . .
. . . .

Somme nette à payer...........

A   , le   19 .

Arrêté, à la somme totale de   ,
laquelle a été ordonnancée au profit de M.   , suivant
mandat n°   , en date

A   , le   19 .

Le Directeur du service de santé.

NOTICE N° 3

Sur la pratique de la vaccination et de la revaccination dans l'armée.

Les vaccinations et les revaccinations dans l'armée se font, soit directement de génisse à bras, soit à l'aide du vaccin animal fourni par les divers centres vaccinogènes, sous forme de pulpe glycérinée.

Ce dernier produit, préparé dans de bonnes conditions, est, en effet, complètement exempt de dangers, et c'est à lui que l'on aura recours dans la généralité des cas. Mais la vaccination de génisse à bras n'en reste pas moins une méthode de choix, et elle pourra être utilisée dans les garnisons où il existe un centre vaccinogène.

En conséquence, les vaccinations de bras à bras seront abandonnées et on ne fera plus usage ni de lymphe conservée, ni de pulpe desséchée.

I. — ORGANISATION GÉNÉRALE DU SERVICE DE LA VACCINE.

Les médecins-chefs, dans les corps de troupe et établissements militaires (écoles, hôpitaux militaires, salles militaires des hospices mixtes ou militarisés, infirmeries-hôpitaux, dépôts de convalescents, prisons militaires, pénitenciers, ateliers de travaux publics) sont chargés respectivement du service des vaccinations et des revaccinations du personnel des corps de troupe, écoles et hôpitaux.

Les médecins-chefs dans les corps de troupe, écoles, dépôts de convalescents, prisons militaires, pénitenciers, ateliers de travaux publics, sont tenus :

1° De vacciner ou de revacciner tous les jeunes soldats ou élèves, dès leur arrivée au corps et aux écoles ;

2° De renouveler l'opération sur les hommes des contingents antérieurs chez lesquels l'inoculation est restée stérile et sur les sujets réfractaires pendant l'année qui suit le premier essai, en ayant soin de laisser au moins un espace de deux mois entre les deux inoculations ;

3° De vacciner ou de revacciner tous les hommes de la réserve, de l'armée territoriale, à la disposition, etc..., à l'occasion des périodes d'exercice pendant lesquelles ils sont convoqués, à l'exception de ceux dont le livret individuel portera la mention d'une vaccination ou revaccination opérée avec succès certain depuis moins de huit ans, ainsi que de ceux qui produiront, à leur arrivée au corps, un certificat établi par un docteur en médecine et dûment légalisé, constatant qu'ils ont subi une vaccination ou revaccination suivie de succès certain dont la date sera indiquée et ne devra pas être antérieure à une période de huit années ;

4° De soumettre à la revaccination, en temps d'épidémie variolique, tous les hommes chez lesquels les inoculations antérieures seraient restées stériles.

Tous les hommes de troupe, à quelque arme ou service qu'ils appartiennent, ainsi que les sous-officiers, sont, sans aucune exception, soumis à ces mesures prophylactiques.

Les médecins-chefs des hôpitaux militaires, des salles militaires, des hospices mixtes ou militarisés et des infirmeries-hôpitaux ont les mêmes obligations pour les hommes des catégories ci-dessus définies qui seraient entrés à l'hôpital sans avoir été vaccinés ou revaccinés au corps.

II. — VACCINATIONS ET REVACCINATIONS DANS LES CORPS D'ARMÉE.

Mode opératoire.

1° Réception et utilisation de la pulpe glycérinée.

Les tubes de pulpe glycérinée devront, dès leur réception, être placés dans un endroit frais et à l'abri de la lumière.

Ils devront être utilisés aussitôt que possible. Le vaccin étant d'autant plus actif qu'il est plus fraîchement récolté, il y a intérêt à ce que la pulpe, au moment de son utilisation, provienne d'une récolte ne datant pas de plus de quinze jours.

2° Préparation de la région à inoculer.

Les hommes désignés pour être vaccinés devront, immédiatement avant de se présenter aux médecins, et sous la surveillance d'un gradé, avoir lavé soigneusement leurs bras. Avant de pratiquer l'opération, le médecin fera laver de nouveau la région à inoculer avec de l'eau bouillie chaude et il s'assurera que cette région est rigoureusement propre. On ne devra jamais employer un liquide antiseptique pour ce lavage.

Les inoculations seront exclusivement pratiquées dans la région située au-dessous de la saillie deltoïdienne, au niveau du V deltoïdien et le long des sillons qui limitent en avant et en arrière le muscle deltoïde ou seulement le long du sillon postérieur.

Le choix de cette région offre l'avantage de mettre les points inoculés à l'abri de la pression et du frottement des vêtements et, par conséquent, d'éviter toute irritation secondaire de leur fait.

3° Vaccination.

Avant de procéder à la vaccination, on versera la pulpe glycérinée dans un verre de montre flambé et complètement refroidi.

Pour vacciner les hommes on fera usage soit d'une lancette, soit de la plume, dite vaccinostyle, du médecin principal de 1re classe Mareschal.

Ces instruments seront stérilisés à la flamme d'alcool ou à l'eau bouillante sans addition d'aucun antiseptique, ou à l'étuve, et on aura soin de les laisser complètement refroidir avant de s'en servir.

L'inoculation sera faite soit par piqûres, soit par scarifications.

Lorsqu'on procédera par piqûres, il en sera fait trois à chaque bras. Chaque piqûre sera distante de l'autre de trois à quatre centimètres et pratiquée de la manière suivante : saisissant le bras de la main gauche, l'opérateur tend préalablement, avec le pouce de cette main, la peau un peu au-dessous et au niveau du point où va porter la piqûre. Puis avec la main droite, armée de l'instrument préalablement chargé de vaccin, il fait une piqûre en insérant franchement la pointe de l'instrument dans l'épaisseur du derme ; il a soin de la faire pénétrer, très obliquement, afin de ne pas pénétrer dans le tissu cellulaire sous-cutané. Pendant que la pointe est encore engagée dans le derme, il relève légèrement la main, de manière à soulever la lèvre supérieure de la petite plaie et à créer un vide dans lequel la pulpe vaccinale puisse pénétrer, puis il retire l'instrument.

Quand on aura recours au procédé par scarifications, celles-ci, pratiquées au nombre de trois à chaque bras, seront courtes (2 à 3 millimètres de longueur), superficielles, strictement suffisantes pour mettre le derme à nu.

Chaque homme vacciné devra attendre cinq minutes avant de s'habiller.

Une précaution recommandable, dans certains cas, consiste à recouvrir d'un pansement aseptique la région inoculée.

Les médecins n'utiliseront jamais, pour la revaccination des réfractaires, l'excédent de la pulpe qui aura servi aux opérations précédentes.

4° Constatation des résultats de la vaccination.

Les médecins suivront attentivement les effets des inoculations. Ils exempteront de tout ou partie du service les hommes, généralement en très petit nombre, que l'éruption vaccinale aura rendus assez souffrants pour exiger un repos complet ou relatif.

La visite des hommes vaccinés ou revaccinés se fera le huitième jour après les opérations.

Les hommes chez lesquels on aura constaté un insuccès ou des succès douteux seront revus la semaine suivante, l'évolution tardive des pustules vaccinales étant d'observation relativement fréquente.

On consignera sur le registre d'incorporation les succès ou les insuccès obtenus.

Les résultats constatés seront reportés sur les livrets individuels des hommes.

Les médecins-chefs dans les corps de troupe ou établissements militaires adresseront, au directeur du service de santé du corps d'armée dont ils dépendent, un rapport (modèle n° 1 de la présente notice) auquel sera jointe une situation (modèle n° 2 de la présente notice) en double expédition, sur les vaccinations et revaccinations qu'ils auront pratiquées.

Ces documents seront envoyés :

1° Aussitôt connu le résultat des inoculations pratiquées au moment de l'incorporation sur les jeunes soldats ;

2° Après les autres inoculations pratiquées sur les militaires de toute catégorie, appartenant à l'armée permanente;

3° Après chaque revaccination pratiquée sur les contingents de réservistes ou de territoriaux;

4° Après chaque revaccination opérée en temps d'épidémie variolique.

Ils feront, en outre, figurer dans le rapport de la statistique annuelle un résumé d'ensemble de toutes les vaccinations et revaccinations pratiquées du 1er janvier au 31 décembre.

Le directeur du service de santé du corps d'armée transmettra immédiatement une expédition de la situation (modèle nº 2) au médecin-chef de l'hôpital où fonctionne le centre vaccinogène.

A l'aide des rapports particuliers (modèle nº 1) et de la deuxième expédition des situations (modèle nº 2) les directeurs du service de santé établiront un rapport d'ensemble (modèle nº 3 de la présente notice) et une situation (modèle nº 4 de la présente notice), dans lesquels ils réuniront toutes les opérations de vaccinations et de revaccinations exécutées dans le corps d'armée du 1er janvier au 31 décembre. Ce rapport et cette situation seront adressés au Ministre de la guerre en même temps que la statistique médicale.

Dans les pays chauds et en été en France, pendant les grandes chaleurs, il peut arriver exceptionnellement que la virulence de la pulpe soit affaiblie et que son inoculation n'ait pas produit les résultats habituels. Les directeurs du service de santé en seront immédiatement informés et provoqueront, s'il y a lieu, une nouvelle demande de vaccin. En toute saison, d'ailleurs, on ne saurait conclure, d'un résultat jugé insuffisant, à l'affaiblissement de la matière vaccinale, avant de s'être assuré que ce résultat n'est pas en relation avec le nombre des revaccinations opérées avant l'incorporation (situation modèle nº 2). Si des insuccès avérés et exceptionnels étaient observés, si des accidents imputables à la vaccination venaient à se produire, les directeurs du service de santé en rendraient compte immédiatement au Ministre.

III. — Approvisionnement en pulpe glycérinée.

1° *Approvisionnement nécessaire aux corps de troupe et établissements. Demande, expédition et réception des tubes de pulpe glycérinée.*

La pulpe glycérinée sera envoyée directement aux médecins-chefs dans les corps de troupe ou dans les établissements militaires par les centres vaccinogènes, sur l'ordre que ceux-ci recevront des directeurs des corps d'armée et des gouvernements militaires où ils seront établis.

A cet effet, les médecins-chefs adresseront au directeur du service de santé dont ils dépendent une demande (modèle n° 5 de la présente notice) des tubes de vaccin nécessaire :

1° Aussitôt que l'époque de l'arrivée du contingent sera connue ;

2° Lorsque les dates de la convocation des réservistes et des hommes de l'armée territoriale auront été fixées ;

3° En temps d'épidémie variolique.

Le directeur transmettra cette demande au directeur du service de santé du corps d'armée ou au directeur de l'école siège du centre vaccinogène, désigné au paragraphe IV de la présente notice pour assurer la fourniture du vaccin. Ce directeur transmettra cette demande, après l'avoir revêtue d'un « Vu bon à délivrer », au médecin-chef de l'hôpital où fonctionne le centre vaccinogène.

Le médecin-chef de l'hôpital remettra les demandes au fur et à mesure de leur réception au médecin spécialement désigné par le Ministre pour être chargé de l'exécution du service du centre vaccinogène.

Ce dernier expédiera par la poste les tubes en temps opportun pour qu'ils parviennent aux destinataires à la date fixée sur la demande.

La pulpe, au moment de son envoi, devra, autant que possible, provenir d'une récolte ne datant pas plus de dix jours.

Les tubes seront expédiés enveloppés dans une couche de ouate et encastrés dans des gorges de bois léger, autour desquelles on collera une feuille de papier portant la suscription suivante :

Service militaire.

Vaccin.

Monsieur (A)

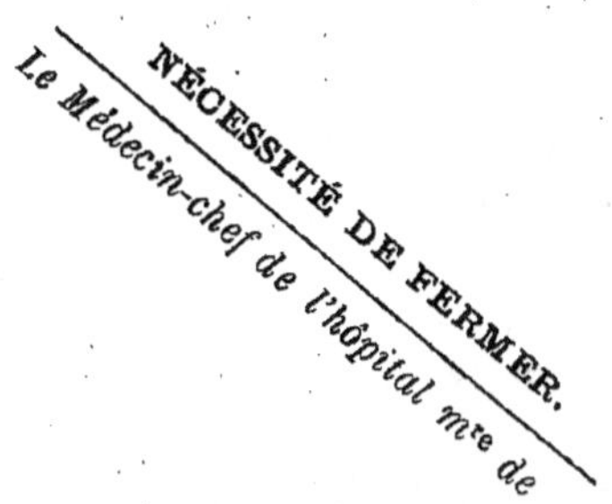

(A) 1° Président du conseil d'administration des corps, écoles;
2° Ou commandant de détachement;
3° Ou médecin-chef de l'hôpital militaire de…, ou des salles militaires de l'hospice mixte, ou de l'infirmerie-hôpital;
4° Ou commandant le dépôt de convalescents, la prison militaire, le pénitencier ou l'atelier des travaux publics.

Par le même courrier, le médecin-chef adressera directement un bordereau des tubes remis à la poste au corps ou établissement destinataire. Ce dernier retournera ledit bordereau, revêtu de l'accusé de réception, au centre vaccinogène expéditeur.

En ce qui concerne les envois à faire hors d'Europe, il sera très explicitement indiqué sur la boîte renfermant les tubes que le vaccin sera conservé pendant tout le temps de la traversée dans la chambre frigorifique du bâtiment. Cette précaution devra être de rigueur.

2° Approvisionnement nécessaire aux formations sanitaires de campagne.

Les approvisionnements de pulpe glycérinée nécessaires aux formations sanitaires de campagne sont fournis par le centre vaccinogène chargé d'approvisionner la circonscription, sur la demande du directeur du service de santé de chaque corps d'armée.

Ces approvisionnements doivent être répartis par les soins du directeur du service de santé, à raison de 8 tubes de 1 gramme par ambulance de corps.

Ces approvisionnements devront être renouvelés tous les quatre mois.

IV. — CENTRES VACCINOGÈNES.

Cinq centres vaccinogènes sont institués, savoir :

1° A Paris. A l'hôpital militaire du Val-de-Grâce, pour le gouvernement militaire de Paris, les 2e, 3e, 4e, 5e, 9e et 10e corps d'armée ;

2o Au camp de Châlons. A l'hôpital militaire du camp de Châlons, pour les 1er, 6e, 7e et 20e corps d'armée ;

3o A Lyon. A l'hôpital militaire Desgenettes, pour le gouvernement militaire de Lyon, les 8e, 12e, 13e et 14e corps d'armée ;

4e A Bordeaux. A l'hôpital militaire de Bordeaux, pour les 11e, 15e, 16e, 17e et 18e corps d'armée ;

5o A Alger. A l'hôpital militaire du Dey, pour les divisions d'Alger, d'Oran, de Constantine et de Tunisie.

1o Organisation et fonctionnement général des centres vaccinogènes.

Les centres vaccinogènes fonctionnent sous les ordres immédiats des médecins-chefs des hôpitaux militaires dont ils dépendent, et sous la haute autorité des médecins inspecteurs directeurs de l'École d'application et de l'École du service de santé militaire et des directeurs du service de santé des 6e, 18e et 19e corps d'armée.

A l'École d'application du service de santé militaire, le professeur agrégé d'épidémiologie ; à l'École du service de santé militaire de Lyon, le médecin-major répétiteur désigné par le directeur de l'école ; dans les autres centres, un médecin spécialement désigné par le Ministre, sont chargés de l'exécution de ce service.

Un des médecins de l'hôpital, désigné à cet effet par le médecin-chef, doit se tenir au courant des opérations qui se pratiquent au centre vaccinogène et recevoir du médecin titulaire toutes les instructions nécessaires à leur exécution, de manière à pouvoir, le cas échéant, remplacer immédiatement celui-ci.

Ils ont mission d'entretenir une source constante de vaccin, pour faire face dans le plus bref délai possible à tous les besoins des troupes et à ceux de la vaccination des indigènes en territoire militaire d'Algérie et de Tunisie et des militaires et des indigènes dans les colonies françaises et pays de protectorat. Avant les périodes des vaccinations annuelles et des revaccinations qui doivent être pratiquées sur les réservistes et les territoriaux, ils prennent les mesures convenables pour assurer en temps opportun l'approvisionnement des corps d'armée ou divisions de leur ressort respectif.

En dehors de ces circonstances, ils entretiennent une source vaccinale par des cultures convenablement espacées, afin de satisfaire, à la première réquisition, aux besoins imprévus qui peuvent se manifester.

La culture ininterrompue du vaccin sur la génisse n'entraîne aucun affaiblissement appréciable de sa virulence lorsqu'elle est judicieusement faite à l'aide d'une semence bien choisie et d'une activité éprouvée. Toutefois, il y aura toujours utilité à profiter des cas authentiques de cow-pox ou de horse-pox pour renouveler la source vaccinale des centres vaccinogènes. Une entente avec les directeurs des écoles vétérinaires permettra de ne pas laisser échapper cette précieuse ressource.

En principe, on ne doit pas expédier de vaccin récolté depuis plus de dix jours.

2° Etable. Conditions générales qu'elle doit remplir.

L'étable doit se composer en principe de deux parties : l'écurie proprement dite, comprenant au moins trois stalles et une chambre annexe communiquant avec l'écurie et dans laquelle sera la table à bascule qui sert aux inoculations des génisses et aux récoltes de pulpe.

Cette étable sera chauffée en hiver de façon à y entretenir d'une façon permanente une chaleur de 12° à 15°.

Le sol et les parois devront être imperméabilisés.

3° Matériel affecté aux centres vaccinogènes.

1° Table à bascule : si les circonstances le permettent, elle sera construite sur place par la main-d'œuvre militaire ;

2° Liens en cuir pour l'immobilisation des génisses, muselières, entraves, masque de cuir ;

3° Couvertures, brosses, étrilles ;

4° Tondeuse et rasoirs à manches métalliques ;

5° Lancettes à manche métallique pour l'inoculation des génisses ;

6° Pinces expressives, modèle Chambon ;

7° Curettes tranchantes de Wolkmann, à manche métallique, pour la récolte de la pulpe ;

8° Lancettes à vacciner à manche métallique, bistouris, ciseaux ;

9° Tubes pour la récolte de la lymphe ;

10° Tubes pour la pulpe glycérinée ;

11° Verres de montre, cristallisoirs, cloches en verre, baguettes en verre, mortier avec pilon en porcelaine, balances ;

12º Bassins en tôle émaillée pour désinfection des instruments;

13º Four Pasteur;

14º Etuve d'Arsonval, avec régulateur de Roux;

15º Chalumeau à gaz avec soufflerie, ou deux becs Jarry avec rallumeur;

16º Deux thermomètres à maxima;

17º Broyeur mécanique;

18º Glacière.

Le vaccin mis en réserve est conservé à la glacière.

4º Personnel affecté au service du centre vaccinogène.

Deux hommes, dont un gradé, sont attachés au service exclusif du centre vaccinogène. On devra choisir, autant que possible, des hommes habitués aux soins à donner aux animaux.

5º Mode d'approvisionnement en animaux vaccinifères.

Pour se procurer les animaux vaccinifères les médecins-chefs des hôpitaux militaires auxquels sont annexés des centres vaccinogènes s'adresseront, autant que possible, au boucher attitré de l'hôpital. Il lui sera alloué une indemnité qui, sur la proposition des médecins-chefs, sera déterminée par le Ministre, le 1er octobre de chaque année, le taux de l'indemnité pouvant varier selon les localités. Les pertes et dépréciations restent à la charge du propriétaire.

Les médecins vaccinateurs peuvent faire appel à un vétérinaire militaire pour le choix des animaux vaccinifères, pour l'indication des soins éventuels à leur donner, ainsi que pour la pratique des autopsies, dans le cas où l'autopsie de l'animal serait jugée nécessaire.

La désignation du vétérinaire est faite par le général commandant le corps d'armée ou gouverneur militaire sur la demande du directeur du service de santé.

Dans les villes où existe à l'abattoir une inspection des viandes de boucherie, le boucher fournisseur devra, après l'abatage de chaque génisse ayant subi la vaccination, présenter la bête à l'inspection et rapporter au centre vaccinogène un certificat de l'inspecteur constatant que la bête n'était atteinte d'aucune maladie contagieuse; le certificat devra viser spécialement l'existence ou la non-existence de la tuberculose.

Dans le cas où il s'agirait d'animaux atteints de maladies infectieuses ou de tuberculose, *la provision de vaccin serait immédiatement détruite.*

6° Choix du vaccinifère.

On choisira une génisse de quatre à cinq mois, de préférence de robe claire. L'animal sera sain, vivace, plutôt un peu maigre que trop gras. L'œil sera vif, brillant, non congestionné ni chassieux ; le mufle rosé et frais ; la peau souple, exempte de boutons ; le poil soyeux et brillant.

Il faut repousser sans hésitation une bête trop maigre, malingre, fiévreuse, à peau épaisse, collée aux côtes, ou atteinte de diarrhée. On s'assurera par la pression de l'ombilic que toute suppuration est tarie en cette région.

En toute circonstance il convient de laisser l'animal au repos et de le tenir en observation pendant les vingt-quatre heures qui précédent l'opération.

On aura soin de ne jamais recevoir des bêtes dans l'étable plusieurs jours à l'avance.

Il peut, en effet, se produire dans ces conditions, des inoculations accidentelles directes ou indirectes qui rendraient ultérieurement les ensemencements plus ou moins stériles ; ou qui, en tout cas, diminueraient la valeur vaccinale de la pulpe récoltée.

7° Soins à donner au vaccinifère.

La génisse à inoculer devra toujours être sevrée. Prise avant le sevrage, elle est exposée à contracter trop facilement de la diarrhée et de la fièvre.

En France, elle sera nourrie en principe de la manière suivante :

Son, 4 litres par jour ;

Avoine, 2 litres par jour ;

Luzerne, 4 kilogrammes environ par jour ;

Eau, 2 litres le matin et 2 litres le soir.

A Alger, ce régime pourra être modifié selon les ressources de la localité.

La litière devra être renouvelée tous les jours. A son arrivée à l'étable, la bête sera nettoyée à l'étrille et à la brosse et mise en observation pendant vingt-quatre heures au moins.

On prendra la température rectale matin et soir. Elle oscille normalement entre 38°,5 et 39°,5.

Si pendant ces vingt-quatre heures il ne se produit aucun symptôme anormal, on pourra procéder à l'ensemencement.

Si la bête, au contraire, présentait une élévation de température, de la diarrhée, on devrait surseoir à l'opération.

8º Inoculation de la génisse.

L'ensemencement de la surface cutanée de la génisse peut être pratiqué de deux façons : ou bien on ensemence un seul côté, c'est-à-dire toute la surface cutanée circonscrite, en haut, par une ligne horizontale située à 6 ou 8 centimètres de l'échine et suivant parallèlement la ligne du dos; en bas, par une ligne antéro-postérieure passant au voisinage de l'ombilic; en avant, par le prolongement du creux axillaire jusqu'à la rencontre des lignes précédentes; en arrière, par une ligne semblable suivant le pli inguinal, mais contournant en arrière les trayons qui sont laissés dans le champ d'ensemencement.

On peut encore limiter l'ensemencement à la partie inférieure de la région thoraco-abdominale; dans ce cas, la ligne supérieure est abaissée et s'étend depuis la partie moyenne du creux de l'aisselle jusqu'au point homologue du creux inguino-crural.

Cette dernière limitation du champ opératoire offre l'avantage de fournir une région plus propice au développement des pustules et de faciliter la récolte, tandis que la région dorsale est pourvue d'une peau plus épaisse, très adhérente aux tissus sous-jacents; l'évolution des pustules y est moins belle et moins complète.

Toutefois, ce procédé offre le désavantage de restreindre d'une façon assez considérable le taux de la récolte, et, si on l'adopte, on devra, pour remédier à cet inconvénient, ensemencer de même le côté homologue opposé.

Pour y parvenir, on met à la génisse les entraves et on procède à l'opération, la génisse étant debout. A cet effet, il est nécessaire qu'à l'écurie la barre d'attache verticale à laquelle est fixé le licol de l'animal soit disposée sur le bord de la mangeoire.

On réduit la chaîne du licol de deux à trois chaînons. De cette manière, la bête ne peut tourner la tête ni la mettre en contact avec les régions ensemencées.

Quel que soit le procédé adopté, l'ensemencement de la génisse comprend plusieurs temps.

Rasement de la surface à inoculer. — Au moyen de la tondeuse, on enlève la plus grande partie du poil. Puis la région est savonnée à l'eau chaude et rasée avec le plus grand soin, en évitant d'érafler l'épiderme. L'opération terminée, on lave la région à l'eau tiède préalablement bouillie et on essuie avec un linge.

Scarifications. — Les scarifications se pratiquent avec la lancette à manche rigide.

Leur longueur sera de deux centimètres environ et elles seront orientées perpendiculairement à l'axe de l'animal.

On peut pratiquer douze à quinze scarifications d'avant en arrière sur une seule rangée, l'espace situé entre chaque scarification étant en moyenne de deux à trois centimètres. Chaque génisse peut ainsi recevoir, par l'un ou par l'autre procédé, deux cents scarifications en moyenne.

Insertion du vaccin. — On utilisera pour les inoculations soit de la lymphe récente, soit une pulpe glycérinée âgée d'au moins un mois. La pulpe glycérinée récente produit toujours des phénomènes inflammatoires qu'on doit éviter.

Pour pratiquer l'insertion du vaccin, on dépose la lymphe ou la pulpe sur toute la longueur de chaque scarification, à l'aide d'une pipette stérilisée chargée de l'une de ces deux matières vaccinales.

L'opération terminée, la bête est laissée pendant un quart d'heure au repos avant d'être rentrée.

A l'étable, grâce au mode d'attache ci-dessus décrit et qui devra, en principe, être adopté dans tous les centres vaccinogènes, la bête sera laissée sans muselière et sans collier.

Si ce mode d'attache n'existe pas, il sera nécessaire de faire usage d'une muselière en osier et d'un collier formé de petits bâtons parallèles et reliés entre eux par des liens, afin d'empêcher l'animal de se lécher.

La plus grande surveillance sera exercée pendant l'évolution vaccinale. Toutes les fois que le thermomètre placé dans le rectum dépassera 39°,8, l'animal devra être tenu pour suspect et le vaccin ne sera pas recueilli.

S'il survient de la diarrhée, on réduira la quantité des aliments, ou même on les supprimera tout à fait et on les remplacera par trois ou quatre œufs.

En même temps on administrera à la bête du sous-nitrate de bismuth et quelques gouttes de laudanum mélangées à du lait.

Toute diarrhée intense et fétide qui ne cède pas à ces moyens, ou tout autre signe d'affection grave, nécessiteront l'enlèvement de la bête et le rejet de la récolte.

9° Préparation de la pulpe.

Récolte. — La pulpe vaccinale doit être récoltée en général au cinquième ou au sixième jour.

Cette opération comporte plusieurs temps :

1° Tous les instruments devant servir à la récolte sont stérilisés à l'eau bouillante chargée de borate de soude à saturation.

2° On procède au lavage du champ opératoire. On savonne largement toute sa surface et on rase de nouveau la bête au voisinage de chaque pustule. Puis on rince à l'eau bouillie tiède ou froide et on sèche par l'application de serviettes, en se gardant d'opérer des frictions, car elles enlèveraient immédiatement toutes les croûtes, laisseraient une surface légèrement saignante qui se concréterait pendant le temps de la récolte; il en résulterait la formation de caillots durs et difficiles à broyer.

3° Récolte proprement dite.

On saisit chaque pustule l'une après l'autre à l'aide de la pince Chambon, en ayant soin de placer ses mors à la base même des pustules et non au-dessous d'elles de manière à exprimer bien complètement les sucs contenus dans la pustule.

Puis, maintenant la pince immobile, on abrase la croûte superficielle à l'aide du bord coupant de la lancette. Cette croûte est déposée sur des serviettes placées à côté de l'opérateur pour cet usage.

Enfin on racle énergiquement à plusieurs reprises la surface de la pustule à l'aide de la curette de Wolkmann; en faisant mordre franchement le bord coupant, la pulpe tombe dans la cavité de la curette.

Après le grattage de chaque pustule, la récolte obtenue est versée dans un verre de montre qui a été au préalable fortement flambé et refroidi.

Le verre de montre est recouvert d'un cristallisoir après chaque récolte partielle.

Préparation proprement dite. — Une fois la récolte terminée, celle-ci est versée, puis pesée dans un godet taré au préalable, avant d'être traitée par la glycérine. Comme la pulpe, pour être bien fluide, doit finalement être composée d'une partie de pulpe brute et de deux parties de glycérine stérilisée, on prépare à l'avance la quantité de glycérine voulue et on commence par en prélever une petite partie pour recouvrir la surface tout entière de la récolte contenue dans le godet. Celui-ci, ainsi préparé, est mis dans la glacière pendant trois ou quatre jours.

Nettoyage et broyage de la pulpe. — Cette opération est la plus délicate et demande un temps considérable, trois heures en moyenne pour une récolte de 12 à 15 grammes.

On verse le contenu du godet dans un mortier qui a été flambé et refroidi et conservé sous une cloche. Puis on procède à un nettoyage minutieux qui consiste à enlever les poils et les caillots sanguins à l'aide d'une pipette de verre effilée et terminée par un petit crochet.

On broie ensuite à l'aide du pilon, en ajoutant peu à peu le complément de la glycérine préparée au début des opérations et en s'arrêtant de temps en temps pour enlever poils et petits caillots jusqu'à ce qu'on ait une pulpe très homogène exempte de grumeaux.

Parfois, mais rarement et si l'opération du nettoyage est jugée incomplète, on tamise la pulpe sur un tamis en toile métallique préalablement stérilisée.

Si le centre est pourvu d'un broyeur mécanique, on aura soin de faire bouillir pendant un quart d'heure au moins les ustensiles destinés à recevoir la pulpe. L'appareil devra ensuite être immédiatement démonté et nettoyé très minutieusement, surtout en ce qui concerne le pas de vis.

Mise en tube. — Le centre vaccinogène doit posséder trois collections de tubes, savoir : deux collections de tubes dits en doigt de gant, en verre fort, les uns pouvant contenir un gramme de pulpe et les autres 50 centigrammes.

Pour les envois plus minimes on se sert de tubes de deux millimètres de diamètre. Ces tubes sont enfermés en tout temps dans des boîtes métalliques qui ont été portées à la température de 180° au four Pasteur.

Les tubes de deux millimètres de diamètre renferment des quantités variables suivant qu'on veut envoyer de la pulpe pour 10 ou 20 hommes.

La mise en tube est faite à l'aide d'une pipette stérilisée ; chaque tube, après avoir été chargé, est bouché avec un bouchon de liège dont la partie superficielle est légèrement brûlée et trempée dans de la paraffine liquide; on laisse sécher cette première couche interne de paraffine qui a pour but de souder le bouchon aux parois du verre, et on trempe de nouveau le bouchon et l'extrémité supérieure du tube dans la paraffine liquide, de manière à obtenir un capuchon imperméable.

Les tubes capillaires sont fermés au chalumeau.

Chaque tube est ensuite étiqueté et l'étiquette indique le centre vaccinogène de provenance et la date de la récolte.

La récolte ainsi mise en tubes est conservée à la glacière.

V. — DÉPENSES.

Toutes les dépenses résultant de l'application des présentes instructions relatives aux vaccinations et revaccinations dans l'armée seront à la charge du service de santé.

VI. — IMPRIMÉS.

Les imprimés dont les modèles sont annexés à la présente notice sont compris dans la nomenclature des imprimés de la guerre et les corps et établissements se les procurent sur les fonds d'abonnement.

ᵉ CORPS D'ARMÉE
ou
GOUVERNEMENT MILITAIRE
de

ᵒ DIVISION.

ᵒ BRIGADE.

Place d

(1) Corps ou établisse-
ment.
(2) Nom, grade, fonc-
tions

SERVICE DE SANTÉ.

Vaccinations
et
revaccinations.

Corps
ou
établissement.

RAPPORT sur les vaccinations et revaccinations pratiquées à (1)
du *au*

par (2)

On devra donner, dans ce rapport, des indications précises et détaillées sur les accidents mentionnés sommairement dans la situation (M. nº 2) qui lui est jointe.

On se servira d'intercalaires pour donner à ce rapport le développement nécessaire.

Fait à   , le   19 .

Le Médecin,

Fonctions {

Vu :

Le (1)

(1) Le chef de corps ou commandant de détachement, ou directeur de l'École ou commandant du dépôt de convalescents, de la prison militaire, du pénitencier, ou de l'atelier de travaux publics.

CORPS D'ARMÉE.

—

DIVISION.

—

BRIGADE.

—

PLACE

d

—

DÉPARTEMENT

d

Statistique médicale
de l'armée.

CORPS DE TROUPE
ET ÉCOLES MILITAIRES

MODÈLE N° 2.

—

Instruction ministérielle
du 9 juillet 1910.

—

ÉTAT VIII.

STATISTIQUE ANNUELLE.

ANNÉE 19   .

Désignation
du
corps de troupe.

Nom et grade
du médecin chef
de service.

*Résultats des vaccinations et revaccinations
(service armé, service auxiliaire, réservistes, territoriaux).*

ÉTAT VIII. — *Résultats des vaccinations et revaccinations (service armé, service auxiliaire, réservistes, territoriaux).*

Nombre d'hommes inoculés.	ARMÉE ACTIVE (SERVICE ARMÉ ET SERVICE AUXILIAIRE).																												RÉSERVISTES.				TERRITORIAUX.							Total des indisponibles.	Total des journées d'indisponibilité.	OBSERVATIONS.
	Inoculations pratiquées au moment de l'incorporation des jeunes soldats.																		Autres inoculations pratiquées sur les militaires de toute catégorie (2).						Succès.		Pour cent des succès.		Succès.		Pour cent des succès.					
	Non vaccinés et non variolés (1).				Variolés.								Vaccinés antérieurem' à l'incorporation.																										
	Succès.			Pour cent des succès.			Succès.			Pour cent des succès.			Succès.			Pour cent des succès.			Succès.			Pour cent des succès.																
	Pap.	Pap. vés.	Pust.	P. de r.	Pap.	Pap. vés.	Pust.	Pap.	Pap. vés.	Pust.	Pap.	Pap. vés.	Pust.	Pap.	Pap. vés.	Pust.	Pap.	Pap. vés.	Pust.	Pap.	Pap. vés.	Pust.	Pap.	Pap. vés.	Pust.	P. de r.	Pap. vés.	Pust.	P. de r.	Pap. vés.	Pust.	Pap. vés.	Pust.	P. de r.	Pap. vés.	Pust.			
1	2	3	4	5	6	7	8	9	10	11	12	13	14	15	16	17	18	19	20	21	22	23	24	25	26	27	28	29	30	31	32	33	34	35	36	37	38	39	40	41	42	43	44	45	46

(1) Inscrire dans ces colonnes les hommes qui ne présentent aucune trace de vaccination ni de variole.

(2) Toutes les inoculations autres que celles pratiquées au moment de l'incorporation seront inscrites dans ces colonnes.

ABRÉVIATIONS.

Papules : pap.;
Papulo-vésicules : pap. vés.;
Pustules : pust.;
Pas de réaction : p. de r.

(1) Indiquer le grade.
(2) Chef de corps ou de détachement.

Fait à   , le   19. .

Le Médecin (1)   *Chef de service,*

Vu :
Le (2)

<table>
<tr><td>

•CORPS D'ARMÉE
ou
GOUVERNEMENT MILITAIRE
de
—
Année 19 .

</td><td>

SERVICE DE SANTÉ.

Vaccinations
et
revaccinations.

</td><td>

Modèle N° 3.

</td></tr>
</table>

Corps d'armée {
ou
gouvernement. {

DIRECTION DU SERVICE DE SANTÉ.

RAPPORT d'ensemble sur les opérations de vaccinations et de revaccinations pratiquées dans les corps de troupe et établissements du   du 1er janvier au 31 décembre 19 .

On se servira d'intercalaires pour donner à ce rapport le développement voulu.

Fait à   , le   19 .

Le Médecin
    directeur du service de santé,

Vu :

Le Général commandant
  le corps d'armée,

CORPS D'ARMÉE.
ou
GOUVERNEMENT MILITAIRE
de

Statistique médicale
de l'armée.

MODÈLE Nᵒ 4.

Instruction ministérielle
du 9 juillet 1910.

DIRECTION DU SERVICE DE SANTÉ.

STATISTIQUE ANNUELLE.

ANNÉE 19 .

TABLEAU VIII.

*Résultats des vaccinations et revaccinations
(service armé, service auxiliaire, réservistes, territoriaux).*

TABLEAU VIII. — *Résultats des vaccinations et revaccinations (service armé, service auxiliaire, réservistes, territoriaux).*

DÉSIGNATION des corps de troupe ou des établissements.	Nombre d'hommes inoculés.	ARMÉE ACTIVE (SERVICE ARMÉ ET SERVICE AUXILIAIRE).																					Autres inoculations pratiquées sur les militaires de toute catégorie (2).							RÉSERVISTES.							TERRITORIAUX.							Total des indisponibles.	Total des journées d'indisponibilité.	OBSERVATIONS.
		Inoculations pratiquées au moment de l'incorporation des jeunes soldats.																											Succès.			Pour cent des succès.			Succès.			Pour cent des succès.					
		Non vaccinés et non variolés (1).							Variolés.							Vaccinés antérieurement à l'incorporation.							Succès.			Pour cent des succès.																		
		Succès.			P. de r.	Pour cent des succès.			Succès.			P. de r.	Pour cent des succès.			Succès.			P. de r.	Pour cent des succès.																									
		Pap.	Pap. vés.	Pust.		Pap.	Pap. vés.	Pust.	Pap.	Pap. vés.	Pust.		Pap.	Pap. vés.	Pust.	Pap.	Pap. vés.	Pust.		Pap.	Pap. vés.	Pust.	Pap.	Pap. vés.	Pust.	P. de r.	Pap.	Pap. vés.	Pust.	Pap. vés.	Pust.	P. de r.	Pap. vés.	Pust.	Pap. vés.	Pust.	P. de r.	Pap. vés.	Pust.			
1	2	3	4	5	6	7	8	9	10	11	12	13	14	15	16	17	18	19	20	21	22	23	24	25	26	27	28	29	30	31	32	33	34	35	36	37	38	39	40	41	42	43	44	45	46	47
TOTAL.....																																														

(1) Inscrire dans ces colonnes les hommes qui ne présentent aucune trace de vaccination ni de variole.

(2) Toutes les inoculations autres que celles pratiquées sur les jeunes soldats au moment de l'incorporation seront inscrites dans ces colonnes.

ABRÉVIATIONS.
—
Papules : pap. ;
Papulo-vésicule : pap. vés. ;
Pustules : pust. ;
Pas de réaction : p. de r.

(1) Indiquer le grade.

Serv. de santé.

Le Chef d'état-major,

Fait à , le 19 .

Le Médecin (1)
Directeur du service de santé,

8

| CORPS D'ARMÉE | SERVICE DE SANTÉ. | MODÈLE N° 5. |

ou

GOUVERNEMENT MILITAIRE.

Vaccinations
et
revaccinations.

DIVISION.

BRIGADE.

Place d

Corps
ou
établissement. {

ÉTAT de demande des quantités de tubes de pulpe glycérinée nécessaires pour les vaccinations et les revaccinations des (A)

DÉSIGNATION		Nombre de tubes de pulpe glycérinée demandés.			DATE à laquelle les tubes sont nécessaires au corps ou à l'établissement.	OBSERVATIONS (C).
DU CORPS ou de l'établissement.	de LA PLACE.	1 gramme.	0 gr. 50.	0 gr. 40 à 0 gr. 05.		

A   , le   19

Vu :   *Le Médecin*

Le (B)

Fonctions {

Vu et transmis à M. le Directeur du service
de santé du.

A   , le   19
Le Directeur du service de santé du

Vu bon à délivrer par le centre vaccinogène de
A   , le   19
Le Directeur du service de santé du

(A) Indiquer la catégorie des militaires.
(B) Le chef de   ou le commandant de détachement *ou* directeur de l'École *ou* commandant du dépôt de convalescents, de la prison militaire, du pénitencier ou de l'atelier de travaux publics.
(C) Mentionner dans la colonne « Observations » le nombre présumé d'inoculations à pratiquer.

Art. 11
du Règlement.

NOTICE N° 4.

Objet et division de la notice.

La présente notice a pour objet de compléter les prescriptions du règlement sur le service de santé de l'armée à l'intérieur, en ce qui concerne les obligations incombant aux directeurs du service de santé dans les gouvernements militaires ou les corps d'armée.

Elle comprend huit titres, savoir :

Titre I. — Attributions des directeurs du service de santé.

Titre II. — Visite du directeur du service de santé dans les corps de troupe.

Titre III. — Visite du directeur du service de santé dans les hôpitaux militaires.

Titre IV. — Visite du directeur du service de santé dans les hospices civils.

Titre V. — Visite du directeur du service de santé dans les sections d'infirmiers militaires.

Titre VI. — Visite du directeur du service de santé dans les prisons et établissements pénitentiaires.

Titre VII. — Visite du directeur du service de santé dans les magasins et pharmacies d'approvisionnements, les pharmacies régionales, les dépôts de matériel de mobilisation du service de santé.

Titre VIII. — Appréciation, par le directeur du service de santé, des officiers du corps de santé militaire et des officiers d'administration du service de santé du corps d'armée.

TITRE Ier.

ATTRIBUTIONS DES DIRECTEURS DU SERVICE DE SANTÉ.

—

Visite des établissements du corps d'armée.

Art. 1er. Dans chaque gouvernement militaire ou corps d'armée, le directeur du service de santé visite en détail, au moins une fois par an, les casernements, les écoles militaires, les prisons, les pénitenciers militaires, les hôpitaux et établissements spéciaux, ainsi que les magasins ressortissant au service de santé.

Pour l'exécution de ces visites, il prend les instructions du gouverneur militaire ou du général commandant le corps d'armée, qui a soin d'en fixer la date à une époque où les chefs de corps et les médecins militaires sont présents dans leurs garnisons.

Visites inopinées.

Art. 2 (1). Le directeur du service de santé est autorisé à visiter inopinément, chaque fois qu'il le juge à propos, les infirmeries régimentaires, hôpitaux militaires, les salles militaires des hospices mixtes et les divers établissements du service de santé du corps d'armée. (Art. 12 du règlement.)

Il procède en outre à toutes les visites inopinées qui lui sont prescrites, soit par le Ministre, soit par le gouverneur militaire ou le général commandant le corps d'armée.

Visites en cas d'épidémies.

Art. 3. Enfin, dès les premières manifestations d'une épidémie dans un corps de troupe du corps d'armée, il est tenu de provoquer, de la part du général dont il relève, l'ordre de se rendre d'urgence dans les garnisons contaminées.

Mesures concernant les épidémies et le traitement des malades.

Art. 4. Il appartient, d'ailleurs, au directeur du service de santé de soumettre au gouverneur militaire ou au général commandant

---

(1) Modifié 3 avril 1903, *B. O.*, p. 398.

le corps d'armée toutes les propositions qu'il juge utiles pour arrêter l'extension des épidémies et assurer, dans les meilleures conditions, le traitement des malades à l'égard desquels il doit remplir le rôle du médecin consultant. Lorsque la gravité des cas l'exige, il se rend lui-même auprès des malades ou délègue un de ses subordonnés pour assister leur médecin traitant.

Il informe, sans retard, le Ministre de toute manifestation épidémique et de tout fait pathologique grave ou insolite, conformément à l'article 12 du règlement sur le service de santé.

Inspection de la mobilisation.

Art. 5. Le directeur du service de santé procède en outre, chaque année, à une inspection détaillée des parties du service relatives à la mobilisation du service de santé, conformément aux prescriptions de l'instruction sur le service courant.

Réforme du matériel du service de santé.

Art. 6. Dans les hôpitaux et établissements du service de santé (1), il prononce la réforme du matériel du service de santé conformément aux dispositions de l'article 426 du règlement sur le service de santé à l'intérieur.

Dispositions spéciales à l'Algérie.

Art. 7. En Algérie, la visite prévue à l'article 1er est faite, dans chaque division, soit par le médecin inspecteur, directeur du service de santé du 19e corps d'armée, soit par le directeur du service de santé de la division, d'après les instructions du général commandant le corps d'armée.

Le directeur du service de santé, chargé de la visite, procède, en même temps, à l'inspection du service de la mobilisation (art. 5), et prononce, s'il y a lieu, la réforme du matériel du service de santé (art. 6).

Les directeurs du service de santé des divisions d'Algérie remplissent, chacun pour sa division, les obligations énoncées aux articles 2 et 3.

Ces articles sont applicables au médecin inspecteur, directeur du service de santé du 19e corps d'armée, qui, aux termes du rè-

---

(1) Le matériel du service de santé des corps de troupe est réformé par le général commandant le corps d'armée ou son délégué. (Instruction sur le service courant. Vol 74.)

glement sur le service de santé, remplit, sous l'autorité du général commandant le 19e corps d'armée, les fonctions d'inspecteur permanent du service de santé en Algérie.

Communication des dépêches ministérielles.

Art. 8. Le directeur du service de santé ne perd pas de vue, lorsqu'il reçoit des dépêches ministérielles intéressant les administrations civiles ou les particuliers, qu'il ne doit pas, en général, communiquer ces documents *in extenso*, mais rédiger lui-même une note dans laquelle il traduit fidèlement la pensée du Ministre, tout en s'abstenant de reproduire les observations qui s'adresseraient exclusivement au personnel du service de santé.

Lorsqu'il s'agira de décisions contentieuses, ces décisions devront, au contraire, être communiquées *in extenso* aux intéressés.

Etablissement d'un rapport annuel d'ensemble.

Art. 9. Le directeur du service de santé adresse au Ministre (7e Direction), au 15 janvier de chaque année et au titre de l'année précédente, un rapport d'ensemble divisé en chapitres distincts conformément aux indications suivantes :

1o Etat sanitaire des troupes pendant l'année écoulée;

2o Exécution du service de santé :

a) Dans les corps de troupe;

b) Dans les hôpitaux militaires et les hospices mixtes;

c) Dans les établissements particuliers du service de santé;

d) Dans les prisons ou pénitenciers militaires;

3o Défectuosités au point de vue de l'hygiène des troupes ou de l'installation du service de santé :

a) Dans les casernes;

b) Dans les hôpitaux militaires et les hospices mixtes;

c) Dans les établissements particuliers du service de santé;

d) Dans les prisons ou pénitenciers militaires;

4o Sections d'infirmiers militaires;

Effectif. — Répartition des hommes. — Instruction. — Discipline.

5o Matériel du service de santé :

a) Matériel du service courant;

b) Matériel de réserve de guerre;

6° Mobilisation du service de santé;

7° Observations particulières du directeur du service de santé.

Les directeurs du service de santé demandent aux médecins chefs de service dans les corps de troupe, les hôpitaux militaires ou les hospices mixtes, ainsi qu'aux pharmaciens militaires et aux officiers d'administration placés à la tête de certains établissements particuliers du service de santé, les renseignements qui leur feraient défaut pour la rédaction de ce rapport d'ensemble.

Les directeurs du service de santé des divisions d'Algérie adressent leur rapport au médecin inspecteur, directeur du service de santé du 19ᵉ corps d'armée, qui établit un rapport d'ensemble sur les trois divisions d'Algérie. Ce dernier rapport doit seul parvenir au Ministre (7ᵉ Direction), le 15 février de chaque année.

TITRE II.

VISITE DU DIRECTEUR DU SERVICE DE SANTÉ DANS LES CORPS DE TROUPE.

Arrivée au quartier. — Autorités qui assistent à la visite du directeur du service de santé.

Art. 10. Le directeur du service de santé est accompagné dans sa visite par le chef de corps, s'il a le grade de médecin inspecteur, par le lieutenant-colonel du corps s'il n'a que le grade de médecin principal de 1ʳᵉ classe.

Les médecins et l'officier de casernement assistent toujours à cette visite. Le chef du génie ou son délégué y assiste également, lorsque le général commandant le corps d'armée en a donné l'ordre.

Le directeur du service de santé et les officiers présents sont en tenue de sortie.

CHAPITRE Iᵉʳ.

BÂTIMENTS DE LA TROUPE.

Objets de la visite.

Art. 11. Le directeur du service de santé visite les bâtiments occupés par la troupe et porte spécialement son attention, au point de vue hygiénique, sur leurs conditions d'exposition et de voisi nage, sur la capacité et l'aération diurne et nocturne des chambres, sur la propreté de toutes les parties du casernement, sur l'emploi des crachoirs, sur l'état du sous sol et de l'enlèvement des immondices.

Il note les modes d'éclairage et de chauffage employés.

Il constate, le cas échéant, le résultat des expériences faites pour l'imperméabilisation des planchers et des parois des différents locaux.

CHAPITRE II.

LOCAUX ACCESSOIRES.

Cuisines.

Art. 12. Il visite les cuisines au point de vue de l'aération, de l'échappement des buées, de l'écoulement des eaux ménagères, du revêtement des tables, de la propreté des ustensiles, de la qualité des fourneaux et de l'étamage des gamelles (1).

Cantines.

Art. 13. Il se rend aux cantines et s'assure de la nature et de la qualité des boissons et des aliments qui y sont débités. Son attention se porte spécialement sur la défense faite de vendre des boissons alcooliques.

Lavabos et bains.

Art. 14. Il examine l'installation des lavabos et des bains chauds.

Locaux disciplinaires.

Art. 15. Dans les locaux de discipline, il tient particulièrement compte de leur capacité relativement au nombre d'hommes qu'ils doivent recevoir et des autres conditions de salubrité, tels que la facilité d'aération et d'accès de la lumière, la sécheresse du sol et des murs, le placement des baquets dans un réduit isolé ayant une prise d'air à l'extérieur, les mesures journalières de désinfection dont ils sont l'objet.

Local pour la désinfection.

Art. 16. Si un local a été spécialement aménagé pour la pratique des désinfections, il le visite en détail.

---

(1) Circulaire du 21 août 1890. Vol. 83.

CHAPITRE III.

ALIMENTATION ET EAU POTABLE.

Alimentation.

Art. 17. Il s'informe des conditions dans lesquelles est assurée l'alimentation de la troupe.

Eau de boisson.

Art. 18. Il examine la qualité de l'eau de boisson et se rend compte du fonctionnement des filtres dans les corps qui en sont pourvus, spécialement en ce qui concerne le débit, la stérilisation et le nettoyage. Il s'assure que les précautions réglementaires sont prises pour que les hommes reconnaissent facilement les robinets où ils doivent exclusivement puiser leur eau d'alimentation, et rappelle que, dans le cas d'interruption de l'arrivée de l'eau de bonne qualité, on doit soumettre à l'ébullition l'eau destinée à la boisson de la troupe. S'il y a urgence à modifier le régime des eaux, il adresse immédiatement au Ministre (7e Direction, 2e Bureau) un rapport spécial à cet effet.

CHAPITRE IV.

LATRINES ET URINOIRS, EGOUTS, FOSSES A FUMIER.

Latrines et urinoirs.

Art. 19. Il examine particulièrement les latrines et les urinoirs; il se rend compte des détails de leur installation, du mode d'apport de l'eau d'irrigation et des ressources en eau de nettoyage; de leur éloignement du casernement et des conduites d'eau d'alimentation. Il s'enquiert des procédés employés pour la vidange et la désinfection des latrines. Il note particulièrement les établissements dans lesquels le mode de vidange compromet la salubrité du casernement.

Egouts.

Art. 20. Il examine avec soin les conditions d'installation et le fonctionnement des voies d'écoulement pour eaux sales et des égouts.

Fosses à fumier.

Art. 21. Il examine si les fosses à fumier sont suffisamment éloignées des lieux habités, des puits ou citernes; si elles sont étanches et fréquemment vidées.

CHAPITRE V.

INFIRMERIE RÉGIMENTAIRE.

Locaux.

Art. 22. Le directeur du service de santé visite tous les locaux dont elle se compose et examine avec soin les conditions de capacité et d'aération, l'état des parquets et des murs, l'installation des latrines et autres locaux accessoires.

Exécution du service.

Art. 23. *Malades admis à l'infirmerie.* — Le directeur du service de santé s'assure que le médecin chef de service fait entrer les malades à l'infirmerie ou à l'hôpital, en temps utile, et qu'il ne conserve à l'infirmerie aucun malade atteint d'affection épidémique ou contagieuse.

Transport des malades à l'hôpital. — Il examine dans quelles conditions est assuré le transport des malades à l'hôpital; si les voitures, lorsqu'il en existe, sont chauffées en hiver et désinfectées quand il y a lieu.

Examen des registres. — Les registres tenus par le médecin chef de service sont présentés au directeur qui s'assure de leur bonne tenue et y consigne ses observations.

Tenue des archives. — Il s'assure qu'on conserve dans les archives de l'infirmerie des copies des différentes décisions ministérielles parues au *Bulletin officiel du ministère de la guerre* et intéressant le service de santé.

Statistique médicale. — Il recherche si les éléments qui servent de base à la statistique médicale, prescrite par la loi du 22 janvier 1851, sont recueillis et classés conformément à l'instruction ministérielle du 9 juillet 1910 (1).

Prophylaxie des maladies vénériennes. — Il s'enquiert de la fréquence des maladies vénériennes et des mesures prophylactiques qu'on y oppose.

---

(1) Volume 83 *ter*.

Conférences d'hygiène. — Il s'assure que les médecins font les conférences d'hygiène (1) prescrites par le règlement sur le service intérieur des corps de troupe (2), et s'en fait présenter les programmes.

Instruction des infirmiers et brancardiers. — Il se rend compte de l'instruction des infirmiers et brancardiers régimentaires.

Matériel du service courant.

Art. 24. Le matériel spécial à l'infirmerie, son bon état d'entretien, l'état de conservation des médicaments, la propreté des objets de couchage fixent l'attention du directeur du service de santé.

Il s'assure, notamment, qu'on évite toute accumulation de matériel inutile au service et onéreuse pour le Trésor; que les récipients vides ont été restitués en temps opportun aux établissements livranciers; que l'on n'emploie, pour quelque usage que ce soit, ni bouteilles à vin, ni bouteilles ayant contenu des eaux minérales; que des appareils à fractures sont tenus prêts; que les instruments de chirurgie, les objets en gomme ou en caoutchouc, les seringues à injections hypodermiques sont en parfait état; que l'armoire aux poisons est tenue conformément aux prescriptions ministérielles.

Matériel de mobilisation.

Art. 25. Il visite minutieusement le matériel de mobilisation du service de santé appartenant aux corps de troupe, ou dont ils sont détenteurs au titre de l'armée territoriale, et s'assure qu'il est au complet et en bon état. S'il constate que des objets manquent ou sont détériorés, il rend compte immédiatement au Ministre.

TITRE III.

VISITE DU DIRECTEUR DU SERVICE DE SANTÉ DANS LES HOPITAUX MILITAIRES.

Arrivée à l'hôpital. — Autorités qui assistent à la visite du directeur du service de santé.

Art. 26. Le directeur procède à la visite de l'hôpital accom-

---

(1) Notamment, sur les dangers de l'alcoolisme et sur les maladies vénériennes dans l'armée. (Circulaires ministérielles des 15 janvier 1901 et 7 avril 1902. — Volume 83.)

(2) Volume 78.

pagné par le médecin-chef, l'officier d'administration gestionnaire et, lorsque le général commandant le corps d'armée en donne l'ordre, par le chef du génie ou son délégué.

Objet de la visite.

Art. 27. La visite a pour objet :

a) L'examen des bâtiments affectés aux malades et des locaux accessoires ;

b) L'examen de l'alimentation, de l'eau potable et des diverses denrées ;

c) L'examen de l'exécution du service ;

d) L'examen du matériel.

CHAPITRE Ier.

BATIMENTS AFFECTÉS AUX MALADES.

Installation des salles de malades.

Art. 28. En visitant les salles de malades, le directeur prend note de leur étendue, de leur capacité, de leurs ouvertures, du nombre de lits qui y sont placés et de leur espacement, de leur aération et de leur ventilation ; de la température qui y règne et du système de chauffage employé.

Effets des malades. — Objets de couchage.

Art. 29. Il examine en même temps l'état des lits, des vêtements des malades et des ustensiles à leur usage ; il s'assure que la literie est propre, que le linge de lit et de corps est souvent renouvelé ; que les matelas et traversins sont rebattus dès qu'ils commencent à s'aplatir et à perdre leur élasticité ; que la paille de maïs est lavée et désinfectée dès que le besoin en est reconnu ; que les sommiers nécessaires sont demandés pour remplacer les paillasses et que ceux existants sont en bon état d'entretien ; que les caisses cylindriques en tôle galvanisée, destinées à recevoir le linge sale, ne sont pas placées à l'intérieur des salles et ne contiennent jamais de grandes quantités de linge.

Il s'assure que les effets d'habillement et de couchage qui ont servi sont enlevés des salles après le départ des malades.

Répartition des malades; mesures concernant les contagieux.

Art. 30. Il vérifie si les diverses catégories de malades sont séparées; si on place, dans les locaux isolés, les hommes atteints de maladies contagieuses; si on désinfecte les déjections de ces derniers et si le personnel qui est en contact avec eux est pourvu de vêtements spéciaux.

Il s'informe si les salles sont évacuées successivement lorsque le mouvement des malades permet de laisser les locaux inoccupés.

Marques distinctives spéciales.

Art. 31. Il examine si les capotes et vareuses des malades portent des marques distinctives permettant de reconnaître leur grade et, le cas échéant, le caractère contagieux de leur affection ou leur position de détenus.

Mesures spéciales aux hôpitaux d'Algérie.

Art. 32. Dans les hôpitaux d'Algérie, il s'assure que les malades civils ne sont jamais placés dans les mêmes salles que les militaires; que les femmes et enfants en bas âge n'ont aucune communication avec les hommes, soit dans les salles, soit dans les promenades, et que les filles soumises sont traitées dans des salles spéciales.

Salles de détenus et consignés.

Art. 33. Il examine l'état et l'organisation des salles de détenus et consignés.

CHAPITRE II.

LOCAUX ACCESSOIRES.

Salles d'opérations et de pansements.

Art. 34. Il examine avec soin l'installation de la salle d'opérations et de pansements, et s'assure que cette salle permet une pratique rigoureuse de l'asepsie et de l'antisepsie chirurgicales.

Salle de garde.

Art. 35. Il examine également la salle de garde et s'assure qu'on y a réuni les appareils à fracture, les objets de pansement et les instruments nécessaires pour donner les secours urgents (fractures, trachéotomie, injections hypodermiques, sérothérapie, etc.).

Pharmacie. — Locaux.

Art. 36. Le directeur du service de santé visite les différents locaux de la pharmacie et s'assure de leur bonne tenue.

Etat du matériel, conservation des médicaments. — Il examine si l'approvisionnement des médicaments et du matériel spécial est en rapport avec les besoins du service.

Il vérifie si toutes les précautions réglementaires sont prises pour assurer la bonne conservation des médicaments et pour prévenir les erreurs ou les accidents; notamment, si le chloroforme est réparti, lorsque les grands flacons qui le contiennent sont entamés, entre des flacons en verre jaune, de 50 gr. chacun, bouchés à l'émeri et rodés avec soin; si l'armoire aux poisons est tenue conformément aux prescriptions du formulaire; si les récipients contenant les médicaments dangereux sont munis d'une bande de papier rouge et d'une étiquette portant en gros caractères le mot « Poison ».

En cas de doute sur la qualité ou l'état de conservation de certains médicaments, il prélève des échantillons qu'il adresse au Ministre pour une vérification ultérieure et plus approfondie.

Livraisons aux infirmeries. — Il s'assure que le service des livraisons de médicaments aux infirmeries régimentaires ou vétérinaires est bien organisé et qu'il n'est pas fait emploi pour les expéditions de bouteilles ayant contenu du vin ou des eaux minérales.

Comptabilité spéciale. — Il vérifie la comptabilité spéciale du pharmacien.

Echange de médicaments récents avec ceux de la réserve. — Il s'assure que les médicaments récemment expédiés par les pharmacies d'approvisionnement sont échangés avec les médicaments anciens des approvisionnements de réserve.

Expertises et analyses. — Il s'informe si les analyses chimiques et les expertises demandées par les divers services de l'armée sont faites avec tout le soin désirable; si les substances médicamenteuses achetées sur place ont été contrôlées avec soin; si les eaux d'alimentation de l'hôpital et de la garnison ont été analysées; si l'étamage des ustensiles est périodiquement vérifié.

Il examine l'état d'entretien des instruments et appareils divers du laboratoire.

Cuisine et dépense.

Art. 37. Il examine l'installation de la cuisine et de la dépense ainsi que l'état d'entretien des fourneaux, marmites et ustensiles divers qui y sont employés.

Il s'assure que l'étamage des ustensiles est renouvelé aussi souvent que cela est nécessaire.

Vestiaire et magasin de dépôt.

Art. 38. Il voit si le vestiaire est à proximité du bureau des entrées et installé dans des conditions satisfaisantes; s'il est pourvu des ustensiles nécessaires pour laver les mains et les pieds des malades entrants : il s'assure que le linge déposé par les malades est lessivé et blanchi aussitôt après leur entrée ; que les effets des entrants ont été désinfectés avant d'être reçus au magasin de dépôt.

Salles de bains.

Art. 39. Il vérifie si les salles de bains et d'hydrothérapie sont convenablement situées et aménagées.

Casernement des infirmiers.

Art. 40. Il visite le casernement en s'attachant aux divers points déjà signalés au titre II, art. 11.

Il veille à ce que tous les infirmiers soient pourvus de fournitures de couchage.

Salle des morts.

Art. 41. Il s'assure que la salle des morts ainsi que l'amphithéâtre sont isolés des autres bâtiments et placés hors de la vue des malades; que ces salles ne peuvent nuire à la salubrité de l'établissement; qu'elles sont convenablement installées et pourvues d'eau. Il se fait présenter les instruments et s'assure qu'ils sont en bon état et en nombre suffisant.

Etuve à vapeur.

Art. 42. Lorsqu'il existe une étuve à vapeur dans l'hôpital, il se rend compte de son fonctionnement et de son utilisation pour les divers services de l'hôpital et de la garnison.

CHAPITRE III.

ALIMENTATION. — EAU POTABLE. — DENRÉES.

Alimentation des malades et des infirmiers.

Art. 43. Le directeur du service de santé s'assure que l'alimentation des malades et celle des infirmiers sont assurées conformément aux prescriptions réglementaires (notice n° 17 du règlement sur le service de santé, règlement sur la gestion des ordinaires de la troupe) (1), et que la préparation et la cuisson des aliments sont l'objet des soins les plus attentifs.

Eau potable.

Art. 44. Il examine la qualité de l'eau potable et se rend compte des précautions prises pour en assurer, au besoin, l'innocuité (filtration, ébullition, stérilisation).

Denrées.

Art. 45. Il se fait présenter les échantillons-types des diverses denrées destinées au service des malades, en constate la qualité et s'assure que celles en consommation ne leur sont pas inférieures.

CHAPITRE IV.

EXÉCUTION DU SERVICE.

Fonctionnement régulier des services.

Art. 46. Le directeur du service de santé se rend compte du fonctionnement des divers services de l'hôpital.

Officiers. — Il s'assure que les médecins accomplissent leur visite ou contre-visite aux heures réglementaires; examine dans quelles conditions est assuré le service de garde et s'informe si les pharmaciens et les officiers d'administration remplissent leurs fonctions avec exactitude et régularité.

Il recherche si les familles des malades gravement atteints sont prévenues en temps utile et par avis télégraphique (article 280 *bis* du règlement sur le service de santé).

---

(1) Volume 7.

Infirmiers.

Art. 47. Il s'assure que le nombre des infirmiers est proportionné aux besoins du service ; qu'ils ont reçu l'instruction réglementaire ; qu'ils sont exercés notamment au maniement du brancard, au chargement et au déchargement des voitures, ainsi qu'au montage et au démontage des divers systèmes de tentes et de baraques.

Mécaniciens, masseurs et doucheurs, cuisiniers.

Il s'assure également que les infirmiers exerçant la profession de mécanicien sont en mesure de conduire une machine à vapeur (étuve, etc.) ; que les masseurs et les doucheurs possèdent les notions nécessaires pour remplir leurs fonctions ; que les cuisiniers sont assez nombreux et assurent convenablement leur service.

Précautions contre les incendies.

Il s'assure également que le personnel militaire est exercé à la manœuvre de la pompe à incendie et que les mesures réglementaires sont prises pour prévenir et combattre les incendies (notice n° 21 du règlement sur le service de santé).

Vérification de la caisse.

Art. 48. Il vérifie la caisse de l'officier d'administration gestionnaire ; il se fait présenter à cet effet le compte des avances reçues, le registre-journal des recettes et des dépenses et les pièces à l'appui.

Service des ministres des cultes.

Art. 49. Il s'assure que le service des ministres des cultes est assuré conformément au règlement sur le service de santé.

Journal et ordres de mobilisation.

Art. 50. Il examine la tenue du journal de mobilisation de l'établissement et constate si les ordres de mobilisation destinés aux médecins, pharmaciens et officiers d'administration sont au complet.

Mise à jour des règlements.

Art. 51. Il s'assure que les modifications prescrites au règlement sur le service de santé, à la nomenclature générale du matériel et aux tableaux indicatifs des unités collectives ont été portées exactement sur tous les exemplaires; il vérifie, en outre, si tous les volumes formant la collection du *Bulletin officiel* ont été complétés et les tables mises à jour.

Registres à viser.

Art. 52. Il examine et vise tous les registres dont la tenue est prescrite par la notice n° 10 du règlement sur le service de santé.

CHAPITRE V.

MATÉRIEL.

Bibliothèque.

Art. 53. Il s'assure que la bibliothèque est tenue et les volumes qu'elle contient brochés, cartonnés ou reliés conformément aux instructions en vigueur.

Arsenal chirurgical.

Art. 54. Il examine l'arsenal chirurgical et se fait présenter le carnet-inventaire qu'il annote suivant le résultat de ses observations.

Magasin du linge.

Art. 55. Il visite le magasin du linge, s'assure qu'il est dans un local sec et salubre, que le lessivage du linge et la propreté des lainages ne laissent rien à désirer, que les fournitures qui ont servi aux hommes atteints de maladies contagieuses ont été désinfectées et sont tenues à part.

Il porte particulièrement son attention sur le linge relavé et s'assure qu'il est dans des conditions convenables pour être remis en service.

Il se fait rendre compte des consommations en objets de pansement de toute nature et des moyens employés pour prévenir les abus.

Il examine également l'état d'entretien du matériel du service courant.

Matériel de mobilisation.

Art. 56. Il visite également le matériel de mobilisation en se conformant aux prescriptions de l'article 78.

Réforme du matériel.

Art. 57. Il prononce la réforme du matériel du service de santé, conformément à l'article 426 du règlement

Prêts d'effets ou objets.

Art. 58. Le directeur du service de santé recherche avec le plus grand soin si aucun effet ou objet mobilier appartenant à l'Etat n'est sorti abusivement des établissements du service de santé et n'a été prêté à des personnes étrangères à l'armée, ou à des officiers, fonctionnaires et agents attachés à l'armée, mais n'étant pas autorisés à faire usage de ces effets ou objets en dehors des droits consacrés par les règlements. Les officiers d'administration gestionnaires sont sévèrement blâmés de toute dérogation à cette règle et peuvent être rendus pécuniairement responsables de toute sortie illicite du magasin.

TITRE IV.
VISITE DU DIRECTEUR DU SERVICE DE SANTÉ DANS LES HOSPICES CIVILS.

CHAPITRE Ier.
HOSPICES MIXTES OU MILITARISÉS.

Autorités qui accompagnent le directeur du service de santé.

Art. 59. Le directeur du service de santé est accompagné dans sa visite par le médecin-chef et un membre de la commission administrative de l'hospice. Lorsqu'il le juge nécessaire, le général commandant le corps d'armée donne l'ordre au chef du génie d'assister à cette visite ou de s'y faire représenter par un délégué.

Objet de la visite.

Art. 60. Comme dans les hôpitaux militaires la visite a pour objet :

a) L'examen des bâtiments affectés aux malades et des locaux accessoires;

b) L'examen de l'alimentation, de l'eau potable et des diverses denrées;

c) L'examen de l'exécution du service;

d) L'examen du matériel.

Le directeur du service de santé procède à cette visite en se conformant aux indications du titre III.

Registres à viser.

Art. 61. Il vise tous les registres dont la tenue est prescrite par le règlement sur le service de santé (notice n° 10).

CHAPITRE II.

HOSPICES CIVILS PROPREMENT DITS.

Objet de la visite.

Art. 62. Le directeur du service de santé, en visitant ces hospices, examine les conditions générales dans lesquelles est assuré le traitement des malades militaires et s'assure que les conventions avec l'administration de la guerre sont parfaitement exécutées.

Il porte son attention sur la durée du séjour des malades dans l'établissement.

CHAPITRE III.

ÉTABLISSEMENTS SPÉCIAUX. — HÔPITAUX D'EAUX MINÉRALES.

Objet de la visite.

Art. 63. Le directeur du service de santé se conforme pour la visite de ces hôpitaux aux dispositions du titre III (hôpitaux militaires).

Il s'enquiert des maladies qui y sont traitées avec le plus de succès, ainsi que de celles dans lesquelles la médication minérale a paru soit inefficace, soit même nuisible.

Asiles d'aliénés.

Objet de la visite.

Art. 64. Le directeur du service de santé examine les conditions générales dans lesquelles est assuré le traitement des malades militaires dans les asiles d'aliénés et s'assure que les hommes sont soumis à l'examen de la commission de réforme dès qu'il n'y a plus de doute sur l'exis'ence des troubles mentaux pour lesquels ils ont été admis dans ces établissements.

Hôtel national des Invalides.

Objet de la visite.

Art. 65. Le directeur du service de santé examine les conditions hygiéniques de l'Hôtel national des Invalides.

Il visite les chambres, l'infirmerie, la pharmacie, la cuisine et les locaux accessoires. Il porte son attention sur les appareils prothétiques délivrés aux invalides.

TITRE V.

VISITE DU DIRECTEUR DU SERVICE DE SANTÉ DANS LES SECTIONS D'INFIRMIERS MILITAIRES.

Casernement.

Art. 66. Le directeur du service de santé visite le casernement des infirmiers en se conformant aux indications du titre II (casernement des corps de troupe).

Instruction générale et discipline.

Art. 67. Le directeur du service de santé constate le degré d'instruction militaire et professionnelle qu'ont reçue les hommes et les gradés des sections. Il s'assure que cette instruction a été dirigée conformément à la notice n° 12 du règlement sur le service de santé.

Il s'assure également que l'habillement, la coiffure, l'équipement et l'armement sont conformes aux prescriptions réglementaires.

Il se fait rendre compte de la conduite privée des sous-officiers rengagés.

Magasins.

Art. 68. Il visite les divers approvisionnements en magasin et s'assure qu'ils sont bien entretenus.

Mobilisation.

Art. 69. Il examine la tenue du journal de mobilisation et s'assure que les dispositions prévues sont conformes aux exigences de la mobilisation de la section.

Propositions spéciales concernant les sous-officiers.

Art. 70. Ces propositions sont établies conformément aux prescriptions de l'instruction sur le service courant (1) et de la notice n° 12 du règlement sur le service de santé.

TITRE VI.

VISITE DU DIRECTEUR DU SERVICE DE SANTÉ
DANS LES PRISONS ET ETABLISSEMENTS PÉNITENTIAIRES.

Objet de la visite.

Art. 71. Les prisons militaires dans chaque localité, ainsi que les pénitenciers militaires et les ateliers de condamnés aux travaux publics, sont visités par le directeur du service de santé, qui fait porter ses observations sur tout ce qui concerne l'hygiène des détenus et sur l'état des locaux de toute nature.

Il examine le fonctionnement du service de santé dans ces établissements, notamment la façon dont se fait l'hospitalisation des malades. Dans le cas où l'hospitalisation serait rendue difficile par l'éloignement de l'hôpital, ou le défaut de salles de consignés, le directeur prend note des modifications qui lui semblent devoir être apportées à cet état de choses.

---

(1) Volume 74.

Il signale ceux de ces établissements qui lui sembleraient devoir être dotés d'une infirmerie.

TITRE VII.

VISITE DU DIRECTEUR DU SERVICE DE SANTÉ DANS LES MAGASINS ET PHARMACIES D'APPROVISIONNEMENT, LES PHARMACIES RÉGIONALES, LES DÉPOTS DE MATÉRIEL DE MOBILISATION DU SERVICE DE SANTÉ.

CHAPITRE Ier.

MAGASINS ET PHARMACIES D'APPROVISIONNEMENT.

Objet de la visite.

Art. 72. En visitant les magasins et pharmacies d'approvisionnement, le directeur du service de santé s'attache plus spécialement aux points ci-après :

a) Il examine si les locaux sont suffisants et si les objets et les matières peuvent y être emmagasinés avec ordre et méthode;

b) Il s'assure que les matières inflammables et les substances dangereuses sont emmagasinées séparément, à l'écart, et que toutes les mesures sont prises pour éviter les causes d'incendie;

c) Dans les magasins qui contiennent des effets mobiliers ou autres objets en cours de durée, il examine si le gestionnaire a soin de composer uniquement de ces effets ou objets, à l'exclusion de neufs, les expéditions qu'il fait sur les hôpitaux pour satisfaire aux demandes de ces établissements;

d) Il vérifie avec soin les produits des transformations et s'assure qu'ils sont en rapport avec les quantités, la qualité et le poids des objets qui ont servi à ces transformations;

e) Il s'assure du bon état d'entretien du matériel et se rend compte des dispositions prises pour en assurer la conservation;

f) Il se fait présenter les procès-verbaux rapportés depuis l'inspection précédente, pour la constatation des pertes et avaries de matières ou objets existant en approvisionnement dans les magasins, et il s'assure que des mesures ont été prises pour éviter le retour de ces accidents;

g) Il se fait rendre compte de la manière dont est exécuté le

service des expéditions et s'assure que les envois ne sont jamais
retardés par le fait du gestionnaire.

Réforme du matériel.

Art. 73. Les objets compris dans les approvisionnements du
magasin ne peuvent pas être réformés.

Le directeur du service de santé prononce, conformément aux
dispositions de l'article 426 du règlement sur le service de santé,
la réforme des objets utilisés pour l'exécution du service courant.

Matériel hors de service.

Art. 74. Le directeur du service de santé visite le magasin du
mobilier hors de service. Il examine la manière dont il est tenu;
il s'assure qu'il ne s'y trouve aucun effet qui ne soit timbré de la
marque prescrite par l'article 426 du règlement sur le service de
santé.

Vérification de la caisse et des écritures.

Art. 75. Le directeur du service de santé applique les dispositions de l'article 48.

CHAPITRE II.

PHARMACIES RÉGIONALES.

Objet de la visite.

Art. 76. Le directeur du service de santé les visite en se conformant aux indications de l'article 72, §§ *a*, *b*, *e*, *f*, *g*, et des articles
74 et 75.

CHAPITRE III.

DÉPÔTS DE MATÉRIEL DE MOBILISATION.

Objet de la visite.

Art. 77. Le directeur du service de santé se conforme également
aux indications de l'article 72, §§ *a*, *b*, *e*, *f*, *g*, et des articles 74 et 75.

a) Il s'assure en outre que les locaux dans lesquels sont emmagasinés les approvisionnements conviennent à cette affectation et permettent le prompt enlèvement des objets entreposés.

b) Il se fait présenter le carnet de fixations de la réserve de guerre et vérifie si les approvisionnements sont à la hauteur déterminée par les fixations ministérielles.

c) Il examine si les unités collectives sont au complet déterminé par les tableaux indicatifs et si tout le matériel est susceptible de faire un service de guerre. Si des manquants sont constatés, il doit s'assurer qu'ils figurent sur le carnet des unités collectives incomplètes et que, sauf ordre contraire du Ministre, des mesures ont été prises en temps opportun pour les remplacer.

d) Il s'assure que, conformément aux instructions ministérielles en vigueur, le linge neuf a été convenablement assoupli par des lavages successifs; qu'on a procédé régulièrement aux échanges prescrits entre le linge neuf de la réserve de guerre et le linge en cours moyen de durée, et en très bon état, du service courant des hôpitaux militaires.

e) Le directeur du service de santé signale les médicaments, objets et matériel dont l'état nécessite le renouvellement et le versement dans les établissements du service hospitalier.

f) Il s'assure que le renouvellement des médicaments et objets de pansement est fait en temps utile, mais que ces matières et objets ne sont enlevés qu'après avoir été remplacés et que rien n'est négligé pour diminuer les dépenses qui résultent de cette opération.

TITRE VIII.

APPRÉCIATION PAR LE DIRECTEUR DU SERVICE DE SANTÉ DES OFFICIERS DU CORPS DE SANTÉ MILITAIRE ET DES OFFICIERS D'ADMINISTRATION DU SERVICE DE SANTÉ DU CORPS D'ARMEE.

Aptitude professionnelle et instruction technique.

Art. 78. Au cours de ses visites dans les corps de troupe, les hôpitaux et les divers établissements du service de santé, le directeur du service de santé se rend compte de l'aptitude professionnelle et de l'instruction technique des officiers du corps de santé militaire (médecins et pharmaciens) et des officiers d'administration du service de santé.

Interrogations et exercices pratiques. — Il procède, au besoin, à des interrogations ou fait exécuter des exercices pratiques, auxquels le médecin chef de service, et, pour les officiers directement sous leurs ordres, le pharmacien le plus élevé en grade et l'officier d'administration gestionnaire ou commandant de section, peuvent seuls assister.

Autorité morale, aptitude physique. Emplois de mobilisation. — Il s'assure, en outre, que ces officiers possèdent l'autorité morale et l'activité nécessaire pour exercer dans toute leur plénitude, en temps de paix et en temps de guerre, les fonctions de leur grade, et qu'ils connaissent exactement les emplois qui leur seraient dévolus en cas de mobilisation.

Remonte. — Il s'assure également que les officiers qui ont le droit d'être montés sont effectivement pourvus d'un cheval, qu'ils possèdent le harnachement réglementaire, et qu'ils pratiquent habituellement l'équitation.

Aptitude spéciale des médecins. — Chez les médecins, il note avec soin la direction de leur esprit et leur aptitude particulièrement marquée, soit pour la médecine ou la chirurgie, soit pour certaines fonctions spéciales au service de santé.

Réunion en conférence. — Dans chaque garnison, le directeur du service de santé réunit en conférence les officiers du corps de santé et les officiers d'administration du service de santé, et leur expose les observations d'ordre général qui lui ont été suggérées par les diverses visites qu'il a faites.

Il appelle leur attention sur les questions scientifiques ou administratives qui lui paraitraient devoir faire l'objet de travaux particuliers.

Articles 38 et 143
du Règlement.

NOTICE Nº 5.

Sur les divers certificats que les médecins militaires sont appelés à établir.

Hors des cas prévus par le règlement ou des ordres du commandement ou du directeur du service de santé, il n'est délivré aucun certificat par les médecins militaires.

Il est interdit aux médecins, pharmaciens et officiers d'administration qui, sur l'ordre des autorités militaires ou de leurs chefs hiérarchiques, ont établi un certificat ou un rapport, d'en donner connaissance ou copie, quelle que soit la nature de la question traitée.

L'autorité militaire ne peut demander des certificats que dans un but réglementaire, et d'après les règles tracées par les instructions ministérielles.

Dans le libellé des certificats, qui doit présenter l'exposé des faits soumis à son examen, de l'accident, de la maladie ou de l'infirmité, le médecin militaire agit selon ses lumières et sa conscience; mais, pour les conséquences qu'il en déduit, il doit les rédiger conformément aux termes des conclusions formulées et rendues officielles par les règlements particuliers, ou par l'ordonnance du 2 juillet 1831(1), qui a tracé les règles à suivre pour l'application de la loi sur les pensions.

Ces conditions sont nécessaires pour la validité de l'acte.

Le médecin militaire doit toujours établir le certificat demandé sur un sujet indiqué par l'autorité compétente; mais il peut se refuser à formuler des conclusions qui ne sont pas réglementaires, et, dans ce cas, il doit *motiver son refus par écrit*.

Toutes les fois que plusieurs médecins sont appelés à établir

---

(1) Volume 661.

des certificats de visite ou de contre-visite, d'examen ou de vérification, ils doivent être choisis de telle façon que la seconde opération (contre-visite ou vérification) soit confiée aux médecins les plus élevés en grade, afin que ceux d'un grade inférieur, procédant en première instance, avant la manifestation de l'opinion de leurs supérieurs dans la hiérarchie, puissent émettre leur avis en toute indépendance.

I. — ENGAGEMENT VOLONTAIRE.

Certificat d'acceptation délivré par l'autorité militaire. — . . .
. . . .
. . . . Il résulte de cette visite que le sieur   n'est atteint d'aucune infirmité ; qu'il est sain, robuste et bien constitué.

II. — RENGAGEMENT.

Certificat d'aptitude délivré par le chef de corps. — . . . .
. . . .
. . . .
Il résulte de cette visite qu'il est sain, robuste et bien constitué, et qu'il réunit, d'ailleurs, les qualités requises pour faire un bon service.

III. — ADMISSION D'UN ENFANT DE TROUPE.

Certificat de visite. — Certifions que l'enfant a eu la petite vérole (*ou qu'il a été vacciné*), et qu'il n'est atteint ni d'affection chronique, ni de maladie contagieuse pouvant l'empêcher, dans l'avenir, de servir dans l'armée.

IV. — PASSAGE D'UN MILITAIRE AU RÉGIMENT DE SAPEURS-POMPIERS, DANS LA GARDE RÉPUBLICAINE, DANS LA GENDARMERIE OU A L'ÉCOLE DE GYMNASTIQUE.

Certificat de visite. — Certifions qu'il est sain, robuste et bien constitué ; qu'il n'est atteint d'aucune affection cachée ou apparente, et qu'il réunit les conditions d'aptitude physique nécessaires pour faire un bon service dans le régiment, etc..., ou à l'école, etc.

V. — CHANGEMENT D'ARME.

Certificat de visite. — Est atteint (*donner la description exacte et détaillée de la lésion ou de l'infirmité*). En conséquence, estimons que les accidents ci-dessus relatés ont pour résultat de rendre N.... (1) absolument impropre au service *de l'arme à laquelle il appartient;* mais qu'ils permettent cependant, en raison de sa constitution, de l'utiliser, et de préférence dans (*indiquer l'arme*).

VI. — CONGÉ DE CONVALESCENCE.

Certificat de visite et de *contre-visite,* comportant une description complète, précise et assez détaillée de la maladie; conclusion : *la nécessité d'un congé de convalescence de* (indiquer la durée) *à passer dans sa famille à...*

Ou bien :

la nécessité d'un congé de convalescence de... mois à passer au dépôt de convalescents de...

Dans le cas où, en raison des soins longs et dispendieux que peut nécessiter le traitement de la maladie pendant la durée du congé de convalescence, il y a lieu de demander pour un militaire l'allocation de la solde de présence ; le libellé à la suite de l'énoncé de la maladie est le suivant : *nécessite la continuation de soins longs et dispendieux,* et se termine par la conclusion : *la nécessité d'un congé de convalescence de..... mois avec allocation de la solde de présence, à passer à.....*

VII. — ADMISSION D'UN MALADE DANS UN ÉTABLISSEMENT D'ALIÉNÉS.

Certificat du médecin-chef constatant l'état mental, les particularités de la maladie, la nécessité de faire traiter le malade dans un établissement spécial, et de l'y tenir renfermé.

Ce certificat n'est plus valable s'il a été délivré depuis plus de quinze jours.

VIII. — ÉVACUATION D'UN MALADE SUR L'HOPITAL DU VAL-DE-GRACE.

Certificats de visite et de *contre-visite,* faisant ressortir que l'affection est exceptionnelle, de nature à employer des moyens curatifs spéciaux qui ne se trouveraient que dans cet établissement.

Ils sont joints à la demande d'évacuation établie par le médecin-chef de l'hôpital dans lequel le malade est en traitement, et qui est transmise au Ministre par le directeur du service de santé du corps d'armée.

---

(1) Grade, nom et prénoms.

IX. — RÉFORME DES SOUS OFFICIERS ET DES SOLDATS.

Les congés de réforme à délivrer, pour inaptitude physique, aux sous-officiers et soldats sont au nombre de trois :

1° Congé de réforme temporaire ;

2° Congé (définitif) de réforme n° 2 ;

3° Congé (définitif) de réforme n° 1, avec ou sans gratification.

Réforme temporaire. — Le certificat de visite est établi par le médecin chef du service, quand le militaire est présent au corps, conformément aux règlements sur le service intérieur des corps de troupe (1), ou par le médecin traitant, lorsque le militaire est en traitement à l'hôpital, conformément au règlement sur le service de santé.

La contre-visite est passée par deux médecins, désignés par le président de la commission spéciale.

Certificats de visite et de contre-visite, décrivant, avec détails, les infirmités ou les maladies et concluant à l'impossibilité absolue de servir actuellement, mais non de rentrer ultérieurement au service.

La réforme temporaire n'est applicable ni aux sous-officiers, caporaux et soldats rengagés, ni aux militaires atteints de maladies ou infirmités contractées dans les conditions donnant droit à la réforme n° 1 et aux avantages que celle-ci confère.

Le congé de réforme temporaire est d'un an. Il est renouvelable.

Dans les quarante jours qui précèdent l'expiration d'un congé de réforme temporaire, l'intéressé est soumis à un nouvel examen médical qui donne lieu à l'établissement de certificats de visite et de contre-visite.

Les certificats de visite et de contre-visite se terminent par l'une des trois conclusions suivantes :

1° La guérison ci-dessus constatée a pour résultat de permettre le rappel à l'activité ;

2° L'impossibilité absolue de servir et de rentrer ultérieurement au service nécessite la concession d'un congé de réforme n° 2 ;

3° L'impossibilité de servir actuellement, mais non de rentrer ultérieurement au service, nécessite le renouvellement du congé de réforme temporaire.

---

(1) Volume 78.

L'instruction de la demande d'un réformé temporaire qui, avant l'expiration de son congé, désire être rappelé à l'activité, donne également lieu à l'établissement de certificats de visite et de contre-visite.

Ces certificats de visite et de contre-visite concluent soit au rappel à l'activité par suite de guérison dûment constatée, soit au maintien en congé de réforme temporaire, l'intéressé étant encore dans l'impossibilité absolue de servir, mais non de rentrer ultérieurement au service.

Réforme n° 2. — Le certificat de visite est établi par le médecin chef du service, quand le militaire est présent au corps, conformément au règlement sur le service intérieur des corps de troupe, ou par le médecin traitant, lorsque le militaire est en traitement à l'hôpital, conformément au règlement sur le service de santé.

La contre-visite est passée par deux médecins, désignés par le président de la commission spéciale.

Certificats de visite et de contre-visite décrivant, avec détails, les infirmités ou les maladies et concluant à l'impossibilité absolue de servir et de rentrer ultérieurement au service.

Réforme n° 1. — *Certificats d'examen et de vérification.* Imprimés spéciaux (modèles n°s 12 et 13) établis chacun par deux médecins différents, décrivant soigneusement la nature et le degré de gravité des infirmités, établissant les relations existant entre ces infirmités et la cause qui leur est assignée dans le certificat d'origine, et l'impossibilité absolue de continuer tout service, et mentionnant, en outre, la nécessité de la réforme n° 1 avec ou sans gratification (1).

La vérification doit être faite par des médecins plus élevés en grade que ceux qui ont procédé à l'examen.

Pour la réforme n° 1, il n'est pas établi de certificat d'incurabilité. En conséquence lesdits certificats ne devront jamais viser l'incurabilité.

En aucun cas, les certificats ne doivent conclure à la réforme d'un militaire en activité, jugé susceptible d'être proposé pour la retraite.

---

(1) Voir l'Instruction générale du 23 mars 1897 et les modèles y annexés. (Volume 661.)

Si, malgré sa gravité, l'infirmité ne pouvait, en raison de son origine ou de tout autre motif, ouvrir des droits à la pension, mais permettait, néanmoins, de proposer la réforme n° 1 par application de l'instruction du 6 novembre 1875 (1), les certificats devraient mentionner très soigneusement cette circonstance.

X. — GRATIFICATIONS RENOUVELABLES.

Certificats de visite et de *contre-visite*, extraits d'un registre à souche, signés chacun par un médecin ; ils ne peuvent conclure à la suppression de la gratification que si les titulaires n'éprouvent plus *aucune gêne* dans l'organisme, par suite des blessures ou des infirmités ayant motivé l'allocation, et qu'ils ont *complètement recouvré* la faculté de travailler. Le doute profitera chaque fois au titulaire.

XI. — GRATIFICATION TEMPORAIRE.

La gratification temporaire, égale aux deux tiers du minimum de la pension de retraite du grade, est accordée aux militaires de la *gendarmerie* réformés pour cause d'infirmités ou blessures provenant du service et dont la gravité ne peut entraîner les droits à une pension de retraite. (Décision présidentielle du 30 octobre 1852) (2). A l'expiration du terme de la gratification temporaire, les titulaires sont visités et contre-visités devant la commission spéciale de réforme, et peuvent être admis à recevoir une gratification renouvelable ou des secours éventuels.

Certificats de visite et de *contre-visite*, dans les formes ordinaires (registre à souche), renfermant les détails circonstanciés sur la nature, la gravité et les *troubles fonctionnels* qui résultent des blessures ou infirmités. Ils concluent suivant le cas :

1° Qu'il y a lieu d'accorder une gratification renouvelable ; ou bien : 2° d'accorder des secours éventuels.

XII. — MISE EN NON-ACTIVITÉ POUR INFIRMITÉS TEMPORAIRES (officiers et assimilés auxquels sont applicables les dispositions de la loi du 19 mai 1834) (3).

Certificats d'examen et de *vérification*; imprimés spéciaux, les

---

(1) Instruction abrogée par celle du 21 janvier 1910. (Volume 684.)
(2) Volume 66².
(3) Volume 22.

mêmes que pour les pensions, constatant avec les plus grands détails, la nature de l'affection, le traitement suivi, etc.

Conclusions : .... ont pour résultat *de n'être pas incurables, mais d'être telles qu'un congé de six mois serait insuffisant pour en obtenir la guérison et qu'elles nécessitent la mise en non-activité pour infirmités temporaires.*

Chacun des certificats est signé par *deux médecins,* conformément aux dispositions de l'ordonnance du 2 juillet 1831, articles 10 et 13 (1).

XIII. — RAPPEL A L'ACTIVITÉ (par guérison des maladies ou infirmités ayant nécessité la mise en non-activité).

Certificats de visite et de *contre-visite* mentionnant formellement la cessation de l'incapacité temporaire et la possibilité de reprendre du service. Les conclusions sont les suivantes : .....*La guérison ci-dessus constatée a pour résultat de permettre le rappel à l'activité.*

XIV. — RÉFORMÉ DES OFFICIERS ET ASSIMILÉS POUR INFIRMITÉS INCURABLES.

Certificat d'incurabilité extrait du registre à talon établi par le médecin-chef de l'hôpital (article 3 de l'ordonnance du 2 juillet 1831) (1) : il doit contenir des explications sur le traitement auquel les blessures ou infirmités ont été préalablement soumises et sur son inefficacité.

. Les conclusions doivent se résumer en ces termes : *que lesdites blessures ou infirmités paraissent incurables.*

Certificats d'examen et de *vérification* : imprimés spéciaux, les mêmes que pour les pensions. Ils sont signés chacun par deux médecins, donnent une description détaillée de l'infirmité, mais sans l'assimiler aux degrés de l'échelle de gravité, et se terminent par des conclusions qui doivent être identiques.

Estimons, en conséquence, *que la gravité est telle qu'il en résulte, pour M......, l'incapacité non seulement de rester en activité, mais encore d'y rentrer ultérieurement.*

XV. — RETRAITE POUR CAUSE DE BLESSURES OU INFIRMITÉS.

La rédaction des certificats doit toujours être claire, logique et

---

(1) Volume 661.

contenir une description suffisante pour ne laisser au comité technique de santé aucun sujet de doute sur leurs conclusions.

Les conclusions sont régies par les formules indiquées, en vertu des articles 13 à 16 de la loi du 11 avril 1831 et de l'instruction générale du 23 mars 1897 (1); elles doivent être textuellement libellées ainsi qu'il suit :

1° Que ces blessures ou infirmités sont graves et incurables;

2° Qu'elles paraissent résulter, médicalement parlant, des causes spécifiées au certificat d'origine;

3° *S'il s'agit d'un officier :* Qu'elles le mettent hors d'état de rester en activité et lui ôtent la possibilité d'y rentrer ultérieurement. *S'il s'agit d'un sous-officier, caporal, brigadier ou soldat :* Qu'elles le mettent non seulement hors d'état de servir, mais encore de pourvoir à sa subsistance;

4° Qu'elles doivent être rangées dans la   ° classe de l'échelle de gravité (2).

CERTIFICAT D'INCURABILITÉ.

Le certificat d'incurabilité est établi sur un feuillet extrait du registre à souche (articles 143 et 275 du règlement sur le service de santé), en rayant les mots : « Certificat de visite », et en y substituant en gros caractères les suivants : « Certificat d'incurabilité ». Ce certificat est établi par le médecin-chef de l'hôpital dans lequel le militaire a été traité en dernier lieu; il doit décrire exactement la blessure ou l'infirmité. Lorsqu'il s'agit de mutilations ou de lésions irrémédiables, l'incurabilité peut être prononcée d'emblée; mais, en ce qui concerne les affections chroniques, elle ne doit être déclarée qu'après que toutes les ressources thérapeutiques ont été épuisées sans résultat, y compris, s'il y a lieu, l'électricité et l'usage des eaux thermales; mention doit être faite sur ce certificat des effets qui en auront été obtenus. D'autre part, en ce qui concerne les organes des sens (yeux, oreilles, larynx, etc.), il est nécessaire de décrire les lésions qui ont entraîné la diminution ou la perte de la fonction; il est également indispensable que les indications fournies par cet examen soient scrupuleusement reproduites. Enfin, lorsqu'il

---

(1) Volume 661.
(2) Voir le tableau de classification des blessures ou infirmités annexé à la présente notice.

y a déclaration d'incurabilité, le certificat n'a pas à déterminer le degré de gravité de la blessure ou de l'infirmité, il doit se borner, ainsi que le veut la loi, à établir que les lésions *paraissent incurables*.

CERTIFICAT D'EXAMEN.

Le certificat d'examen est rédigé par deux médecins qui visitent le malade. Après avoir pris connaissance du certificat d'origine et du certificat d'incurabilité et s'être entourés de tous les renseignements susceptibles d'éclairer leur jugement, ils procèdent à un examen détaillé de l'état actuel de l'intéressé. Sans se préoccuper des traitements qui ont été successivement institués, ils examinent la blessure ou l'infirmité au triple point de vue des conclusions qu'ils sont appelés à formuler.

1° *Au point de vue de la gravité :*

Ils s'attachent à décrire, d'une manière détaillée, le siège et la nature de l'affection en insistant avec le plus grand soin sur les altérations organiques, de façon à permettre aux personnes appelées à émettre leur opinion, sur le vu des pièces, d'avoir sous les yeux un tableau aussi exact que possible; ils évitent de reproduire les termes mêmes du certificat d'incurabilité, qui se borne à constater les résultats de l'affection, sans en déterminer les conséquences fonctionnelles.

2° *Au point de vue de l'impotence fonctionnelle :*

Ils donnent des mesures précises, des indications nettes, sur la forme, le volume, la force, la situation du membre ou de la partie du corps soumis à leur examen. Toutes les fois que les circonstances le permettent, ils procèdent à une nouvelle exploration des organes des sens directement intéressés et en consignent le résultat dans cette partie du certificat. Enfin, dans les cas des infirmités ouvrant des droits à la pension, ils se conforment rigoureusement à la classification adoptée par la décision ministérielle du 23 juillet 1887, et se rapprochent autant que possible des termes mêmes de cette circulaire (1).

3° *Au point de vue de la relation qui existe entre la lésion et la cause invoquée pour la justifier :*

Ils s'attachent à établir, en s'appuyant sur les données ana-

---

(1) Volume 66¹.

tomiques, que le fait rapporté par le certificat d'origine est bien, *médicalement parlant*, le point de départ de l'infirmité qu'ils ont mission d'apprécier.

Les faits étant ainsi bien constatés, ils complètent le certificat par l'énoncé textuel des conclusions insérées au tableau annexé à la présente notice.

La rédaction de ce certificat doit toujours être claire, logique et contenir tous les renseignements énumérés ci-dessus afin que, lorsqu'il sera appelé à donner son avis, le comité technique de santé puisse le faire en toute connaissance de cause.

Les conclusions en doivent être textuellement libellées ainsi qu'il suit :

1° Ces blessures (ou infirmités) sont graves et incurables;

2° Elles paraissent résulter, médicalement parlant, des causes spécifiées au certificat d'origine (ajouter chaque fois qu'il y a lieu, c'est-à-dire pour les infirmités pouvant être l'objet d'un doute quelconque : *indépendamment de toute prédisposition constitutionnelle appréciable,* en relatant les faits sur lesquels les experts s'appuient pour émettre leur affirmation);

3° S'il s'agit d'un officier :

Elles le mettent hors d'état de rester en activité et lui ôtent la possibilité d'y rentrer ultérieurement.

S'il s'agit d'un sous-officier, caporal, brigadier ou soldat:

Elles le mettent non seulement hors d'état de servir, mais encore de pourvoir à sa subsistance;

4° Elles doivent être rangées dans la   ᵉ classe de l'échelle de gravité (1).

CERTIFICAT DE VÉRIFICATION.

Le certificat de vérification est établi par deux médecins d'un grade supérieur à celui des premiers experts ou plus anciens de grade; s'il n'existe pas de médecins militaires en nombre suffisant pour procéder à l'examen et à la vérification, la première opération est confiée de préférence aux médecins civils. Les considérations développées ci-dessus, en ce qui concerne la rédaction du certificat d'examen, s'appliquent en tout point au certificat de vérification. Toutefois, l'apprécia-

---

(1) Voir le tableau de classification des blessures ou infirmités annexé à la présente notice.

tion émise dans le certificat d'examen ne limite pas la tâche des seconds experts. Si, dans le but d'assurer le respect dû aux intérêts des parties et à ceux du Trésor, la loi a voulu qu'un contrôle fût exercé sur le premier examen, elle a entendu laisser toute indépendance aux médecins qui sont chargés de la vérification. Ceux-ci devront donc, après avoir pris connaissance de toutes les pièces du dossier, procéder minutieusement à la visite, et s'efforcer de faire ressortir les points qui n'auraient pas été mis suffisamment en lumière.

En aucun cas, ils ne doivent se contenter de reproduire textuellement le libellé du certificat d'examen.

Enfin, lorsqu'il s'agira de propositions de pensions à titre de blessures ou d'infirmités concernant des sous-officiers, caporaux ou soldats, les certificats d'examen et de vérification devront toujours, outre l'impossibilité de servir, mentionner l'impossibilité de pourvoir à la subsistance, lorsqu'il s'agira d'infirmités rangées dans la 6ᵉ classe de l'échelle de gravité, ou d'infirmités rangées *par assimilation dans la 4ᵉ ou 5ᵉ classe.*

XVI. — Admission a l'hôtel des invalides.

Les médecins militaires chargés d'établir les *certificats de visite et de contre-visite* extraits du registre à talon doivent apprécier le degré de gravité des blessures et des infirmités avec autant de soin que s'il s'agissait de la concession d'une pension de retraite.

Les conclusions spécifient que ces blessures ou infirmités *sont équivalentes au moins, par leur nature ou leurs résultats, à la perte absolue de l'usage d'un membre.*

XVII. — Pensions de veuves et secours annuels d'orphelins.

Loi du 11 avril 1831, titre III, articles 19, 20, 21. — Ordonnance du 2 juillet 1831, titre II, articles 19 à 25. — *Manuel des pensions de l'armée de terre* (1).

1° Quand *les militaires ont péri à l'armée ou hors d'Europe, et que la mort a été causée par des événements de guerre,* les médecins militaires ont à justifier, par des certificats authentiques, que *lesdits événements ont été la cause directe et immédiate de la mort* (article 23 de l'ordonnance).

______

(1) Volume 66[1].

2º Quand *les militaires ont péri à l'armée ou hors d'Europe, et que la mort a été causée par des maladies contagieuses ou endémiques aux influences desquelles ils ont été soumis par les obligations de leur service,* il faut joindre au nombre des pièces justificatives des causes de mort un certificat authentique, soit du médecin-chef de l'hôpital où le militaire est mort, soit du médecin militaire ou du médecin civil qui l'aura traité dans sa maladie (article 24 de l'ordonnance).

3º Quand *les militaires sont morts des suites de blessures reçues, soit sur le champ de bataille, soit dans un service commandé,* les suites de ces blessures sont justifiées par des certificats de visite et de contre-visite dans lesquels les médecins militaires déclarent *que lesdites blessures ont occasionné la mort,* en spécifiant, s'il y a lieu, l'état continu, soit de traitement chirurgical, soit de convalescence, qui n'a pas permis au blessé de reprendre son service.

La demande de pension ou de secours n'est pas admissible si la blessure est antérieure au mariage, ou si le décès est survenu soit après que le blessé aurait obtenu guérison suffisante pour reprendre son service, soit une année révolue après la blessure (article 21 de l'ordonnance).

TABLEAU

de la classification des blessures ou infirmités ouvrant des droits à la pension suivant les catégories fixées par les lois des 11 et 18 avril 1831 (1).

1re CLASSE.

Cécité ou perte totale et irrémédiable de la vue.

2e CLASSE.

Amputation de deux membres.

3e CLASSE.

Amputation d'un membre (pied ou main).

---

(1) Annexé à la décision ministérielle du 23 juillet 1887. (Volume 661.)

4° CLASSE

Perte absolue de l'usage de deux membres. Infirmités équivalentes.

Nᵒˢ

1. Hémiplégie complète........ Paraplégie complète........ } d'origine traumatique ou occasionnée par les fatigues du service.

2. Altération grave des fonctions cérébrales (abolition de la mémoire, de la parole, imbécillité, démence, aliénation mentale, etc.) résultant de.................. } blessures de la tête, congestion, insolation, méningoencéphalite, fatigues du service, etc.

3. Paralysie générale à la période d'état gâteux.

4. Mutilations étendues de la face comprenant à la fois ou........ } l'œil, l'orbite et le maxillaire supérieur d'un côté; les deux maxillaires supérieurs et le nez ou un maxillaire supérieur et l'inférieur; la mâchoire inférieure en totalité et la langue.

5. Fistule stomacale; anus contre nature provenant de l'intestin grêle... } résultant d'une blessure.

6. Ablation simultanée du pénis et des testicules par blessure.

7. Ankylose simultanée de plusieurs articulations des membres supérieurs et des membres inférieurs, par suite d'affection rhumatismale contractée à l'occasion du service.

5ᵉ CLASSE.

Perte absolue de l'usage d'un membre. Infirmités équivalentes.

8. (1) Amputation tarso-métatarsienne, médio-tarsienne, sous-astragalienne, lorsque la marche est possible sur le moignon.

9. Hémiplégie incomplète, paraplégie incomplète.... } permettant quelques mouvements utiles, provenant d'un traumatisme ou des fatigues du service.

10. Paralysie générale progressive à la période d'état, provenant des fatigues du service.

---

(1) Le numéro 8 a été reporté de la 4ᵉ à la 5ᵉ classe par décision du 2 février 1905 (*B. O.*, 1908, p. 787).

Nos

11. Ataxie locomotrice progressive, provenant des fatigues du service.

12. Epilepsie, accès épileptiformes, chorée, spasmes fonctionnels, paralysie agitante, spasmodique ou autres névroses de la motilité et de la sensibilité, résultant d'un traumatisme ou d'un fait de service.

13. Paralysie d'un organe important (muscles de l'œil, de la langue, du pharynx, du larynx, de la vessie, du rectum, etc.); provenant d'un traumatisme ou des fatigues du service.

14. Atrophie musculaire progressive ayant envahi tout un membre, ou incomplètement deux membres, ou s'étendant aux muscles du tronc, provenant des fatigues du service.

15. Ulcère ou cicatrice ulcérée, résultant de plaie et de grande perte de substance.

16. Eléphantiasis, lèpre; ulcères profonds, étendus ou multiples des pays chauds.

17. Cicatrice étendue et profonde du crâne avec perte de substance du péricrâne et des os de toute leur épaisseur, provenant d'un traumatisme ou d'une opération.

18. Déviation persistante de la tête et du tronc, produisant une gêne considérable des mouvements et résultant d'un traumatisme ou d'une affection contractée à l'occasion du service (lésion du rachis ou des muscles).

19. Surdité complète des deux côtés, résultant d'une blessure ou d'une maladie contractée à l'occasion du service.

20. Destruction, atrophie d'un œil ou perte complète de la vision avec déformation extérieure très apparente du globe oculaire (staphylôme, leucôme, hernie de l'iris, etc.).

21. Perte de la vue d'un côté et diminution de la vue de l'autre côté, ou affaiblissement de l'acuité visuelle inférieure à un quart des deux côtés, résultant d'une maladie contractée à l'occasion du service (ophtalmie granuleuse, iridochoroïdite, atrophie papillaire, etc.).

22. Déformation de la face, des paupières et des voies lacrymales; ablation du nez, etc., occasionnant une gêne fonctionnelle importante, et résultant d'un traumatisme.

Nᵒˢ

23. Déformation de l'une ou l'autre mâchoire, avec perte de substance étendue ; déviation des arcades dentaires ou perte de la plupart des dents ; ou destruction de la voûte palatine, du voile du palais ; ou ankylose de l'articulation temporo-maxillaire, résultant d'une blessure.

24. Fistule persistante ou rétrécissement des voies aériennes de cause traumatique (fracture du larynx, plaie de la trachée, etc.). Laryngo-trachéotomie pratiquée pour une maladie contractée à l'occasion du service et nécessitant le port permanent d'une canule.

25. Fistule persistante ou rétrécissement du pharynx et de l'œsophage, par suite de blessure.

26. Fistule persistante, ou rétraction considérable du thorax, résultant soit d'un traumatisme, soit d'une pleurésie ou de l'opération de l'empyème, si la maladie a été occasionnée par les fatigues ou dangers du service, indépendamment de toute prédisposition constitutionnelle appréciable.

27. Hernie irréductible du poumon de cause traumatique.

28. Affection chronique du cœur et des gros vaisseaux provenant d'un traumatisme ou d'une maladie rhumatismale ou infectieuse, contractée à l'occasion du service.

29. Bronchite chronique, compliquée d'emphysème et d'affection du cœur ou d'accès d'asthme provenant des fatigues du service.

30. Tuberculose des organes respiratoires (larynx, poumons, plèvres) ou des organes digestifs (intestin, péritoine, viscères, etc.) provenant des fatigues ou dangers du service, et indépendante de toute prédisposition constitutionnelle appréciable.

31. Affection chronique de l'estomac consécutive à une maladie endémique des pays chauds, ou provenant d'un long séjour dans ces contrées ou des fatigues du service en campagne.

32. Dysenterie, diarrhée chronique, ayant amené la détérioration de la constitution, contractée dans les pays chauds ou dans le service en campagne.

33. Engorgement chronique ou abcès du foie, dû à l'influence palustre ou à un séjour prolongé dans les pays chauds.

34. Cachexie palustre avec détérioration de la constitution et engorgement des viscères, ou néphrite et hydropisie.

Nos

35. Hernie ventrale volumineuse ou éventration.

36. Fistule stercoraire d'origine traumatique.

37. Rétrécissement ou prolapsus du rectum ; fistule incurable à l'anus, à la suite de blessure, de diarrhée ou de dysenterie des pays chauds.

38. Néphrite et cystite purulente ; concrétions urinaires ; fistule vésicale ou urétrhale ; rétrécissement incurable ou perte de substance irrémédiable de l'urèthre, causant l'incontinence ou la rétention d'urine d'origine traumatique.

39. Ablation totale du pénis, ablation ou destruction des deux testicules .... { par suite de traumatisme.

40. Abcès par congestion symptomatique d'une lésion incurable du rachis ou du bassin, provenant d'un traumatisme ou des fatigues du service.

1. Impotence absolue d'un membre, résultant de...

paralysie d'origine traumatique, rhumatismale ou autre ;

atrophie musculaire ou trophique d'origine rhumatismale ou autre ;

arthrite suppurée chronique d'une grande articulation, d'origine rhumatismale ou autre ;

déformation et ankylose des articulations, consécutives à un rhumatisme chronique ;

rétraction musculaire et tendineuse ou par brides et adhérences cicatricielles étendues ;

déviation ou raccourcissement considérable par suite de fracture vicieusement consolidée ou d'opération de résection ;

pseudarthrose consécutive à une fracture ou à une résection ;

périosto-myélite généralisée chronique, de cause traumatique ;

luxation non réduite d'une grande articulation ;

anévrisme diffus, anévrisme artérioso-veineux étendu provenant d'une blessure.

Nos

42. Ankylose complète. . . . . . .
{ de l'épaule ;
du coude dans l'extension ;
de la hanche dans la flexion ou avec déviation du membre ;
du genou dans la flexion ;
du pied fortement dévié ou luxé, }
par suite de traumatisme, de résection ou d'affection rhumatismale ou autre provenant des fatigues du service.

43. Flexion ou extension permanente de tous les doigts de la main, résultant d'un traumatisme ou d'une affection contractée à l'occasion du service.

44. Ablation simultanée du pouce et de l'index avec ou sans enlèvement des métacarpiens correspondants.

45. Ablation. . . . . .
{ de trois doigts et de leurs métacarpiens ;
des quatre derniers doigts de la main ;
de deux doigts avec gêne des mouvements ou déviation des doigts conservés et atrophie de la main. }

46. Ablation. . . . . .
{ des deux premiers métatarsiens ;
des trois derniers métatarsiens. }

6ᵉ CLASSE.

47. Cicatrices étendues, douloureuses, rétractées, ulcéreuses, adhérentes aux organes profonds ou accompagnées de hernie musculaire occasionnant une gêne fonctionnelle importante, quelle que soit la région.

48. Fistule persistante provenant d'une périostéite nécrosique ou carieuse d'origine traumatique.

49. Tumeurs de nature diverse, occasionnant un trouble fonctionnel grave et provenant manifestement d'un traumatisme subi dans le service.

50. Diminution très prononcée de l'ouïe des deux côtés, ou

Nos

    surdité complète d'un côté avec paralysie faciale, ou destruction de l'appareil auditif externe, résultant d'une blessure ou d'une maladie contractée à l'occasion du service.

51. .... (1)

52.   Hernie inguinale ou crurale (unique ou double), lorsqu'elle est irréductible ou présente des difficultés exceptionnelles de contention.

53.   Hémorroïdes volumineuses et permanentes, ayant amené l'affaiblissement de la constitution, et développées sous l'influence du séjour dans les pays chauds.

54.   Hydrocèle, hématocèle devenu incurable par l'épaississement des parois vaginales ou par toute autre complication, et ayant pour origine un traumatisme attribuable au service.

55.   Varices développées, oblitérations veineuses.......... { compliquées d'œdème permanent, de troubles trophiques prononcés ou d'ulcères.

56.   Paralysie incomplète, atrophie incomplète........... { d'un membre, d'origine traumatique, rhumatismale (sciatique ou autre), attribuable aux fatigues ou dangers du service.

57.   Déviation partielle et rétraction partielle .... { d'un membre par contracture ou paralysie musculaire, cicatrices adhérentes ou brides cicatricielles.

58.   Cal irrégulier, difforme, avec chevauchement ou direction vicieuse, ostéite ou cicatrice adhérente, etc., résultant d'une fracture des os longs des membres, des os du bassin ou de l'omoplate, et occasionnant une gêne considérable des fonctions.

59.   Arthrite chronique non suppurée d'une grande articulation d'origine traumatique, rhumatismale ou autre, attribuable aux fatigues ou dangers du service.

---

(1) Suivant décision du 1er mars 1907, la perte de la vision d'un côté est rangée, dans tous les cas, dans la 5e classe (n° 20, B. O. 1908, p. 787).

Nos

60. Ankylose complète

- du coude dans la flexion;
- du poignet avec gêne des mouvements de pronation, de supination et des doigts;
- de la hanche, dans la rectitude du membre;
- du genou dans l'extension;
- du pied avec déformation, engorgement ou atrophie et gêne des mouvements des orteils,

par suite de traumatisme, de résection ou d'affection rhumatismale ou autre provenant des fatigues du service.

61. Luxation non réduite du poignet ou des os du tarse, lorsqu'elle détermine une gêne fonctionnelle importante.

62. Luxation non réduite du pouce ou du gros orteil, accompagnée de cicatrices adhérentes et de raideur des autres doigts.

63. Flexion ou extension permanente de trois doigts de la main, avec gêne des mouvements des autres doigts ou atrophie de la main et de l'avant-bras.

64. Ablation du pouce avec ou sans enlèvement simultané de son métacarpien.

65. Ablation...
- de deux doigts avec enlèvement simultané des métacarpiens correspondants;
- de deux doigts avec raideur des doigts conservés;

Toute autre mutilation analogue des doigts et de la main, entraînant une gêne fonctionnelle importante.

66. Ablation...
- de tous les orteils d'un pied;
- du premier métatarsien et du gros orteil;
- des deux autres métatarsiens.

Instruction pour l'application de la décision ministérielle du 23 juillet 1887, relative à la classification des blessures et infirmités ouvrant le droit à la retraite.

I. — Conditions générales du droit à la pension pour blessures ou infirmités.

Les infirmités décrites dans la nouvelle classification doivent être considérées comme ayant toutes le degré de gravité exigé pour le droit à la retraite. Le comité technique de santé juge seul si, en raison de circonstances particulières, il y a lieu de faire exception à la règle générale.

Lorsqu'une de ces infirmités est constatée, l'intéressé n'est donc jamais réformé ni proposé pour la gratification renouvelable, à moins qu'il ne se trouve plus dans les délais d'instance fixés par le décret du 10 août 1886 (1) ou que l'infirmité alléguée ne résulte des causes visées ci-après :

Si, malgré sa gravité, l'infirmité constatée ne pouvait ouvrir des droits à une pension, soit que le service militaire n'intervienne que comme cause déterminante ou aggravante d'une maladie dont le germe existait antérieurement à l'incorporation, soit pour tout autre motif, mais permettait néanmoins de prononcer la réforme n° 1, les médecins devront consigner soigneusement cette circonstance dans leurs certificats, de manière à éviter, pour l'avenir, des réclamations inutiles ou des contestations.

Par contre, les infirmités rangées dans la 6ᵉ classe représentent le minimum des conditions exigées par la loi et complètent la nomenclature des blessures et infirmités de nature à motiver une proposition pour la retraite : toute infirmité non comprise dans cette nomenclature n'a pas le degré de gravité nécessaire pour ouvrir le droit à pension.

Certaines affections sembleront peut-être avoir été omises : les experts combleront facilement cette lacune apparente, en se conformant à la règle posée au paragraphe 4 ci-après.

Il demeure bien entendu qu'il ne s'agit, dans la présente instruction, que des blessures et infirmités dont l'origine est imputable au service militaire, et que le droit à pension n'existe

_____

(1) Volume 661.

jamais lorsque l'état d'invalidité est susceptible de disparaître avec le temps.

Chaque fois qu'un doute peut s'élever sur le droit d'un militaire à la pension de retraite, le Ministre est consulté.

II. — *Attributions des médecins experts et du sous-intendant militaire.*

Sauf vérification par le comité technique de santé, les médecins experts ont seuls qualité pour apprécier la gravité de l'infirmité alléguée, sa relation avec la cause invoquée pour la justifier et le droit qui en résulte.

Le sous-intendant militaire ne doit jamais prendre parti dans la question médicale : son rôle se borne à veiller à l'observation des formalités réglementaires.

Toutefois, dans les cas douteux, il empêche que, sans en avoir référé au Ministre, on n'abandonne à l'intéressé le soin de faire valoir plus tard des droits dont il n'aura peut-être connaissance qu'à un moment où la prescription devra lui être opposée.

III. — *Considérations sur la rédaction des certificats médicaux.*

Les règles à suivre pour la rédaction des certificats médicaux ont été suffisamment établies (1).

Il suffira donc de rappeler aux médecins experts que tout certificat ne fournissant pas les renseignements exigés par le règlement précité entraînerait une demande de supplément d'instruction et, par suite, une perte de temps.

La forme même prescrite pour l'établissement de ces pièces a été déterminée avec intention, dans l'intérêt d'une prompte expédition des affaires et afin d'éviter toute contestation. On ne saurait donc la négliger sans inconvénient pour les ayants droit.

Les certificats d'origine doivent toujours être conformes au modèle nº 9 du règlement sur le service de santé (2).

Les certificats d'incurabilité sont établis comme il est dit d'autre part (3).

---

(1) Voir pages 264 et suivantes.

(2) Ce modèle constitue la copie du certificat d'origine extrait du registre à souche tenu dans les corps et établissements militaires, conformément à la décision présidentielle du 19 mars 1902.

(3) Voir page 265.

Les certificats d'examen et de vérification devront être désormais conformes aux modèles annexés à la présente notice.

Il n'est rien changé aux formules des procès-verbaux d'examen et de vérification.

IV. — *Règles générales de classification.*

Le nouveau tableau de classification reproduit les six classes de blessures ou infirmités, et celles-ci sont rangées d'après l'ordre des régions, pour les trois dernières classes. Il sera donc d'un facile usage pour les médecins experts.

Sans comprendre une énumération de toutes les maladies constituant le cadre nosologique, ce tableau comporte cependant une indication suffisante des altérations organiques ou fonctionnelles susceptibles d'être observées. Il en résulte que les experts trouveront toujours, à l'article des infirmités concernant chaque organe, la possibilité d'y faire rentrer celles qu'ils auront à examiner et qui, au premier abord, sembleraient provenir d'un cas non prévu dans la nomenclature.

Ce fait peut se produire notamment pour les altérations organiques ou les désordres fonctionnels, conséquences éloignées des maladies infectieuses, telles que : le typhus, la fièvre typhoïde, le choléra, la diphtérie, la fièvre jaune, etc., ou le charbon, le farcin, le scorbut, le saturnisme, etc.

Il était inutile d'établir une classification spéciale pour toutes les infirmités graves pouvant résulter de maladies de ce genre contractées à l'occasion du service, car les experts, en ne visant, comme ils le doivent d'ailleurs, que les conséquences de ces maladies, trouveront facilement à les faire rentrer dans le cadre des infirmités affectant tel organe ou telle région.

C'est pour la même raison que les accidents occasionnés par le séjour prolongé d'un projectile ou de tout autre corps étranger dans l'intérieur des organes n'ont pas été mentionnés d'une manière particulière; c'est qu'en effet les désordres résultant de ce chef peuvent aisément se reporter à l'infirmité visée à l'organe intéressé et énoncée dans la nomenclature comme résultant d'un traumatisme.

V. — *Cinquième classe de l'échelle de gravité.*

On s'est particulièrement préoccupé de constituer la 5e classe de l'échelle de gravité avec les blessures ou infirmités provenant des accidents ou fatigues du service en campagne et du séjour prolongé dans les pays chauds, estimant que, dans ces circonstances, il était juste de conserver à l'intéressé le bénéfice de ses années de services et de ses campagnes.

La tuberculose, en général, a été également maintenue dans la 5e classe, parce qu'elle ne doit être l'objet d'une proposition de retraite qu'autant qu'elle résulte manifestement des fatigues du service en dehors de toute prédisposition constitutionnelle.

VI. — *Equivalences.*

D'après les anciens tableaux, un certain nombre d'infirmités pouvaient être rangées dans une classe ou dans une autre, au choix des experts, suivant le degré de gravité; cette latitude donnait lieu fréquemment à des divergences d'appréciation, surtout quand les experts étaient des médecins civils.

On s'est efforcé de faire disparaître cet inconvénient en dressant, par classes, un tableau aussi complet que possible des blessures ou infirmités ouvrant le droit à pension; et la classification des équivalences a été établie de telle sorte que les experts ne doivent éprouver aucune difficulté à apprécier immédiatement le degré d'impotence fonctionnelle occasionnée par une infirmité et à déterminer ensuite la classe à laquelle celle-ci se rapporte ; c'est ce qui explique pourquoi certaines infirmités se trouvent comprises dans deux classes différentes, mais avec l'indication spéciale de leur degré différent de gravité.

Ainsi l'hémiplégie et la paraplégie restent dans la 4e classe quand elles sont complètes ; mais elles figurent aussi à la 5e dans le cas où, étant incomplètes, elles permettent encore certains mouvements.

Il en est de même de la paralysie générale, des mutilations considérables de la face, des fistules stomacales, de l'anus contre nature, de l'ankylose atteignant plusieurs articulations, etc.

VII. — *Droit résultant d'infirmités simultanées.*

Si, sous l'influence des fatigues du service ou des dangers de la guerre, un militaire est atteint de plusieurs blessures ou infirmités ouvrant chacune le droit à la pension, il est rationnel et équitable de tenir compte de chacune d'elles dans l'appréciation de l'impotence fonctionnelle qui en résulte, et il y a lieu de faire bénéficier l'intéressé du cumul.

Dans ces cas particuliers, les propositions doivent toujours être très nettement motivées, de manière à permettre au comité technique de santé de se rendre un compte exact de l'opportunité de l'élévation de classe à accorder.

VIII. — *Prédispositions constitutionnelles.*

Une proposition pour la pension prévue au titre II de la loi du 11 avril 1831 ne peut être basée que sur des blessures ou infirmités rentrant positivement, par leur origine, dans les définitions de l'article 12 de ladite loi, lequel, par son objet exceptionnel, exclut tout accident indépendant du service militaire et toute infirmité résultant de causes naturelles, telles que la prédisposition constitutionnelle des individus, les progrès de l'âge et les maladies qui affligent l'humanité dans toutes les conditions de la vie sociale.

Toutefois, le militaire devenu infirme pendant sa présence sous les drapeaux est toujours digne du plus grand intérêt et, d'autre part, il est, le plus souvent, très difficile d'établir que l'infirmité provient d'une cause naturelle. Lors donc que l'infirmité alléguée, bien que s'étant manifestée à la suite d'un accident de service, semble avoir pris, en raison du tempérament de l'intéressé, un développement exagéré et sans rapport avec le peu de gravité de la cause occasionnelle, les médecins experts s'entourent de toutes les garanties nécessaires pour bien démontrer que si elle ne s'était pas déclarée après un fait de service, ladite infirmité se serait certainement manifestée à l'occasion du premier accident de la vie ordinaire.

C'est alors surtout que les certificats d'examen et de vérification ne doivent négliger aucun des symptômes, si peu apparents qu'ils soient, dont la divulgation permettra au comité technique de santé de se prononcer en toute connaissance de cause.

Au besoin, et principalement quand il s'agit d'un ancien militaire rendu à la vie civile, l'autorité chargée de l'instruction de la demande de pension apporte tous ses soins à déterminer aussi exactement que possible : 1° l'état de l'intéressé depuis sa rentrée dans ses foyers, au moyen d'une enquête faite par la gendarmerie et portant sur le genre de vie, les occupations, les antécédents héréditaires, etc. ; 2° les causes de l'infirmité invoquée ou les circonstances qui ont amené l'aggravation constitutionnelle, à l'aide de certificats délivrés par les médecins civils qui ont donné leurs soins au malade.

IX. — *Influence de la durée des services.*

Tout en tenant compte des remarques qui précèdent, les experts ne perdent cependant pas de vue que les fatigues et les intempéries auxquelles les militaires sont exposés, pendant une longue durée de séjour sous les drapeaux et notamment dans le service en campagne, peuvent amener un état de dépérissement latent d'où résulte, au premier accident, une infirmité grave ou incurable qui n'est certainement pas produite uniquement par la cause occasionnelle et qui, cependant, ne saurait, sans injustice, être attribuée à une prédisposition constitutionnelle.

Dans ce cas, il est indispensable que les chefs immédiats du militaire fassent ressortir, dans un rapport circonstancié, toutes les fatigues exceptionnelles auxquelles il a été soumis. Aucun détail n'est superflu : il est préférable pour l'intéressé que la première enquête soit plus longue, si cela est nécessaire, une demande de supplément d'instruction entraînant toujours des retards plus longs encore.

Ces observations visent principalement les propositions de retraite pour phtisie.

Un homme n'est guère susceptible de devenir phtisique pendant la période relativement courte du service actif, sans avoir apporté un germe latent de cette affection. Mais on ne saurait, sans s'exposer à rencontrer de nombreux inconvénients dans l'application, fixer une limite *minima* de durée de service au-dessous de laquelle aucune proposition de retraite pour tuberculose, en général, ne devrait être accueillie.

Il a paru plus sage de laisser aux experts le soin de déterminer les cas dans lesquels des propositions peuvent être établies. Toutefois, ils s'inspireront des considérations qui précèdent et n'admettront, comme ayant des droits à la pension, que les militaires chez lesquels la tuberculose s'est manifestement développée à la suite d'un fait de service précis ou après une longue durée de séjour sous les drapeaux, et indépendamment de toute prédisposition constitutionnelle appréciable:

X. — *Profession exercée avant l'incorporation.*

En stipulant que les blessures ou infirmités, pour ouvrir le droit à pension en faveur des hommes de troupe, doivent mettre l'intéressé hors d'état de pourvoir à sa subsistance, l'article 14, § 2, de la loi du 11 avril 1831 (1) n'a établi aucune distinction entre les différents corps de métier.

Les experts pour l'appréciation de la gravité des infirmités alléguées s'inspireront donc uniquement des indications fournies par le tableau de classification, sans examiner quelle était la position du militaire avant son entrée au service, quel métier ou quelle profession il exerçait, ni si la blessure qu'il a reçue ou l'infirmité dont il est atteint le met dans l'impossibilité de reprendre la même profession ou une profession analogue.

Ces considérations ne doivent être examinées que dans les cas tout à fait exceptionnels, et sur un ordre spécial du Ministre, pour les infirmités n'entraînant pas, dans les conditions générales de la vie, un état d'invalidité suffisant pour motiver l'admission à la retraite, et qui, par suite, ne figurent pas dans la nouvelle classification.

XI. — *Rôle du comité technique de santé.*

L'ordonnance du 2 juillet 1831 (1), en statuant, par son article 26, que les propositions de retraite à titre de blessures ou infirmités seront communiquées au conseil de santé des armées (comité technique de santé), a entendu déférer à ce conseil l'appréciation définitive des effets légaux qu'elles doivent recevoir. Le comité technique de santé a donc seul qualité pour juger, au point de vue médical, du rapport existant entre la nature de l'infirmité et la cause invoquée pour la justifier, ainsi que pour déterminer la concordance entre les désordres fonctionnels, tels qu'ils sont décrits dans les certificats médicaux, et les conclusions posées par les experts. De plus, c'est à lui qu'il appartient, en cas de divergence d'opinion ou de désaccord entre les experts sur la valeur des désordres fonctionnels, de trancher le différend, et son avis est prépondérant toutes les fois qu'il croit pouvoir se prononcer sans avoir besoin d'un supplément d'instruction.

XII. — *Refus de pension.*

Aucune demande de pension n'est rejetée, pour quelque motif que ce soit, sans que le Ministre ait été appelé à statuer.

---

(1) Volume 66[1].

Il ne suffit pas, en effet, qu'un militaire ayant sollicité son admission à la retraite ait la certitude que ses titres ont été examinés avec soin et bienveillance; il faut encore, lorsque sa demande n'est pas accueillie, qu'il soit mis à même de se pourvoir, s'il le juge convenable, devant le Conseil d'Etat.

Toutes ces formalités étant indispensables pour sauvegarder les droits des militaires, tout en garantissant l'Etat contre les réclamations non fondées, il y a lieu de veiller avec le plus grand soin à la stricte observation des prescriptions contenues dans la présente instruction.

° CORPS D'ARMÉE.

' DIVISION.

° BRIGADE.

PLACE

d

CERTIFICAT de l'examen opéré conformément aux articles 9 et 10 de l'ordonnance du 2 juillet 1831, portant règlement d'administration publique, sur la justification des droits à la *pension de retraite* pour cause de *blessures* ou *d'infirmités*.

OBJET DU CERTIFICAT.

Demande d'admission à la pension de retraite.

(1) Noms, prénoms, grades et emplois des deux médecins.
(2) Des membres du Conseil d'administration *ou* de M..., selon les cas spécifiés par les articles 8, 15, 16, 17 et 18 de l'ordonnance.
(3) Soit *blessures*, soit *infirmités*, soit *blessures et infirmités*.
(4) Nom, prénoms, grade, etc., de l'intéressé.
(5) La copie à insérer au procès-verbal ne commencera qu'au mot *Certifions*.
(6) Décrire les blessures et les infirmités conformément aux prescriptions de l'instruction du 23 mars 1897.
(7) Indiquer jusqu'à quel point elles sont ou peuvent être, médicalement parlant, les effets des causes spécifiées dans les documents joints à la demande, en vertu des articles 4, 5, 6 et 7 du règlement d'administration publique, et consulter, pour les conclusions, la classification du 23 juillet 1887 et les articles 32 à 44 de l'instruction du 23 mars 1897.

Vu et annexé au procès-verbal de la séance,

LE SOUS-INTENDANT MILITAIRE,

CERTIFICAT D'EXAMEN (F²)

L'an mil neuf cent   , le

Nous (1)

et

en présence,

1° De (2)

2° De M.   , Sous-Intendant militaire

Après avoir, en séance, et conformément au modèle n° 1, annexé à l'ordonnance du 2 juillet 1831, entendu la lecture et pris connaissance du titre II de la loi du 11 avril précédent, sur les *pensions de l'armée de terre*, du titre Ier de l'ordonnance précitée, **du décret du 10 août 1886, de la décision ministérielle du 23 juillet 1887 et de l'instruction du 23 mars 1897**, enfin de la demande et des pièces établissant les causes, la nature et les suites des (3)

présentées à notre examen par (4)

Certifions (5) avoir reconnu que (6)

En conséquence, estimons (7)

Fait et remis en séance et en simple expédition, les jour, mois et an que dessus.

° CORPS D'ARMÉE.!

—

° DIVISION.

—

° BRIGADE.

PLACE

d

CERTIFICAT de la vérification opérée conformément à l'article 13 de l'ordonnance du 2 juillet 1831, portant règlement d'administration publique sur la justification des droits à la *pension de retraite* pour cause de *blessures* ou d'*infirmités*.

OBJET DU CERTIFICAT.

—

Demande d'admission à la pension de retraite.

(1) Noms, prénoms, grades et emplois des deux médecins.
(2) Nom, grade du général inspecteur ou délégué.
(3) Soit *blessures*, soit *infirmités*, soit *blessures et infirmités*.
(4) Nom, prénoms, grade, etc., de l'intéressé.
(5) La copie à insérer au procès-verbal ne commencera qu'au mot *Certifions*.
(6) Décrire les blessures et les infirmités conformément aux prescriptions de l'instruction du 23 mars 1897.
(7) Indiquer jusqu'à quel point elles sont ou peuvent être, médicalement parlant, les effets des causes spécifiées dans les documents joints à la demande, en vertu des articles 4, 5, 6 et 7 du règlement d'administration publique, et consulter, pour les conclusions, la classification du 23 juillet 1887 et les articles 32 à 45 de l'instruction du 23 mars 1897.

Vu et annexé au procès-verbal de la séance.

LE SOUS-INTENDANT MILITAIRE,

CERTIFICAT DE VÉRIFICATION (G²)

———

L'an mil neuf cent   , le

Nous (1)

et

en présence,

1° De (2)

2° De M.   , Sous-Intendant militaire

Après avoir, en séance, et conformément au modèle n° 2, annexé à l'ordonnance du 2 juillet 1831, entendu la lecture et pris connaissance du titre II de la loi du 11 avril précédent, sur les *pensions de l'armée de terre*, du titre Ier de l'ordonnance précitée, du décret du 10 août 1886, de la décision ministérielle du 23 juillet 1887 et de l'instruction du 23 mars 1897, de la demande et des pièces établissant les causes, la nature et les suites des (3)

présentées à notre vérification par (4)

enfin, du procès-verbal du premier examen opéré selon l'article 10 de l'ordonnance,

Certifions (5) avoir reconnu que (6)

En conséquence, estimons (7)

Fait et remis en séance et en simple expédition, les jour, mois et an que dessus.

NOTICE N° 6 [1]

Organisation des brancardiers régimentaires et des brancardiers d'ambulance.

SECTION Ire. — *Infirmiers régimentaires.*

Dispositions générales.

1° Il y a deux catégories d'infirmiers régimentaires : les titulaires et les auxiliaires.

2° Les infirmiers titulaires sont chargés du service de l'infirmerie et remplissent les fonctions de porte-sac ou de porte-sacoche dans les marches militaires, les manœuvres, les exercices de service en campagne, le tir à la cible, etc.

3° Les infirmiers auxiliaires suppléent les titulaires dans le service de l'infirmerie. Ils sont plus spécialement chargés des bains, des douches, des désinfections de toute nature, de la propreté des locaux, etc.

Effectifs.

4° En outre du sous-officier, caporal ou brigadier chargé des détails de l'infirmerie régimentaire et de la salle des convalescents, il doit exister dans chaque corps de troupe, comptant dans le rang, le nombre d'infirmiers régimentaires déterminés ci-après savoir :

---

(1) Nouvelle rédaction. (Notification du 7 juin 1907, *B. O.*, P. R., p. 730.)

	NOMBRE D'INFIRMIERS régimentaires.	
	titulaires.	auxiliaires
1ᵒ *Sur le pied de paix.*		
Par bataillon d'infanterie............................	1	1
Par régiment de cavalerie...........................	2	2
Par bataillon d'artillerie............................	1	1
Par régiment d'artillerie............................	2	2
Par bataillon du génie..............................	1 (1)	1
Par escadron du train..............................	1	1
2ᵒ *Sur le pied de guerre.*		
Par compagnie d'infanterie..........................		
Par escadron de cavalerie...........................	1	
Par batterie d'artillerie.............................		
Par compagnie du génie.............................		

(1) Par exception, l'infirmier titulaire de l'escadron du train sera choisi, comme l'infirmier auxiliaire, parmi les hommes du service auxiliaire.

5ᵒ En campagne, dans chaque bataillon d'infanterie ou groupe de batteries, un de ces infirmiers aura le grade de caporal ou de brigadier; il sera choisi parmi les caporaux d'infirmerie du temps de paix et les réservistes ayant rempli les fonctions d'infirmiers titulaires et proposés pour l'avancement.

6ᵒ Dans la cavalerie, il n'y a en campagne qu'un brigadier infirmier par régiment; c'est celui qui, en temps de paix, est chargé des détails de l'infirmerie. Il compte au peloton hors rang et part avec la portion mobile du régiment.

Recrutement.

7ᵒ Chaque année, le chef de corps, sur la proposition du médecin-major chef de service, désigne les hommes appelés à remplacer, au départ de la classe, les infirmiers titulaires et auxiliaires libérables.

8ᵒ Les hommes proposés pour remplacer les infirmiers titulaires sont choisis parmi les hommes du service armé. Les hommes proposés pour remplacer les infirmiers auxiliaires sont choisis parmi les hommes du service auxiliaire ayant une aptitude physique leur permettant de remplir les fonctions d'infirmiers.

Les infirmiers auxiliaires étant pris parmi les hommes du service auxiliaire, le choix des infirmiers titulaires devra s'exercer sur des hommes du service armé tout particulièrement robustes et vigoureux.

9° Ils doivent savoir lire et écrire et avoir une bonne conduite.

10° Les infirmiers titulaires du temps de paix et ceux qui sont passés dans la réserve sont affectés chacun à une compagnie, à un escadron ou à une batterie, de telle sorte que chacune de ces unités arrive successivement à posséder l'infirmier titulaire qui lui est attribué sur le pied de guerre. Les infirmiers auxiliaires du temps de paix, en cas de mobilisation, restent à l'infirmerie du dépôt du corps. Au moment de leur passage dans la réserve, ils sont désaffectés des corps auxquels ils appartiennent et attribués aux sections d'infirmiers militaires pour être utilisés dans les services du territoire.

Instruction.

11° Le médecin-major, chef de service, est chargé de l'instruction théorique et pratique des infirmiers régimentaires. Les hommes du service auxiliaire désignés pour être infirmiers auxiliaires au départ de la classe peuvent être mis à sa disposition dès le 1er novembre, c'est-à-dire trois semaines environ après leur incorporation. Ceux du service armé, désignés pour être infirmiers titulaires, sont mis à sa disposition le 1er mars, c'est-à-dire après avoir accompli au moins quatre mois de service et acquis une instruction militaire considérée comme suffisante.

12° L'instruction des infirmiers régimentaires sera essentiellement pratique et se rapprochera, autant que possible, de celle des infirmiers des hôpitaux.

13° Les matières à enseigner sont contenues dans l'École de l'infirmier et du brancardier militaire.

14° Le cours d'instruction devra être achevé le 1er juin.

15° Lorsque le cours est terminé, les futurs infirmiers complètent leur instruction en faisant un stage de deux mois à l'hôpital militaire ou à l'hospice mixte de la garnison ou, à défaut, à celui d'une place voisine. Pendant la durée de ce stage obligatoire, ils suivent les visites de l'hôpital et sont exercés, sous la direction des médecins traitants, aux divers soins à donner aux malades, à l'application des appareils et des pansements, ainsi qu'à la préparation des potions simples et des tisanes usuelles.

SECTION II. — *Brancardiers régimentaires.*

Effectifs.

16° Il doit y avoir sur le pied de guerre :

4 brancardiers........ { par compagnie d'infanterie.
{ par batterie montée ou à pied.
{ par compagnie du génie.

1 caporal ou brigadier. { par bataillon d'infanterie.
{ par groupe de batteries montées ou à pied.

1 sous-officier......... | par régiment d'infanterie.

17° La cavalerie et l'artillerie à cheval n'ont pas de brancardiers régimentaires.

Recrutement.

18° Les brancardiers régimentaires sont recrutés :

a) Dans l'infanterie, parmi les réservistes anciens musiciens;

b) Dans l'artillerie, parmi les musiciens des écoles d'artillerie et les réservistes anciens musiciens;

c) Dans le génie, parmi les musiciens de l'armée active et les réservistes anciens musiciens;

d) Dans ces différentes armes, et à défaut de ressources suffisantes dans les catégories visées ci-dessus, parmi les hommes désignés chaque année par les corps de troupe, comme il sera indiqué plus loin, pour recevoir l'instruction spéciale du brancardier militaire.

19° Le sous-officier brancardier est pris, de préférence, parmi les sous-officiers réservistes ayant été chargés des détails de l'infirmerie ou, à défaut, parmi les caporaux ou brigadiers brancardiers proposés pour l'avancement, ou parmi les anciens caporaux d'infirmerie proposés pour l'avancement, en cas d'excédent de ces derniers.

Les caporaux ou brigadiers brancardiers sont choisis parmi les brancardiers proposés pour ce grade ou, en cas de surnombre, parmi les caporaux d'infirmerie ou les infirmiers proposés pour l'avancement.

Instruction.

20° Dans le but de préparer les cadres des brancardiers régimentaires, tous les musiciens et des hommes désignés chaque année par les corps de troupe à raison de un homme par deux compagnies ou par deux batteries reçoivent, dès le temps de paix, l'instruction spéciale du brancardier militaire.

21° Les étudiants en médecine, qui ont subi avec succès l'examen de médecin auxiliaire, et qui accomplissent en cette qualité leur deuxième année de service, reçoivent également l'instruction spéciale du brancardier militaire et sont employés comme moniteurs par le médecin qui dirige l'instruction.

22° Les musiciens des écoles d'artillerie devant, en cas de mobilisation, être répartis dans les deux régiments de la brigade, en qualité de brancardiers, sont instruits, dès le temps de paix, en principe par le médecin-major du régiment où ils sont en subsistance.

23° Les matières à enseigner aux brancardiers régimentaires sont contenues dans l'Ecole de l'infirmier militaire (3e partie).

24° Cette instruction est divisée en deux parties :

L'enseignement théorique (15 à 20 séances);

L'enseignement pratique (15 à 20 séances).

25° Dans les places qui en sont pourvues, des brouettes porte-brancards, des voitures pour blessés à 2 et 4 roues, des mulets de bât porteurs de cacolets sont, d'après les ordres du général commandant le corps d'armée, et sur la demande des corps intéressés, mis à la disposition des brancardiers pour un certain nombre de séances.

26° Les corps stationnés dans les autres places profitent des manœuvres d'automne pour exercer leurs brancardiers au chargement et au déchargement des blessés, en faisant usage des voitures pour blessés.

27° Les exercices d'embarquement des blessés en chemin de fer se feront à la gare au moyen de wagons prêtés ou loués, ou à l'hôpital et au dépôt de la section d'infirmiers dans un wagon simulé au moyen de planches. Ces exercices peuvent également se faire dans les quartiers des corps de troupe.

SECTION III. — *Brancardiers d'ambulance.*

Effectifs.

28° Le nombre des brancardiers d'ambulance affectés à chaque formation sanitaire est déterminé par les tableaux d'effectifs de guerre.

Recrutement.

29° Les brancardiers d'ambulance sont recrutés :

a) Parmi les hommes de la disponibilité ou de la réserve appartenant aux sections d'infirmiers militaires;

b) Parmi les réservistes musiciens et les hommes en excédent dans l'infanterie, l'artillerie et le génie ayant reçu l'instruction du brancardier militaire.

Ces hommes sont désaffectés, dès le temps de paix, des corps auxquels ils appartiennent et attribués aux sections d'infirmiers militaires.

Toutefois, ces désaffectations devant être exceptionnelles, elles seront prononcées par le Ministre sur la demande de MM. les généraux commandant les corps d'armée.

30° Les sergents et caporaux brancardiers d'ambulance sont choisis parmi les sergents et caporaux ou les brancardiers proposés pour l'avancement et, au besoin, parmi les sergents et caporaux de la section.

Instruction pendant les périodes d'appel.

31° Les brancardiers d'ambulance sont convoqués au dépôt de la section. Pour faciliter leur instruction, on choisit de préférence comme date de convocation l'époque des manœuvres spéciales du service de santé ou celle des manœuvres d'automne.

32° L'instruction professionnelle est donnée dans chaque section ou hôpital, sous la direction du médecin militaire chargé de la surveillance de la section ou celle du médecin chef, par un médecin et un officier d'administration désignés à cet effet.

33° L'instruction professionnelle des brancardiers d'ambulance est la même que celle des brancardiers régimentaires. Comme celle-ci, elle est divisée en deux parties, l'une théorique et l'autre pratique sur le terrain.

Section IV. — *Dispositions générales.*

Responsabilité de l'instruction.

34° Dans chaque corps, le médecin-major est, sous l'autorité du chef de corps, responsable de l'instruction des infirmiers et des brancardiers régimentaires. Il est secondé par les médecins en sous-ordre, par le sous-officier ou caporal chargé des détails de l'infirmerie et les infirmiers porte-sacs.

Dans les hôpitaux militaires et les sections d'infirmiers, la responsabilité incombe au médecin chef ou au médecin chargé de la surveillance de la section.

Instruction des réservistes.

35° Les réservistes infirmiers et brancardiers rappelés pour une période d'instruction sont remis au courant de leurs fonctions.

Inscriptions sur les livrets et états.

36° L'enseignement professionnel reçu par les infirmiers et les brancardiers est consigné dans le cadre ménagé à cet effet au verso de la couverture du livret matricule « nouveau modèle » ou sur l'état de notes collé à la partie supérieure du livret matricule « ancien modèle ».

37° Les corps inscrivent sur le livret individuel, à la page 5, que l'homme a reçu l'instruction d'infirmier ou de brancardier, et, à la page 8, qu'il est apte à l'emploi de caporal ou de sous-officier infirmier ou brancardier.

38° Les mêmes inscriptions sont portées sur l'état d'affectation de l'instruction sur l'administration des hommes des différentes catégories de réserve dans leurs foyers.

Art. 44, 77, 235, 240,
246 et 405 du Règle-
ment.

NOTICE N° 7

Sur les désinfections.

I. — ORDRES, AUTORISATIONS ET FORMALITÉS.

Dans les hôpitaux, les opérations de désinfection sont ordonnées par le médecin-chef.

Dans les corps de troupe, elles sont ordonnées par le chef de corps, sur la proposition du médecin chef de service, toutes les fois qu'il s'agit de désinfecter un nombre restreint d'effets d'habillement, de literie ou de locaux. Lorsque la désinfection doit s'étendre à un groupe considérable d'effets, d'objets de literie ou de locaux, elle comporte des allocations exceptionnelles et l'autorisation d'y procéder ne peut être accordée que par le Ministre; la demande qui lui est transmise est toujours accompagnée d'un rapport motivé établi par le directeur du service de santé; il est rendu compte au Ministre de l'exécution de la désinfection.

Les opérations de désinfection auxquelles sont soumis les effets d'habillement des corps de troupe, soit au moyen de l'étuve à vapeur, soit par l'emploi d'agents chimiques, sont toujours précédées de l'établissement d'un procès-verbal rapporté par les représentants des services intéressés, à l'effet de constater d'une manière exacte l'état et le classement des effets avant la désinfection. Ce procès-verbal constatera également l'état des effets après la désinfection et, le cas échéant, donnera une évaluation des dégradations survenues au cours de l'opération.

Quand, après avis favorable du directeur du service de santé du corps d'armée, il y aura lieu de procéder à l'incinération de la paille des paillasses, un procès-verbal sera également établi et signé par le chef de corps ou de service et les

représentants des services intéressés (intendance, service de
santé. Une expédition de ces procès-verbaux devra être jointe au
dossier transmis au Ministre, lorsqu'une dégradation se sera produite.

Dans les demandes qu'il établit, le médecin-chef de service
doit toujours spécifier, non seulement les conditions de la situation sanitaire, mais encore les locaux à désinfecter.

La désinfection des locaux occupés par le service des places
tels que bureaux, corps de garde, latrines, est ordonnée par le
commandant d'armes, sur la proposition du médecin chargé du
service médical de la place. Les désinfectants et le matériel
nécessaires sont délivrés, sur l'ordre du commandant d'armes, par
le médecin-chef de l'hôpital militaire le plus voisin.

Les chefs de corps ou de service sont tenus d'informer le service
du génie, toutes les fois que des opérations importantes de désinfection de locaux sont exécutées dans les casernements.

Les médecins des hôpitaux et des corps de troupe devront tenir
note de toutes les opérations de désinfection exécutées, quelles
que soient leur nature et leur importance.

Dans les hôpitaux militaires, toutes les opérations de désinfection sont effectuées au compte du service de santé; dans les corps
de troupe, elles sont également à la charge du service de santé en
ce qui concerne les effets d'habillement, la literie et les locaux
des casernements y compris les latrines, mais à l'exclusion des
écuries, dont la désinfection est opérée au titre du service des
remontes.

II. — Personnel d'exécution et de surveillance.

Les opérations de désinfection sont effectuées par le personnel
des corps et services, sous la direction et la surveillance d'un
médecin désigné à cet effet.

Le médecin préside à la préparation, à la répartition et à l'emploi des solutions désinfectantes; il demeure personnellement
responsable des accidents d'intoxication qui pourraient résulter
de leur emploi, pendant toute la durée de l'opération.

Les désinfecteurs seront dûment avertis des dangers auxquels
ils s'exposeraient en s'écartant des instructions et des consignes
qui leur seront tracées.

Au début du travail, ils devront se dépouiller de leurs vêtements habituels pour revêtir une calotte et des habits de toile (pantalon de treillis et bourgeron) qui, à la fin des opérations, seront passés à l'eau bouillante ou immergés dans une solution antiseptique. Pendant le travail, ils s'abstiendront de boire et de manger. Après chaque séance, ils retireront leurs vêtements de travail, ils se laveront le visage, la barbe, les cheveux et les mains, reprendront leurs vêtements ordinaires; enfin, autant que possible, il leur sera donné un bain à la fin de la journée de travail.

Pour donner plus de sécurité à ces opérations, dans chaque corps d'armée, un groupe d'infirmiers doit être instruit, à l'hôpital régional, dans la pratique des désinfections.

III. — MOYENS DE DÉSINFECTION.

Les moyens à mettre en œuvre pour effectuer les désinfections sont :

1° L'incinération;

2° L'ébullition dans l'eau;

3° L'action d'un courant de vapeur humide sous pression;

4° Les lavages ou les pulvérisations avec une solution antiseptique;

5° La sulfuration.

Les antiseptiques dont il peut être fait usage sont :

Le formol;

Le chlorure de zinc;

Le sulfate de cuivre;

Le chlorure de chaux;

Le bichlorure de mercure;

L'acide phénique;

Le lait de chaux;

L'huile lourde de houille.

Pour les pulvérisations, il est exclusivement employé soit du formol, soit du sublimé en solutions dont le titre est indiqué ci-dessous.

Agents physiques.

Les désinfections par les deux premiers moyens peuvent se faire dans des appareils improvisés et la manière de faire, toujours simple, ne comporte pas d'explications.

Le troisième moyen exige une étuve avec générateur à vapeur sous pression, fixe ou mobile. Lorsque le corps d'armée est pourvu d'une étuve à désinfection sous pression, locomobile, cette étuve peut, sur demande au général en chef, être mise temporairement à la disposition des corps ou services qui ont à effectuer des désinfections importantes. La désinfection par ces étuves sous pression est réglée par l'instruction annexée à la présente notice.

Agents chimiques.

Les corps sont pourvus des agents chimiques nécessaires aux désinfections courantes par les demandes trimestrielles de médicaments.

Lorsque des désinfections d'une importance exceptionnelle sont autorisées par le Ministre, des demandes supplémentaires de livraison par les établissements du service de santé, ou d'achat sur place, sont adressées au directeur du service de santé, en y joignant une copie de l'autorisation ministérielle.

Les antiseptiques sont employés à l'état de solutions aqueuses et au titre suivant :

Le *formol* en solution à 2 1/2 p. 100 ; soit 25 centimètres cubes de formol du commerce pour 975 centimètres cubes d'eau.

Le *chlorure de zinc*, en solution à 5 p. 100.

Le *sulfate de cuivre*, en solution à 5 p. 100.

Le *chlorure de chaux*, en solution préparée de la manière suivante :

Délayer peu à peu 100 grammes de chlorure de chaux dans

1000 grammes d'eau ; étendre la bouillie blanche ainsi obtenue de dix fois son volume d'eau.

La puissance de l'antiseptique est considérablement augmentée lorsqu'il agit en solution chaude. On obtiendra donc de meilleurs résultats en diluant la bouillie de chlorure de chaux avec de l'eau à 40° ou 50°. Le chlore attaquant tous les métaux, cette solution sera faite dans des vases en terre vernissée.

Le *bichlorure de mercure*, en solution à 1 p. 1.000; on augmente l'efficacité de l'antiseptique en l'additionnant de deux grammes de sel marin par litre. La solution ne doit se faire que dans des vases en terre vernissée, en fonte ou en tôle émaillées, en dissolvant dans de l'eau bouillante deux grammes de sel marin et un gramme de sublimé par litre. Cette préparation s'altère si elle n'est employée dans les vingt-quatre heures.

L'*acide phénique*, en solution de 2 à 5 p. 100.

Pour éviter des méprises, les solutions de sublimé doivent être colorées par l'addition d'une solution alcoolique à 1 p. 100 de carmin d'indigo, et celles contenant de l'acide phénique par l'addition d'une solution alcoolique à 1 p. 1000 de vert Sulfo J. Les solutions de chlorure de zinc sont colorées en violet de gentiane. La dose est de 40 gouttes de solution colorante par litre de liquide désinfectant.

Les solutions désinfectantes ne doivent jamais être contenues dans des bouteilles à vin, ni dans des bouteilles d'eaux minérales, mais dans des flacons en verre coloré, entourés d'une bande de papier rouge orangé, et portant, outre une étiquette qui indique la nature et le titre de la solution, une étiquette en papier rouge orangé sur laquelle le mot « Poison » est écrit en gros caractères.

Pour préparer le lait de chaux, on fait d'abord déliter de la chaux maigre ou grasse, de bonne qualité, en l'arrosant petit à petit avec la moitié de son poids d'eau. On obtient de la sorte une poudre qui peut être conservée quelque temps dans un récipient soigneusement bouché et placé dans un endroit sec. Un kilogramme de chaux, ayant absorbé 500 grammes d'eau pour se déliter, a acquis un volume de 2 litres 20 centilitres, qu'il suffit de délayer dans le double de son volume d'eau, soit 4 litres 40 centilitres, pour obtenir un lait de chaux à 20 p. 100. Le lait de chaux ne peut conserver ses qualités désinfectantes que dans un vase bien bouché, et pendant peu de jours.

L'*huile lourde de houille* s'emploie en émulsion mélangée à l'eau dans la proportion de 50 à 100 p. 1000.

Modes d'emploi des agents antiseptiques.

Les antiseptiques en solution sont employés soit en *lavages*, soit sous forme de *pulvérisations*.

Les *lavages* sont effectués, suivant le cas, avec les solutions de chlorure de chaux, d'acide phénique, de sublimé, de chlorure de zinc et à l'aide de pinceaux, de lavettes, d'éponges fixées au bout d'un bâton ou, pour les planchers, de brosses à manche. Ces objets doivent, au cours de l'opération, être lavés dans de l'eau pure, afin de ne pas salir les solutions désinfectantes par les poussières qu'ils entraînent.

Toutes les surfaces (murs, boiseries, portes, fenêtres, planchers) doivent être rigoureusement mouillées; le liquide doit pénétrer dans les fentes et joints.

Pour les *pulvérisations* on utilisera soit la solution de sublimé, soit la solution de formol. Ces pulvérisations doivent être faites lentement, régulièrement, tranche par tranche, sur les surfaces à désinfecter et d'assez près (presque à bout portant) de façon à mouiller sans discontinuer les parois; le mouillage effectif est indispensable.

Les pulvérisations de sublimé n'exigent aucune mesure spéciale; le local peut être occupé aussitôt après l'opération.

Pour les pulvérisations de formol, il importe de recourir à la pratique suivante : l'antiseptique occasionne un picotement très supportable des muqueuses oculaire et nasale. On diminue ce léger inconvénient en maintenant *ouvertes* les portes et les fenêtres du local pendant la durée de la pulvérisation : on recommandera à l'opérateur d'éviter la chute des gouttelettes dans les yeux pendant la désinfection du plafond. Aussitôt après la pulvérisation, *le local doit être hermétiquement clos pendant vingt-quatre heures* : on évite ainsi la diffusion des vapeurs de formol qui se dégagent par la suite, et, en empêchant l'évaporation du liquide pulvérisé sur les surfaces, on y maintient l'antiseptique à l'état de solution. Après ce laps de temps, le local est ouvert, largement aéré. Les parois se dessèchent; après quelques heures, toute odeur désagréable disparaît et la pièce peut être occupée. On peut rendre plus rapide la désodorisation du local en y projetant quelques centimètres cubes d'une solution d'ammoniaque (1).

La désinfection par l'acide sulfureux se fait au moyen de la combustion du soufre dans un local parfaitement clos. Il est avant tout nécessaire de rendre les clôtures hermétiques, en recouvrant les joints des portes et des fenêtres par des bandes de papier collé; on sature d'humidité l'air du local pour fixer l'acide sulfureux, soit en passant un linge mouillé sur les murailles peintes et sur le sol, soit en faisant bouillir de l'eau dans un large bassin; on place sur le sol un certain nombre de récipients en poterie grossière, de 15 à 20 centimètres de diamètre et de 4 centimètres de profondeur, contenant au maximum 250 grammes de soufre en canon, concassé. Si le sol de la chambre est planchéié, il est indispensable, pour éviter l'incendie, d'interposer sous chaque réchaud, un lit de sable de 25 centimètres d'épaisseur et de 50 centimètres carrés. Le nombre des réchauds doit varier suivant le cubage du local, de façon que la quantité de soufre soit de 30 grammes au plus, 20 grammes au moins, par mètre cube. On enflamme le soufre à l'aide d'une mèche de tonnelier placée dans chaque récipient ou, à son défaut, à l'aide d'alcool, de copeaux de bois ou de papier, en commençant par le foyer le plus éloigné de la sortie; on se retire rapidement, pour éviter de respirer les vapeurs suffocantes d'acide sulfureux qui se dégagent aussitôt et on ferme hermétiquement la porte de sortie en collant du papier sur les joints; par prudence, et pour gagner du temps, il convient d'employer plusieurs hommes à cette opération. Au bout de trente-six heures, la désinfection est terminée; on ouvre le local, on y établit des courants d'air, et on ne doit y séjourner qu'après vingt-quatre heures au moins de large ventilation.

Pour la sulfuration des locaux, les objets métalliques (fer,

---

(1) En dehors des casernements militaires, il peut être indiqué de recourir à la désinfection des appartements par les *vapeurs* de formol. Le procédé suivant, dit procédé de Flügge, est recommandable par sa simplicité et son efficacité. Dans un récipient à fond plat que ferme un couvercle muni d'une étroite ouverture, ou encore une simple bouilloire, on évapore à l'aide d'une source de chaleur appropriée (lampe à alcool, à pétrole) de la formaline du commerce étendue de *quatre fois son poids d'eau*. La quantité de formaldehyde dégagée doit être proportionnelle au cubage de la pièce à désinfecter. Pour 100 mètres cubes, il faut vaporiser 800 centimètres cubes de la solution commerciale de formaline à 40 p. 100, additionnés de 3,200 centimètres cubes d'eau. Après douze heures, le local peut être ouvert et aéré.

cuivre, dorures), qui s'altèrent très facilement par l'action du soufre, doivent être enduits de corps gras.

IV. — Désinfection des locaux et des divers objets.

Locaux. — La désinfection peut être *partielle* ou *totale*.

Partielle, lorsqu'il s'agit de purifier dans une chambre l'emplacement occupé par un malade atteint d'affection transmissible et l'emplacement des lits immédiatement voisins ; elle ne nécessite pas l'évacuation préalable du local.

Totale, lorsque plusieurs cas d'une maladie transmissible s'étant déclarés successivement dans la même chambre, celle-ci paraît devoir être considérée comme un foyer d'infection ; la désinfection ne peut alors être effectuée qu'après évacuation du local. La désinfection se fait par les lavages antiseptiques, les pulvérisations antiseptiques, la sulfuration.

D'une manière générale, les lavages doivent être préférés aux pulvérisations pour toutes les parties facilement accessibles, et ces deux procédés offrent plus de sécurité que la sulfuration.

La désinfection *partielle* est faite de préférence par le lavage énergique du plancher, des murs, des planches à lit avec la solution de chlorure de chaux, de chlorure de zinc, d'acide phénique ou de sublimé.

Pour la désinfection *totale*, on enlève la literie, les vêtements et l'équipement qui sont purifiés à part. Les murs, les fenêtres, les portes, les boiseries sont soumis soit au lavage méthodique avec les solutions précédentes, soit au mouillage effectif par la pulvérisation de la solution de formol ou de la solution de sublimé. Après la désinfection des parois murales, le plancher est lavé avec la solution de chlorure de chaux.

Le blanchiment à la chaux est un excellent moyen d'assainissement qui pourra compléter la mesure précédente. Mais cette opération, comme d'ailleurs les réparations à effectuer dans les locaux contaminés (grattage, peinturage), ne sera faite qu'après la désinfection des locaux ; les poussières et gravats provenant de ces opérations doivent, avant l'enlèvement, être humectés avec une solution antiseptique.

Si la sulfuration paraît applicable, les objets métalliques doivent être préalablement enduits d'un corps gras.

La désinfection générale d'un casernement est parfois né-cessaire ; elle doit porter non seulement sur les locaux habités, mais sur les couloirs, corridors, passages, escaliers, etc., et sera toujours utilement suivie d'un blanchiment à la chaux.

Lors des remplacements ou réparations des planchers dans les chambres des casernes ou dans les hôpitaux, les poussières accumulées dans les entrevous ne seront jamais enlevées à sec ; on les humectera, avant leur enlèvement, avec une solution antiseptique.

DIVERS OBJETS. — *Vêtements, linges* et *literie.* — Les vê-tements et linges contaminés doivent être manipulés soigneuse-ment, rapidement et sans secousses, de façon à ne pas dissé-miner les poussières ou agents infectieux qu'ils supportent. Tout effet suspect doit être immédiatement déposé soit dans un récipient métallique clos, soit dans des sacs à désinfection, soit dans des draps mouillés par une solution antiseptique.

Les *effets de toile ou de coton,* tels que *chemises, bonnets, cale-çons, chaussettes, cravates, mouchoirs, serviettes, torchons, tabliers, bourgerons, pantalons de treillis, draps de lit, alèzes, taies d'oreil-lers,* seront plongés, durant trente minutes, soit dans l'eau bouillante, soit dans une solution antiseptique (chlorure de zinc, sublimé, acide phénique), puis lessivés par les procédés ordinaires.

Les *vêtements de laine (tuniques, vestes, capotes, panta-lons),* les *effets de laine (chemises, gilets, ceintures de flanel-le),* les *objets de literie (couvertures, matelas, traversins, oreil-lers, édredons)* sont de préférence désinfectés par la vapeur d'eau sous pression, et, à défaut, par immersion dans une solu-tion antiseptique (sublimé) ou par la sulfuration. Le sublimé et la sulfuration altèrent les galons d'or et d'argent et les bou-tons métalliques. Autant que possible, on évitera de soumet-tre à l'action de la vapeur les effets tachés ; si on doit désin-fecter ces effets dans l'étuve, on recommandera d'en enlever préalablement les taches, sinon elles s'incrustent dans les tis-sus et deviennent indélébiles. Il faut préserver, à l'aide de sacs à désinfection, les effets ou objets à désinfecter de tout contact avec les parties métalliques des appareils, pour éviter les taches de rouille.

Enfin, on prend aussi toutes les précautions nécessaires pour que le matériel à désinfecter ne soit pas souillé par l'eau de condensation.

La désinfection des effets de laine par les bains antiseptiques exige une immersion de douze heures, et il ne faut pas dans ce cas aciduler les solutions par l'acide chlorhydrique, car cet acide compromettrait la solidité des tissus.

Les objets de literie, tels que matelas, traversins, édredons, ne peuvent être désinfectés par immersion sans être défaits. Pour les découdre, on asperge à fond les enveloppes avec une solution antiseptique, puis on lessive celles-ci à part; la laine et le crin animal sont immergés pendant deux heures dans le bain désinfectant, puis lavés à grande eau et séchés; la plume est soumise à la sulfuration et le crin végétal brûlé.

La sulfuration peut s'appliquer à la fois aux vêtements de laine, de coton et aux objets de literie; cependant la couleur de certains tissus peut être altérée par cette opération. Les objets sont étalés dans un local bien clos de 40 à 50 mètres de cubage, sur des tringles en bois ou des cordages scellés au mur, à 2 mètres au-dessus du sol, et exposés aux vapeurs sulfureuses pendant trente-six heures; au sortir de ce local, les effets sont aérés pendant deux ou trois jours, afin de dissiper l'odeur du soufre, puis lavés, s'il y a lieu, et les matelas refaits.

Les *toiles cirées*, les *objets en cuir*, *en peau*, ainsi que les *objets en bois collés à la colle forte*, ne doivent être désinfectés ni à l'étuve, ni à l'eau bouillante; il faut se contenter de les lotionner avec les solutions antiseptiques, ou de les sulfurer.

Les *képis*, les *masques d'escrime*, après lavage dans une solution alcaline, sont désinfectés par des frictions faites au moyen d'une brosse ou d'un linge trempé dans une solution phéniquée.

Les *instruments des perruquiers* sont désinfectés par une immersion dans une solution phéniquée ou formolée tiède. Les *trompettes, clairons* et *instruments de musique* sont désinfectés toutes les fois qu'ils changent de détenteur ou qu'ils sont réintégrés en magasin (1).

---

(1) Volume 83.

Les *objets sans valeur*, tels que *paille, foin, chiffons, papiers, pièces de pansement, décombres, fumiers* et *débris d'animaux ou de végétaux* doivent être incinérés dans un foyer, si leur volume le permet; ou, dans le cas contraire, hors des habitations, en se conformant aux règlements de police. L'incinération des substances peu combustibles, telles que le fumier, est facilitée par un arrosage avec du pétrole.

Les *meubles en bois, cadres, glaces*, sont désinfectés à l'aide de pinceaux ou de linges imbibés de solutions phéniquées fortes. Les *meubles capitonnés* peuvent être soumis aux pulvérisations antiseptiques.

Les *voitures* et les *wagons* sont désinfectés par les mêmes moyens que les locaux et les meubles. Les *voitures* et les *brancards* qui ont servi au transport des contagieux, de leurs effets et de leur fourniture, sont désinfectés dès que le transport est terminé.

Les *tentes*, à moins de souillures par des déjections ou des produits d'expectoration, peuvent être suffisamment purifiées par une exposition de plusieurs jours à l'air et à la lumière solaire; elles sont abattues et leurs faces alternativement exposées à l'action du soleil. Les souillures, s'il en existe, seront soigneusement lavées avec une solution antiseptique (chlorure de zinc, acide phénique, formol, sublimé).

Les *déjections des malades* sont désinfectées par l'addition de solutions antiseptiques, et les vases destinés à recevoir ces déjections doivent toujours contenir, à l'avance, une certaine quantité de solution de sulfate de cuivre à 5 p. 100.

Les *parquets*, les *meubles* et les *effets souillés de déjections* doivent être désinfectés avec le plus grand soin par les procédés indiqués. Les crachats des tuberculeux et des diphtériques doivent être l'objet de la plus grande surveillance; on recommandera aux malades de ne cracher ni sur des mouchoirs, ni sur des serviettes, ni surtout sur le sol, mais seulement dans un crachoir contenant à l'avance une petite quantité d'une solution antiseptique, et le contenu ne sera, si faire se peut, versé dans les latrines qu'après avoir été soumis à l'ébullition.

Les *cabinets d'aisances* communs doivent être interdits aux malades atteints d'affections contagieuses, surtout de fièvre typhoïde, de choléra, de dysenterie et de scarlatine; il faut attrihuer à ces malades des seaux inodores, contenant à l'avance des solutions désinfectantes et entretenus en parfait état de propreté.

Quand un de ces malades a fréquenté un cabinet commun, le réduit doit être désinfecté avec soin, ainsi que le siège et le tuyau de chute, par des lavages à l'aide de solutions fortes.

Les fosses d'aisances qui reçoivent les déjections suspectes doivent être désinfectées à l'aide du lait de chaux ou de l'huile lourde de houille.

Les *baquets de propreté* doivent être en métal : s'ils sont en bois, ils sont imperméabilisés par plusieurs couches de goudron bouillant, et coaltarisés à l'intérieur. Ils seront vidés et lavés à grande eau matin et soir ; puis on y versera 100 grammes d'huile lourde de houille émulsionnée.

Les *urinoirs* doivent être souvent entretenus à l'huile lourde de houille et désinfectés par le chlorure de chaux.

Les incrustations qui se produisent sur les parois des urinoirs, particulièrement dans les angles et sur la rigole placée au pied des appareils pour collecter les liquides, sont enlevées par des frictions énergiques faites avec une brosse rude, trempée dans une solution aqueuse d'acide chlorhydrique du commerce à 150 ou 200 p. 1000.

On ne peut désinfecter les murs profondément imprégnés d'urine qu'en les faisant repiquer, puis cimenter à nouveau, et en recouvrant leur surface d'une couche de goudron de houille.

Les *cadavres* des personnes qui ont succombé à une affection contagieuse doivent être enveloppés dans un suaire imprégné d'une solution phéniquée forte. La bière est remplie de sciure de bois imbibée d'une solution antiseptique. Les locaux où ils ont séjourné, les brancards et les voitures qui ont servi à leur transport, doivent être désinfectés avec soin.

Les *personnes* qui ont été en contact prolongé avec des malades atteints d'affections contagieuses doivent changer de vêtements pour les faire désinfecter ; d'autre part, elles doivent se laver les mains et le visage avec de l'eau savonneuse chaude, se nettoyer les ongles soigneusement et enfin se lotionner les parties découvertes, surtout la barbe et les cheveux, avec de l'alcool étendu d'eau. On doit aussi plonger les mains pendant une minute dans une des solutions désinfectantes indiquées plus haut.

En général, un grand bain savonneux ou même de sublimé à

20 grammes suffit pour obtenir une désinfection totale du corps, et cette manière de faire est applicable à la plupart des convalescents de maladies contagieuses avant de cesser l'isolement et de permettre le retour à la vie commune.

V. — INSTRUCTION POUR PRATIQUER DANS L'ARMÉE LES DÉSINFECTIONS PAR LES ÉTUVES SOUS PRESSION DE GENESTE ET HERSCHER ET PAR LES ÉTUVES A CIRCULATION DE VAPEUR SOUS PRESSION DE VAILLARD ET BESSON.

Les établissements ou corps de troupe qui ont à effectuer des désinfections au moyen d'étuves doivent opérer conformément à la présente instruction relative aux étuves sous pression de Geneste et Herscher et aux étuves à circulation de vapeur sous pression de Vaillard et Besson.

Les étuves Vaillard et Besson, de faible capacité, ne peuvent contenir qu'une petite quantité d'effets d'habillement et d'objets de literie à désinfecter.

Les dimensions plus grandes des étuves Geneste et Herscher permettent de mener plus rapidement les opérations quand on doit étendre la désinfection à un groupe considérable d'effets et d'objets de literie.

Objets appartenant au service de santé.

La désignation des objets à placer dans l'étuve est faite par les médecins de l'établissement, d'après les consignes et les ordres généraux donnés par le médecin-chef.

Un inventaire des objets à désinfecter est fourni par chaque service au chef mécanicien et il en est donné récépissé.

Il faut se garder de secouer les vêtements ou les objets de literie suspects, afin de ne pas disséminer dans l'air les germes infectieux qu'ils peuvent renfermer.

Les effets et les couvertures doivent être pliés avec soin, superposés et maintenus en paquets, s'il y a lieu, par des liens modérément serrés, afin que la vapeur puisse pénétrer entre eux.

Ils sont apportés dans des récipients métalliques hermétiquement clos, ou dans des sacs à désinfection que l'on dépose, sans les ouvrir, sur les claires-voies d'un local approprié contigu à l'étuve.

Objets appartenant aux corps de troupe.

Lorsque des désinfections sont ordonnées, la désignation des objets à envoyer à l'étuve est faite par les médecins du corps, qui indiquent les précautions particulières à observer pour le transport.

On se conforme, pour la désinfection des effets d'habillement ainsi que pour celle des fournitures de couchage, aux instructions données dans le paragraphe I de la présente notice.

Le passage à l'étuve se fait généralement en présence des parties intéressées; dans le cas contraire, un inventaire des objets est donné contre récépissé au chef mécanicien, et on opère, quant au reste, comme pour les effets appartenant au service de santé.

Personnel chargé des désinfections.

Avant toute manipulation, les désinfecteurs doivent se couvrir d'effets de travail spéciaux, comme il a été dit au paragraphe II de la présente notice. Chaque fois que ces effets sont quittés, ils sont placés dans l'étuve avec les derniers objets à désinfecter, pour être stérilisés; les désinfecteurs se savonnent les mains et le visage et plongent les mains dans une solution antiseptique de sublimé.

Le personnel attaché au service d'une étuve doit être divisé en deux groupes: l'un est destiné à faire fonctionner l'appareil et à y introduire les objets contaminés; l'autre, qui ne doit jamais avoir de communication par contact avec le précédent, ni toucher les objets infectés, est chargé de retirer de l'étuve les objets, lorsqu'ils ont été désinfectés.

**A) Instruction spéciale aux étuves sous pression
de Geneste et Herscher.**

———

1° *Personnel chargé des désinfections.*

Un mécanicien et un aide sont nécessaires pour le service d'une étuve.

L'étuve ne doit jamais être confiée même à un mécanicien de profession, si celui-ci n'a pas fait un stage spécial pour la conduite des étuves Geneste et Herscher, attendu que les tâtonnements pour la mise en œuvre de ces appareils compromettent leur intégrité.

2° *Contenance des étuves.*

Les groupes d'objets que l'on peut mettre ensemble dans une étuve locomobile pour une opération sont les suivants :

1° Une literie complète........................
ou
2° Quinze couvertures........................ } des hôpitaux militaires;
ou
3° Un matelas, un traversin et les vêtements d'un malade........................

ou
4° Deux fournitures complètes............
ou
5° Une literie complète avec les vêtements de l'homme........................ } du service du couchage ;
ou
6° Vingt couvertures........................
ou
7° Quarante couvre-pieds........................

ou
8° Soixante pantalons........................
ou
9° Quarante capotes........................ } du service de l'habillement.
ou
10° Cinquante tuniques........................
ou
11° Soixante vestes........................

Dans l'étuve fixe du grand modèle, on peut mettre ensemble les groupes d'objets suivants :

1° Trois literies complètes avec les vêtements des malades........................
ou
2° Soixante couvertures........................ } des hôpitaux militaires;
ou
3° Quatre matelas et quatre traversins..

ou
4° Cinq fournitures complètes et cinq paquets d'effets. ....
ou
5° Soixante couvertures........................ } du service du couchage ;
ou
6° Quatre-vingt-dix couvre-pieds...........

ou
7° Cent pantalons........................ } du service de l'habillement ;
ou
8° Quatre-vingts capotes........................

ou
9° Quatre-vingt-dix tuniques............. } du service de l'habillement ;
ou
10° Cent vestes........................

Les matelas se placent verticalement; les couvertures et les effets pliés dans le sens de la longueur sont disposés avec soin dans les compartiments et par couches régulières.

Les objets apportés dans des sacs à désinfection ou (et seulement à défaut) dans des draps sont étuvés avec leur enveloppe qu'on a pris soin d'ouvrir.

3º *Conduite et durée des opérations.*

Pour faire fonctionner les appareils et conduire l'opération de la désinfection, on se conforme strictement à la notice spéciale à chaque appareil (suivant qu'il est fixe ou locomobile), notice qui est fournie par le constructeur lors de l'expédition de chaque étuve. On obtient une désinfection complète quand la température de l'étuve est portée à 115º centigrades pendant vingt minutes, avec une pression de 7 hectogrammes à la soupape. La tension de la vapeur est alors de 1.273 millimètres de mercure et correspond à 1,66 atmosphère.

Les étuves fixes sont munies d'un appareil enregistreur de pression qui permet de contrôler la conduite, la durée et le nombre des opérations de désinfection pratiquées dans un temps donné; une notice sur le fonctionnement de ces appareils spéciaux est fournie également par le fabricant.

Chaque sorte d'étuve a son allure particulière, mais les frais diffèrent peu.

La mise en train d'un appareil exige environ une heure de chauffage préalable et consomme en moyenne 20 kilos de charbon de terre.

La durée d'une opération de désinfection avec ses divers temps nécessite environ quarante-cinq minutes, et la consommation de charbon de terre est de 5 kil. 500 pour chacune d'elles.

Par mesure économique, il convient autant que possible de faire plusieurs étuvages de suite. Dans une journée de dix heures, en comptant le temps nécessaire pour la mise en train de l'appareil, on peut faire de 11 à 12 opérations successives de désinfection, et la quantité de charbon consommé est alors de 90 à 95 kilogrammes.

L'alimentation de la chaudière pendant la journée de travail exige environ 250 litres d'eau.

Bien que les étuves à désinfection de Geneste et Herscher fonctionnent sous de faibles pressions, ces appareils sont soumis aux prescriptions concernant les machines à vapeur, et il y a obligation pour les gestionnaires à les faire visiter au moins une fois par an par les agents locaux du service des mines ou les inspecteurs des associations régionales de propriétaires d'appareils à vapeur.

B) Instruction spéciale aux étuves à circulation de vapeur sous pression de Vaillard et Besson.

1° *Personnel chargé des désinfections.*

Dans les hôpitaux et dans les corps de troupe détenteurs d'étuves, les médecins-chefs et les médecins-majors chefs de service se familiariseront avec le fonctionnement de ces appareils pour en enseigner le maniement aux infirmiers.

Le fonctionnement de l'étuve ne doit jamais être confié qu'à un personnel dressé à cet effet.

2° *Contenance des étuves.*

Les groupes d'objets qu'on peut mettre ensemble dans l'étuve verticale sont les suivants :

1° Deux matelas roulés ensemble.........
ou
2° Une literie complète avec les vêtements de l'homme........................ } du service du couchage ;
ou
3° Seize couvertures........................
ou
4° Quarante couvre-pieds...................

ou
5° Soixante pantalons...................... } du service de l'habillement ;
ou
6° Trente-cinq capotes......................

ou
7° Quarante tuniques...................... } du service de l'habillement ;
ou
8° Soixante vestes........................

ou
9° Une literie complète.................... } des hôpitaux militaires.
ou
10° Douze couvertures.......................

L'étuve horizontale est plus grande d'un tiers environ que l'étuve verticale.

Les matelas sont placés roulés dans l'étuve. Les autres objets sont introduits renfermés dans l'enveloppe qui a servi à les apporter et qu'on a eu soin d'ouvrir; on évite de les tasser pour permettre à la vapeur de les pénétrer plus facilement.

3° *Conduite et durée des opérations.*

La mise en train des appareils, la conduite de l'opération de désinfection, la manière de sécher les objets désinfectés, le mode d'entretien des appareils sont exposés dans une notice que le fabricant fournit à la livraison de chaque étuve. Pour toutes ces opérations, on se conformera rigoureusement à cette notice qui est la même pour les étuves du type vertical et du type horizontal.

Il est indispensable que le foyer de l'étuve soit établi dans de bonnes conditions de tirage, sans quoi la mise en pression est difficile à obtenir et il en résulte une durée plus longue de l'opération et une dépense plus considérable de combustible; en outre, la chaudière est exposée à se détériorer.

Bien que le foyer soit adapté pour tous les combustibles, la houille est celui qui convient le mieux.

Le cendrier doit être nettoyé fréquemment, pour éviter qu'il se forme un second foyer au-dessous de la grille, ce qui l'amènerait à fusion.

Avec du charbon de bonne qualité et un tirage convenable du foyer, le temps nécessaire à la mise en pression est de cinquante à soixante minutes environ pour l'étuve verticale et de une heure quinze à une heure trente pour l'étuve horizontale.

L'aiguille du manomètre marque alors 500 grammes, charge correspondant à 112°, qu'on doit maintenir pendant vingt minutes, durée de la désinfection. La durée totale d'une opération est donc de une heure dix à une heure vingt avec l'étuve verticale et de une heure trente-cinq à une heure cinquante avec l'étuve horizontale.

Pour une deuxième opération et pour des opérations successives, il y a avantage à remplir la chaudière, jusqu'au robinet de niveau, avec de l'eau échauffée par la vapeur de détente de l'opération précédente.

L'eau nécessaire à ce remplissage (environ 10 litres) s'échauffe très sensiblement, si on y fait barboter la vapeur qui se dégage par le tuyau adapté au robinet de la partie supérieure du cylindre externe.

On arrive, par un travail journalier de dix heures, à effectuer de

9 à 12 étuvages, suivant qu'on se sert d'un appareil du type vertical ou du type horizontal.

La quantité de combustible employée varie avec la qualité du produit et les conditions de tirage du foyer.

La consommation d'eau pour une journée de désinfection est de 150 à 200 litres.

NOTICE N° 8

indiquant, par corps d'armée, les hôpitaux militaires d'où les corps de troupe tirent le matériel, les médicaments et les objets d'exploitation nécessaires au service des infirmeries régimentaires et vétérinaires.

Supprimée. — Les hôpitaux militaires d'où des corps de troupe doivent tirer le matériel, les médicaments et les objets d'exploitation nécessaires aux infirmeries régimentaires et vétérinaires sont désignés par le Ministre (art. 76 du règlement).

NOTICE N° 9.

Instruction pour le blanchissage du linge et des couvertures de laine.

INFIRMERIES RÉGIMENTAIRES.

Les médecins chefs de service devront, quand les locaux le permettront, faire procéder au blanchissage à l'économie du linge à pansement de l'infirmerie, au moyen des lessiveuses introduites dans la nomenclature. La lessiveuse sans foyer sera employée, lorsqu'elle poura s'adapter au fourneau de l'infirmerie.

Les quantités de savon et de cristaux de soude à employer pour le lessivage de 1 kilogramme de linge à pansement sont approximativement de :

Cristaux de soude............. 50 à 70 grammes.
Savon......................... 25 à 30 grammes.

HOPITAUX MILITAIRES.

I. — LINGE.

Procédés de blanchissage.

Il est fait usage de l'un des procédés suivants pour le blanchissage du linge :

a) Blanchissage du linge par la vapeur.

Le décrassage préalable du linge sale n'est pas nécessaire.

Le linge sale est tout d'abord essangé, c'est-à-dire trempé dans une solution alcaline marquant de 1,014 à 1,029 degrés densimétriques, selon la nature du linge et son état de malpropreté ; il est ensuite placé sur des égouttoirs. Cette opération, indispensable dans le système de blanchissage à la vapeur, pour préparer la saponification des corps gras dont le linge est imprégné, étant terminée, on le place dans des cuviers où il repose sur un fond à claire-voie. De nombreuses ouvertures sont ménagées dans la masse du linge au moyen de baguettes de bois, les unes fixées contre les parois du cuvier, les autres plantées dans le second fond. Un couvercle métallique que l'on visse recouvre le tout.

La vapeur d'eau produite dans la chaudière arrive par la partie inférieure du cuvier, s'élève à travers le linge qu'elle pénètre peu à peu, y détermine la saponification et retombe condensée au fond du récipient; le linge est soumis à l'action de la vapeur pendant une durée moyenne de douze heures.

Le linge ainsi traité est parfaitement propre et sanifié; au sortir des cuviers, il ne reste plus qu'à le savonner et le rincer complètement à l'eau froide.

D'ailleurs, le linge et les effets qui seraient dans un trop grand état de malpropreté seraient trempés et coulés à part. On aurait soin, dans ce cas, d'élever suffisamment le titre de la solution alcaline pour qu'il atteigne 1,029 degrés au maximum.

b) Blanchissage mécanique.

Un mode de blanchissage du linge, récemment entré dans la pratique et semblant appelé à se généraliser, est celui qui est utilisé dans les buanderies dites mécaniques, où toutes les opérations nécessaires pour obtenir du linge blanc et aseptique se font automatiquement, presque sans main-d'œuvre, en un temps très court, dans une machine fonctionnant avec de la vapeur sous pression. Les avantages de ce procédé sont donc à la fois d'ordre hygiénique et d'ordre économique.

En principe, l'installation d'une blanchisserie mécanique comprend les appareils suivants :

1° Une machine automatique, à mouvement de rotation alternatif, permettant de faire, en une seule opération dirigée par une seule personne, l'essangeage, le lessivage, le lavage, le rinçage et l'azurage du linge. Cette machine est complétée par deux petits réservoirs où l'on fait préalablement à chaud les solutions de lessive et de savon;

2° Une essoreuse;

3° Un séchoir chauffé par la vapeur;

4º Un générateur de vapeur et un moteur, avec leurs accessoires.

La machine lessiveuse se compose de deux cylindres en tôle galvanisée ou en cuivre, laissant entre eux un certain intervalle. Un mécanisme spécial communique un mouvement de rotation alternatif, très lent, au cylindre intérieur qui est destiné à recevoir le linge et qui est perforé de nombreux trous. Le cylindre extérieur est muni de tuyaux, avec robinets, permettant d'y amener à volonté soit l'eau froide, soit la vapeur sous pression, soit la solution de lessive ou de savon. Chaque cylindre est muni d'une porte de chargement.

Fonctionnement : L'appareil étant arrêté est garni de linge sale, puis mis en marche. Toutes les opérations, dont la durée totale est d'environ une heure, se font alors, sans aucun arrêt de la machine, sous la direction d'une seule personne.

1º Pour l'essangeage, on ouvre le robinet d'eau froide, on laisse barboter pendant cinq minutes et on vide la machine en ouvrant le robinet de vidange;

2º Pour le lessivage, on introduit de l'eau froide, de la lessive et de la vapeur;

3º Pour le lavage, on verse, sans vider la machine, une solution de savon, et on laisse arriver la vapeur. Ces deux opérations durent de trente à quarante minutes ;

4º Pour le rinçage, on vide la machine, on fait arriver l'eau froide et la vapeur. Ce rinçage à chaud, qui dure dix minutes, est suivi d'un premier, puis d'un second rinçage à froid, chacun d'une durée de cinq minutes;

5º Enfin, pour l'azurage, on verse une solution de bleu et on laisse barboter pendant cinq minutes.

La machine est alors arrêtée et vidée et le linge est porté dans l'essoreuse, puis dans le séchoir (1).

c) Blanchissage du linge par le coulage ordinaire.

Ce mode est le plus simple et n'exige pas une installation particulière.

Dans cette méthode, on essange le linge à l'eau froide pure, on

____

(1) Ce mode de blanchissage sera ultérieurement l'objet d'une note détaillée, si son emploi est reconnu assez avantageux pour être généralisé dans les hôpitaux militaires.

le place dans un cuvier à double fond pourvu d'un robinet ; puis on le recouvre d'un charrier, c'est-à-dire d'une toile grossièrement tissée sur laquelle on répand des cendres de bois à raison de 25 kilogrammes environ pour 100 kilogrammes de linge. On verse sur les cendres de l'eau tiède d'abord, puis portée progressivement jusqu'à l'ébullition ; elle s'écoule entraînant avec elle les principes solubles, c'est-à-dire les sels de potasse et de soude, et agit comme la solution alcaline dans le premier procédé, par la saponification des corps gras.

Le liquide lixiviel, recueilli à la partie inférieure du récipient au moyen du robinet qui s'y trouve, est reversé dans la chaudière et est utilisé de nouveau. On continue ainsi jusqu'à ce que le liquide, à sa sortie du cuvier, atteigne une température de 90 à 100 degrés nécessaire pour obtenir la saponification.

On procède ensuite au rinçage comme dans le cas précédent.

A défaut de cendres, on peut employer une solution de carbonate de soude dans la proportion de :

5 kilog. pour 100 kilog. de linge fin ou peu sale ;

6 kilog. pour 100 kilog. de linge de corps, de table ou de lit ;

7 kilog. pour 100 kilog. de linge gras (torchons, tabliers, etc.).

On verse ce liquide comme dans le procédé par les cendres ; mais il est essentiel, chaque fois que l'on emploie du carbonate de soude pour la lessive, de le faire dissoudre complètement avant de le mettre au contact du linge ; si l'on négligeait de prendre cette précaution on s'exposerait à brûler les tissus que les cristaux de ce sel viendraient à toucher.

Pour le linge gras, il est indispensable de toujours le tremper et de le couler à part.

Il est bien entendu que la durée des diverses opérations ci-dessus indiquées varie selon l'état de malpropreté et la finesse plus ou moins grande du linge.

II. — LINGE A PANSEMENT ET LINGE PROVENANT DE MALADES ATTEINTS D'AFFECTIONS CONTAGIEUSES.

1º Opérations préliminaires.

Le linge à pansement ou le linge provenant de malades atteints d'affections contagieuses devra, avant d'être transporté à la buanderie, être plongé dans un liquide désinfectant consistant en une solution de crésyline au 20/1.000ᵉ (20 grammes de sel par litre d'eau).

Le linge souillé devra séjourner vingt-quatre heures dans le liquide désinfectant; il sera ensuite soigneusement exprimé et tordu avant d'être soumis au blanchissage.

La solution de crésyline ayant servi sera versée à l'égout, et les baquets l'ayant contenue seront soigneusement nettoyés.

2⁰ Blanchissage.

Le linge à blanchir est placé dans une chaudière contenant une solution alcaline, marquant de 1,022 à 1,029 degrés, que l'on fait bouillir pendant un certain temps.

Le linge est ensuite savonné et rincé à l'eau froide.

III. — LINGE FORTEMENT TACHÉ.

Le linge fortement taché, que le lessivage ordinaire ne pourrait pas rendre propre, est séparé du linge ordinaire par un triage méthodique, fait au moment de l'essangeage.

Les taches sont recouvertes de savon noir, en pâte autant que possible. Ce travail doit être fait avec soin pièce par pièce ; dès qu'il est terminé, le linge est mis à tremper dans un cuvier rempli d'eau tiède (26 à 30 degrés) dans laquelle on a préalablement fait fondre des cristaux de soude à raison de 6 à 7 kilogrammes pour 100 kilogrammes de linge.

Laisser macérer le linge pendant vingt-quatre heures, ou mieux pendant trente-six heures ; le faire agiter de temps en temps, dans le cuvier, au moyen d'une perche dont le bout sera arrondi, afin d'éviter les déchirures que cette manœuvre pourrait occasionner. Après cette macération, retirer le linge du cuvier, le frotter à la main rapidement à l'endroit des taches et l'encuver ensuite avec le linge ordinaire pour le remettre au coulage habituel.

Si quelques taches résistaient à ce procédé, il faudrait faire macérer de nouveau le linge maculé dans une solution alcaline tiède, identique à la première, et, au lieu de le couler, le faire bouillir dans une marmite pendant trois heures environ avec l'eau de la macération.

La marmite employée pour cette opération doit contenir assez d'eau pour que le linge y flotte, et celui-ci doit y être agité par intervalles; au sortir de la marmite, il doit être savonné à l'eau chaude et rincé ensuite.

Ce procédé est assez énergique pour enlever toutes les taches, sauf celles qui sont considérées comme indélébiles, c'est-à-dire les taches de rouille et de certains médicaments.

IV. — EFFETS EN FLANELLE.

Le dégraissage des effets en flanelle comprend les opérations suivantes : le trempage, le savonnage, le rinçage et le séchage.

1° *Trempage.* — Prendre les pièces de flanelle une à une, les développer, mouiller les parties les plus encrassées (cols, poignets, épaules) et passer sur ces parties une légère couche de savon; les plonger dans une eau savonneuse (15 à 20 grammes de savon par litre d'eau) d'une température de 25 à 30 degrés, laisser macérer les flanelles dans cette solution de vingt à trente minutes environ.

2° *Savonnage.* — Après cette macération, reprendre les pièces une à une, les savonner et les frotter à la main avec l'eau même du trempage ; le frottage sera plus énergique sur les parties maculées que sur les autres; l'emploi de la brosse et du battoir est interdit ; le savon employé doit être du savon blanc dur, dit de Marseille.

3° *Rinçage.* — Au fur et à mesure que les pièces sont savonnées et suffisamment frottées, les soumettre à la pression des mains, les développer, les plonger et les laisser séjourner un moment dans un récipient contenant assez d'eau pure et tiède (26 à 30 degrés) pour qu'elles y flottent; les reprendre une à une, les rincer et les presser à la main pour les débarrasser le plus possible de l'eau savonneuse qu'elles peuvent encore retenir.

Recommencer ensuite toute l'opération, deux rinçages au moins étant nécessaires.

4° *Séchage.* — Le séchage s'effectue soit dans un séchoir couvert, soit à découvert, en ayant soin de ne pas exposer les flanelles à un soleil trop ardent; le séchage par l'air chaud doit être évité.

En étendant les effets en flanelle sur les tringles du séchoir, il faut avoir soin de les étirer dans tous les sens et particulièrement dans le sens de la largeur.

Ce procédé de dégraissage donne d'excellents résultats au point de vue du nettoyage et de la conservation des effets.

V. — COUVERTURES DE LAINE.

Dans le cas où les couvertures de laine ne pourraient pas être foulonnées, il serait procédé à leur blanchissage par les moyens ci-après :

Lavage.

Pour dix couvertures : faire fondre 1 kil. 700 de savon de Marseille dans 10 litres d'eau bouillante ; faire fondre également dans un peu d'eau bouillante 1 kilogramme de cristaux de soude.

Verser les deux dissolutions obtenues dans 125 litres d'eau tiède contenue dans un cuvier.

Dans un grand baquet ou dans un petit cuvier, placer deux couvertures ayant été préalablement trempées dans de l'eau claire froide et ayant ensuite reçu quelques coups de battoir.

Verser sur ces deux couvertures 25 litres de liquide savonneux.

Faire piétiner ces deux couvertures par deux hommes pendant quinze minutes, en les retournant deux fois au moins pendant ce travail.

Lorsque les couvertures sont ainsi suffisamment nettoyées et lavées, les retirer en les débarrassant de la plus grande partie de l'eau sale par la pression des mains, les jeter dans un bassin de rinçage.

L'eau sale des deux premières couvertures étant jetée, recommencer la même opération avec deux autres couvertures et ainsi de suite jusqu'à épuisement.

Les couvertures jetées dans le bassin y sont bien rincées et battues ; on les repasse au besoin dans un second bassin.

Le rinçage étant terminé, retirer les couvertures sans les presser, les plier en huit dans le sens de leur longueur, raies sur raies, les placer ainsi pliées sur trois bancs les unes à côté des autres, le milieu sur le banc du milieu, les raies rouges sur les deux autres bancs.

Laisser égoutter toute la nuit avant l'opération du soufrage.

Les taches qui n'auraient pu être enlevées par le lavage seront frottées avec un peu d'acide hydrochloreux, puis rincées immédiatement. Toutes les taches doivent disparaître par ce procédé, moins les taches de sang qui résistent à tous les agents.

Les taches de sang sont évitées du reste si l'on observe de laver le sang frais à l'eau froide aussitôt que les taches se produisent.

Observation importante. — Il peut arriver, à la sortie du bain savonneux, que les raies rouges subissent un commencement d'altération appelé coulage.

Pour éviter ce coulage, il est nécessaire, à la sortie du bain savonneux et avant le rinçage, d'étendre les couvertures sur une table et de les épreindre fortement; on les rincera ensuite.

Si, à la sortie du bain de rinçage, le coulage n'était pas arrêté, il y aurait lieu de précipiter les couvertures dans un bain de 400 grammes d'acide sulfurique dilué dans 130 litres d'eau froide. Cette préparation devra être assez acidulée pour piquer la langue.

Retirer les couvertures de ce bain, les rincer de nouveau et faire sécher. Le coulage devra être arrêté et les raies rouges devront avoir repris toute leur vigueur.

Quand cette opération aura été employée, il ne sera pas nécessaire de passer les couvertures au soufre.

Soufrage.

On ne saurait apporter trop de soin à cette opération.

Avoir une chambre bien close n'ayant, autant que possible, qu'une ouverture.

Dans cette chambre, disposer, à 2 mètres du sol, autant de barres d'étendage en bois de sapin qu'il est nécessaire pour recevoir les dix couvertures étendues à plat dans leur longueur.

Placer les couvertures mouillées de telle sorte que les raies rouges soient à cheval sur les barres sans former aucun pli. L'opération réussira d'autant mieux que les couvertures retiendront plus d'eau.

Les couvertures étant étendues, placer dessous cinq ou six réchauds contenant ensemble 2 kilogrammes de soufre en canons dont les plus gros morceaux auront été brisés. Les vases seront espacés de manière que les gaz sulfureux puissent se répandre également.

Allumer le soufre et fermer hermétiquement la porte en collant du papier sur tous les joints.

Les autres ouvertures, s'il y en avait, devraient être obstruées de la même manière.

Laisser les couvertures sous l'action du soufre environ vingt-quatre heures; ouvrir avec précaution et laisser aérer le local pendant deux heures au moins avant d'y pénétrer.

Rincer les couvertures à l'eau froide bien claire pour enlever l'odeur du soufre, et laisser sécher.

Les couvertures parfaitement sèches seront brossées avec une brosse dure.

L'opération est terminée avantageusement, quand on le peut, en faisant subir aux couvertures une pression quelconque. Cette pression est inutile quand les couvertures doivent être empilées à plat.

Les couvertures grises ne seront jamais passées au soufre.

Observation. — Lorsque le local dont on dispose pour le soufrage est trop exigu pour pouvoir étendre les couvertures à plat sur les barres, celles-ci pourront être plus rapprochées les unes des autres et les couvertures y seront placées à cheval par le milieu.

En ce cas, les barres devront avoir au moins 15 centimètres de largeur, de manière que le soufre puisse pénétrer plus facilement dans les couvertures, et elles seront placées à une hauteur suffisante pour que le bas des couvertures les plus longues arrive à 1 mètre du sol.

Art. 20, 29, 30, 86 à 93,
103, 147, 153, 463,
464, 471 à 482, 485
à 505, 508, 509, 526,
532 à 536, 553 *bis*,
554, 565, 567, 569 et
570 du Règlement.

NOTICE N° 10.

Comptabilité.

CHAPITRE Ier.

DIRECTIONS DU SERVICE DE SANTÉ.

Nomenclature des registres à tenir et des comptes ou documents
à produire.

SECTION Ire.

COMPTABILITÉ DES FONDS.

§ 1er. — *Registres spéciaux au service de santé.*

Registre des comptes courants avec les créanciers (modèle
n° 152);

Nota. — Le registre des comptes courants remplace le carnet des
avances et des droits constatés dont la tenue est prescrite par le règlement du 3 avril 1869 sur la comptabilité des dépenses du département
de la guerre.

Carnet d'enregistrement des ordres de reversement au Trésor (modèle n° 153);

Carnet d'enregistrement des récépissés à talon (modèle n°
154).

§ 2. — *Documents spéciaux au service de santé.*

Bordereau d'envoi des récépissés de versement au Trésor
(modèle n° 6);

Relevé trimestriel des cessions remboursables (modèle nº 157);

Rapports de liquidation des dépenses (1).

Bordereau d'envoi des récépissés de versement au Trésor (modèle nº 6).

Le directeur du service de santé adresse au Ministre (7ᵉ Direction), dans les dix premiers jours de chaque mois, tous les récépissés à talon des versements au Trésor effectués pendant le mois précédent. Ces récépissés sont réunis et classés dans un bordereau d'envoi qui en fait ressortir le montant par nature de versement (déficits imputés, cessions, frais de traitement, etc.). Toutefois, les récépissés relatifs à des recettes accidentelles sont simplement mentionnés dans la colonne d'observations et ne sont pas totalisés, le bordereau ne devant faire ressortir que la somme totale à rétablir au crédit du service de santé. Chaque bordereau ne doit comprendre que les récépissés d'un même exercice et d'une seule année de versement. Les départements doivent être inscrits par ordre alphabétique; les villes d'un même département doivent être inscrites également par ordre alphabétique. Dans le cas où il n'aurait été effectué aucun versement dans le courant d'un mois, il n'en serait pas moins établi un bordereau « néant ».

Relevé trimestriel des cessions remboursables (modèle nº 157).

Le directeur du service de santé adresse au Ministre (7ᵉ Direction) :

1º Dans les *quinze premiers jours* du mois qui suit le trimestre expiré, un relevé des cessions remboursables faites aux troupes coloniales et à d'autres ministères. Ce relevé ne comprend que les cessions dont le montant doit être remboursé au service de santé par états de changement d'imputation ou au moyen d'ordonnances de virement de comptes;

2º À la *fin du 2ᵉ mois* qui suit le trimestre expiré, au plus tard, un relevé des cessions faites à divers services du Département de la guerre et dont le montant est remboursé par voie de versement au Trésor. Les cessions sont classées par service; le montant de celles faites à titre gratuit y est inscrit pour mémoire.

Dans le cas où il n'aurait été effectué aucune cession pendant le cours du trimestre, il n'en serait pas moins établi des relevés avec la mention « néant ».

---

(1) Modèles nᵒˢ 574, 577 et 579 de la nomenclature

Rapport de liquidation des dépenses.

Le directeur du service de santé établit distinctement par chapitre du budget, en se conformant aux dispositions spéciales prévues par la réglementation en vigueur (1), un rapport de liquidation pour chacune des catégories de dépenses indiquées ci-après :

1° Hôpitaux militaires ;
2° Magasins d'approvisionnement ou dépôts de matériel ;
3° Établissements hospitaliers des départements *(hospices mixtes ou militarisés; hospices proprement dits; hospices situés dans les villes dépourvues de garnison; asiles d'aliénés)* et dépenses effectuées en dehors des établissements. *(Indemnités aux médecins et pharmaciens civils requis, etc.).*

Les rapports de liquidation, accompagnés des bordereaux et comptes trimestriels avec les pièces justificatives y afférentes, sont adressés au Ministre (7e Direction) dans le courant du deuxième mois qui suit le trimestre expiré. Ce délai est porté au 1er avril pour les rapports de liquidation du quatrième trimestre de l'année précédente.

En outre, les rapports de liquidation relatifs aux hospices civils (hospices mixtes, etc.) sont accompagnés des comptes trimestriels en journées (modèle n° 119) desdits établissements.

SECTION II.

COMPTABILITÉ EN JOURNÉES.

Contrôles nominatifs trimestriels, par corps, des malades traités dans les établissements civils (modèle n° 114) (2);
Relevé général des situations mensuelles (modèle n° 4) ;
Relevé des journées de traitement des malades admis à charge de remboursement (modèle n° 118 *ter*) ;
Compte général annuel en journées (modèle n° 121).

Relevé général des situations mensuelles (modèle n° 4).

Le directeur du service de santé établit, au moyen des situations mensuelles produites par les établissements, un relevé général des situations mensuelles des malades pour le corps

---

(1) Instruction du 17 mars 1904 sur la liquidation des dépenses. (Volume 24.)
(2) Ces contrôles sont tenus à jour au moyen des états de mutations (modèle n° 144), adressés tous les cinq jours par les hospices.

d'armée. Il transmet ce relevé au Ministre (7ᵉ Direction), le 15 de chaque mois pour le mois précédent, et conserve les situations mensuelles des divers établissements (1).

Relevé des journées de traitement des malades admis à charge
de remboursement (modèle nº 118 *ter*).

Le directeur adresse au Ministre (7ᵉ Direction), au plus tard, le *10 du deuxième mois* qui suit le trimestre expiré, un relevé des journées de traitement des malades admis à charge de remboursement, et dont le montant doit être rétabli au crédit du service de santé (1).

Compte général annuel en journées (modèle nº 121).

En fin d'année, il est établi un compte général annuel pour l'ensemble des établissements hospitaliers du corps d'armée.

Des totaux partiels indiquent le nombre de malades et de journées de traitement pour chacune des catégories d'établissements désignés ci-après :

1º Hôpitaux militaires ;
2º Hospices mixtes ou militarisés ;
3º Hospices civils proprement dits ;
4º Hospices civils situés dans les villes dépourvues de garnison ;
5º Asiles d'aliénés.

Les totaux partiels sont récapitulés dans des totaux généraux.

Le compte se termine par une récapitulation des totaux des quatre comptes trimestriels des établissements ; cette récapitulation fait ressortir le total général des journées de traitement pour chacune des catégories et pour l'ensemble des établissements hospitaliers du corps d'armée.

Le compte général annuel en journées est adressé au Ministre (7ᵉ Direction) du 10 au 15 avril de chaque année (1).

SECTION III.

PERSONNEL.

Contrôles nominatifs des médecins, pharmaciens et officiers d'administration (art. 24 du règlement) (2) ;

---

(1) Modèle nº 2 de la nomenclature.
(2) Les documents relatifs à la comptabilité en journées des hôpitaux militaires d'instruction du Val-de-Grâce à Paris et Desgenettes à Lyon, sont établis et adressés directement au Ministre (7ᵉ Direction) par les directeurs de ces établissements.

Etats nominatifs mensuels des officiers du corps de santé et d'administration (modèle n° 5) (art. 25 du règlement) ;

Registre matricule des officiers du corps de santé et des officiers d'administration attachés à la direction.

SECTION IV.

MOBILIER DES DIRECTIONS.

Registre-journal des entrées et des sorties (1);
Compte annuel de gestion (1).

SECTION V.

BIBLIOTHÈQUE ET ARCHIVES.

Livre-journal (modèle n° 97);
Catalogue méthodique (modèle n° 98);
Catalogue des archives (modèle n° 139).

SECTION VI.

SERVICE GÉNÉRAL.

Registre de correspondance (modèle n° 30);
Carnet d'enregistrement de la correspondance à l'arrivée (modèle n° 159);
Répertoire analytique de procès-verbaux (modèle n° 155);
Registre d'ordres des inspecteurs (modèle n° 60).

CHAPITRE II.

SERVICE DE SANTÉ DANS LES CORPS DE TROUPE.

SECTION Ire.

INFIRMERIES RÉGIMENTAIRES.

Nomenclature des registres tenus par le médecin chef de service.

Registre médical de casernement (modèle n° 20 *bis*);

______

(1) Règlement sur la comptabilité-matières (Vol. 27).

Registre médical d'incorporation (modèle n° 20) ;

Registre des malades à la chambre (modèle n° 21) ;

Registre de la statistique médicale des corps de troupe (modèle n° 22) (1) ;

Registre des vaccinations (modèle n° 24) (1) ;

Journal de l'infirmerie (modèle n° 25) (1) ;

Registre d'alimentation (modèle n° 27) ;

Registre des médicaments et objets de pansement de consommation courante (modèle n° 28) ;

Carnet-inventaire permanent du matériel (modèle n° 28 *bis*) ;

Carnet auxiliaire des visites, manutentions et remplacements du matériel et des médicaments entrant dans la composition des approvisionnements (modèle n° 146 *bis*) ;

Carnet à souche d'enregistrement des bons (modèle n° 29) ;

Registre de correspondance (modèle n° 30) ;

Le médecin chargé du service de santé dans un détachement tient les mêmes registres, à l'exception du registre d'incorporation; mais il adresse au médecin chef de service tous les renseignements qui doivent être portés sur ce dernier registre.

Bons à établir.

Le médecin chef de service établit des bons pour :

1° Le blanchissage du linge à pansement, en dehors de l'infirmerie;

2° Les ingrédients nécessaires au blanchissage du linge à pansement dans l'infirmerie ;

3° Le vin pour les malades, lorsque la fourniture ne peut en être faite au compte de la masse de l'infirmerie;

4° Les bandages herniaires, les béquilles, les lunettes, les genouillères, les bas élastiques et autres objets de même nature ;

5° Les effets d'habillement destinés aux malades à l'infirmerie (art. 77 du règlement).

Factures ou quittances trimestrielles.

Les bons établis conformément au paragraphe précédent sont récapitulés en fin de trimestre par nature de livraison, et servent à l'établissement des factures ou quittances prescrites par le règlement sur l'administration et la comptabilité des corps de troupe (2).

(1) Circulaire du 28 octobre 1910 (*B. O.*, p. 2075).
(2) Volume 1.

Relevé des dépenses.

Le relevé des dépenses faites au titre du service de santé, pour le fonctionnement de l'infirmerie régimentaire, est établi et transmis au Ministre, conformément au règlement sur l'administration et la comptabilité des corps de troupe (1).

Compte annuel de gestion.

Le matériel du service de santé, affecté au fonctionnement de l'infirmerie régimentaire, donne lieu à l'établissement d'un compte annuel de gestion établi conformément au règlement sur la comptabilité-matières (2).

SECTION II.

INFIRMERIES-HOPITAUX.

Registres et imprimés nécessaires au médecin-chef pour l'exécution du service dans une infirmerie-hôpital.

Indépendamment des registres prévus pour les infirmeries régimentaires, le médecin-chef d'une infirmerie-hôpital tient les registres et emploie les documents ci-après :

Déclarations de décès (modèle n° 66);

Registre des décès (modèle n° 67);

Extraits du registre des décès (modèle n° 68);

Carnet-inventaire des valeurs et des effets laissés par les décédés (modèle n° 100);

Registre des effets et objets laissés par les décédés (modèle n° 101);

Etat des effets faisant partie de la succession d'un militaire décédé (modèle n° 102);

Modèle de certificat à fournir par les héritiers (sommes de 150 francs et au-dessous) (modèle n° 103);

Note indiquant les pièces à produire par les héritiers (sommes au-dessus de 150 francs) (modèle n° 104);

Procès-verbaux de vente (modèle n° 105);

Compte annuel de destination des effets des décédés et évadés (modèle n° 125);

---

(1) Volume 1.
(2) Volume 27.

Récépissé des mandats ou bons de poste laissés par les décédés (modèle n° 104 *bis*);

Bordereau de remise des livrets de caisse d'épargne (modèle n° 104 *ter*).

CHAPITRE III.

HOPITAUX MILITAIRES.

SECTION Ire.

MÉDECIN-CHEF.

Registres à tenir par le médecin-chef dans un hôpital militaire.

Le médecin-chef tient et conserve les registres suivants :

Registre médical de casernement (modèle n° 158);
Registre des autopsies;
Registre des conférences et exercices pratiques ;
Registre des rapports journaliers du médecin-chef;
Registre à talon des certificats de visite et de contre-visite (modèle n° 35) ;
Registre de statistique médicale (modèle n° 26) (1) ;
Carnet-inventaire de l'arsenal chirurgical (modèle n° 83);
Carnet des ouvrages en lecture (modèle n° 99);
Registre d'ordres des inspecteurs (modèle n° 60);
Répertoire analytique des procès-verbaux (modèle n° 155);
Registre de correspondance (modèle n° 30);
Registre des ordres de la place ;
Rgistre des malades en observation et des rapports médico-légaux;
Registre des opérations pratiquées.

SECTION II.

GESTION.

§ 1er. — *Ecritures.*

Nomenclature des registres à tenir et des comptes ou documents à produire par l'officier d'administration gestionnaire.

CONTROLES ET EFFECTIFS.

* Registre des entrées des malades (modèle n° 111);

(1) Circulaire du 28 octobre 1910 (*B. O.*, p. 2075).

*Situation mensuelle des malades (modèle n° 37);
*Registre de l'effectif des malades (modèle n° 112);
*Registre de l'effectif des officiers de garde et des infirmiers nourris à la dépense (modèle n° 113);
* Contrôles nominatifs trimestriels des malades par corps (modèle n° 114);
Registre-matricule des officiers;
* Registre à souche des certificats d'origine de blessure ou de maladie (1).

(Ce registre concerne le personnel de l'établissement et, éventuellement, les malades victimes d'accidents survenus pendant leur séjour à l'hôpital.)

Contrôle nominatif des médecins, pharmaciens et officiers d'administration;
* Registre-contrôle du personnel civil (modèle n° 107).

DÉPOTS ET SUCCESSIONS.

* Registre des effets déposés par les malades (modèle n° 49);
* Registre des dépôts (modèle n° 48);
* Registre des effets ou objets laissés par les décédés ou évadés (modèle n° 101);
* Carnet des inventaires des valeurs et des effets laissés par les décédés (modèle n° 100).

SERVICE GÉNÉRAL.

Registre des autorisations du médecin-chef (modèle n° 81);
Registre des procès-verbaux de la commission de réception (modèle n° 84);
* Carnet du blanchissage du linge et des effets (modèle n° 86);
* Carnet des travaux exécutés dans les bâtiments (modèle n° 78);
* Registre de visite (modèle n° 59);
* Registre des décès (modèle n° 67);
Registre des conférences;
Catalogue des archives (modèle n° 139);

---

(1) Voir la décision présidentielle du 19 mars 1902 et la circulaire du 21 juillet 1902 (Vol. 83).

* Registre du vaguemestre (modèle n° 42 *bis*);
* Registre de correspondance (modèle n° 30).
* Carnet à souche des bons d'objets de pansement et de consommation (modèle n° 54).

BIBLIOTHÈQUE.

Livre-journal de la bibliothèque (modèle n° 97);
Catalogue méthodique (modèle n° 98);
Carnet des ouvrages en lecture (modèle n° 99).

REMBOURSEMENT DES FRAIS DE TRAITEMENT.

* Feuilles nominales décomptées (modèle n° 118).

COMPTABILITÉ EN DENIERS.

Compte des avances de fonds reçues par l'officier d'administration gestionnaire (1);
* Registre-journal des recettes et dépenses (modèle n° 115);
Carnet des comptes courants en deniers avec les gérants d'annexe (modèle n° 115 *bis*);
* Carnet des achats sur place (modèle n° 80);
* Carnet à souche des reçus délivrés (modèle n° 94).
* Carnet d'enregistrement des factures acquittées sur mandats directs (modèle n° 123).

COMPTABILITÉ EN CONSOMMATIONS.

* Carnet à souche des bons délivrés (modèle n° 109);
* Registre de réception des denrées, matières et objets de consommation (modèle n° 85);
* Relevé général mensuel des consommations quotidiennes de denrées alimentaires (modèle n° 58) (2);
* Carnet des distributions de combustibles (modèle n° 116);
* Carnet des livraisons faites par la dépense à la pharmacie (modèle n° 127).

COMPTABILITÉ EN MATIÈRES.

Indépendamment des registres et comptes, dont l'établisse-

---

(1) Modèle n° 172 *bis* de la nomenclature.
(2) Il est fait usage de la formule n° 231 E de la nomenclature dans les hôpitaux comprenant deux divisions de malades (sous-officiers et soldats) et au-dessous; n° 231 EE, dans les hôpitaux ayant un nombre de divisions supérieur à quatre.

ment est prescrit par le règlement sur la comptabilité-matières (1), l'officier d'administration gestionnaire tient les documents ci-après :

*Carnets-inventaires permanents du matériel en service (modèle n° 83);

*Carnet-inventaire général du matériel (modèle n° 83 *bis*) (2);

*Carnet des mouvements de matériel entre l'hôpital central et les annexes (modèle n° 117);

*Carnet des confections, transformations et réparations (modèle n° 91 *bis*);

Carnets des livraisons aux corps de troupe ou autres parties prenantes (modèle n° 117 *bis*);

Carnet des visites et manutentions des approvisionnements (modèle n° 146 *bis*).

Observations. — Tous les registres sont soumis au visa du médecin-chef, savoir : *périodiquement*, après chaque arrêté mensuel, trimestriel ou annuel, selon l'objet du registre; *éventuellement*, à l'occasion de chaque inventaire et de chaque vérification de caisse ou d'écritures.

Les registres précédés d'un astérisque (*) sont tenus également par les gérants d'hôpitaux-annexes.

§ 2. — *Comptes.*

Enumération des comptes produits par l'officier d'administration gestionnaire.

Les comptes produits par l'officier d'administration gestionnaire comprennent :

1° La comptabilité en deniers;

2° La comptabilité en journées.......... { Compte trimestriel en journées (modèle n° 119); Compte annuel en journées (modèle n° 120);

3° La comptabilité en consommations... { Carnet trimestriel des consommations (modèle n° 122) (3); Compte annuel en consommations (modèle n° 124);

---

(1) Volume 27.

(2) Ce carnet-inventaire est fourni et renouvelé par l'officier d'administration gestionnaire.

(3) Il est fait usage, en principe, de la formule n° 231 M de la nomenclature dans les hôpitaux de 5° et de 6° classe, ainsi que dans les hôpitaux-annexes, et de la formule n° 231 MM dans les autres établissements.

4° La comptabilité des } Compte annuel de destination des effets
    successions.......... } des décédés ou évadés (modèle n° 125);

5° La comptabilité-matières.

A) Comptabilité en deniers.

Les dépenses sont classées en suivant l'ordre des rubriques
budgétaires; elles se divisent en dépenses acquittées sur mandats *d'avance* par l'officier d'administration gestionnaire (art.
467 du règlement) et en dépenses payées sur mandats *directs*
(marchés; conventions; réquisitions; sommes supérieures à
100 francs, etc.).

Les dépenses sont soumises pour leur justification, leur ordonnancement, leur payement et leur liquidation aux prescriptions du règlement sur la comptabilité des dépenses du
département de la guerre et des instructions spéciales (1).

Justification des dépenses.

Toutes les justifications de dépenses sont établies en double
expédition : la première appuie le mandat de l'ordonnateur
ou, selon le cas, le bordereau de la justification d'une avance
à l'officier d'administration gestionnaire; le duplicata est mis
à l'appui du rapport de liquidation adressé au Ministre (7°
Direction).

1° *Fournitures donnant lieu à entrée dans la comptabilité-
matières*. — Pour toute fourniture donnant lieu à entrée dans
la comptabilité-matières, on se conforme aux dispositions de
l'instruction pour l'application du règlement sur la comptabilité-matières dans les divers services de la guerre (2).

2° *Fournitures ne donnant pas lieu à entrée dans la comptabilité-matières*. — Pour toute fourniture ne donnant pas lieu
à entrée dans la comptabilité-matières, il est établi soit une
facture à talon (modèle n° 108 *bis*), pour les dépenses acquittées sur mandats d'avance, et (modèle n° 108 *ter*) pour les
ordonnancements directs, soit un bordereau récapitulatif à talon (3). La facture ou le bordereau appuie le mandat de l'ordonnateur ou la justification de l'avance; le talon est mis à

---

(1) Règlement du 3 avril 1869 (Volume 23). Instruction sur la comptabilité des dépenses engagées (Volume 26). Instruction sur la liquidation des dépenses. (Volume 26 *bis.*)
(2) Instruction du 30 décembre 1902; article 48 (Vol. 27).
(3) Modèle n° 363 de la nomenclature.

l'appui du compte trimestriel en deniers pour être ensuite annexé au rapport de liquidation (1).

3° *Primes de travail et gratifications aux sous-officiers rengagés ou commissionnés. — Frais de culte.* — Ces dépenses sont justifiées par la production d'un état d'émargement (modèle n° 108), établi mensuellement et distinctement pour chaque catégorie de dépenses.

4° *Salaires des ouvriers civils et ouvrières dans les hôpitaux.* — Le payement des salaires des ouvriers civils et ouvrières est justifié par un état récapitulatif émargé (2).

5° *Avis télégraphiques de maladies graves et de décès.* — Les dépenses occasionnées par l'envoi des avis télégraphiques sont justifiées mensuellement par un relevé (modèle n° 107 *bis*).

Ces états et relevés sont établis en double expédition; l'une appuie la justification de l'avance à l'officier d'administration gestionnaire, l'autre est jointe au compte trimestriel en deniers.

La comptabilité en deniers est remise, dans les *dix premiers jours* du 2ᵉ mois qui suit le trimestre expiré, au médecin-chef qui, après l'avoir visée, la transmet, avec la comptabilité en consommations, au directeur du service de santé. Ce délai est porté au *15 mars* pour la comptabilité du 4ᵉ trimestre de l'année précédente.

B) Comptabilité en journées.

Compte trimestriel en journées (modèle n° 119).

1° Hôpitaux militaires.

Au moyen du registre d'effectif et des contrôles nominatifs trimestriels, l'officier d'administration gestionnaire établit, à l'expiration de chaque trimestre, un compte trimestriel en journées présentant :

1° La récapitulation trimestrielle des trois situations mensuelles des malades ;

2° Le tableau récapitulatif du mouvement par corps ou services ;

---

(1) Modèles nᵒˢ 576 et 577 de la nomenclature.
(2) Modèle n° 452 de la nomenclature. A l'état récapitulatif, mis à l'appui de la justification de l'avance, est annexé un état de payement des salaires (modèle n° 453 de la nomenclature). — Volumes 24 et 65.

3° Le groupement du mouvement des malades suivant la classification budgétaire;

4° Le mouvement trimestriel des officiers de garde et des infirmiers nourris à la dépense.

Ce compte est remis à la fin du mois qui suit le trimestre expiré, au médecin-chef; il est accompagné des contrôles nominatifs trimestriels par corps, ainsi que des pièces justificatives des mouvements (billets d'hôpital et feuilles d'évacuation), également classées par corps ou par services. Au moyen de ces documents, le médecin-chef vérifie le compte en journées, le vise et le transmet au directeur du service de santé. Les contrôles nominatifs ainsi que les pièces justificatives sont rendus à l'officier d'administration gestionnaire qui les classe dans ses archives.

Le directeur du service de santé arrête le compte et l'adresse au Ministre (7e Direction), au plus tard le *10 du deuxième mois* qui suit le trimestre expiré.

Par exception, le compte trimestriel en journées des établissements civils, produit dans les mêmes conditions que celui des hôpitaux militaires, est adressé au Ministre en même temps que le rapport de liquidation des dépenses.

2° *Hôpitaux-annexes.*

Les dispositions qui précèdent sont applicables aux hôpitaux-annexes. Toutefois, le compte en journées établi par chacun de ces hôpitaux est adressé, dans les *vingt premiers jours* du 1er mois du trimestre suivant, accompagné des pièces justificatives, à l'hôpital central, qui le rectifie, s'il y a lieu, le vise et le fait parvenir, en même temps que son compte trimestriel, au directeur du service de santé.

Les contrôles nominatifs, ainsi que les pièces justificatives des mouvements, sont ensuite renvoyés par l'hôpital central à chaque hôpital-annexe pour être versés aux archives.

Compte annuel en journées (modèle n° 120).

L'officier d'administration gestionnaire établit en fin d'année, et en simple expédition, un compte annuel en journées récapitulant, pour les quatre trimestres, le mouvement des malades suivant les classifications budgétaires. Ce document est remis au médecin-chef, qui le transmet au directeur du service de santé, en même temps que le compte correspondant du 4e trimestre.

Le compte annuel des hôpitaux-annexes est adressé au directeur du service de santé par l'intermédiaire de l'hôpital central, et dans les mêmes conditions que celles prévues pour l'envoi des comptes trimestriels en journées de ces établissements.

Les comptes annuels sont conservés par le directeur du service de santé et utilisés pour l'établissement du compte général annuel en journées.

C) Comptabilité en consommations.

Compte trimestriel en consommations (modèle n° 122).

1° Hôpitaux militaires.

Le présent carnet, ouvert le premier jour de chaque trimestre, sans distinction de gestion, relate, pour les denrées, matières et objets de consommation, les restants à cette date, les entrées et les sorties trimestrielles et les restants au dernier jour du trimestre. Il se termine par un tableau comparatif des consommations des principaux objets ou matières avec les consommations afférentes au trimestre correspondant de l'année précédente.

Les livraisons faites par la pharmacie à la dépense ne donnent pas lieu à l'établissement de pièces justificatives; ces livraisons sont seulement certifiées, à l'expiration du trimestre, par les signatures du pharmacien et de l'officier d'administration gestionnaire, apposées à la fin dudit carnet.

Le carnet trimestriel, accompagné des pièces à l'appui (relevés généraux mensuels, relevés et bons particuliers quotidiens, carnet des distributions de combustibles, etc.), est remis au médecin-chef, qui le vise et le transmet au directeur du service de santé, avec la comptabilité en deniers, dans les *dix premiers jours* du 2° mois qui suit le trimestre expiré. Ce délai est porté au *15 mars* pour les comptabilités en deniers et en consommations du 4° trimestre de l'année précédente.

Le directeur du service de santé vérifie ces divers documents, arrête le carnet trimestriel et le renvoie, avec les pièces à l'appui, à l'officier d'administration gestionnaire, par l'intermédiaire du médecin-chef.

Les entrées et les sorties sont ensuite reportées *immédiatement* au compte annuel en consommations (modèle n° 124).

2° *Hôpitaux-annexes.*

Lorsqu'un hôpital militaire a des annexes, chaque annexe établit un carnet trimestriel distinct et l'adresse, avec les pièces justificatives, à *la fin du premier mois du trimestre suivant* au plus tard, à l'hôpital central pour être visé, rectifié s'il y a lieu, puis joint à la comptabilité en consommations de ce dernier établissement.

Après vérification par le directeur du service de santé, ces documents sont renvoyés à l'hôpital-annexe par l'intermédiaire de l'hôpital central.

Compte annuel en consommations (modèle n° 124).

Hôpitaux militaires et hôpitaux-annexes.

Il est établi en fin d'année, sans distinction de gestion, un compte annuel en consommations, relatant les opérations des comptes trimestriels et la valeur des consommations annuelles afférentes au prix de la journée. Cette valeur est décomposée de manière à faire ressortir, dans un tableau récapitulatif final, le prix de revient de la journée de traitement par catégorie de malades.

Lorsque la fourniture de certaines denrées, matières ou objets, n'a pas été adjugée et donne lieu à des achats sur place à des prix variables, les décomptes sont effectués au prix moyen.

La valeur des objets de pansement consommés pour les malades est inscrite trimestriellement au présent compte; ces consommations sont justifiées par un bordereau trimestriel décompté (modèle n° 117 *ter*), auquel sont annexées les factures mensuelles des livraisons faites à la chirurgie (art. 224 du règlement).

Le montant des dépenses faites pour les malades, en médicaments et accessoires de pharmacie, est inscrit également sur ce compte, au moyen d'une note (modèle n° 135) remise à la fin de l'année par le pharmacien à l'officier d'administration gestionnaire.

Le compte annuel, accompagné de la note du prix de journée de pharmacie (modèle n° 135), des bordereaux récapitulatifs des livraisons d'objets de pansement à la chirurgie, des carnets trimestriels (modèle n° 122), du carnet des livraisons faites par la dépense à la pharmacie (modèle n° 127), ainsi que des comptabilités en deniers et en consommations du 4° trimestre, est remis le *15 mars* de l'année suivante au médecin-chef, qui le vise et le transmet au directeur du service de santé.

Le directeur du service de santé vérifie ces documents, arrête le compte annuel et le fait parvenir au Ministre (7ᵉ Direction), en même temps que la comptabilité en deniers (Chapitre Iᵉʳ, section Iʳᵉ de la présente notice).

Lorsqu'un hôpital a des annexes, chaque annexe établit un compte annuel distinct et l'adresse, avec les pièces justificatives, le *15 février* au plus tard, à l'hôpital central, pour être visé, rectifié s'il y a lieu, puis joint à la comptabilité en consommations de ce dernier établissement.

Les carnets trimestriels et les autres pièces à l'appui sont renvoyés, par l'intermédiaire du médecin-chef, à l'officier d'administration gestionnaire (ou gérant d'annexe), pour être versés aux archives.

D) **Comptabilité des successions.**

Compte annuel de destination des effets des décédés ou évadés
(modèle n° 125).

1° Hôpitaux militaires.

L'officier d'administration gestionnaire justifie, à la fin de chaque année, de la destination donnée aux effets provenant des malades décédés ou évadés, au moyen d'un compte particulier à l'appui duquel il produit les pièces justificatives mentionnées aux articles 451 à 462 du règlement.

Le compte de destination comprend trois parties : la première a trait aux effets d'habillement, de grand équipement et d'armement remis aux corps auxquels appartenaient les militaires décédés, ou à différents services ; — la seconde est relative à l'argent, aux bijoux et effets de propriété particulière remis aux héritiers ou à leurs fondés de pouvoirs ; — enfin la troisième concerne les sommes et valeurs non retirées par les ayants droit et versées à la Caisse des dépôts et consignations.

Ce compte est établi en double expédition et remis, dans le délai de trente jours après l'expiration de l'année ou de la gestion, au médecin-chef, qui le vise et transmet ensuite au directeur du service de santé les deux expéditions accompagnées des pièces justificatives. Le directeur vérifie et arrête le compte, conserve l'une des expéditions et renvoie à l'officier d'administration gestionnaire, par l'intermédiaire du médecin-chef, l'autre expédition ainsi que les pièces à l'appui pour être versées aux archives de l'établissement.

2° *Hôpitaux-annexes.*

Lorsqu'un hôpital militaire a des annexes, le compte annuel de destination qu'il établit comprend, en outre, les opérations effectuées distinctement par chaque annexe.

Les gérants d'annexe liquident eux-mêmes les successions, et se conforment aux dispositions des articles 451 à 462 du règlement pour la destination à donner aux effets, objets et valeurs provenant des malades décédés ou évadés. Toutefois, les pièces établies à cet effet doivent toujours être préalablement visées par l'officier d'administration gestionnaire de l'hôpital central.

Aussitôt après chaque liquidation, les pièces justificatives, mentionnées aux articles 451 à 462 précités, sont transmises à l'hôpital central pour être inscrites et annexées au compte de destination de ce dernier établissement.

E) Comptabilité-matières.

Compte annuel de gestion en matières.

L'objet, la forme, la tenue et la destination de ce compte sont déterminés par le règlement sur la comptabilité-matières et par l'instruction qui y fait suite (1).

Toutefois, en ce qui concerne les livraisons, cessions ou imputations de matériel aux corps de troupe et les cessions de matériel à un autre service du département de la guerre, à un autre ministère ou à des parties prenantes isolées, les sorties sont enregistrées, au fur et à mesure, sur un carnet (modèle n° 117 *bis*).

A l'aide de ce carnet, il est établi trimestriellement un bordereau (modèle n° 117 *ter*) distinct :

1° Pour les livraisons à titre gratuit;

2° Pour les cessions et les imputations remboursables par voie de versement au Trésor;

3° Pour les cessions remboursables par voie de virement.

Par exception, le bordereau relatif aux cessions et imputa-

---

(1) Volume 2?.

tions remboursables par voie de versement au Trésor pendant le quatrième trimestre de l'année est établi mensuellement.

Ces bordereaux, dans lesquels sont renfermées les pièces justificatives, servent à l'inscription des sorties au registre-journal et au compte de gestion; ils sont mis à l'appui de ce dernier compte.

Le compte de gestion est vérifié et arrêté par le directeur du service de santé et il est adressé par lui au Ministre (7e Direction), dans les délais fixés par le règlement sur la comptabilité-matières.

§ 3. — *Documents à fournir par les gérants d'annexe.*

Les gérants d'annexe adressent à l'officier d'administration gestionnaire de l'hôpital central :

Mensuellement :

1° Le bordereau prescrit à l'article 470, appuyé des états émargés, des factures d'achat sur place et de toute pièce de dépense imputable aux frais d'exploitation du service;

(Ces pièces sont centralisées au registre-journal des recettes et dépenses de l'hôpital central, comme il est dit à l'instruction placée en tête de ce document.)

2° Les factures d'achats donnant lieu à ordonnancement direct;

Trimestriellement :

1° Le compte trimestriel en journées (modèle n° 119) avec les pièces à l'appui (Chapitre III, section II, § 2 de la présente notice);

2° Les feuilles nominales décomptées (voir la notice n° 14);

3° Le carnet trimestriel des consommations (modèle n° 122), avec les pièces à l'appui (Chapitre III, section II, § 2 de la présente notice);

4° Le relevé des issues livrées à l'entrepreneur, le cas échéant.

Semestriellement :

1° L'état de demande du matériel;

2° L'état de demande des imprimés.

Annuellement :

1° Le compte annuel en journées (modèle n° 120);

2° Le compte annuel en consommations (modèle n° 124), avec les pièces à l'appui (Chapitre III, section II, § 2 de la présente notice);

3° Le carnet des mouvements de matériel entre l'hôpital central et les annexes (modèle n° 117), arrêté au 31 décembre.

Éventuellement :

1° Les factures du matériel reçu ou expédié (1);
2° Un duplicata de la déclaration de chaque décès;
3° Les pièces justificatives destinées à la liquidation des successions, et celles mises à l'appui de cette liquidation (Chapitre III, section II, § 2 de la présente notice).

SECTION III.

PHARMACIE.

§ 1er. — *Ecritures.*

Nomenclature des registres tenus par le pharmacien.

Le pharmacien tient les registres ci-après :

Registre des réceptions de médicaments (modèle n° 126);
Carnet des livraisons faites par la dépense à la pharmacie (modèle n° 127);
Registre des livraisons de médicaments (modèle n° 128);
Registre des compositions officinales (modèle n° 129);
Registre des prescriptions médicamenteuses journalières pour l'usage interne (modèle n° 131);
Registre des prescriptions médicamenteuses journalières pour l'usage externe (modèle n° 131);
Registre des analyses chimiques (modèle n° 39).

Tous ces registres sont soumis à l'examen du médecin-chef pour les vérifications périodiques ou accidentelles. Ils sont visés par lui : 1° *périodiquement* après chaque arrêté mensuel ou trimestriel, selon l'objet du registre ; 2° *accidentellement* à l'occasion de chaque inventaire et de chaque vérification d'écritures.

Registre des réceptions des médicaments (modèle n° 126).

Le registre des réceptions de médicaments reçoit l'inscrip-

---

(1) Tous les mouvements du matériel de l'annexe sont inscrits à leur date dans les écritures de l'hôpital central, au fur et à mesure de l'envoi des pièces justificatives.

tion des médicaments, réactifs, accessoires de pharmacie et de laboratoire et denrées médicinales livrés à la pharmacie pendant le cours de chaque trimestre, et quelle qu'en soit la provenance.

Le pharmacien y inscrit également, aussitôt après en avoir donné récépissé, les livraisons provenant des pharmacies d'approvisionnement et des autres services ainsi que des récoltes de plantes. Il y enregistre trimestriellement les livraisons journalières faites par la dépense.

En fin de trimestre, le registre est totalisé et les totaux sont reportés par le pharmacien sur un certificat administratif (1), qui est produit à l'appui du compte annuel des médicaments.

Carnet des livraisons faites par la dépense à la pharmacie
(modèle n° 127).

Ce carnet, qui est annuel, est tenu en *double* par le pharmacien et par l'officier d'administration gestionnaire; il reçoit l'inscription journalière des médicaments achetés sur place ainsi que des denrées et objets de consommation remis à la pharmacie par la dépense.

Les quantités, totalisées d'abord mensuellement, font ensuite l'objet d'une récapitulation trimestrielle dont les résultats sont reportés respectivement au registre des réceptions de médicaments (modèle n° 126) et aux sorties du carnet trimestriel des consommations (modèle n° 122).

Ces livraisons ne donnent lieu à l'établissement d'aucune pièce justificative; elles sont seulement certifiées, en fin de trimestre, par les signatures du pharmacien et de l'officier d'administration gestionnaire apposées dans la colonne « Observations » de l'un et l'autre carnet.

Registre des livraisons de médicaments (modèle n° 128).

Le registre des livraisons de médicaments reçoit l'inscription :

1° Des médicaments, réactifs, accessoires de pharmacie et de laboratoire que le pharmacien remet à l'officier d'administration gestionnaire pour être expédiés ou livrés à diverses parties prenantes;

2° Des désinfectants et autres produits, livrés à la dépense pour servir aux mesures d'hygiène de l'hôpital. — Ces der-

---

(1) Modèle n° 364 de la nomenclature.

nières livraisons ne donnent lieu à l'établissement d'aucune pièce justificative; elles sont seulement certifiées, en fin de trimestre, par les signatures du pharmacien et de l'officier d'administration gestionnaire, apposées dans la colonne « Observations » dudit registre.

Toutes les sorties sont inscrites distinctement par partie prenante.

Le registre est totalisé trimestriellement. Les totaux sont reportés sur un certificat administratif qui est mis à l'appui du compte annuel.

Registre des compositions officinales (modèle n° 129).

Le registre des compositions officinales relate toutes les transformations de médicaments et de réactifs inscrites sous cette dénomination au formulaire.

Le pharmacien établit, tous les trimestres, un relevé (modèle n° 130) servant à la fois de pièce d'entrée pour les composés et de pièce de sortie pour les composants; les résultats en sont reportés au compte annuel des médicaments.

Sur ce relevé sont inscrits, à la suite des composants, les médicaments employés comme réactifs.

Registre des prescriptions médicamenteuses journalières pour l'usage interne (modèle n° 131).

Le registre des prescriptions médicamenteuses journalières pour l'usage interne récapitule, chaque jour, les médicaments prescrits aux visites des médecins traitants. Chaque inscription journalière est justifiée au moyen du relevé particulier prescrit à l'article 220 du règlement, ou d'un relevé général journalier (modèle n° 132), dans les hôpitaux qui comportent plusieurs divisions de malades. Ce dernier relevé est établi par le pharmacien et visé par le médecin-chef.

Les prescriptions sont totalisées trimestriellement, puis décomposées suivant les indications du formulaire. Les quantités résultant de ces décompositions sont totalisées et reportées au relevé trimestriel des consommations de la pharmacie.

Le pharmacien établit, chaque trimestre, un extrait (modèle n° 133) de ce registre, qui est annexé au compte annuel.

Registre des prescriptions médicamenteuses journalières pour l'usage externe (modèle n° 131).

Le registre des prescriptions médicamenteuses journalières

pour l'usage externe récapitule, chaque jour, les médicaments prescrits sur bons particuliers, conformément à l'article 220 du règlement.

Les prescriptions de cette provenance y sont totalisées trimestriellement, puis décomposées. Les quantités résultant de cette décomposition sont reportées au relevé trimestriel des consommations.

Le pharmacien établit, chaque trimestre, un extrait (modèle n° 133) de ce registre qui est annexé au compte annuel.

Relevé trimestriel des consommations de la pharmacie (modèle n° 134).

Le relevé trimestriel des consommations de la pharmacie est destiné à faire ressortir les médicaments et accessoires de pharmacie réellement consommés pour le service des malades au cours du trimestre.

A cet effet, le pharmacien y inscrit les médicaments prescrits pour l'usage interne et pour l'usage externe. Du total de ces prescriptions, il déduit les quantités non consommées de manière à faire ressortir la consommation réelle. L'inventaire détermine la consommation des accessoires de pharmacie.

Les quantités réellement consommées sont ensuite reportées au compte annuel des entrées et des sorties (modèle n° 136).

Certificat administratif des excédents (1).

A la suite de chaque inventaire trimestriel, le pharmacien établit un certificat administratif mentionnant les excédents provenant de causes diverses ; il déclare en prendre charge et en reporte les quantités en entrée au compte annuel de la pharmacie.

Ce certificat est visé par le médecin-chef ; une expédition est mise à l'appui du compte annuel.

Procès-verbaux de pertes et déchets.

Les pertes et déchets provenant de causes accidentelles sont constatées dans un procès-verbal rapporté dans les vingt-quatre heures de l'événement par le médecin-chef. Ceux qui proviennent de l'exécution journalière sont constatés dans la même forme à la suite des inventaires trimestriels de la pharmacie.

----

(1) Modèle n° 364 de la nomenclature.

Le pharmacien les porte en sortie dans le compte du trimestre correspondant à la date du procès-verbal.

Les procès-verbaux sont adressés en deux expéditions au directeur du service de santé qui les transmet avec son avis au Ministre, lequel statue sur les responsabilités engagées, en renvoyant une expédition du procès-verbal revêtue de sa décision.

Le médecin-chef inscrit cette décision sur l'extrait du procès-verbal (1), qui, en cas d'imputation, est complété par la mention du versement au Trésor.

§ 2. — *Comptes.*

Comptes produits par le pharmacien.

Les comptes produits par le pharmacien sont :

Le compte annuel des médicaments ;

Le compte annuel des réactifs.

Ces comptes sont établis comme il est dit ci-après.

Compte annuel des médicaments (modèle n° 136).

Le compte annuel des médicaments reçoit l'inscription des médicaments et accessoires de pharmacie. Les inscriptions y sont portées trimestriellement au moyen des relevés, certificats ou extraits de procès-verbaux mentionnés ci-dessous.

Les restants en fin d'année y sont décomptés par unité sommaire et détaillée ; la totalisation des décomptes donne la valeur d'inventaire des médicaments et accessoires de pharmacie dont le pharmacien demeure responsable ; la valeur totale des réactifs et accessoires de laboratoire est inscrite pour mémoire sur ce document.

Le compte annuel fait également ressortir, en fin d'année, le prix moyen de la journée de pharmacie. Ce prix, qui doit être évalué en centimes seulement, est inscrit sur une note (modèle n° 135), qui est remise le *20 janvier* de chaque année, au plus tard, à l'officier d'administration gestionnaire.

Le compte annuel, établi en simple expédition, est appuyé des pièces justificatives ci-après :

---

(1) Modèle n° 370 de la nomenclature.

PIÈCES D'ENTRÉE.

Certificats administratifs trimestriels récapitulant les totaux du registre des réceptions;

Certificats administratifs trimestriels des excédents constatés.

PIÈCES DE SORTIE.

Certificats administratifs trimestriels récapitulant les totaux du registre des livraisons;

Extraits trimestriels du registre des prescriptions médicamenteuses pour l'usage interne;

Extraits trimestriels du registre des prescriptions médicamenteuses pour l'usage externe;

Relevés trimestriels des consommations de la pharmacie;

Extraits des procès-verbaux de pertes et déchets.

PIÈCES D'ENTRÉE ET DE SORTIE.

Relevés trimestriels du registre des compositions officinales.

Le compte annuel des médicaments, accompagné de ces pièces justificatives ainsi que d'une expédition du compte annuel des réactifs, est remis au médecin-chef dans le cours du deuxième mois qui suit l'expiration de l'année. Le médecin-chef le fait parvenir au directeur du service de santé, qui, après vérification, l'arrête et l'adresse au Ministre (7e Direction) avec les pièces mentionnées ci-dessus, au plus tard dans le troisième mois qui suit l'expiration de l'année.

Les factures de livraison et d'expédition, les relevés des prescriptions journalières, particuliers ou généraux, et les bons de médicaments pour l'usage externe sont conservés pendant trois ans par le pharmacien, puis versés aux archives.

Compte annuel des réactifs (modèle n° 137).

Le compte annuel des réactifs reçoit l'inscription des réactifs et accessoires de laboratoire.

Un inventaire en fin d'année fait ressortir la consommation des réactifs employés pour les analyses dont l'exécution est constatée sur le registre prescrit à l'article 154 du règlement.

§ 3. — *Comptabilité spéciale des hôpitaux dépourvus de pharmaciens et des hôpitaux annexes.*

Registres à tenir.

Dans les hôpitaux militaires dépourvus de pharmacien et dans les hôpitaux annexes, le médecin tient les registres ci-après :

Registre des réceptions de médicaments (modèle n° 126);

Carnet des livraisons faites par la dépense à la pharmacie (modèle n° 127);

Registre des livraisons de médicaments (modèle n° 128);

Registre des prescriptions médicamenteuses journalières pour l'usage interne et pour l'usage externe, représentant, réunis en un seul, les deux registres (modèle n° 131) énumérés au paragraphe Ier de la présente section.

Compte à établir.

Dans les hôpitaux militaires dépourvus de pharmacien et dans les hôpitaux annexes, le médecin établit un compte annuel des médicaments (modèle n° 138).

Les inscriptions y sont portées chaque trimestre au moyen des pièces d'entrée ou de sortie énumérées ci-après.

Le présent compte indique trimestriellement les restants en médicaments, réactifs, accessoires de pharmacie et de laboratoire; il fait ressortir, en outre :

1° L'évaluation des restants en fin d'année;

2° Le prix moyen annuel de la journée de pharmacie. Ce prix, qui doit être évalué en centimes seulement, est inscrit sur une note (modèle n° 135), qui est remise le *20 janvier* de chaque année, au plus tard, à l'officier d'administration gestionnaire ou au gérant d'annexe, suivant le cas.

Ce compte est appuyé des pièces justificatives suivantes :

PIÈCES D'ENTRÉE.

Certificats administratifs trimestriels récapitulant les totaux du registre des réceptions;

Certificats administratifs trimestriels des excédents constatés.

PIÈCES DE SORTIE.

Certificats administratifs trimestriels récapitulant les totaux du registre des livraisons ;

Extraits trimestriels du registre des prescriptions médicamenteuses pour l'usage interne et externe ;

Extraits des procès-verbaux de pertes et déchets.

La comptabilité spéciale des hôpitaux militaires dépourvus de pharmacien est adressée au directeur du service de santé dans les mêmes conditions que celles des hôpitaux pourvus d'un pharmacien (Section III, § 2 de la présente notice).

Quant à la comptabilité des hôpitaux-annexes, elle est transmise, en fin d'année, à l'hôpital central qui la joint à sa propre comptabilité.

SECTION IV.

CENTRES VACCINOGÈNES. — LABORATOIRES DE BACTÉRIOLOGIE ET DE RADIOGRAPHIE.

Compte annuel des dépenses résultant du fonctionnement de ces services (modèle n° 137).

Il est tenu par les médecins militaires chargés d'un centre vaccinogène, d'un laboratoire de bactériologie ou de radiographie un compte annuel (modèle n° 137), sur lequel sont inscrites les entrées et les sorties des divers objets, substances et matières employées.

La nomenclature ci-après indique, par service, les dépenses à faire figurer sur ledit compte :

1° *Centre vaccinogène.* — Fourniture de génisses. — Son, avoine, luzerne, œufs, etc., pour la nourriture des animaux. — Paille pour la litière. — Substances et médicaments divers. — Combustibles pour le chauffage. — Matières pour l'éclairage. — Objets de propreté. — Objets de bureau. — Divers.

2° *Laboratoire de bactériologie.* — Réactifs et accessoires de laboratoire. — Animaux destinés aux expériences. — Combustibles pour le chauffage. — Matières pour l'éclairage. — Objets de propreté. — Objets de bureau. — Divers.

3° *Laboratoire de radiographie.* — Produits photographiques, substances et réactifs divers. — Abonnement au secteur électrique. — Chargement des accumulateurs. — Combustibles pour le chauffage. — Matières pour l'éclairage. — Objets de propreté. — Objets de bureau. — Divers.

Une copie du compte annuel est transmise au Ministre (7° Direction) dans le courant du mois de janvier. Les mouvements qui y sont enregistrés ne sont appuyés d'aucune pièce justificative.

CHAPITRE IV.

HOSPICES MIXTES.

SECTION I.

MÉDECIN-CHEF.

Registres à tenir par le médecin-chef dans un hospice mixte.

Le médecin-chef tient et conserve :

Le registre à talon des certificats de visite et de contre-visite (modèle n° 35);

Le carnet-inventaire de l'arsenal chirurgical (modèle n° 143);

Le registre des ordres laissés par les inspecteurs généraux (modèle n° 60);

Le registre de correspondance (modèle n° 30);

Le registre de statistique médicale ;

Le registre des autopsies.

Il donne communication, quand il y a lieu, à la commission administrative, des observations consignées dans les ordres laissés par les inspecteurs généraux.

SECTION II.

COMMISSION ADMINISTRATIVE.

Registres à tenir.

La commission administrative tient les registres ci-après :

a) *Contrôles et effectifs.*

Registre des entrées des malades (modèle n° 111);
Registre de l'effectif des malades (modèle n° 112);

Contrôles nominatifs trimestriels des malades par corps (modèle n° 114).

b) *Dépôts et successions.*

Registre des effets déposés par les malades (modèle n° 49) ;
Registre des dépôts (modèle n° 48);
Registre des effets et objets laissés par les décédés ou évadés (modèle n° 101);
Carnet des inventaires des valeurs et des effets laissés par les décédés (modèle n° 100).

c) *Service général.*

Registre de visite (modèle n° 59);
Registre des décès (modèle n° 67).

NOTA. — Les registres ainsi que les contrôles sont soumis à l'examen du médecin-chef pour ses vérifications périodiques ou accidentelles.

Etats à fournir.

La commission administrative fait préparer :

Les situations journalières et mensuelles (modèles n° 36 et 37) ;
Les contrôles nominatifs trimestriels (modèle n° 114), à envoyer au directeur du service de santé, le premier jour du trimestre ;
Les états de mutations (modèle n° 144) à envoyer au même directeur tous les cinq jours ;
Les états des militaires traités depuis plus de trois mois (modèle n° 62) ;
Les relevés trimestriels, par corps de troupe, des repas délivrés aux infirmiers titulaires ou auxiliaires (1);
Les états nominatifs des militaires en traitement qui sont proposés pour des congés de convalescence ou de réforme ;

---

(1) Ces relevés sont établis sur la formule n° 234 A de la nomenclature, complétée, dans la colonne « Observations », par la désignation du corps auxquels appartiennent les infirmiers, ainsi que par l'indication du nom, du grade et du nombre de journées de nourriture pour chacun d'eux. Les relevés trimestriels sont adressés au directeur du service de santé en même temps que la situation mensuelle des malades (modèle n° 37), établie au titre du dernier mois de chaque trimestre. (Circulaire du 26 mars 1903; Vol. 83.)

Les pièces à produire pour la mise en route ou l'évacuation des sortants ou évacués.

Toutes ces pièces, signées par le comptable de l'hospice, portent le visa du médecin-chef.

Comptes à produire.

La commission administrative établit les feuilles nominales décomptées (notice n° 14) et produit les comptes trimestriels et le compte annuel en journées (chapitre III, section II, § 2, de la présente notice) dans les mêmes conditions que les hôpitaux militaires.

Ces documents sont certifiés par la commission administrative ou par un administrateur délégué.

Les dispositions des articles 451 et 462 du règlement, relatifs à la destination des effets des militaires décédés ou évadés, sont applicables aux hospices civils. La commission administrative produit en conséquence le compte annuel de destination (modèle n° 125). (Chapitre III, section II, § 2 de la présente notice.)

Remboursement des dépenses (1).

Dans le mois qui suit le trimestre expiré, la commission administrative adresse au directeur du service de santé une facture en double expédition, dont une timbrée (modèle n° 146), des frais de traitement des militaires malades reçus dans l'établissement pendant le trimestre précédent, tant pour les journées de malades que pour les sorties externes, les frais de sépulture, les fournitures d'appareils prothétiques, les fournitures de bureau du médecin-chef (2), les réparations d'instruments de chirurgie, les frais de reliure d'ouvrages faisant partie de la bibliothèque régionale quand il y a lieu (3), et autres dépenses éven-

---

(1) Les dépenses résultant des réparations locatives et des travaux d'entretien courant dans les pavillons militaires construits aux frais de l'Etat dans les hospices mixtes sont réglées conformément aux dispositions de la circulaire du 30 août 1899. (Vol. 83.)

(2) Les fournitures de bureau à délivrer au médecin-chef par la commission administrative sont: *Bouteille d'encre à tampon; bouteille d'encre rouge; bouteille de gomme arabique; cire à cacheter; crayons ordinaires et de couleurs; encre noire; encriers; enveloppes bulle; morceaux de gomme élastique; papier ordinaire; papier bulle; papier buvard; plumes métalliques; porte-plumes; registre de correspondance; registre des autopsies; registre des ordres de la place; règles.*

(3) Voir la notification du 16 mai 1900, relative à la reliure des ouvrages composant les bibliothèques. (Vol. 83.)

tuelles que les traités ou les règlements mettent à la charge de l'administration de la guerre.

Les factures trimestrielles, accompagnées d'une expédition certifiée des contrôles nominatifs trimestriels par corps (1), des ampliations en double expédition et sur papier libre des factures ou quittances justifiant les dépenses accessoires et revêtues du certificat d'exécution du service signé par le médecin-chef, ainsi que des autorisations de distribution ou de dépense, quand il y a lieu, sont adressées avec les bons de fournitures d'appareils prothétiques et de bureau à l'appui.

Le directeur du service de santé vérifie les factures, les arrête et en ordonnance le montant. Il adresse au Ministre (7e Direction), en même temps que le rapport de liquidation et que le compte trimestriel en journées de l'établissement, l'expédition non timbrée de la facture trimestrielle accompagnée d'une ampliation de toutes les pièces de dépense qui ont été remises au payeur. Ces pièces de dépense sont visées par le directeur du service de santé.

Les bons de fournitures d'appareils prothétiques et de bureau sont renvoyés à l'établissement et conservés par le médecin-chef.

Les mandats sont délivrés au nom du receveur de l'hospice et transmis au préfet du département (2).

Envoi du Bulletin officiel.

Le Bulletin officiel (édition chronologique) est envoyé gratuitement à la commission administrative, qui est tenue de faire brocher distinctement la partie réglementaire et la partie supplémentaire à la fin de chaque semestre (3). La dépense qui résulte du brochage est comprise dans la facture trimestrielle (modèle n° 146).

La collection du Bulletin officiel (édition chronologique), ainsi que les volumes de l'édition méthodique fournis par l'administration de la guerre, sont toujours tenus à la disposition du médecin-chef des salles militaires.

---

(1) Cette expédition appuie le mandat sur le Trésor; elle est indépendante des contrôles de l'hospice qui sont communiqués avec les pièces justificatives pour la vérification du compte en journées. Il n'est pas joint d'expédition des contrôles à l'appui de la facture non timbrée adressée au Ministre pour la liquidation.

(2) Décret du 31 mai 1862; article 512 (Vol. 24).

(3) Circulaire du 18 août 1899 (Vol. 10).

CHAPITRE V.

MAGASINS D'APPROVISIONNEMENT ET DÉPOTS DE MATÉRIEL DU SERVICE DE SANTÉ.

SECTION Iʳᵉ.

MAGASINS D'APPROVISIONNEMENT.

Nomenclature des registres à tenir et des comptes ou documents à produire.

§ 1ᵉʳ. — *Ecritures.*

Service général.

* Carnet des travaux exécutés dans les bâtiments (modèle nᵒ 78);
Registre matricule des officiers;
* Registre du vaguemestre (modèle nᵒ 42 *bis*);
* Registre de correspondance (modèle nᵒ 30);
Situations du matériel et des médicaments existant au dernier jour du trimestre (modèles nᵒˢ 149, 150 et 151).

(Ces situations sont adressées au Ministre (7ᵉ Direction), par l'intermédiaire du directeur du service de santé, le 15 du premier mois qui suit le trimestre expiré.)

Bibliothèque et archives.

* Livre-journal de la bibliothèque (modèle nᵒ 97);
* Catalogue méthodique (modèle nᵒ 98);
* Catalogue des archives (modèle nᵒ 139).

Comptabilité-deniers.

* Compte des avances de fonds;
* Registre-journal des recettes et dépenses (modèle nᵒ 115);
* Carnet des achats sur place (modèle nᵒ 80);
Carnet à souche des reçus délivrés (modèle nᵒ 94).

Comptabilité-matières.

*Registres et comptes, dont l'établissement est prescrit par le règlement sur la comptabilité-matières (1);

---

(1) Volume 27.

*Carnets-inventaires permanents du matériel (modèle n°
83);

Carnet-inventaire général du matériel (modèle n° 83 *bis*);

*Carnet des confections, transformations et réparations (modèle n° 91 *bis*);

*Carnet des livraisons aux corps ou autres parties prenantes (modèle n° 117 *bis*);

*Carnet des visites et manutentions des approvisionnements (modèle n° 146 *bis*).

Comptabilité en consommations.

*Carnet des matières et objets de consommation courante.

§ 2. — *Comptes.*

Comptabilités en deniers et en matières.

Les dispositions relatives à la production des comptes en deniers et en matières par les hôpitaux militaires (chapitre III, section II, § 2 de la présente notice) sont applicables, en ce qui les concerne, aux magasins d'approvisionnement.

Comptabilité en consommations.

Les matières et objets de consommation courante existants, qui ne forment pas approvisionnement, sont inscrits sur un carnet spécial (1), et dans l'ordre où ils figurent au carnet trimestriel des consommations (modèle n° 122).

Ce carnet spécial est arrêté en fin de trimestre, signé par le gestionnaire et adressé, avec les pièces à l'appui, au directeur du service de santé qui le vérifie, le vise et le renvoie à l'établissement pour être déposé aux archives.

SECTION II.

DÉPÔTS DE MATÉRIEL.

§ 1er. — *Écritures.*

Les registres ou documents énumérés à la section Ire, § 1er

---

(1) Ce carnet, conforme au modèle n° 20 annexé au règlement sur la comptabilité-matières (Vol. 27 *bis*), ne comprendra pas, toutefois, le décompte de la valeur des quantités entrées et consommées.

du présent chapitre, et précédés d'un astérisque, sont tenus et produits, s'il y a lieu, par les officiers d'administration gestionnaires des dépôts de matériel.

§ 2. — *Comptes.*

Les dispositions relatives à la production des comptes en deniers, en matières et en consommations par les magasins d'approvisionnement (section Ire, § 2 du présent chapitre) sont applicables aux dépôts de matériel.

NOTICE N° 11.

Division des établissements du service de santé en classes ;
fixation des cautionnements, des indemnités de responsabilité
et des indemnités pour frais de bureau.

Les hôpitaux militaires sont divisés en six classes.

Les magasins d'approvisionnement et les dépôts de matériel
sont rattachés à ces classes.

Quelques établissements particulièrement importants forment
une catégorie spéciale en dehors des six classes.

I. — *Cautionnements et indemnités de responsabilité.*

Les cautionnements et indemnités de responsabilité sont fixés
ainsi qu'il suit :

	Cautionnement.	Indemnité de responsabilité.
Hors classe.	15,000 fr.	900 fr.
Pour la 1re classe.	10,000	600
— 2e —	5,000	300
— 3e —	4,000	240
— 4e —	3,000	180
— 5e —	2,000	120
— 6e —	1,000	60

Les établissements du service de santé sont classés, d'après
leur importance, conformément aux indications du tableau ci-
après :

CORPS D'ARMÉE.	DÉSIGNATION des ÉTABLISSEMENTS.	INDICATION des classes.	OBSERVATIONS.
	Hôpitaux militaires.		
Gouvernement militaire de Paris.	Hôpital du Val-de-Grâce	hors classe	
	— Saint-Martin	1re	
	— Bégin	1re	
	— de Versailles	1re	
1er	— de Lille	4e	Dépôt de matériel de 5e cl.
	— de Cambrai	6e	
	— de Dunkerque	6e	Dépôt de matériel de 6e cl.
	— de Maubeuge	6e	Id.
	— de Saint-Omer	6e	Annexe de Calais.
6e	— du Camp de Châlons	2e	Dépôt de matériel de 5e cl.
	— de Sedan	5e	Ann. de Longwy et Montmédy.
	— de Givet	6e	
20e	— de Nancy	2e	
	— de Toul	2e	Dépôt de matériel de 5e cl.
7e	— de Belfort	2e	Dépôt de matériel de 6e cl.
	— de Bourbonne	4e	
8e	— de Bourges	4e	
10e	— de Rennes	2e	Dépôt de matériel de 5e cl.
13e	— de Vichy	4e	
Gouvernement militaire de Lyon et 14e corps d'armée.	— Desgenettes	1re	
	— de Grenoble	3e	
	— Villemanzy	4e	Dépôt de matériel de 6e cl.
	— de Briançon	5e	Dépôt de matériel de 6e cl. ; annexe de Mont-Dauphin.
	— de Chambéry	5e	Dépôt de matériel de 6e cl.
15e	— de Marseille	2e	
	— d'Ajaccio	6e	
	— de Bastia	6e	
16e	— d'Amélie-les-Bains	3e	
	— de Perpignan	4e	Dépôt de matériel de 6e cl. ; annexe de Mont-Louis.
17e	— de Toulouse	4e	
	— de Bordeaux	3e	
18e	— de Barèges	5e	
	— de Bayonne	5e	Dépôt de matériel de 6e cl.
	— de La Rochelle	6e	
Division d'Alger.	— du Dey	1re	
	— d'Aumale	5e	
	— de Blida	3e	
	— de Laghouat	6e	
	— de Médéa	5e	
	— de Miliana	5e	Annexe de Hammam-Rira.
	— de Boghar	6e	
	— de Bou-Saada	6e	
	— de Cherchell	6e	
	— de Coléa	6e	
	— de Dellys	6e	
	— de Djelfa	6e	
	— de Fort-National	6e	

CORPS D'ARMÉE.	DÉSIGNATION des ÉTABLISSEMENTS.	INDICATION des classes.	OBSERVATIONS.
	1º Hôpitaux militaires (*suite*).		
Division d'Alger. (*Suite*.)	Hôpital d'Orléansville	6e	
	— de Ténès	6e	
	— de Teniet-el-Haad	6e	
	— de Tizi-Ouzou	6e	
Division d'Oran.	— d'Oran	2e	
	— de Bel-Abbès	3e	
	— de Mascara	4e	
	— de Tlemcen	4e	
	— de Mostaganem	5e	Annexe d'Arzew.
	— de Saïda	4e	
	— d'Aïn-Sefra	5e	Annexe de Colomb-Béchar.
	— de Bossuet	6e	
	— d'El-Aricha	6e	
	— de Géryville	6e	
	— de Marnia	5e	
	— de Nemours	6e	
	— de Sebdou	6e	
	— de Tiaret	6e	Annexe de Frenda.
Division de Constantine.	— de Constantine	2e	Annexe d'Aïn-Beïda.
	— de Batna	5e	Annexe de Kenchela.
	— de Bône	6e	Annexe de Soukahras.
	— de Sétif	4e	Annexe de Bordj-bou-Arréridj.
	— de Biskra	6e	Annexe d'Ouargla.
	— de Bougie	6e	
	— de Djidjelli	6e	Annexe d'El-Milia.
	— de Guelma	6e	
	— de La Calle	6e	
	— de Tébessa	6e	
Tunisie.	— du Belvédère, à Tunis	2e	
	— de Gabès	6e	
	— de Sousse	6e	
	— de Sfax	6e	
	— de Bizerte	3e	
	2º Magasins d'approvisionnement.		
Gouvernement militaire de Paris.	Magasin central du service de santé	hors classe	
	Docks du service de santé	Id.	
	Pharmacie centrale du service de santé	1re	
15e	Magasin de réserve du matériel de Marseille	2e	
	Réserve des médicaments de Marseille	2e	

CORPS D'ARMÉE.	DÉSIGNATION des ÉTABLISSEMENTS.	INDICATION des classes.	OBSERVATIONS.

3° Dépôts de matériel.

SÉRIE A. — *Dépôts de matériel constitués en gestion indépendante ou dont la gestion est confiée à un officier d'administration commandant une section d'infirmiers militaires.*

CORPS D'ARMÉE.	DÉSIGNATION des ÉTABLISSEMENTS.	INDICATION des classes.	OBSERVATIONS.
2°	Amiens	6°	
3°	Vernon	6°	
4°	Le Mans	6°	
5°	Fontainebleau	5°	
6°	Verdun	4°	
20°	Troyes	6°	
	Epinal	6°	
	Besançon	6°	
7°	Dôle	6°	
	Langres	6°	
8°	Dijon	4°	
	Camp d'Avor	3°	
9°	Châteauroux	5°	
11°	Nantes	6°	
12°	Limoges	6°	
13°	Moulins	6°	
14°	Fort de la Duchère	6°	
15°	Orange	4°	
17°	Montauban	6°	
18°	Le Béquet	6°	

SÉRIE B. — *Dépôts de matériel dont la gestion est confiée à un officier d'administration gestionnaire d'un hôpital militaire.*

CORPS D'ARMÉE.	DÉSIGNATION des ÉTABLISSEMENTS.	INDICATION des classes.	OBSERVATIONS.
1er	Lille	5°	
	Dunkerque	6°	
	Maubeuge	6°	
6°	Camp de Châlons	5°	
20°	Toul	6°	
7°	Belfort	6°	
10°	Rennes	5°	
	Villemanzy à Lyon	6°	
14°	Chambéry	6°	
	Briançon	6°	
16°	Perpignan	6°	
18°	Bayonne	6°	

II. — *Indemnités pour frais de bureau.*

Le tarif des indemnités pour frais de bureau allouées aux gestionnaires des établissements du service de santé est le suivant :

DÉSIGNATION des ÉTABLISSEMENTS.	TAUX DE L'INDEMNITÉ ANNUELLE.	OBSERVATIONS.
Magasins d'approvisionnement. { Magasin central du service de santé	2.800 fr.	
Docks du service de santé.....	2.200	
Pharmacie centrale du service de santé.....................	2.200	
Réserve des médicaments de Marseille..................	1.100	
Magasin de réserve du matériel de Marseille...........	840	
Hôpital militaire du Val-de-Grâce.........	1.880	

DÉSIGNATION		TAUX DE L'INDEMNITÉ ANNUELLE POUR CHAQUE CLASSE D'ÉTABLISSEMENT.							OBSERVATIONS.
DES RÉGIONS.	DES ÉTABLISSEMENTS.	1re classe.	2e classe.	3e classe.	4e classe.	5e classe.	6e classe.	Annexes.	
		fr.	fr.	fr.	fr.	fr.	fr.	fr.	(1) Pour chaque annexe gérée par un officier d'administration.
Intérieur. Région froide.....	Hôpitaux militaires....	1.320	960	720	540	420	360	240	
	Dépôts de matériel..........série a.	»	»	390	360	330	300	(1) 20	
	série b.	»	»	150	120	90	60	»	
Région tempérée..	Hôpitaux militaires....	1.200	900	600	480	360	300	180	
	Dépôts de matériel..........série a.	»	»	360	330	300	270	(1) 20	
	série b.	»	»	150	120	90	60	»	
Région chaude.....	Hôpitaux militaires....	1.080	780	480	420	330	300	120	
	Dépôts de matériel..........série a.	»	»	330	300	270	240	(1) 20	
	série b.	»	»	120	90	60	60	»	
Algérie, Tunisie. Région froide.....	Hôpitaux militaires....	1.080	780	480	420	330	300	120	
Région tempérée..	Hôpitaux militaires....	990	750	450	360	300	300	120	
Région chaude....	Hôpitaux militaires....	960	720	420	330	300	270	120	

Droits aux allocations et dépenses auxquelles elles doivent satisfaire.

L'indemnité de frais de bureau est due en toutes circonstances ; elle est perçue par mois et à terme échu, au titre du service de la solde, et ne peut être payée qu'au titulaire de chaque gestion ou à ses ayants cause. En cas de mutation, elle est décomptée d'après le nombre de jours complémentaires, à raison de 1/360 de l'allocation annuelle.

Au moyen de cette indemnité, les gestionnaires auront à pourvoir aux dépenses ci-après spécifiées :

1° Fournitures de bureau, d'après la nomenclature du carnet trimestriel des consommations (modèle n° 122 du règlement sur le service de santé) ;

2° Imprimés en usage non payables sur les indemnités d'abonnement prévues par l'instruction du 8 août 1907 (*B. O.*, P. R., p. 2090), et généralement toutes les dépenses diverses inhérentes au service des bureaux ;

3° Chauffage et éclairage des bureaux administratifs ;

4° Reliures et entretien de registres et carnets dont le gestionnaire assure la fourniture sur les frais de bureau, à l'exclusion des reliures et de l'entretien des ouvrages et publications composant la bibliothèque de l'établissement.

Les objets mobiliers de bureau appartenant à l'Etat, qui existent dans les établissements du service, y seront maintenus et continueront à être inscrits sur un inventaire particulier, comme par le passé, mais leur remplacement et leur entretien seront à la charge du gestionnaire.

Lorsqu'un gestionnaire assurera en même temps plusieurs services, il lui sera alloué cumulativement l'indemnité fixée pour chacun de ces services.

L'entretien des locaux affectés aux bureaux continuera à être assuré conformément aux dispositions du présent règlement.

Les gérants d'annexes seront directement remboursés de leurs dépenses pour frais de bureau par les soins des officiers d'administration gestionnaires des hôpitaux auxquels ces annexes sont rattachées.

TABLEAU de classement par région froide, tempérée ou chaude, des établissements du service de santé, pour servir à déterminer le taux des indemnités de frais de bureau allouées aux gestionnaires de ces établissements.

RÉGION FROIDE.	RÉGION TEMPÉRÉE.	RÉGION CHAUDE.
Intérieur.		
Gouvernement militaire de Paris (1er, 2e, 6e, 7e, 10e et 20e corps d'armée). Places de : Barèges. Briançon. Chambéry. Grenoble. Mont-Louis.	3e, 4e, 5e, 8e, 9e, 11e, 12e et 13e corps d'armée. Gouvernement militaire de Lyon et 14e corps d'armée, moins les places de Briançon, de Chambéry et de Grenoble. 17e corps d'armée, 18e corps d'armée, moins la place de Barèges.	Toutes les autres places non comprises dans les deux catégories ci-contre.
Algérie et Tunisie.		
Division d'Alger. Places de : Aumale. Boghar. Djelfa. Fort National. Hammam-Rira. Médéa. Miliana. Téniet-el-Haad.	*Division d'Alger.* Place de Tizi-Ouzou.	Toutes les autres places non comprises dans les deux catégories ci-contre.
Division d'Oran. Places de : Aïn-Sefra. Bossuet. El-Aricha. Frenda. Géryville. Colomb-Béchar. Saïda. Tiaret.	*Division d'Oran.* Places de : Mascara. Sebdou. Tlemcen.	Id.
Division de Constantine. Places de : Aïn-Beïda. Batna. Bordj-bou-Arréridj. Constantine. Sétif. Soukharas. Tébessa.	*Division de Constantine.* »	Id.
Tunisie. »	*Tunisie.* »	Id.

Art. 162, 163 et 166
du Règlement.

NOTICE N° 12.

Organisation des sections d'infirmiers militaires.

RECRUTEMENT.

Les sections d'infirmiers militaires se recrutent par voie d'appel, au moyen des jeunes soldats fournis par les contingents annuels incorporés directement dans les sections ou tirés des corps de troupe.

Les jeunes gens appelés à servir dans les sections d'infirmiers militaires sont pris, à la fois, parmi ceux ayant trois ans de service à accomplir et ceux astreints à une seule année de présence sous les drapeaux, en temps de paix, à l'exclusion des dispensés de l'article 23 de la loi du 15 juillet 1889 (1).

Ils sont tous choisis parmi les jeunes soldats sachant lire et écrire, n'ayant subi aucune condamnation.

Chaque année, le Ministre détermine, en raison des besoins prévus tant pour les effectifs de paix que pour les effectifs de guerre, le nombre d'hommes de trois ans et d'un an des diverses professions à incorporer dans les sections.

Les commandants de recrutement désignent nominativement ces hommes en tenant compte, à la fois, de la durée du service à accomplir et des conditions d'aptitude professionnelle.

Aucun engagement ne peut être reçu au titre de ces sections et les engagés volontaires des autres corps de troupe ne peuvent être admis à y passer par voie de changement d'arme.

ORGANISATION.

Les sections d'infirmiers militaires sont au nombre de 25. Le Ministre désigne l'emplacement occupé par la portion centrale de chacune d'elles ; chaque section forme un corps distinct, tant pour l'administration que pour le commandement.

---

(1) Dispositions modifiées par la loi du 21 mars 1905 sur le recrutement de l'armée, réduisant à deux ans la durée du service dans l'armée active.

Les sections d'infirmiers militaires relèvent directement de l'autorité militaire locale sous le rapport de la police et de la discipline générales.

Le règlement sur le service intérieur des corps de troupe (1) leur est applicable.

La hiérarchie des hommes de troupe des sections est la même que celle des autres corps de troupe d'infanterie.

Le Ministre fixe, suivant l'importance des besoins à assurer, l'effectif de chaque section (2).

Les adjudants et les sergents concierges des établissements du service de santé sont compris dans cet effectif.

Le cadre de chaque section peut comporter :

Sergent-major.	
— fourrier.	
— commis.	
— garde-magasin (instructeur).	
Caporal fourrier.	Les effectifs sont fixés
— commis.	par le Ministre.
— garde-magasin (instructeur). . .	
Soldats commis.	
— tailleurs (3).	
— cordonniers (3).	
— clairons.	
— cantiniers.	

Le nombre des gradés dans chaque section est de :

1 sergent sur 10 hommes } comptant à l'effectif de la
2 caporaux sur 16 hommes } section.

Cette proportion peut être modifiée par le Ministre.

Les militaires gradés faisant partie du cadre du dépôt de la section sont compris dans cette proportion.

Les adjudants et les sergents-concierges n'y sont pas compris, bien que comptant à l'effectif.

Le nombre des adjudants est de 50.

---

(1) Volume 78.
(2) Volume 63.
(3) Toutefois, le cadre des sections, d'un effectif supérieur à 400 hommes, peut comporter un caporal tailleur et un caporal cordonnier, à la condition que les intéressés soient des sujets méritants et ayant accompli cinq années de services.
Les nominations à ces emplois sont également comprises dans la proportion de gradés fixée par la présente notice.

AVANCEMENT.

Les conditions générales de temps imposées par l'ordonnance du 16 mars 1838 pour passer d'un grade à un autre sont applicables aux sections d'infirmiers militaires (1).

Le passage d'une classe à une autre, ainsi que les nominations à tous les grades et emplois, ont lieu au choix et roulent sur toute la section.

Le directeur du service de santé du corps d'armée prononce le passage des soldats à la 1re classe et nomme aux grades et emplois de caporal, de caporal fourrier, de sergent, de sergent fourrier et de sergent-major.

Le tableau d'avancement est établi par le médecin-chef chargé de la surveillance de la section, conjointement avec le commandant de cette section, après centralisation des états de propositions établis conformément à l'article 145 du règlement.

Il est transmis au directeur du service de santé, qui le modifie, s'il le juge convenable, et l'arrête définitivement.

Les nominations et promotions sont notifiées au commandant de la section. Les médecins-chefs les font connaître par la voie de l'ordre, à l'aide de l'ampliation qui leur est adressée par les directeurs.

Les propositions aux emplois d'adjudant et de concierge ont lieu dans les conditions prescrites par l'instruction sur le service courant (2).

Candidats à l'emploi d'adjudant. — Les sergents et les sergents-majors ne peuvent être proposés qu'autant qu'ils ont rempli, pendant un an au moins, les fonctions d'infirmier-major dans un hôpital militaire. Le nombre de propositions de cet ordre à adresser au Ministre par chaque section sera limité : à une pour les sections de l'intérieur dont l'effectif est inférieur à 100 hommes ; à deux pour les sections de l'intérieur dont l'effectif est supérieur à 100 hommes ; à trois pour les sections d'Algérie et de Tunisie.

Candidats à l'emploi de concierge. — Les candidats doivent remplir les conditions suivantes :

---

(1) Volume 22.
(2) Volume 74.

1° Compter au moins six mois d'ancienneté dans le grade de sous-officier au 31 décembre de l'année dans laquelle ils sont proposés ;

2° S'être fait remarquer par leur bonne conduite ;

3° Avoir pris l'engagement, s'ils sont célibataires, de contracter mariage dans l'année de leur entrée en fonctions ;

4° Avoir trois ans au moins à passer sous les drapeaux.

S'ils ont moins de trois ans à faire, leur nomination est subordonnée à un rengagement d'une durée complémentaire.

Les nominations aux emplois d'adjudant et de sergent-concierge sont faites par le Ministre.

Emplois de maître infirmier. — Des infirmiers appelés « maîtres infirmiers » sont affectés exclusivement au service des malades dans les hôpitaux militaires.

Cette catégorie d'infirmiers comprend des caporaux et des soldats.

Les maîtres-infirmiers sont recrutés parmi les caporaux et les soldats rengagés ou commissionnés, dans les conditions prévues par la loi de recrutement du 21 mars 1905, modifiée par les lois des 16 juillet 1906 et 10 juillet 1907.

Nul ne peut être nommé maître infirmier s'il n'a satisfait aux conditions prescrites par le Ministre et obtenu un certificat d'aptitude.

COMMANDEMENT ET ADMINISTRATION DES SECTIONS.

Le commandement de chaque section d'infirmiers militaires est exercé par un officier d'administration de 1re classe, sous l'autorité supérieure d'un médecin-chef désigné par le Ministre.

Attributions générales du médecin-chef. — Le médecin-chef remplit, au point de vue de la police et de la discipline intérieures, toutes les attributions conférées aux chefs de corps par le règlement sur le service intérieur (1).

Il est l'intermédiaire hiérarchique, pour tous les rapports de service, entre le commandant de la section et le directeur du service de santé du corps d'armée ; son action et sa surveillance s'exercent dans toutes les questions intéressant la section.

____

(1) Volume 78.

Il porte son attention d'une façon toute particulière sur l'instruction militaire donnée aux jeunes soldats dans les dépôts des sections ; il s'assure, par des visites périodiques, que les jeunes soldats sont suffisamment instruits, qu'ils sont initiés aux marques extérieures de respect, qu'ils connaissent parfaitement les différentes appellations à donner aux officiers de tous grades et de toutes armes, et qu'enfin le programme spécial concernant l'instruction militaire a été rigoureusement appliqué à tous les infirmiers nouvellement incorporés.

Il visite au moins une fois par trimestre et plus souvent, s'il le juge convenable, le casernement de la section ainsi que tous les locaux occupés par le dépôt, et il s'assure qu'ils sont bien tenus.

Il s'assure également que les magasins renferment leur complet réglementaire, que le matériel de toute nature est en bon état de conservation et que les divers approvisionnements de l'Etat et du corps ne sont pas confondus.

Il se fait présenter le journal de mobilisation et examine si ce document est établi avec tout le soin désirable en conformité des instructions en vigueur.

Il s'assure que toutes les dispositions à prendre pour une prompte mobilisation ont été prévues et sont pratiquement réalisables ; que tous les officiers d'administration connaissent parfaitement les dispositions qui les concernent plus particulièrement et qu'ils sont en possession de tous les effets et objets qui leur sont nécessaires pour entrer immédiatement en campagne.

Il tient les dossiers du personnel des officiers d'administration de la section (1).

Il rend compte immédiatement par pli cacheté, au directeur du service de santé, des punitions infligées aux officiers d'administration pour des faits graves.

Il en informe le commandant d'armes.

Il rend compte périodiquement, et dans la même forme, des punitions infligées aux officiers d'administration pour fautes légères.

Les plaintes en cassation et en rétrogradation, ainsi que les demandes de rétrogradation volontaire que lui adresse le com-

____

(1) Service courant. (Volume 74.)

mandant de la section, sont transmises avec son avis motivé au directeur du service de 'santé, conformément aux prescriptions du règlement sur le service intérieur des corps de troupe (1).

Il soumet à l'approbation du directeur du service de santé la liste des militaires auxquels le commandant de la section propose de délivrer un certificat de bonne conduite.

Il exerce une haute surveillance sur l'ordinaire de la troupe et veille à ce que le taux du boni fixé par le directeur du service de santé ne soit pas dépassé.

Attributions du commandant de la section. — Les attributions et la responsabilité du commandant de la section sont les mêmes que celles de l'officier de troupe commandant un corps organisé sous le titre de compagnie.

Cet officier d'administration a sous ses ordres un officier d'administration et, s'il y a lieu, un adjudant.

L'officier d'administration en sous-ordre remplit dans la section les fonctions dévolues au lieutenant dans sa compagnie.

Le commandant de la section adresse, tous les matins, au médecin-chef chargé de la surveillance de la section, une situation-rapport faisant connaître, pour l'ensemble du corps, l'effectif présent et absent, et relatant tous les faits survenus au dépôt de la section dans les vingt-quatre heures, tels que mutations, punitions, événements divers.

Il rend compte de toutes les permissions qu'il a accordées en vertu des dispositions réglementaires aux officiers d'administration et à la troupe ; il transmet au médecin-chef, avec son avis motivé, toutes les autres demandes de congés ou de permissions.

Il rend compte immédiatement de tout événement grave.

Tous les mois, il fait parvenir au médecin-chef, pour être transmise au directeur du service de santé, la situation d'effectif prévue à l'article 16 du règlement.

Le commandant d'une section exerce sur les détachements l'action que les règlements militaires attribuent aux commandants de compagnie formant corps sur les détachements de leur compagnie ; il centralise l'administration de la section entière.

Il correspond directement avec les commandants de détachements, mais seulement pour les questions relatives à l'administration et à la comptabilité de la section.

----

(1) Volume 78.

Les officiers d'administration commandant les détachements doivent déférer à toutes les demandes, avis et recommandations du commandant de la section et lui prêter constamment leur concours.

Ils exercent leurs fonctions sous l'autorité des médecins-chefs en tout ce qui concerne la police et la discipline intérieures des détachements.

Le commandant de la section correspond aussi directement avec le sous-intendant militaire chargé de la vérification des comptes du corps, conformément au décret portant règlement sur l'administration et la comptabilité des corps de troupe (1).

Il rend compte au médecin-chef des instructions et observations qu'il reçoit de ce fonctionnaire.

Il lui signale, s'il y a lieu, les négligences et irrégularités que les commandants de détachement auraient commises dans l'administration de leur détachement.

Le détachement d'infirmiers de l'hôpital du lieu où siège le dépôt de la section est administré directement par le dépôt.

INSTRUCTION MILITAIRE, TECHNIQUE ET PROFESSIONNELLE
DES INFIRMIERS.

Aussitôt après leur incorporation directe au dépôt de la section, les jeunes soldats font, en présence de l'officier d'administration commandant, une page de dictée et une opération de chacune des quatre règles de l'arithmétique ; ils indiquent sur leur copie leur profession.

Ces compositions sont adressées par le médecin chef chargé de la surveillance de la section au directeur du service de santé du corps d'armée pour servir à la désignation de ceux des jeunes soldats qui doivent suivre les cours du peloton spécial d'instruction prévu au paragraphe 2 ci-après.

§ 1er. — *Instruction militaire.*

L'instruction militaire est donnée aux jeunes soldats incorporés directement, au dépôt de la section, pendant six semaines, par l'officier d'administration commandant et l'offi-

---

(1) Volume 1.

cier d'administration en sous-ordre, sous la haute direction du médecin-chef, et conformément aux indications contenues dans le programme spécial adressé par le Ministre.

L'application rigoureuse et suivie du programme assure aux jeunes soldats l'instruction et l'éducation militaires que doivent posséder les soldats des sections d'infirmiers.

Cette instruction doit d'ailleurs être continuée dans les hôpitaux militaires ou autres établissements, concurremment avec l'instruction professionnelle.

Les médecins-chefs devront tenir rigoureusement la main à ce que tous les infirmiers militaires, sans exception, assistent aux exercices militaires qui devront avoir lieu dans chaque établissement au moins deux fois par semaine.

Les directeurs du service de santé s'assureront que ces prescriptions sont partout observées.

A l'expiration du temps exclusivement consacré dans les dépôts à l'instruction militaire, les jeunes soldats sont répartis dans les différents détachements par les soins du directeur du service de santé.

Les jeunes soldats aptes à suivre avec fruit les cours du peloton spécial sont envoyés dans les hôpitaux militaires désignés par les directeurs du service de santé comme centres d'instruction.

Dans les corps d'armée dépourvus d'hôpitaux militaires, le directeur, après avoir choisi les infirmiers qui doivent concourir à la formation du peloton spécial, les fait diriger sur le centre d'instruction ou les maintient en dépôt si les cours doivent y être organisés ; les autres jeunes soldats sont immédiatement répartis selon les besoins.

§ 2. — *Formation et but du peloton d'instruction.*

Tous les ans, à l'expiration de la période d'instruction militaire, et aussitôt après l'arrivée du contingent annuel à provenir des corps de troupe, le directeur du service de santé désigne nominativement les jeunes soldats qu'il a choisis pour former, avec les hommes tirés des corps de troupe, un peloton spécial d'instruction dans les centres assignés.

Le nombre des infirmiers qui concourent à la formation de ce peloton n'est pas limité.

Quelques hommes appartenant aux classes antérieures peuvent y être adjoints par les directeurs du service de santé, sur la proposition des médecins-chefs, si leur instruction, leur travail et leur manière de servir justifient cette mesure.

Le peloton d'instruction est destiné à former :

2° Les infirmiers qui doivent être employés comme secrétaires de visite ;

2° Les infirmiers qui doivent être employés comme secrétaires ou commis aux écritures dans les bureaux ;

3° Les infirmiers chargés des différents services généraux dans les établissements.

Les infirmiers qui ont suivi avec succès les cours du peloton d'instruction reçoivent le caducée et le conservent lors de leur promotion aux grades de caporal ou de sous-officier.

Les caporaux sont choisis exclusivement parmi eux, sauf toutefois pour les soldats qui ont subi avec succès les cours de l'Ecole des mécaniciens, ainsi que pour les soldats cuisiniers ayant reçu un certificat d'aptitude à l'emploi de chef-cuisinier.

§ 3. — *Instruction technique.*

L'instruction, dite technique, n'est donnée qu'aux infirmiers classés dans le peloton spécial d'instruction.

Elle comprend la deuxième partie du manuel de l'infirmier militaire relative :

1° A la tenue des cahiers de visite et à l'établissement des bons et des relevés des prescriptions ;

2° A l'hygène hospitalière, à l'asepsie et à l'antisepsie ;

3° A la petite chirurgie, à l'hydrothérapie et aux bandages.

Cette instruction est à la fois théorique et pratique ; elle est donnée simultanément avec l'instruction professionnelle.

Les cours ont lieu tous les jours ; leur durée est fixée à trois mois. Ils sont professés par un médecin instructeur et un officier d'administration que désigne le directeur du service de santé.

§ 4. — *Instruction professionnelle.*

L'instruction professionnelle est donnée pendant toute l'année à tous les infirmiers, gradés compris, quelles que soient les fonctions qu'ils remplissent dans l'établissement.

Cette instruction comprend :

1⁰ La première partie du manuel de l'infirmier militaire relative à l'organisation générale et au fonctionnement du service de santé à l'intérieur et en campagne ;

2⁰ Les soins à donner à la personne des malades et blessés ainsi que les manœuvres spéciales du service de santé.

Les médecins-chefs doivent tenir rigoureusement la main à ce que tous les infirmiers, quel que soit leur emploi, sans en excepter ceux appartenant aux cadres des sections, gradés compris, assistent alternativement, s'il n'est pas possible de les réunir tous ensemble, aux manœuvres et exercices.

L'instruction professionnelle doit être dirigée avec le plus grand soin et la plus constante sollicitude par les médecins militaires et les officiers d'administration, non seulement pour obtenir des services immédiats satisfaisants, mais encore en vue de la préparation au service de guerre.

Lors des appels des réservistes et des territoriaux, dont la convocation doit avoir lieu de préférence entre le départ de la classe et la répartition des jeunes soldats dans les établissements, les médecins-chefs font rechercher très soigneusement parmi ces militaires ceux qui auraient accompli leur service actif soit dans une autre arme, soit dans les bureaux, soit dans les dépôts de section ou dans tout autre emploi qui aurait eu pour résultat de les éloigner du service hospitalier proprement dit.

Ces hommes sans exception, gradés ou soldats, seront dirigés sur les hôpitaux militaires pour être exclusivement employés dans les salles de malades et recevoir concurremment l'instruction professionnelle.

Dans les corps d'armée dépourvus d'hôpitaux militaires, les réservistes et territoriaux, conservés à la portion centrale, sont initiés aux différentes manœuvres du service de santé.

ANNEXES.

Mécaniciens.

L'emploi journalier d'appareils à vapeur (étuves à désinfection, machines à vapeur) utilisés par le service de santé exige la présence permanente dans les hôpitaux militaires d'ouvriers mécaniciens et de chauffeurs en état de diriger la marche de ces appareils.

Chaque année un certain nombre de militaires des sections d'infirmiers sont admis à suivre pendant quarante jours, aux dates fixées par le Ministre, les cours professés à l'Ecole des mécaniciens instituée à Paris.

Pendant leur séjour à cette école, les militaires des sections d'infirmiers sont soumis à toutes les règles édictées par l'instruction ministérielle du 3 janvier 1896 sur le fonctionnement de ladite école (1).

Ceux de ces hommes qui ont suivi avec succès les cours professés à l'Ecole des mécaniciens sont admis, alors même qu'ils n'auraient pas pu faire partie du peloton spécial d'instruction, à concourir pour le grade de caporal.

Tous les ans, les généraux commandant les corps d'armée adressent au Ministre (7ᵉ Direction), pour le 15 mars, un état nominatif des militaires des sections d'infirmiers susceptibles de suivre avec fruit les cours de l'Ecole des mécaniciens; ces hommes sont de préférence choisis parmi ceux exerçant la profession de mécaniciens ou de chauffeurs conducteurs de machines, et pris indistinctement parmi les soldats ou les gradés.

Le Ministre fait ensuite connaître, en temps utile, ceux de ces militaires qu'il y a lieu de diriger sur l'école.

Doucheurs, masseurs.

Tous les ans, du 15 juin au 31 juillet, des cours théoriques et pratiques de massage et d'hydrothérapie sont professés dans les hôpitaux militaires du Val-de-Grâce à Paris, Desgenettes à Lyon, du Dey à Alger et du Belvédère à Tunis.

Les soldats et les gradés à diriger sur ces centres d'instruction sont choisis parmi les plus vigoureux et les plus aptes à suivre avec fruit les cours professés.

Le Ministre fait connaître en temps utile le nombre de militaires par corps d'armée qu'il convient de diriger sur chacun des quatre centres d'instruction.

A l'issue des cours, il est adressé au Ministre (7ᵉ Direction) un rapport circonstancié sur les conditions dans lesquelles les cours ont eu lieu ainsi que sur les résultats obtenus.

---

(1) Instruction abrogée. Dispositions maintenant sans objet.

CUISINIERS.

Dans les hôpitaux militaires, le personnel employé à la cuisine comprend un chef-cuisinier et des aides dont le nombre varie suivant l'importance de l'établissement.

Ces employés sont choisis, autant que possible, parmi les hommes ayant exercé la profession de cuisinier avant leur incorporation dans l'armée. Un certificat d'aptitude à l'emploi de chef-cuisinier est délivré par le médecin-chef de l'hôpital, après avis de l'officier d'administration gestionnaire, aux soldats cuisiniers qui justifient des connaissances et des aptitudes nécessaires pour occuper cet emploi. Les soldats cuisiniers qui ont obtenu ce certificat peuvent être promus successivement, sous réserve de rester employés à la cuisine, aux grades de caporal et de sous-officier, même s'ils n'ont pas fait partie du peloton spécial d'instruction.

A défaut de militaires aptes à remplir les emplois de chef-cuisinier dans les hôpitaux militaires, le Ministre se réserve de confier ces emplois à des chefs-cuisiniers civils.

Modèle du certificat d'aptitude à l'emploi de maître infirmier.

Format ordinaire.

RÉPUBLIQUE FRANÇAISE.

MINISTÈRE DE LA GUERRE.

SERVICE DE SANTÉ.

Certificat d'aptitude (1) à l'emploi de maître infirmier dans les hôpitaux militaires.

M. (nom, grade, corps, emploi) a été reconnu apte à l'emploi de maître infirmier dans les hôpitaux militaires, à la suite de l'examen subi par lui, le

A   , le

Les Membres de la commission.

(1) Le présent certificat ne saurait constituer pour le titulaire un droit immédiat à l'emploi de maître infirmier. Les nominations aux emplois de maître infirmier sont faites par le Ministre dans la limite des disponibilités budgétaires et des besoins.

NOTICE N° 13.

Dispositions relatives au service du culte et aux inhumations.

I. — SERVICE DU CULTE.

L'enfant mis à la disposition de l'aumônier reçoit 0 fr. 50 pour la messe journalière.

II. — INHUMATIONS.

Il est procédé aux inhumations dans les conditions ci après :

a) Inhumation des corps.

Il est fourni pour chaque décédé, avec une bière, un suaire et une chemise usagée, qui doivent être en bon état et d'une propreté irréprochable.

Lorsque les familles désireront une bière autre que celle fournie par l'hôpital, il leur sera laissé toute latitude de s'entendre avec l'administration des pompes funèbres.

Les corps des décédés ne sont inhumés que sur l'autorisation préalable de l'officier de l'état civil, et vingt-quatre heures après le décès, à moins que, sur la demande des médecins, ce fonctionnaire n'en décide autrement.

b) Prières à la chapelle funéraire.

Le malade décédé est porté à la chapelle funéraire, où les prières prescrites par le rituel sont récitées par l'aumônier.

La croix et l'eau bénite sont placées près du cercueil, ainsi que deux ou quatre chandeliers, cierges allumés, pendant les prières, suivant que le décédé appartient à la troupe ou qu'il est officier.

Si le corps n'est pas réclamé, et après le délai fixé, il est transporté au cimetière, autant que possible dans un chariot couvert.

Dans le cas où l'autopsie est jugée nécessaire, le corps n'est porté à la chapelle funéraire qu'après cette opération.

c) Cérémonie à la chapelle de l'hôpital, et pompe funéraire suivant les grades.

Il est procédé à l'inhumation dans les conditions ci-après indiquées :

Il sera dit une messe toutes les fois que ce sera possible et l'office des morts quand il ne sera pas possible de faire autrement.

Si le décédé est soldat, caporal, brigadier ou sous-officier, la cérémonie religieuse a lieu à 9 heures du matin, autant que possible.

S'il s'agit d'un officier, la cérémonie a lieu de 9 heures à midi, suivant le vœu de la famille ou du corps de troupe auquel appartenait le décédé.

La pompe religieuse, pour cette cérémonie, est réglée ainsi qu'il suit :

Pour le *soldat*, *caporal* ou *brigadier*, deux cierges sont allumés à l'autel, et quatre auprès du corps.

Pour les *sous-officiers*, quatre cierges à l'autel et six auprès du corps.

Pour les *officiers*, six cierges à l'autel, avec devant d'autel noir, et dix cierges auprès du corps.

Pour les *officiers supérieurs*, huit cierges à l'autel avec devant d'autel noir, et douze cierges auprès du corps.

Pour les *officiers généraux*, douze cierges à l'autel, avec devant d'autel noir, et seize cierges auprès du corps.

La cire, pour la messe comme pour la cérémonie à la chapelle funéraire, est fournie par l'officier d'administration gestionnaire de l'hôpital, au même titre que les objets de consommation nécessaires à l'exercice du culte; le blanchissage du linge spécial au culte, quand il ne peut être effectué dans l'intérieur de l'établissement, est payé sur les frais d'exploitation du service.

A l'issue de la messe, le corps est transporté au cimetière dans les conditions suivantes :

1º A Paris et dans les villes desservies par l'administration des pompes funèbres, par les soins de cette administration, en adoptant la 6ᵉ classe pour les officiers supérieurs, la 7ᵉ classe pour les officiers subalternes, et la 9e classe pour les hommes de troupe;

2° Dans les villes autres que Paris, desservies par une administration des pompes funèbres, on règle les classes par analogie avec ce qui est prescrit pour Paris et en se conformant aux classifications locales ;

3° Dans les localités non desservies par une administration des pompes funèbres, on se conforme aux usages locaux et aux tarifs arrêtés par la municipalité, en se rapprochant autant que possible des trois classes désignées ci-dessus.

La dépense résultant de ce transport est acquittée par les soins de l'officier d'administration gestionnaire, qui en justifie par les quittances qui lui sont délivrées.

A moins de dispositions particulières à certaines villes ou de circonstances exceptionnelles, l'aumônier de l'hôpital accompagne les corps réclamés au cimetière.

L'emplacement de la sépulture d'un militaire est indiqué au moyen d'une croix de bois peint, avec inscription du nom, de l'âge, du grade du décédé et du corps auquel il appartenait, ainsi que de la date du décès.

Cette croix, d'un modèle et d'un prix différents pour les officiers et pour la troupe, est, autant que possible, confectionnée à l'hôpital; à défaut, elle est commandée dans le commerce, et l'officier d'administration gestionnaire acquitte la dépense, qui ne doit pas dépasser 6 francs pour les officiers et 4 francs pour la troupe.

La serge et le crêpe destinés au détachement qui assiste à l'enterrement d'un officier sont fournis par l'officier d'administration gestionnaire de l'hôpital.

d) Frais de la cérémonie religieuse à la chapelle.

Il est alloué pour chaque cérémonie religieuse, réglée comme il est dit en l'article précédent, savoir:

Pour soldat, caporal ou brigadier.	{ Pour l'aumônier..........	6 50	} 7.00
	{ Pour l'enfant de chœur.....	0 50	
Pour sous-officier.	{ Pour l'aumônier..........	8 00	} 9.00
	{ Pour l'enfant de chœur.....	1 00	
Pour officier.	{ Pour l'aumônier..........	12 50	} 14.00
	{ Pour l'enfant de chœur.....	1 50	

Pour officier supérieur.	Pour l'aumônier	15 50	18.00
	Pour l'enfant de chœur	2 50	
Pour officier général.	Pour l'aumônier	17 00	20.00
	Pour l'enfant de chœur	3 00	

Ces dépenses sont acquittées par l'officier d'administration gestionnaire, qui en justifie par les quittances de l'aumônier et de l'enfant de chœur.

Art. 200, 483 et 484
du Règlement.

NOTICE N° 14.

Remboursement des frais de traitement (1).

I. — TAUX DE REMBOURSEMENT.

Les journées de traitement des malades admis à charge de remboursement dans les hôpitaux militaires, les hospices civils et les établissements spéciaux seront remboursées d'après les bases ci-après :

1° *Dans les hôpitaux militaires*. — Le taux de remboursement est fixé comme il suit :

Officier général ou traité comme tel............			⎫
Officier supérieur	id.	....	⎬ (1)
Officier subalterne	id.	....	⎭
Sous-officier	id.	....	2 35
Soldat	id.	....	2 15

2° *Dans les hospices civils et établissements spéciaux*. — Le remboursement est opéré d'après les prix fixés par la convention passée entre le Département de la guerre et la commission administrative de chaque établissement.

Les prix de remboursement réciproques des journées de traitement des militaires ou assimilés des armées de terre et de mer admis dans les hôpitaux militaires ou dans les hôpitaux maritimes, ont été fixés comme ci-dessus.

Quant aux militaires ou assimilés de l'armée de mer admis dans les hospices civils et les établissements spéciaux, le remboursement des frais de traitement est effectué d'après les prix déterminés par les conventions passées avec ces établissements.

II. — CONDITIONS DANS LESQUELLES S'EFFECTUE LE REMBOURSEMENT

Le remboursement des frais de traitement est effectué :

---

(1) Voir ci-après l'instruction du 22 mars 1910 et la circulaire du 4 juillet suivant relatives au remboursement des frais de traitement des officiers et fonctionnaires admis, à charge de remboursement, dans les hôpitaux militaires, les hospices civils et les établissements spéciaux.

1° Pour les ouvriers externes de l'artillerie et du génie, par les entrepreneurs qui les emploient;

2° Pour les prisonniers de guerre, suivant les conventions intervenues avec le Département des affaires étrangères;

3° Pour les militaires étrangers, par voie de versement au Trésor;

4° Pour tous les autres personnels, par les ministères, services ou administrations dont ils relèvent.

III. — ÉCRITURES RELATIVES AU REMBOURSEMENT.

Etablissement des feuilles nominales décomptées.

Pour toute catégorie de malades admis à charge de remboursement dans les établissements hospitaliers, le remboursement du montant des journées de traitement, des sépultures et des fournitures spéciales non comprises dans les prix de journée est assuré au moyen d'une feuille nominale décomptée (modèle n° 118);

Cette feuille nominale est établie en simple expédition par l'officier d'administration gestionnaire, d'après les contrôles nominatifs trimestriels des malades, savoir :

1° *A la fin de chaque trimestre*, pour les malades relevant d'un même ministère, administration ou service. (Les journées de traitement et les dépenses accessoires concernant les retraités et les réformés sont englobées dans les feuilles nominales, établies trimestriellement pour l'ensemble des malades relevant de chaque ministère, administration ou service) ;

2° *A la fin de chaque trimestre et aussitôt après la sortie ou le décès*, pour chaque ancien militaire ou marin jouissant d'une solde de réforme, d'une gratification temporaire ou d'une gratification renouvelable de réforme, pour chaque demi-soldier, et pour tout individu soumis au remboursement par voie de versement au Trésor;

3° *A la date du 1ᵉʳ mars* (pour la période du 1ᵉʳ décembre de l'année précédente au dernier jour de février), 1ᵉʳ *juin* (pour la période du 1ᵉʳ mars au 31 mai), 1ᵉʳ *septembre* (pour la période du 1ᵉʳ juin au 31 août), 1ᵉʳ *décembre* (pour la période du 1ᵉʳ septembre au 30 novembre), *et aussitôt après la sortie ou le décès*, pour chaque ancien militaire, ainsi que pour chaque ancien marin, militaire ou agent de la marine jouissant d'une pension de retraite.

NOTA. — Il n'est pas établi de feuilles nominales décomptées pour les militaires pensionnés en traitement dans les établissements d'aliénés.

Transmission des feuilles nominales décomptées.

Les feuilles nominales décomptées sont transmises par l'intermédiaire du directeur du service de santé et après vérification par lui :

1° *Dans les cinq premiers jours de chaque trimestre pour le trimestre précédent, au* Ministre de la guerre (7° *Direction*), pour les administrations ou services qui doivent opérer le remboursement des frais de traitement par voie de virement;

2° *Dans les cinq premiers jours de chaque trimestre,* au Ministre de la guerre (7° *Direction*) pour les malades relevant du gouvernement général de l'Algérie, savoir : les fonctionnaires et agents des services civils de l'Algérie; les colons et indigènes; les agents des douanes et des eaux et forêts; les militaires de la gendarmerie d'Afrique; les prisonniers civils. (Ces documents sont réunis dans un relevé récapitulatif décompté et distinct par catégorie, en ce qui concerne les trois divisions de l'Algérie);

3° *Dans les cinq premiers jours de chaque trimestre, et dans les cinq jours qui suivent la sortie ou le décès,* au Ministre de la guerre (7° *Direction*), pour les anciens militaires titulaires d'une solde ou d'une gratification de réforme;

4° *Dans les cinq premiers jours de chaque trimestre, et dans les cinq jours qui suivent la sortie ou le décès,* au Ministre de la marine (*Etablissement des Invalides*) pour les anciens marins et militaires jouissant d'une gratification de réforme et pour chaque demi-soldier;

5° *Dans les cinq premiers jours des mois de mars, juin, septembre, décembre, et dans les cinq jours qui suivent la sortie ou le décès,* au Ministre des finances (*Direction de la dette inscrite*), pour les anciens militaires ainsi que pour les anciens marins, militaires ou agents de la marine jouissant d'une pension de retraite (1).

Pour les individus soumis au remboursement par voie de versement au Trésor, ce versement est opéré à la diligence du directeur du service de santé, d'après les décomptes des feuilles nominales qui sont établies à cet effet par l'officier d'administration gestionnaire dans les cinq premiers jours de chaque trimestre et dans les cinq jours qui suivent la sortie ou le décès.

En cas de retard ou de difficultés pour le remboursement des frais de traitement, il en est rendu compte au Ministre.

---

(1) Il n'y a pas lieu d'adresser au Ministre des finances un bulletin (modèle n° 46) et une feuille nominale (modèle n° 118) concernant les caserniers jouissant d'une pension de retraite, ces employés étant tenus de rembourser personnellement le montant de leurs frais de traitement.

Instruction pour l'application du décret du 22 mars 1910 portant modification du règlement du service de santé au sujet d'un nouveau mode d'hospitalisation des officiers dans les établissements du service de santé. (Extrait.)

Paris, le 22 mars 1910.

Le remboursement des frais de traitement des officiers ou assimilés et des fonctionnaires admis, à charge de remboursement, dans les hôpitaux militaires, les hospices civils et les établissements spéciaux, en exécution des paragraphes 1°, 2°, 3° et 4° de l'article 197 du règlement sur le service de santé, modifié par le décret du 22 mars 1910, sera effectué dans les conditions suivantes (1) :

Détermination des taux de remboursement.

Les journées de traitement des officiers admis, à charge de remboursement, dans les établissements précités, seront remboursées d'après les taux ci-après, quels que soient les établissements dans lesquels les officiers auront été traités :

	Établissements situés en France.	Établissements situés en Algérie et en Tunisie.
	fr. c.	fr. c.
Officier général.	7 »	6 »
Officier supérieur.	5 50	4 50
Capitaine.	4 30	3 50
Lieutenant et sous-lieutenant	3 50	2 75

Toutefois, le taux de remboursement indiqué ci-dessus est réduit d'office à une somme égale à la moitié de la solde de présence ou de la solde de non-activité, le cas échéant, pour les officiers ou assimilés dont le traitement net par jour, suivant la position où ils se trouvent, est inférieur au double de ce taux (2).

Les grades d'après lesquels seront traités, au point de vue du remboursement, les personnels sans assimilation de la guerre, seront ceux qui sont déterminés pour les frais de dépla-

---

(1) Il n'est rien modifié, pour le moment, aux règles et aux taux actuellement en vigueur pour le remboursement des frais de traitement des malades énumérés aux autres paragraphes (§§ 5 et suiv.) de l'article 197 du règlement sur le service de santé modifié par le décret du 22 mars 1910, ce remboursement restant régi par la notice n° 14 annexée audit règlement.

(2) Tel est actuellement le cas des sous-lieutenants en activité à l'intérieur (3 fr. 25), des colonels en non-activité par retrait ou suspension d'emploi, ainsi que des lieutenants-colonels et des officiers des grades inférieurs en non-activité pour quelque cause que ce soit.

cement au tableau B annexé au décret sur les frais de déplacement.

Les fournitures d'appareils prothétiques, les sépultures et les frais d'obsèques ne sont pas compris dans le prix de la journée et sont remboursés d'après le montant de la dépense effectivement faite. Les appareils prothétiques délivrés par prélèvement sur les approvisionnements du service de santé seront décomptés au prix de la nomenclature de ce service.

Etablissement de feuilles nominales décomptées.

Le remboursement du montant des journées de traitement, des sépultures et frais d'obsèques et des fournitures spéciales non comprises dans les prix de journée est assuré au moyen de feuilles nominales décomptées.

Ces feuilles nominales sont établies en simple expédition par l'officier d'administration gestionnaire de l'hôpital ou par l'économe de l'hospice civil, d'après les contrôles nominatifs des malades, le dernier jour de chaque mois pour les officiers en traitement, ou aussitôt après la sortie ou le décès de l'officier.

Transmission des feuilles nominales décomptées et des ordres de versement.

Les feuilles nominales décomptées sont transmises par l'intermédiaire du directeur du service de santé, et après vérification par lui, dans les cinq premiers jours du mois suivant ou dans les cinq jours qui suivent la sortie ou le décès :

Pour les officiers appartenant aux corps de troupe........ Au conseil d'administration ou au chef du détachement ;

Pour les officiers sans troupe, les officiers en disponibilité ou en non-activité. .... Au fonctionnaire de l'intendance ordonnateur de la solde de l'officier.

Le directeur du service de santé joint aux feuilles nominales des ordres de reversement établis au nom de l'officier, au titre des « Reversements de fonds sur les dépenses des ministères ».

Remboursement des frais d'hospitalisation par les officiers.

Le remboursement des frais d'hospitalisation à la charge des officiers a lieu dans les conditions ci-après :

A. — *Remboursement par les officiers appartenant à des corps de troupe.*

Les conseils d'administration ou les chefs de détachement sont chargés d'assurer le recouvrement des sommes dues par les officiers, lors du payement de la solde. Le montant des feuilles nominales est ensuite versé immédiatement au Trésor par le conseil d'administration ou le chef du détachement.

B. — *Remboursement par les officiers sans troupe.*

Le fonctionnaire ordonnateur annexe au mandat de solde qu'il a établi l'ordre de reversement détaillant, d'après les indications de la feuille nominale, le montant des sommes dues par l'officier.

Sur le vu de cet ordre de reversement, l'agent du Trésor précompte ces sommes qu'il prend en recette au titre des « Reversements de fonds sur les dépenses des ministères ».

C. — *Remboursement par les officiers en congé.*

Les conseils d'administration ou chefs de détachement pour les militaires des corps de troupe et le fonctionnaire de l'intendance ordonnateur de la solde pour les officiers sans troupe transmettent sans délai les feuilles nominales et les ordres de reversement au fonctionnaire de l'intendance ordonnateur de l'arrondissement dans lequel l'officier a déclaré vouloir toucher sa solde. Les sommes dues sont versées au Trésor dans les conditions indiquées ci-dessus pour les officiers sans troupe.

D. — *Remboursement par les officiers en congé de trois ans.*

Les officiers en congé de trois ans rembourseront par voie de versement au Trésor.

Ce versement est effectué à la diligence du directeur du service de santé.

Les officiers traités dans un hôpital militaire pourront d'ailleurs opérer le versement des frais d'hospitalisation entre les mains du gestionnaire de l'établissement, comme il est dit ci-après :

Destination à donner aux récépissés de versement.

Les récépissés de versement sont adressés sans retard, par les conseils d'administration ou les fonctionnaires ordonnateurs de la solde, aux directeurs du service de santé qui ont établi les ordres de reversement. Ces derniers sont chargés de les faire parvenir au Ministre (7e Direction), qui prend les mesures nécessaires pour que le montant en soit rétabli au crédit du service de santé.

*Mode facultatif de remboursement des frais d'hospitalisation
par les officiers traités dans les hôpitaux militaires.*

Les officiers traités dans les hôpitaux militaires, à l'exclusion
de ceux hospitalisés dans les hospices civils et les hôpitaux
maritimes, pourront, au lieu des modes de remboursement indiqués ci-dessus, effectuer, à la fin de chaque mois et à leur
sortie de l'établissement, le versement du montant des frais
d'hospitalisation dus par eux, entre les mains du gestionnaire
qui leur délivrera, en échange, un récépissé détaché d'un carnet
à souche (modèle n° 94).

En fin du trimestre pour les trois premiers trimestres et à
la fin de chaque mois pour le quatrième trimestre, l'officier
d'administration gestionnaire établit, pour les sommes qui lui
auront été ainsi remises, un bordereau récapitulatif donnant
pour chaque officier le détail et le décompte de la somme à
verser au Trésor.

Ce document, arrêté et certifié par le gestionnaire et vérifié
par le médecin chef, est adressé au directeur du service de
santé qui délivre l'ordre de reversement au Trésor.

L'officier d'administration gestionnaire effectue ensuite le
versement, et l'ordonnateur inscrit sur le bordereau décompté
la preuve du remboursement. Les feuilles nominales restent
annexées audit bordereau. Un duplicata du bordereau trimestriel ou mensuel est remis au Trésor à l'appui des ordres de
versement.

Dispositions diverses.

Le remboursement du montant des frais de traitement et le
renvoi, au directeur du service de santé, du récépissé de versement doivent être effectués dans l'espace d'un mois à partir
de la date de réception, par les conseils d'administration ou
les fonctionnaires de l'intendance, des feuilles nominales décomptées.

En cas de retard ou de difficultés pour le remboursement de
ces frais, il en est rendu compte au Ministre.

Les dispositions de la présente instruction sont applicables
à partir du 1er janvier 1909.

Il devra être fait toute diligence pour l'établissement et l'envoi des feuilles nominales pour les frais d'hospitalisation actuellement dus dans les conditions déterminées par la présente instruction, afin que le montant puisse en être recouvré lors des
rappels de solde à faire aux intéressés.

Les journées de traitement des officiers compris aux quatre
premiers paragraphes de l'article 197 du règlement sur le service de santé devront figurer dans la comptabilité-journées au
titre des malades à charge de remboursement.

Circulaire portant solutions à différentes questions relatives à l'application de l'instruction du 22 mars 1910 concernant le nouveau mode d'hospitalisation des officiers dans les établissements du service de santé.

Paris, le 4 juillet 1910.

La mise en application des dispositions contenues dans l'instruction du 22 mars 1910 pour l'exécution des prescriptions du décret du même jour modifiant les articles 196 et 197 du règlement sur le service de santé de l'armée à l'intérieur, a soulevé certaines difficultés qu'il convient de résoudre ainsi qu'il suit :

QUESTIONS.	RÉPONSES.
Y a-t-il lieu de poursuivre le recouvrement des frais d'obsèques et de sépulture et de la valeur des appareils prothétiques en ce qui concerne l'exercice 1909 ?	*Réponse négative.* — Les lois et règlements ne peuvent avoir, en principe, d'effet rétroactif qu'autant que leurs dispositions modifiant la réglementation antérieure ne sont pas préjudiciables aux intéressés. C'est donc à partir du 1ᵉʳ avril 1910, seulement, qu'il conviendra de poursuivre le recouvrement des avances faites par le service de santé pour les obsèques, sépultures et appareils prothétiques. Toutes les avances de cette nature antérieures à la date précitée, resteront à la charge des crédits dudit service.
La retenue prévue par le tarif doit-elle être exercée pour les frais de traitement afférents au 31ᵉ jour d'un mois ?	*Réponse affirmative* en ce qui concerne les officiers *en activité* de tous les grades, en service en Algérie et en Tunisie; affirmative également pour l'intérieur, mais à partir du grade de lieutenant (1ʳᵉ moitié de la liste) seulement. Il est à considérer, en effet, que les taux de retenue pour les frais de traitement étant, pour les officiers dont il s'agit, inférieurs au montant de la solde journalière d'absence, le nouveau système ne leur cause aucun préjudice. Il n'en est pas de même pour les lieutenants (2ᵉ moitié de la liste) et les sous-lieutenants en activité à l'intérieur, ainsi que pour la plus grande partie des officiers en non-activité (intérieur, Algérie et Tunisie). Par suite, pour les officiers dont il s'agit, toutes les fois que la moitié de la solde de présence sera égale ou inférieure au taux de la retenue d'hôpital fixé pour le grade, les feuilles nominales seront décomptées, par les gestionnaires

<table>
<tr><th>QUESTIONS.</th><th>RÉPONSES.</th></tr>
</table>

	d'hôpital militaire, d'après le nombre réel de journées de traitement, mais ce décompte sera ramené ensuite, par le directeur du service de santé, à une somme ne dépassant pas, pour le montant des frais de traitement, la moitié de la solde de présence acquise pour la période correspondante.

On emploiera dans ce cas la formule suivante : « Nous, Directeur du service de santé, avons arrêté le présent décompte à la somme de   , égale à la moitié de la solde de présence due pour la période d'hospitalisation ci-dessus indiquée. »

Comme conséquence, au lieu de l'appellation générale « officier » qui figure à la 4e page de la feuille nominale (décompte du montant de la dépense), on énoncera le grade effectif de l'officier (lieutenant, 2e moitié de la liste, ou sous-lieutenant, ou capitaine en non-activité pour infirmités temporaires, etc.).

Par qui doivent être arrêtés les décomptes des feuilles nominales établies dans les hospices mixtes, hospices civils, etc. ?

Les économes de ces établissements arrêteront ces documents, au bas de la troisième page, de la manière suivante : « Arrêté la présente feuille

à   journées d'officier supérieur;
à   journées de capitaine;
à   journées de lieutenant;
à   journées de sous-lieutenant.

Le décompte de la 4e page sera établi par le directeur du service de santé en se conformant aux prescriptions ci-dessus concernant les hôpitaux militaires.

Quelle destination doit être donnée à la feuille nominale annexée à l'ordre de reversement ?

Cette feuille nominale tiendra lieu de l'ampliation d'ordre de reversement dont la production, à l'administration centrale, à l'appui du récépissé de versement au Trésor, est prescrite par l'article 183 du décret du 3 avril 1869. Elle n'est donc pas à joindre à l'ordre de reversement présenté à l'agent du Trésor.

Quelles règles y a-t-il lieu d'appliquer aux militaires des troupes sahariennes en traitement dans les hôpitaux de France et d'Algérie ?

Les officiers recevront, jusqu'à nouvel ordre, l'application de la règle commune. Quant aux hommes de troupe, ils continueront à être traités conformément aux prescriptions de l'article 19 de l'instruction du 29 février 1908.

ANNEXES.

I. Décision présidentielle relative à la date d'entrée en jouissance des pensions concédées aux militaires en traitement dans les hôpitaux.

Rapport au Président de la République française.

Paris, le 14 août 1897.

Monsieur le Président,

Aux termes d'une décision présidentielle du 27 décembre 1880, les sous-officiers, caporaux et soldats admis à une pension pendant qu'ils se trouvent en traitement dans les hôpitaux, n'en touchent les arrérages qu'à partir de leur sortie de ces établissements comme compensation des dépenses que l'État a eu à supporter pour les soins à leur donner. Cette disposition était justifiée et bienveillante quand le tarif des pensions était moins rémunérateur; mais ce tarif, ayant depuis été augmenté, il s'ensuit que certains militaires, les plus dignes d'intérêt puisqu'ils sont devenus infirmes au service, perdent une partie des arrérages de pension auxquels ils devaient pouvoir légitimement prétendre.

Il m'a semblé dès lors qu'il serait équitable de modifier la décision du 27 décembre 1880, de façon que tous les militaires admis à une pension pendant qu'ils se trouvent en traitement dans les hôpitaux aient droit aux arrérages à partir de la date du décret de concession ou à partir de la date d'expiration de l'acte qui les liait au service actif, si cet acte a pris fin avant la signature du décret.

Pour la période postérieure à l'entrée en jouissance des arrérages, ils seraient traités comme le prescrit le règlement sur le service de santé à l'égard des militaires titulaires d'une pension.

Si vous approuvez cette proposition, j'ai l'honneur de vous prier de vouloir bien revêtir de votre signature le présent rapport.

Veuillez agréer, Monsieur le Président, l'hommage de mon respectueux dévouement.

Le Ministre de la guerre,

Billot.

Approuvé :

Le Président de la République,

FÉLIX FAURE.

II. Au sujet de l'application de la décision présidentielle du 14 août 1897 concernant le point de départ des arrérages des pensions concédées aux militaires en traitement dans les hôpitaux.

(Paris), le 9 mars 1898.

Aux termes d'une décision présidentielle du 14 août 1897, les militaires (sous-officiers, caporaux et soldats), admis à une pension pendant qu'ils se trouvent en traitement dans les hôpitaux, en toucheront les arrérages à partir de la date du décret de concession, ou bien à partir de la date d'expiration de l'acte qui les liait au service actif, si cet acte a pris fin avant la signature du décret. Pour la période postérieure à l'entrée en jouissance des arrérages, ils devront être traités comme le prescrit le règlement sur le service de santé à l'égard des militaires titulaires d'une pension.

Mais dans le cas où le malade en instance de retraite arrivera à l'expiration de son service actif avant la signature du décret, l'officier d'administration gestionnaire n'aura pas de base certaine pour l'établissement des feuilles nominales. En effet, cet officier n'est avisé de la date du décret de concession que par la notification à l'intéressé, et il pourrait arriver, étant donné le temps qui s'écoule entre la signature du décret et sa notification, que cette date fût antérieure à l'expiration du service actif. De plus, il peut se faire qu'une proposition de pension en faveur d'un militaire dont le service actif se termine pendant l'instance soit rejetée.

D'autre part, lorsque le malade est en cours de service actif et doit être traité comme militaire retraité à partir de la date de concession de sa pension, il se présente une difficulté d'application résultant des écritures de la comptabilité-journées. En effet, pendant le laps de temps qui s'écoule entre la signature du décret et sa notification, le malade sera porté dans les comptes au titre du service actif, et lorsque l'officier d'administration gestionnaire aura connaissance du décret de concession, il ne lui sera plus possible, dans un grand nombre de cas, d'opérer les modifications nécessaires, la situation mensuelle et le compte trimestriel en journées ayant été transmis à l'autorité supérieure. D'ailleurs ces rectifications, remontant à une date souvent assez éloignée, occasionneraient, alors même qu'elles pourraient être effectuées, une complication d'écritures considérable.

Pour obvier à ces difficultés, les dispositions suivantes seront adoptées :

Il ne sera établi de feuille nominale, en ce qui concerne les sous-officiers, caporaux et soldats admis à une pension pendant qu'ils se trouvent en traitement à l'hôpital, qu'après notification aux intéressés du décret de concession de cette pension.

Les journées devant donner lieu à retenue commenceront à courir, soit à partir de la date du décret de concession, soit à partir de la date d'expiration de l'acte qui liait le militaire au service actif, si cet acte a pris fin avant la signature du décret. Il est bien entendu que, pour le contingent appelé, la date d'expiration du service actif est celle de la fin du service légal, et non celle du renvoi anticipé de la classe dans ses foyers.

Il ne sera opéré, du fait de l'établissement des feuilles nominales dans les conditions prévues plus haut, aucune rectification dans les écritures antérieurement passées au titre de la comptabilité-journées.

Un bulletin d'avis modèle nº 46 sera directement adressé au Ministre des finances (Direction de la dette inscrite) dès que l'officier d'administration gestionnaire aura connaissance du décret de concession; la date portée dans la colonne « Date d'entrée à l'hôpital » sera celle à partir de laquelle les retenues devront être opérées.

Les feuilles nominales seront transmises aux époques et dans les délais fixés par le règlement sur le service de santé.

Si l'officier d'administration gestionnaire n'a connaissance de la date du décret de concession qu'après l'envoi des feuilles nominales établies périodiquement les 1ᵉʳ mars, 1ᵉʳ juin, 1ᵉʳ septembre, 1ᵉʳ décembre, et si des journées devant donner lieu à retenue se rapportent à une période pour laquelle les feuilles nominales ont été adressées au directeur du service de santé, les journées afférentes à cette période seront ajoutées sur la feuille nominale établie, soit pour la période de trois mois suivante, soit, le cas échéant, à la sortie ou au décès du militaire retraité.

Si le malade en expectative de retraite a été évacué d'un hôpital sur un autre, la feuille nominale sera établie, quelle que soit la date à laquelle remontera la perception des arrérages, par l'officier d'administration gestionnaire de l'établissement où il se trouvera au moment de la notification du décret de concession de la pension.

Le bulletin d'avis modèle nº 46, et les feuilles nominales porteront en gros caractères, dans la colonne d'observations: « Retraité par décret du . . . . . » et la date. En outre, lorsque le point de départ de la jouissance de la pension est déterminé non par la date du décret de concession, mais par celle de l'expiration de l'acte qui liait le militaire au service actif, il en est fait mention dans cette colonne d'observations.

NOTICE N⁰ 15.

Loi du 30 juin 1838 sur les aliénés.

TITRE Iᵉʳ.

DES ÉTABLISSEMENTS D'ALIÉNÉS.

Art. 1ᵉʳ. Chaque département est tenu d'avoir un établissement public, spécialement destiné à recevoir et soigner les aliénés, ou de traiter, à cet effet, avec un établissement public ou privé, soit de ce département, soit d'un autre département.

Les traités passés avec les établissements publics ou privés devront être approuvés par le Ministre de l'intérieur.

Art. 2. Les établissements publics consacrés aux aliénés sont placés sous la direction de l'autorité publique.

Art. 3. Les établissements privés consacrés aux aliénés sont placés sous la surveillance de l'autorité publique.

Art. 4. Le préfet et les personnes spécialement déléguées à cet effet par lui ou par le Ministre de l'intérieur, le président du tribunal, le procureur du roi, le juge de paix, le maire de la commune, sont chargés de visiter les établissements publics ou privés consacrés aux aliénés.

Ils recevront les réclamations des personnes qui y seront placées, et prendront, à leur égard, tous renseignements propres à faire connaitre leur position.

Les établissements privés seront visités, à des jours indéterminés, une fois au moins chaque trimestre, par le procureur du roi de l'arrondissement. Les établissements publics le seront de la même manière, une fois au moins par semestre.

Art. 5. Nul ne pourra diriger ni former un établissement privé consacré aux aliénés sans l'autorisation du gouvernement.

Les établissements privés consacrés au traitement d'autres maladies ne pourront recevoir les personnes atteintes d'aliénation mentale, à moins qu'elles ne soient placées dans un local entièrement séparé.

Ces établissements devront être, à cet effet, spécialement autorisés par le gouvernement et seront soumis, en ce qui concerne les aliénés, à toutes les obligations prescrites par la présente loi.

Art. 6. Des règlements d'administration publique détermineront les conditions auxquelles seront accordées les autorisations énoncées en l'article précédent, le cas où elles pourront être retirées et les obligations auxquelles seront soumis les établissements autorisés.

Art. 7. Les règlements intérieurs des établissements publics consacrés, en tout ou en partie, au service des aliénés seront, dans les dispositions relatives à ce service, soumis à l'approbation du Ministre de l'intérieur.

TITRE II.

DES PLACEMENTS FAITS DANS LES ÉTABLISSEMENTS D'ALIÉNÉS.

SECTION 1re.

DES PLACEMENTS VOLONTAIRES.

Art. 8. Les chefs ou préposés responsables des établissements publics et les directeurs des établissements privés et consacrés aux aliénés ne pourront recevoir une personne atteinte d'aliénation mentale, s'il ne leur est remis :

1o Une demande d'admission contenant les noms, profession, âge et domicile, tant de la personne qui la formera que de celle dont le placement sera réclamé, et l'indication du degré de parenté ou, à défaut, de la nature des relations qui existent entre elles.

La demande sera écrite et signée par celui qui la formera, et, s'il ne sait pas écrire, elle sera reçue par le maire ou le commissaire de police, qui en donnera acte.

Les chefs, préposés ou directeurs devront s'assurer, sous leur responsabilité, de l'individualité de la personne qui aura formé la demande, lorsque cette demande n'aura pas été reçue par le maire ou le commissaire de police.

Si la demande d'admission est formée par le tuteur d'un interdit, il devra fournir, à l'appui, un extrait du jugement d'interdiction;

2° Un certificat de médecin constatant l'état mental de la personne à placer, et indiquant les particularités de sa maladie et la nécessité de faire traiter la personne désignée dans un établissement d'aliénés, et de l'y tenir renfermée.

Ce certificat ne pourra être admis s'il a été délivré plus de quinze jours avant sa remise au chef ou au directeur, s'il est signé d'un médecin attaché à l'établissement, ou si le médecin signataire est parent ou allié, au second degré inclusivement, des chefs ou propriétaires de l'établissement, ou de la personne qui fera effectuer le placement.

En cas d'urgence, les chefs des établissements publics pourront se dispenser d'exiger le certificat du médecin;

3° Le passeport ou toute autre pièce propre à constater l'individualité de la personne à placer.

Il sera fait mention de toutes les pièces produites dans un bulletin d'entrée, qui sera renvoyé, dans les vingt-quatre heures, avec un certificat du médecin de l'établissement, et la copie de celui ci-dessus mentionné, au préfet de police à Paris, au préfet ou au sous-préfet dans les communes chefs-lieux de département ou d'arrondissement, et au maire dans les autres communes. Le sous-préfet ou le maire en fera immédiatement l'envoi au préfet.

Art. 9. Si le placement est fait dans un établissement privé, le préfet, dans les trois jours de la réception du bulletin, chargera un ou plusieurs hommes de l'art de visiter la personne désignée dans ce bulletin, à l'effet de constater son état mental et d'en faire rapport sur-le-champ. Il pourra leur adjoindre telle autre personne qu'il désignera.

Art. 10. Dans le même délai, le préfet notifiera administrativement les nom, profession et domicile, tant de la personne placée que de celle qui aura demandé le placement, et les causes du placement : 1° au procureur du roi de l'arrondissement du domicile de la personne placée; 2° au procureur du roi de l'arrondissement de la situation de l'établissement. Ces dispositions seront communes aux établissements publics et privés.

Art. 11. Quinze jours après le placement d'une personne dans un établissement public ou privé, il sera adressé au préfet, conformément au dernier paragraphe de l'article 8, un nouveau certificat du médecin de l'établissement; ce certificat confirmera ou rectifiera, s'il y a lieu, les observations contenues dans le premier certificat, en indiquant le retour plus ou moins fréquent des accès ou des actes de démence.

Art. 12. Il y aura, dans chaque établissement, un registre coté et parafé par le maire, sur lequel seront immédiatement inscrits les nom, profession, âge et domicile des personnes placées dans les établissements, la mention du jugement d'interdiction, si elle a été prononcée, et le nom de leur tuteur; la date de leur placement; les nom, profession et demeure de la personne, parente ou non parente, qui l'aura demandé. Seront également transcrits sur ce registre : 1° le certificat du médecin joint à la demande d'admission; 2° ceux que le médecin de l'établissement devra adresser à l'autorité, conformément aux articles 8 et 11.

Le médecin sera tenu de consigner sur ce registre, au moins tous les mois, les changements survenus dans l'état mental de chaque malade. Ce registre constatera également les sorties et les décès.

Ce registre sera soumis aux personnes qui, d'après l'article 4, auront le droit de visiter l'établissement, lorsqu'elles se présenteront pour en faire la visite; après l'avoir terminée, elles apposeront sur le registre leur visa, leur signature et leurs observations, s'il y a lieu.

Art. 13. Toute personne placée dans un établissement d'aliénés cessera d'y être retenue aussitôt que les médecins de l'établissement auront déclaré sur le registre énoncé en l'article précédent que la guérison est obtenue.

S'il s'agit d'un mineur ou d'un interdit, il sera donné immédiatement avis de la déclaration des médecins aux personnes auxquelles il devra être remis, et au procureur du roi.

Art. 14. Avant même que les médecins aient déclaré la guérison, toute personne placée dans un établissement d'aliénés cessera également d'y être retenue, dès que la sortie sera requise par l'une des personnes ci-après désignées, savoir :

1° Le curateur nommé en exécution de l'article 33 de la présente loi;

2° L'époux et l'épouse ;

3° S'il n'y a pas d'époux ou d'épouse, les ascendants ;

4° S'il n'y a pas d'ascendants, les descendants ;

5° La personne qui aura signé la demande d'admission, à moins qu'un parent n'ait déclaré s'opposer à ce qu'elle use de cette faculté sans l'assentiment du conseil de famille ;

6° Toute personne à ce autorisée par le conseil de famille.

S'il résulte d'une opposition notifiée au chef de l'établissement par un ayant droit qu'il y a dissentiment soit entre les ascendants, soit entre les descendants, le conseil de famille prononcera.

Néanmoins, si le médecin de l'établissement est d'avis que l'état mental du malade pourrait compromettre l'ordre public ou la sûreté des personnes, il en sera donné préalablement connaissance au maire, qui pourra ordonner immédiatement un sursis provisoire à la sortie, à la charge d'en référer, dans les vingt-quatre heures, au préfet. Ce sursis provisoire cessera de plein droit à l'expiration de la quinzaine, si le préfet n'a pas, dans ce délai, donné d'ordres contraires, conformément à l'article 21 ci-après. L'ordre du maire sera transcrit sur le registre tenu en exécution de l'article 12.

En cas de minorité ou d'interdiction, le tuteur pourra seul requérir la sortie.

Art. 15. Dans les vingt-quatre heures de la sortie, les chefs, préposés ou directeurs en donneront avis aux fonctionnaires désignés dans le dernier paragraphe de l'article 8, et leur feront connaître le nom et la résidence des personnes qui auront retiré le malade, son état mental au moment de sa sortie, et, autant que possible, l'indication du lieu où il aura été conduit.

Art. 16. Le préfet pourra toujours ordonner la sortie immédiate des personnes placées volontairement dans les établissements d'aliénés.

Art. 17. En aucun cas, l'interdit ne pourra être remis qu'à son tuteur, et le mineur qu'à ceux sous l'autorité desquels il est placé par la loi.

SECTION II.

DES PLACEMENTS ORDONNÉS PAR L'AUTORITÉ PUBLIQUE.

Art. 18. A Paris, le préfet de police, et, dans les départements, les préfets, ordonneront d'office le placement, dans un établissement d'aliénés, de toute personne interdite, ou non interdite, dont l'état d'aliénation compromettrait l'ordre public ou la sûreté des personnes.

Les ordres des préfets seront motivés et devront énoncer les circonstances qui les auront rendus nécessaires. Ces ordres, ainsi que ceux qui seront donnés conformément aux articles 19, 20, 21 et 23, seront inscrits sur un registre semblable à celui qui est prescrit par l'article 12 ci-dessus, dont toutes les dispositions seront applicables aux individus placés d'office.

Art. 19. En cas de danger imminent attesté par le certificat d'un médecin ou par la notoriété publique, les commissaires de police à Paris, et les maires dans les autres communes, ordonneront à l'égard des personnes atteintes d'aliénation mentale toutes les mesures provisoires nécessaires, à la charge d'en référer dans les vingt-quatre heures au préfet, qui statuera sans délai.

Art. 20. Les chefs, directeurs ou préposés responsables des établissements, seront tenus d'adresser aux préfets, dans le premier mois de chaque semestre, un rapport, rédigé par le médecin de l'établissement, sur l'état de chaque personne qui y sera retenue, sur la nature de sa maladie et les résultats du traitement.

Le préfet prononcera sur chacune individuellement, ordonnera sa maintenue dans l'établissement ou sa sortie.

Art. 21. A l'égard des personnes dont le placement aura été volontaire, et dans le cas où leur état mental pourrait compromettre l'ordre public ou la sûreté des personnes, le préfet pourra, dans les formes tracées par le deuxième paragraphe de l'article 18, décerner un ordre spécial, à l'effet d'empêcher qu'elles ne sortent de l'établissement sans son autorisation, si ce n'est pour être placées dans un autre établissement.

Les chefs, directeurs ou préposés responsables seront tenus de se conformer à cet ordre.

Art. 22. Les procureurs du roi seront informés de tous les ordres donnés en vertu des articles 18, 19, 20 et 21.

Ces ordres seront notifiés au maire du domicile des personnes soumises au placement, qui en donnera immédiatement avis aux familles.

Il en sera rendu compte au Ministre de l'intérieur.

Les diverses notifications prescrites par le présent article seront faites dans les formes et délais énoncés en l'article 10.

Art. 23. Si, dans l'intervalle qui s'écoulera entre les rapports ordonnés par l'article 20, les médecins déclarent, sur le registre tenu en exécution de l'article 12, que la sortie peut être ordonnée, les chefs, directeurs ou préposés responsables des établissements seront tenus, sous peine d'être poursuivis conformément à l'article 30 ci-après, d'en référer aussitôt au préfet, qui statuera sans délai.

Art. 24. Les hospices et hôpitaux civils seront tenus de recevoir provisoirement les personnes qui leur seront adressées en vertu des articles 18 et 19, jusqu'à ce qu'elles soient dirigées sur l'établissement spécial destiné à les recevoir, aux termes de l'article 1er, ou pendant le trajet qu'elles feront pour s'y rendre.

Dans toutes les communes où il existe des hospices ou hôpitaux, les aliénés ne pourront être déposés ailleurs que dans ces hospices ou hôpitaux. Dans les lieux où il n'en existe pas, les maires devront pourvoir à leur logement, soit dans une hôtellerie, soit dans un local loué à cet effet.

Dans aucun cas, les aliénés ne pourront être ni conduits avec les condamnés ou les prévenus, ni déposés dans une prison.

Ces dispositions sont applicables à tous les aliénés dirigés par l'administration sur un établissement public ou privé.

SECTION III.

DÉPENSES DU SERVICE DES ALIÉNÉS.

Art. 25. Les aliénés dont le placement aura été ordonné par le préfet, et dont les familles n'auront pas demandé l'admission dans un établissement privé, seront conduits dans l'établissement appartenant au département, ou avec lequel il aura traité.

Les aliénés dont l'état mental ne compromettrait point l'ordre public ou la sûreté des personnes y seront également admis, dans les formes, dans les circonstances et aux conditions qui seront réglées par le conseil général, sur la proposition du préfet, et approuvées par le Ministre.

Art. 26. La dépense du transport des personnes dirigées par l'administration sur les établissements d'aliénés sera arrêtée par le préfet, sur le mémoire des agents préposés à ce transport.

La dépense de l'entretien, du séjour et du traitement des personnes placées dans les hospices ou établissements publics d'aliénés sera réglée d'après un tarif arrêté par le préfet.

La dépense de l'entretien, du séjour et du traitement des personnes placées par les départements dans les établissements privés sera fixée par les traités passés par le département, conformément à l'article 1er.

Art. 27. Les dépenses énoncées en l'article précédent seront à la charge des personnes placées ; à défaut, à la charge de ceux auxquels il peut être demandé des aliments, aux termes des articles 205 et suivants du Code civil.

S'il y a contestation sur l'obligation de fournir des aliments, ou sur leur quotité, il sera statué par le tribunal compétent, à la diligence de l'administrateur désigné en exécution des articles 31 et 32.

Le recouvrement des sommes dues sera poursuivi et opéré à la diligence de l'administration de l'enregistrement et des domaines.

Art. 28. A défaut, ou en cas d'insuffisance des ressources énoncées en l'article précédent, il y sera pourvu sur les centimes affectés, par la loi de finances, aux dépenses ordinaires du département auquel l'aliéné appartient, sans préjudice du concours de la commune du domicile de l'aliéné, d'après les bases proposées par le conseil général sur l'avis du préfet, et approuvées par le gouvernement.

Les hospices seront tenus à une indemnité proportionnée au nombre des aliénés dont le traitement ou l'entretien était à leur charge, et qui seraient placés dans un établissement spécial d'aliénés.

En cas de contestation, il sera statué par le conseil de préfecture.

SECTION IV.

DISPOSITIONS COMMUNES A TOUTES LES PERSONNES PLACÉES DANS LES ÉTABLISSEMENTS D'ALIÉNÉS.

Art. 29. Toute personne placée ou retenue dans un établissement d'aliénés, son tuteur si elle est mineure, son curateur, tout parent ou ami, pourront, à quelque époque que ce soit, se pourvoir devant le tribunal du lieu de la situation de l'établissement, qui, après les vérifications nécessaires, ordonnera, s'il y a lieu, la sortie immédiate.

Les personnes qui auront demandé le placement, et le procureur du roi d'office pourront se pourvoir aux mêmes fins.

Dans le cas d'interdiction, cette demande ne pourra être formée que par le tuteur de l'interdit.

La décision sera rendue, sur simple requête, en chambre du conseil et sans délai; elle ne sera point motivée.

La requête, le jugement et les autres actes auxquels la réclamation pourrait donner lieu, seront visés pour timbre et enregistrés en débet.

Aucunes requêtes, aucunes réclamations adressées, soit à l'autorité judiciaire, soit à l'autorité administrative, ne pourront être supprimées ou retenues par les chefs d'établissements, sous les peines portées au titre III ci-après.

Art. 30. Les chefs, directeurs ou préposés responsables, ne pourront, sous les peines portées par l'article 120 du Code pénal, retenir une personne placée dans un établissement d'aliénés, dès que sa sortie aura été ordonnée par le préfet aux termes des articles 16, 20 et 23, ou par le tribunal, aux termes de l'article 29, ni lorsque cette personne se trouvera dans les cas énoncés aux articles 13 et 14.

Art. 31. Les commissions administratives ou de surveillance des hospices ou établissements publics d'aliénés exerceront, à l'égard des personnes non interdites qui y seront placées, les fonctions d'administrateurs provisoires. Elles désigneront un de leurs membres pour les remplir : l'administrateur ainsi désigné procédera au recouvrement des sommes dues à la personne placée dans l'établissement et à l'acquittement de ses dettes; passera des baux qui ne pourront excéder trois ans, et pourra même, en vertu d'une autorisation spéciale accordée par le président du tribunal civil, faire vendre le mobilier.

Les sommes provenant soit de la vente, soit des autres recouvrements, seront versées directement dans la caisse de l'établissement, et seront employées, s'il y a lieu, au profit de la personne placée dans l'établissement.

Le cautionnement du receveur sera affecté à la garantie desdits deniers, par privilège aux créances de toute autre nature.

Néanmoins les parents, l'époux ou l'épouse des personnes placées dans les établissements d'aliénés dirigés ou surveillés par des commissions administratives, ces commissions elles-mêmes, ainsi que le procureur du roi, pourront toujours recourir aux dispositions des articles suivants.

Art. 32. Sur la demande des parents, de l'époux ou de l'épouse; sur celle de la commission administrative ou sur la provocation, d'office, du procureur du roi, le tribunal civil du lieu du domicile pourra, conformément à l'article 497 du Code civil, nommer, en chambre du conseil, un administrateur provisoire aux biens de toute personne non interdite placée dans un établissement d'aliénés. Cette nomination n'aura lieu qu'après délibération du conseil de famille, et sur les conclusions du procureur du roi. Elle ne sera pas sujette à l'appel.

Art. 33. Le tribunal, sur la demande de l'administrateur provisoire, ou à la diligence du procureur du roi, désignera un mandataire spécial à l'effet de représenter en justice tout individu non interdit et placé ou retenu dans un établissement d'aliénés, qui serait engagé dans une contestation judiciaire au moment du placement, ou contre lequel une action serait intentée postérieurement.

Le tribunal pourra aussi, dans le cas d'urgence, désigner un mandataire spécial à l'effet d'intenter, au nom des mêmes individus, une action mobilière ou immobilière. L'administrateur provisoire pourra, dans les deux cas, être désigné pour mandataire spécial.

Art. 34. Les dispositions du Code civil, sur les causes qui dispensent de la tutelle, sur les incapacités, les exclusions ou les destitutions des tuteurs, sont applicables aux administrateurs provisoires nommés par le tribunal.

Sur la demande des parties intéressées, ou sur celle du procureur du roi, le jugement qui nommera l'administrateur provisoire pourra en même temps constituer sur ses biens une hypothèque générale ou spéciale, jusqu'à concurrence d'une somme déterminée par ledit jugement.

Le procureur du roi devra, dans le délai de quinzaine, faire inscrire cette hypothèque au bureau de la conservation; elle ne datera que du jour de l'inscription.

Art. 35. Dans le cas où un administrateur provisoire aura été nommé par jugement, les significations à faire à la personne placée dans un établissement d'aliénés seront faites à cet administrateur.

Les significations faites au domicile pourront, suivant les circonstances, être annulées par les tribunaux.

Il n'est point dérogé aux dispositions de l'article 173 du Code de commerce.

Art. 36. A défaut d'administrateur provisoire, le président, à la requête de la partie la plus diligente, commettra un notaire pour représenter les personnes non interdites placées dans les établissements d'aliénés, dans les inventaires, comptes, partages et liquidations dans lesquels elles seraient intéressées.

Art. 37. Les pouvoirs conférés en vertu des articles précédents cesseront de plein droit dès que la personne placée dans un établissement d'aliénés n'y sera plus retenue.

Les pouvoirs conférés par le tribunal en vertu de l'article 32 cesseront de plein droit à l'expiration d'un délai de trois ans : ils pourront être renouvelés.

Cette disposition n'est pas applicable aux administrateurs provisoires qui seront donnés aux personnes entretenues par l'administration dans des établissements privés.

Art. 38. Sur la demande de l'intéressé, de l'un de ses parents, de l'époux et de l'épouse, d'un ami, ou sur la provocation d'office du procureur du roi, le tribunal pourra nommer, en chambre du conseil, par jugement non susceptible d'appel, en outre de l'administrateur provisoire, un curateur à la personne de tout individu non interdit placé dans un établissement d'aliénés, lequel devra veiller : 1° à ce que ses revenus soient employés à adoucir son sort et à accélérer sa guérison ; 2° à ce que ledit individu soit rendu au libre exercice de ses droits aussitôt que sa situation le permettra.

Ce curateur ne pourra pas être choisi parmi les héritiers présomptifs de la personne placée dans un établissement d'aliénés.

Art. 39. Les actes faits par une personne placée dans un établissement d'aliénés pendant le temps qu'elle y aura été retenue sans que son interdiction ait été prononcée ni provoquée pourront être attaqués pour cause de démence, conformément à l'article 1304 du Code civil.

Les dix ans de l'action en nullité courront, à l'égard de la personne retenue qui aura souscrit les actes, à dater de la signification qui lui en aura été faite, ou de la connaissance qu'elle en aura eue après sa sortie définitive de la maison d'aliénés ; et, a l'égard de ses héritiers, à dater de la signification qui leur en aura été faite, ou de la connaissance qu'ils en auront eue, depuis la mort de leur auteur.

Lorsque les dix ans auront commencé de courir contre celui-ci, ils continueront de courir contre les héritiers.

Art. 40. Le ministère public sera entendu dans toutes les affaires qui intéresseront les personnes placées dans un établissement d'aliénés, lors même qu'elles ne seraient pas interdites.

TITRE III.

DISPOSITIONS GÉNÉRALES.

Art. 41. Les contraventions aux dispositions des articles 5, 8, 11, 12 du second paragraphe de l'article 13, des articles 15, 17, 20, 21, et du dernier paragraphe de l'article 29 de la présente loi, et aux règlements rendus en vertu de l'article 6, qui seront commises par les chefs, directeurs ou préposés responsables des établissements publics ou privés d'aliénés, et par les médecins employés dans ces établissements, seront punies d'un emprisonnement de cinq jours à un an, et d'une amende de 50 francs à 3,000 francs, ou de l'une ou l'autre de ces peines.

Il pourra être fait application de l'article 463 du Code pénal.

Art. 212
du Règlement.

NOTICE Nº 16.

Marques distinctives à apposer sur les capotes et vareuses des malades admis dans les hôpitaux militaires et les hospices civils.

1º INSIGNES DE GRADE.

A) Sous-officiers et assimilés (1).

Les capotes et vareuses des sous-officiers et assimilés sont pourvues de deux pattes en galon argenté façon lézarde de 22ᵐᵐ de largeur.

Le galon, d'une longueur de 65ᵐᵐ, est replié à chaque extrémité en forme de pointe et cousu sur une bande de drap garance de

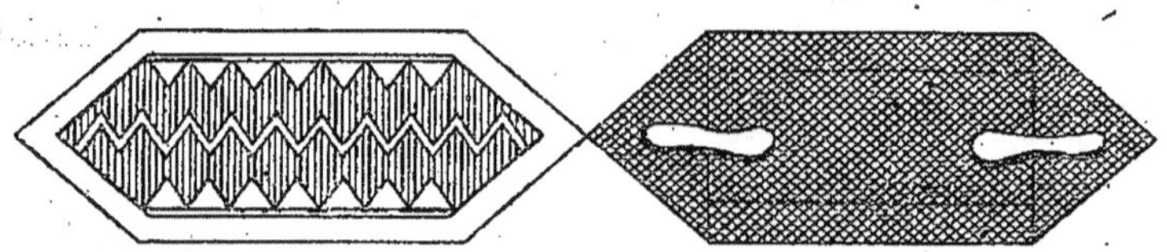

FIG. 1,

sous-officier, débordant de 3 à 4 millimètres le galon argenté sur tout son pourtour (fig. 1).

Ces pattes sont placées horizontalement :

1º Pour le collet rabattu : sur la partie moyenne de la hauteur du rabat entre le pli supérieur et le bord inférieur libre (fig. 2);

2º Pour le collet droit ancien modèle aux deux bouts du collet à égale distance de la couture d'attache et de son bord supérieur.

Elles sont fixées dans les deux cas au moyen de deux petites agrafes (fig. 1) à chaque angle du collet de l'effet, l'une des pointes à environ 18ᵐᵐ de l'extrémité du collet.

Les deux petites agrafes sont cousues solidement à chaque

---

(1) Les adjudants et assimilés pourront être autorisés sur leur demande à conserver leur képi.

extrémité des pattes et les anneaux correspondant sont attachés
sur le drap du collet

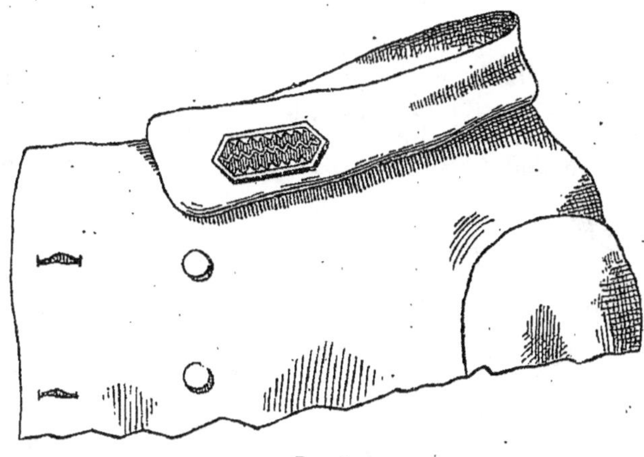

Fig. 2.

B) Caporaux et brigadiers.

Les capotes et vareuses des caporaux et brigadiers reçoivent
deux pattes formées de deux galons parallèles en laine écarlate,
façon cul de dé de 12mm de largeur.

Chaque patte, également terminée en pointe, a une longueur
de 70mm de l'extrémité d'une pointe à l'autre, mesurée sur le
galon de laine; celui-ci est cousu sur une bande de drap bleu
foncé débordant de 3 à 4mm le galon de laine sur tout son pourtour.

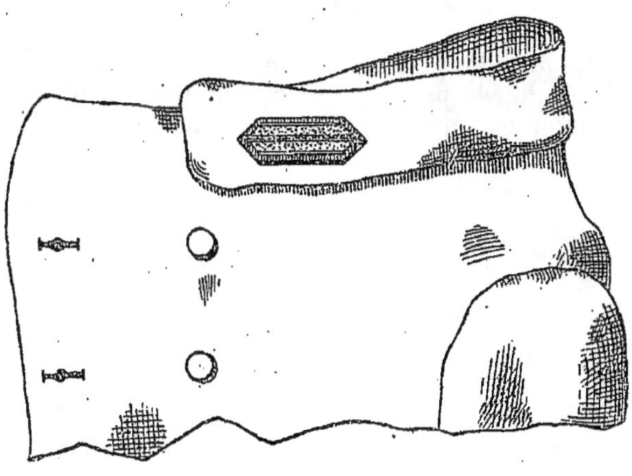

Fig. 3.

Ces pattes sont placées sur le collet de la capote ou de la vareuse, de la même manière que celles pour sous-officiers (fig. 3).

2° MILITAIRES ATTEINTS DE MALADIES CONTAGIEUSES.

La manche gauche de la capote ou de la vareuse des militaires atteints de maladies contagieuses porte à sa partie supérieure un galon de laine jonquille, façon cul de dé de 22ᵐᵐ de largeur et de 30 centimètres de longueur, placé obliquement en plongeant du dehors en dedans (fig. 4). Le galon est cousu sur le drap de

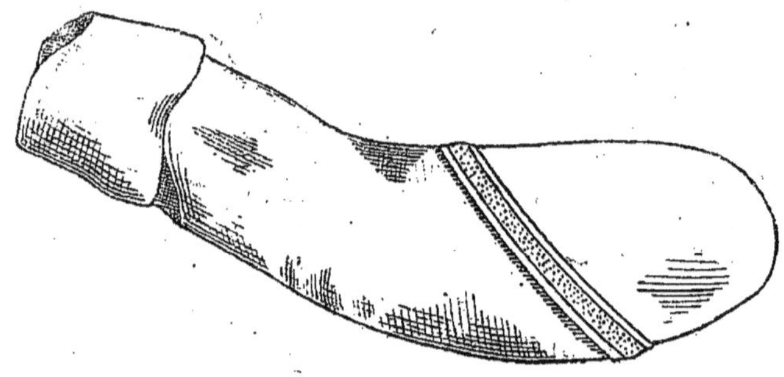

Fig. 4.

la manche, les extrémités prises dans les coutures. La distance de la couture d'emmanchure au galon est en dehors de 90ᵐᵐ, et en dedans de 150ᵐᵐ environ.

3° MILITAIRES DÉTENUS.

La manche gauche de la capote ou de la vareuse affectée à un détenu est remplacée par une autre manche semblable, mais en drap bleu foncé, confectionnée autant que possible avec du drap de capote d'officier, hors de service.

NOTICE N° 17.

Régime alimentaire des hôpitaux militaires (1).

Paris, le 22 mars 1911.

Dans les hôpitaux militaires, l'alimentation des malades et du personnel civil ou militaire est assurée dans les conditions ci-après :

§ Iᵉʳ. — BASES DES ALLOCATIONS.

Les dépenses d'alimentation sont engagées dans la limite d'allocations fictives en deniers arrêtées chaque année par le Ministre sous forme de primes journalières dont le taux est fixé par catégorie de parties prenantes et par établissement.

En vue de la détermination de ces allocations et de l'attribution des régimes alimentaires, les parties prenantes sont classées en catégories dont le détail suit :

DÉSIGNATION DES PARTIES PRENANTES.		CATÉGORIES SERVANT DE BASE aux allocations en deniers et à la détermination des régimes.
MALADES.	PERSONNEL CIVIL ET MILITAIRE.	
Officiers supérieurs.	. . . .	Officiers supérieurs.
Officiers subalternes.	Officiers de garde.......	Officiers subalternes.
Adjudᵗˢ et employés militaires de grades correspondants ...	Adjudants............	Adjudants.
Sous-officiers autres que les adjudants (aspirants, sergents-majors, etc.).	Aspirants, sergents-majors, sergents infirmiers, infirmières civiles, cuisiniers civils, etc.	Sous-officiers autres que les adjudants.
Caporaux et soldats.	Caporaux et soldats infirmiers aux vivres d'hôpᵗ.	Caporaux et soldats.
	Caporaux et soldats infirmiers à l'ordinaire....	Caporaux et soldats recevant 0 l. 40 de vin par jour.

§ II. — ALIMENTATION DES MALADES.

Les malades sont traités suivant un des régimes ci-après :

Grand régime ;

Petit régime ;

Régime spécial (petit régime détaillé) ;

Régime des diètes.

---

(1) NOTA. — Les dispositions de la présente notice sont applicables à partir du 1ᵉʳ janvier 1912.

a) *Alimentation des officiers.*

Le *grand régime* est composé, au repas du matin ou du soir, de la manière suivante :

Pain : 300, 200, 100 grammes ;
Potage : 40 centilitres, ou hors-d'œuvre ;
Aliments du tarif : cinq.

Le *petit régime* est composé, au repas du matin ou du soir, de la manière suivante :

Pain : 150, 100, 50 grammes ;
Potage : 40 centilitres, ou hors-d'œuvre ;
Aliments du tarif : cinq.

Les *officiers supérieurs* ont droit, à chaque repas, à un aliment en plus.

Au réveil, tous les officiers, au grand ou au petit régime, peuvent recevoir soit du café noir ou au lait, soit du chocolat à l'eau ou au lait, avec 40 grammes de pain, soit 25 centilitres de lait simple ou une soupe maigre avec 40 grammes de pain. Les officiers au régime de la diète lactée ne peuvent recevoir que 25 centilitres de lait sans allocation de pain.

b) *Alimentation des sous-officiers et soldats* (1).

Le *grand régime* est composé, au repas du matin ou du soir, de la manière suivante :

Pain : 300, 200, 100 grammes ;
Soupe : 40 centilitres ;
Une portion de viande ou de poisson du tarif ;
Une portion de légumes du tarif.

Le *petit régime* est composé, au repas du matin ou du soir, de la manière suivante :

Pain : 150, 100, 50 grammes ;
Soupe ou potage : 40 centilitres ;
Aliments du tarif : deux.

Les *sous-officiers* au grand ou au petit régime peuvent recevoir un dessert à chaque repas.

Les *adjudants* reçoivent les mêmes allocations que les sous-officiers, avec un aliment en plus du grand régime des officiers à chaque repas.

Au réveil, les malades au *grand régime* peuvent recevoir du

---

(1) Il pourra être alloué un aliment en plus aux sous-officiers et soldats au grand régime, en traitement à l'hôpital militaire d'Amélie-les-Bains, toutes les fois que le médecin chef de cet établissement le jugera utile.

A l'hôpital militaire thermal de Vichy, le petit déjeuner du réveil et la soupe ou potage du repas du matin sont facultatifs. A ces aliments pourront être substitués des aliments du tarif d'un prix de revient équivalent.

A l'hôpital militaire de Barèges, le régime alimentaire des officiers subalternes et le régime alimentaire des sous-officiers, caporaux et soldats, pourra être augmenté de 100 grammes de pain et d'un aliment du tarif par repas, pour les malades au grand régime.

café noir avec 40 grammes de pain, ou une soupe maigre avec 40 grammes de pain ; le petit déjeuner des sous-officiers peut se composer de café au lait.

Les malades au *petit régime* peuvent recevoir, soit du café noir ou au lait, soit du chocolat au lait ou à l'eau, soit 25 centilitres de lait simple avec 40 grammes de pain ou une soupe maigre avec 40 grammes de pain.

Les malades au *régime de la diète lactée* ne peuvent recevoir que 25 centilitres de lait sans allocation de pain.

Quand les ressources le permettent, les malades au grand régime peuvent recevoir du potage en remplacement de soupe, ou un dessert en supplément. De même, la soupe du matin peut être remplacée par un hors d'œuvre.

OBSERVATIONS COMMUNES A TOUS LES MALADES.

Le médecin traitant peut, dans tous les régimes, retrancher un ou plusieurs aliments.

c) Régime spécial.

Ce régime est commun aux officiers, aux sous-officiers et soldats.

Il est composé, au repas du matin ou du soir, de la manière suivante, savoir :

· Deux aliments du tarif (1).

Au réveil, les malades au régime spécial peuvent recevoir soit du café noir ou au lait, soit 25 centilitres de lait simple.

d) Régime des diètes.

Ce régime est commun aux officiers, aux sous-officiers et soldats.

Il comprend deux degrés composés, au repas du matin ou du soir, de la manière suivante, savoir :

Diète lactée : lait, 1 litre.

Diète absolue : néant.

e) Boissons alimentaires.

Les boissons alimentaires sont indépendantes du régime alimentaire.

Les prescriptions qui peuvent être faites par les médecins traitants, pour chaque repas, sont les suivantes, savoir :

---

(1) L'un des aliments peut être du bouillon gras et comporter, par conséquent, une allocation de viande de 120 grammes. Cette allocation est distribuée en surcroît aux autres malades. Toutefois, ces aliments ne comprendront jamais ni pain, ni viande, ni volaille, ni poisson, ni gibier et ne pourront être que des œufs, des légumes, des purées de légumes et des desserts.

	OFFICIERS.	ADJUDANTS.	SOUS-OFFICIERS autres que les adjudants, caporaux et soldats.
Vin.........	50	40	20
	25	25	10
Lait.........	50	50	50
	25	25	25
Bière ou cidre.........	75	75	50
	»	»	25
Thé.........	50	50	25
	25	25	»

Dans les hôpitaux où la moyenne des malades est au-dessous de cinquante, le vin pourra être mis en bouteilles.

§ III. — ALIMENTATION DES INFIRMIERS (1).

En principe, les infirmiers militaires employés dans les hôpitaux font ordinaire, sauf les exceptions indiquées dans la présente notice.

Toutefois, en Algérie et en Tunisie, et dans le but de pourvoir à toutes les éventualités du service, le général commandant le 19ᵉ corps d'armée et le général commandant la division d'occupation pourront autoriser temporairement la substitution d'un régime à l'autre, si des circonstances exceptionnelles l'exigeaient (épidémies, variations importantes dans l'effectif, etc.). Cette mesure serait prise sur la proposition du directeur du service de santé du 19ᵉ corps d'armée ou de celui de la division d'occupation. Il en serait rendu compte au Ministre.

a) *Sous-officiers.*

Les sous-officiers infirmiers, quel que soit le service auquel ils sont attachés, sont nourris aux vivres d'hôpital et sont traités comme les sous-officiers malades du grand régime. Ils reçoivent les allocations de boissons prévues au paragraphe 2, soit, à chaque repas, 40 centilitres de vin pour les adjudants et 20 centilitres de vin pour les sous-officiers autres que les adjudants.

Les sous-officiers subissent sur leur solde une retenue jour-

---

(1) A l'hôpital militaire d'Amélie-les-Bains, les infirmiers employés au service des thermes, et dont le nombre est fixé par le directeur du service de santé du 16ᵉ corps d'armée, peuvent recevoir les allocations supplémentaires de vivres comprenant :

Viande (1)...........	0ᵏ, 400	
Œufs..........	4	Par homme
Beurre...........	0 030	et
Saindoux...........	0 010	par jour.
Sel...........	0 010	

(1) A préparer en rôti.

nalière fixée par la notice relative aux cessions. Cette retenue est exercée lors du payement du prêt et versée au Trésor, au titre du service de santé, conformément aux dispositions de la notice précitée.

Le médecin chef peut autoriser à vivre dans leur famille tous les sous-officiers mariés et logés en ville, ou non. Ils touchent, dans ce cas, la totalité de leur solde.

b) *Caporaux et soldats.*

Tous les caporaux et soldats infirmiers appartenant au détachement de l'hôpital, ainsi que les infirmiers auxiliaires, font ordinaire dans l'établissement; ils reçoivent gratuitement, à chaque repas, une ration de 20 centilitres de vin ou de 50 centilitres de bière ou de cidre, allouée par le service de santé. Cette disposition est applicable aux réservistes et territoriaux.

Dans les hôpitaux militaires désignés ci-après, et en raison du faible effectif des détachements, les caporaux et soldats infirmiers seront nourris aux vivres d'hôpital. Ils recevront les mêmes allocations que les malades du grand régime.

Ces hôpitaux sont :

A l'intérieur.	Division d'Alger.	Division d'Oran.	Division de Constantine.	Tunisie.
Calais.	Boghar.	Bossuet.	Aïn-Beïda.	Sfax.
Condé.	Bou-Saada.	El-Aricha.	El-Milia.	
Longwy.	Dellys.	Nemours.	Konchela.	
Mont-Louis.	Djelfa.	Sebdou.	Ouargla.	
Montmédy.	Hammam-Rhira.			
	Téniet-el-Haad.			

En temps d'épidémie, les infirmiers qui seront en contact avec les malades, et, en temps ordinaire, ceux qui se trouveront exposés à des fatigues exceptionnelles ou employés à des travaux malsains, pourront recevoir, soit une ration supplémentaire de vin, délivrée par la dépense, soit une boisson tonique et stimulante, telle que vin de quinquina, café ou thé alcoolisé, fournis par la pharmacie, soit même, selon le cas, deux de ces allocations supplémentaires. Toutefois, ces allocations ne pourront être accordées que sur la demande du médecin chef dûment approuvée par le directeur du service de santé.

Les infirmiers de garde dans les hôpitaux militaires pourront recevoir, pendant la nuit, à titre de supplément, une boisson chaude et stimulante (20 centilitres de café noir sucré, de préférence).

c) *Note concernant l'ordinaire des infirmiers.*

L'ordinaire des infirmiers est géré conformément aux dispositions du règlement sur la gestion des ordinaires de la troupe (1).

---

(1) Volume n° 7.

Toutefois, les frais d'installation qui sont reconnus indispensables, ainsi que la fourniture et l'entretien du matériel qui, aux termes dudit règlement, incombent au service du génie, sont supportés par le service de santé, qui fournit également les ustensiles de cuisine, les tables, bancs, torchons, ainsi que l'éclairage de la cuisine et des réfectoires.

§ IV. — ALIMENTATION DES INFIRMIÈRES ET DES CUISINIERS CIVILS.

Les infirmières et les cuisiniers civils reçoivent les mêmes allocations que les sous-officiers infirmiers.

Toutefois, les infirmières assurant le service de nuit pourront recevoir un petit repas composé ainsi qu'il suit :

 20 centilitres de vin, de café, de thé ou de lait ;
 150 grammes de pain ;
 40 grammes de viande froide.

La viande froide pourra être remplacée par 30 grammes de beurre ou de fromage.

§ V. — MENUS COMMUNS DES DIFFÉRENTS RÉGIMES.

Des menus communs pour le grand régime des officiers et pour celui des soldats sont préparés à l'avance par l'officier d'administration gestionnaire, avec toute l'économie désirable, de façon à varier les aliments à chaque repas.

On arrête de la même manière un menu commun pour le petit régime. Ce menu est appliqué à tous les malades qui sont traités à ce régime et auxquels une alimentation différente n'est pas absolument nécessaire. Ces divers menus communs sont soumis à l'approbation du médecin chef, chaque samedi, pour la semaine suivante ; ils sont envoyés à tous les médecins traitants, qui sont tenus de les prescrire tels quels, sans la moindre modification ; ils sont, en outre, affichés à la salle de garde.

Les menus communs peuvent être modifiés dans le courant de la semaine, toutes les fois qu'il y a avantage au point de vue des achats ; mais les modifications sont toujours approuvées par le médecin chef et portées à la connaissance des médecins traitants et des médecins de garde, avant la visite du matin.

Il est laissé une grande latitude pour la composition de ces menus, qui ne doit être subordonnée qu'au goût des malades, aux ressources locales et aux conditions économiques, lesquelles s'imposent toujours.

Mais on ne saurait obtenir d'aliments soigneusement préparés qu'en simplifiant la tâche du cuisinier, et, en vue de ce résultat, on peut faire figurer un même aliment dans les menus communs des divers régimes.

Les entrants sont soumis au régime alimentaire qui leur est

prescrit sur bon et, autant que possible, sans s'écarter des menus communs du jour.

§ VI. — EMPLOI DU BEURRE VÉGÉTAL.

Les hôpitaux militaires sont autorisés à utiliser, concurremment avec le beurre animal et le saindoux, pour la préparation des aliments du grand régime seulement, le beurre végétal retiré de la noix de coco ou graisse de coco épurée, que l'on trouve dans le commerce sous les noms de beurre de coco, végétaline, cocoïne, cocose, cocobeur, etc.

L'emploi de ce produit est facultatif et laissé à l'appréciation des directeurs du service de santé, au mieux des habitudes de chaque région.

La substitution du beurre végétal au beurre animal ou au saindoux pourra être totale ou partielle, suivant la qualité de l'aliment à préparer ; totale, lorsque l'aliment admet la préparation exclusive au moyen du premier produit ; partielle, lorsqu'il convient à une bonne méthode culinaire de mélanger, en proportion variable, le beurre animal ou le saindoux avec le beurre végétal, ce qui semble devoir être le cas le plus fréquent.

§ VII. — ALLOCATIONS.

Les tarifs alimentaires ci-après doivent servir de base aux prescriptions des médecins traitants ; les quantités réellement consommées devront se rapprocher, dans la mesure du possible, des allocations prévues par la présente notice. En ce qui concerne notamment les boissons alimentaires, les prescriptions des médecins traitants seront rigoureusement observées.

Sous réserve des dispositions qui précèdent, la plus large initiative est laissée pour les substitutions de toute nature susceptibles d'améliorer le régime alimentaire des hôpitaux militaires.

TARIFS DES ALLOCATIONS.

DÉSIGNATION DES ALIMENTS.	UNITÉ réglementaire.	GRAND RÉGIME.			PETIT RÉGIME.			RÉGIME SPÉCIAL.	DIÈTE LACTÉE.	RAGOÛTS et garnitures.	ASSAISONNEMENTS et sauces.	OBSERVATIONS. Les quantités indiquées dans les colonnes 11 et 12 ne sont données qu'à titre de renseignements.
1	2	Officiers (3)	Sous-officiers (4)	Caporaux et soldats (5)	Officiers (6)	Sous-officiers (7)	Caporaux et soldats (8)	9	10	11	12	13
Viande — pour aliments	Kil.	0,150 (1)	0,150 (1)	0,150 (1)	0,150	0,150	0,150	»	»	»	»	
Viande — pour bouillon	Id.	»	»	»	»	»	»	0,120	»	»	»	
Pain — pour aliments	Id.	0,300	0,300	0,300	0,150	0,150	0,150	»	»	»	»	
	Id.	0,200	0,200	0,200	0,100	0,100	0,100	»	»	»	»	
		0,100	0,100	0,100	0,050	0,050	0,050	»	»	»	»	
Pain — pour panades	Id.	0,080	0,080	0,080	0,080	0,080	0,080	»	»	»	»	
Pain — pour soupes	Id.	0,040	0,040	0,040	0,040	0,040	0,040	»	»	»	»	
Pain — pour petit déjeuner	Id.	0,040	0,040	0,040	0,040	0,040	0,040	»	»	»	»	
Vin — pour boisson	Litre	0,50	0,20 (2)	0,20	0,50	0,20 (2)	0,20	»	»	»	»	
		0,25	0,10 (3)	0,10	0,25	0,10 (3)	0,10	»	»	»	»	
Vin — pour cuisson de fruits	Id.	»	»	»	»	»	»	»	»	»	0,70	Par kilogr. de fruits
Vin — pour bœuf mode	Id.	»	»	»	»	»	»	»	»	»	0,20	Par kilogr. de viande
Vin — pour bœuf en daube	Id.	»	»	»	»	»	»	»	»	»	0,20	Id.
Vin — pour bœuf bourguignon	Id.	»	»	»	»	»	»	»	»	»	0,20	Id.
Vin — pour veau et poulet Marengo	Id.	»	»	»	»	»	»	»	»	»	0,20	Id.
Vin — pour lapin sauté	Id.	»	»	»	»	»	»	»	»	»	0,20	Id.
Vin — pour civet de lièvre	Id.	»	»	»	»	»	»	»	»	»	0,20	Id.
Lait — pour boisson	Id.	0,50	0,50	0,50	0,50	0,50	0,50	0,50	0 50	»	»	
		0,25	0,25	0,25	0,25	0,25	0,25	0,25	0,25	»	»	
Lait — pour diète lactée	Id.	»	»	»	»	»	»	»	1,00	»	»	
Lait — pour petit déjeuner	Id.	0,25	»	»	0,25	0,25	0,25	0,25	0,25	»	»	
Lait — pour potages	Id.	0,30 (4)	»	»	0,30 (4)	0,30 (4)	0,30 (4)	0,30 (4)	»	»	»	
Lait — pour cafés et chocolats	Id.	0,20 (5)	»	»	0,20 (5)	0,20	0,20	0,30 (5)	»	»	»	
Lait — pour œufs au lait et crème	Id.	»	»	»	»	»	»	»	»	»	0,15	Par homme.
Lait — pour purées	Id.	»	»	»	»	»	»	»	»	»	0,05	Id.
Lait — pour riz au lait	Id.	»	»	»	»	»	»	»	»	»	0,10	Id.
Lait — pour gâteau de riz	Id.	»	»	»	»	»	»	»	»	»	0,15	Id.
pour ... che	Id.	»	»	»	»	»	»	»	»	»	0,05	Id.
Bière ou cidre	Id.	0,75	0,50 (6)	0,50	0,75	0,50 (6)	0,50	»	»	»	»	
		»	0,25	0,25	»	0,25	0,25	»	»	»	»	
Thé pour boisson	Id.	0,50 (7)	»	»	0,50	»	»	»	»	»	»	
		0,25	0,25	0,25	0,25	0,25	0,25	»	»	»	»	
Thé en feuilles	Kil.	0,006	0,006	0,006	0,006	0,006	0,006	»	»	»	»	Par litre de thé.
Riz — pour soupes ou potages	Id.	0,030	0,030	0,030	0,030	0,030	0,030	0,030	»	»	»	
Riz — pour légumes	Id.	0,060	0,060	0,060	0,050	0,050	0,050	0,050	»	»	»	
Riz — Chocolat (déjeuner et crème)	Id.	0,080	»	»	0,030	0,030	0,030	»	»	»	»	
Riz — Crème de riz	Id.	0,030	»	»	0,030	0,030	0,030	0,030	»	»	»	
Riz — Gluten	Id.	0,030	»	»	0,030	0,030	0,080	0,030	»	»	»	
Riz — Macaroni, nouilles	Id.	0,060	0,060	0,060	0,040	0,040	0,040	0,040	»	»	»	
Pâtes d'Italie — Pâtes d'Italie	Id.	0,025	0,025 (8)	0,025 (8)	0,025	0,025	0,025	0,025	»	»	»	
Pâtes d'Italie — Semoule	Id	0,030	»	»	0,030	0,030	0,030	0,030	»	»	»	
Pâtes d'Italie — Tapoca	Id.	0,020	»	»	0,020	0,020	0,020	0,020	»	»	»	
Pâtes d'Italie — Vermicelle	Id.	0,025 (8)	0,025 (8)	0,025	0,025	0,025	0,025	0,025	»	»	»	
Poisson — frais	Id.	0,250	0,250	0,250	0,200	0,200	0,200	»	»	»	»	
Poisson — salé	Id.	0,180	0,180	0,180	»	»	»	»	»	»	»	
Lièvres (dépouillés et vidés)	Id.	0,150	»	»	0,150	»	»	»	»	»	»	
Lapins de garenne (dépouillés et vidés)	Id.	0,150	»	»	0,150	»	»	»	»	»	»	
Lapins domestiques (dépouillés et vidés)	Id.	0,150	0,150	0,150	0,150	0,150	0,150	»	»	»	»	
Poulets et canards	Nombre	1/6	»	»	1/6	1/6	1/6	»	»	»	»	
Perdreaux	Id.	1/2	»	»	1/2	»	»	»	»	»	»	
Pigeons	Id	1/2	»	»	1/2	1/2	1/2	»	»	»	»	
Dindons (viande distribuable)	Kil	0,150	»	»	0,150	0,150	0,150	»	»	»	»	
Légumes frais pour aliments	Id.	0,400	0,400	0,400	0,200	0,200	0,200	»	»	»	»	Pommes de terre, choux, carottes, navets.
Légumes frais pour la marmite	Id.	0,500	0,500	0,500	0,500	0,500	0,500	0,500	»	»	»	Par kilogr. de viande
Légumes frais pour ragoûts	Id.	»	»	»	»	»	»	»	»	0,400	»	Id.
Légumes pour bouillon et soupes maigres — Légumes verts	Id.	0,150	0,150	0,150	0,150	0,150	0,150	0,150	»	»	»	
Légumes pour bouillon et soupes maigres — Oseille cuite à l'état vert	Id.	0,050	0,050	0,050	0,050	0,050	0,050	0,050	»	»	»	Après cuisson.

(1) Pour les hôpitaux d'eaux minérales, 200 grammes.
(2) 0 lit. 40 pour les adjudants.
(3) 0 lit. 25 pour les adjudants.
(4) Les potages, les soupes et les bouillons sont distribués à raison de 0 lit. 40.
(5) Le café et le chocolat sont distribués à raison de 0 lit. 25.
(6) 0 lit. 75 pour les adjudants.
(7) 0 lit. 50 pour les adjudants.
(8) Deux fois par semaine il pourra être distribué, à l'un des repas, un potage aux pâtes d'Italie ou vermicelle en remplacement de la soupe au pain.

DÉSIGNATION DES ALIMENTS	UNITÉ réglementaire	GRAND RÉGIME Officiers	GRAND RÉGIME Sous-officiers	GRAND RÉGIME Caporaux et soldats	PETIT RÉGIME Officiers	PETIT RÉGIME Sous-officiers	PETIT RÉGIME Caporaux et soldats	RÉGIME SPÉCIAL	DIÈTE LACTÉE	RAGOUTS et garnitures	ASSAISONNEMENTS et sauces	OBSERVATIONS
Légumes frais pour jullienne	Id.	0,250	0,250	0,250	0,250	0,250	0,250	0,250	»	»	»	
Œufs — pour aliments	Nombre	2	2	2	1	1	1	1	»	»	»	
Œufs — ponr crème anglaise	Id.	»	»	»	»	»	»	»	»	»	6	Par litre de lait.
Œufs — pour gâteau de riz	Id.	»	»	»	»	»	»	»	»	»	2	Pour 3 personnes.
Œufs — pour sauces	Id.	»	»	»	»	»	»	»	»	»	1	Pour 4 personnes.
Filets de harengs	Kil.	0 050	0,050	0,050	0,050	»	»	»	»	»	»	
Huîtres	Nombre	6	»	»	6	»	»	»	»	»	»	
Museau de bœuf	Kil.	0,050	0.080	0,080	0.080	»	»	»	»	»	»	
Sardines à l'huile (1)	Nombre	2	»	»	2	»	»	»	»	»	»	
Pâté de foie truffé (petite terrine de) (2)	Id.	1	»	»	1	»	»	»	»	»	»	
Rillettes (petite terrine de) (2)	Id.	1	»	»	1	»	»	»	»	»	»	
Abats de boucherie — Cervelles (3)	Id.	1	»	»	1	1	1	»	»	»	»	
Abats de boucherie — Foie de veau	Kil.	0,130	0.130	0,130	0,130	0,130	0,130	»	»	»	»	
Abats de boucherie — Gras double	Id.	0,130	0,130	0,130	»	»	»	»	»	»	»	
Abats de boucherie — Langues	Id.	0,250	0,250	0,250	0,200	0,200	0,200	»	»	»	4	
Abats de boucherie — Pied de mouton	Nombre	2	2	2	2	2	2	»	»	»	»	
Abats de boucherie — Pieds de veau	Id.	1/2	1/2	1/2	1/2	1/2	1/2	»	»	»	»	
Abats de boucherie — Riz de veau	Kil.	1/4	»	»	1/	1/4	1/4	»	»	»	»	
Abats de boucherie — Rognons	Id.	0,130	0.130	0,130	0,100	0,100	0,100	»	»	»	»	
Abats de boucherie — Tête de veau	Id.	0,250	0 250	0,250	0,200	0,200	0,200	»	»	»	»	
Charcuterie — Andouillettes	Id.	0,100	»	»	0,100	0,100	0,100	»	»	»	»	
Charcuterie — Boudin	Id.	0,100	0.100	0,100	0,100	0,100	0,100	»	»	»	»	
Charcuterie — Foie de porc	Id.	0,130	0.130	0,130	0,100	0,100	0,100	»	»	»	»	
Charcuterie — Galantine	Id.	0,070	»	»	0,050	0,050	0,050	»	»	»	»	
Charcuterie — Hure	Id.	0,070	»	»	0,050	0,050	0,050	»	»	»	»	
Charcuterie — Jambon	Id.	0,070	»	»	0,050	0,050	0,050	»	»	»	»	
Charcuterie — Pieds de porc	Nombre	1/2	»	»	1/2	1/2	1/2	»	»	»	»	
Charcuterie — Saucisse	Kil.	0.100	0,100	0,100	0,100	0,100	0,100	»	»	»	»	
Charcuterie — Saucisson	Id.	0.070	»	»	0,050	0,050	0,050	»	»	»	»	
Légumes frais fins pour aliments — Artichauts	Id.	0,250	0,250	0,250	0,250	0,250	0,250	»	»	»	»	
Légumes frais fins pour aliments — Asperges	Id.	0,300	0,300	0,300	0,300	0,300	0,300	»	»	»	»	
Légumes frais fins pour aliments — Carottes nouvelles	Id.	0,200	»	»	0,150	0,150	0,150	»	»	»	»	
Légumes frais fins pour aliments — Chicorée (à l'état vert)	Id.	0,300	0,300	0,300	0,250	0,250	0,250	»	»	»	»	
Légumes frais fins pour aliments — Choux de Bruxelles	Id.	0,250	0,250	0,250	0,125	0,125	0,125	»	»	»	»	
Légumes frais fins pour aliments — Choux-fleurs	Id.	0,250	0,250	0,250	0,125	0,125	0,125	»	»	»	»	
Légumes frais fins pour aliments — Endives	Id.	0,300	0,300	0,300	0,150	0,150	0,150	»	»	»	»	
Légumes frais fins pour aliments — Épinards (à l'état vert)	Id.	0,300	0,300	0,300	0,250	0,250	0,250	»	»	»	»	
Légumes frais fins pour aliments — Haricots verts frais	Id.	0,200	0,200	0,200	0,125	0,125	0,125	»	»	»	»	
Légumes frais fins pour aliments — Haricots frais écossés	Id.	0,200	0,200	0,200	0,125	0,125	0,125	»	»	»	»	
Légumes frais fins pour aliments — Laitue	Id.	0,300	0,300	0,300	0,250	0,250	0,250	»	»	»	»	
Légumes frais fins pour aliments — Navets nouveaux	Id.	0,250	0,250	0,250	0,125	0,125	0,125	»	»	»	»	
Légumes frais fins pour aliments — Oseille à l'état vert (pour légumes)	Id.	0,300	0,300	0,300	0,250	0,250	0,250	»	»	»	»	
Légumes frais fins pour aliments — Oseille à l'état vert (pour soupes)	Id.	0,150	0,150	0,150	0,150	0,150	0,150	»	»	»	»	
Légumes frais fins pour aliments — Petits pois écossés	Id.	0,200	0,200	0,200	0,125	0,125	0,125	»	»	»	»	
Légumes frais fins pour aliments — Pommes de terre nouvelles	Id.	0,250	0,250	0,250	0,250	0,250	0,250	»	»	»	»	
Légumes frais fins pour aliments — Salsifis	Id.	0,250	0,250	0,250	0,125	0,125	0,125	»	»	»	»	
Légumes frais fins pour aliments — Tomates fraîches	Id.	0,250	0,250	0,250	0,250	0,250	0,250	»	»	»	»	
Légumes secs — Haricots	Id.	0,100	0,100	0,100	0,060	0,060	0,060	»	»	»	»	
Légumes secs — Lentilles	Id.	0,100	0,100	0,100	0,060	0,060	0,060	»	»	»	»	
Légumes secs — Pois	Id.	0,100	0,100	0,100	0,060	0,060	0,060	»	»	»	»	
Légumes secs — Pour soupes maigres	Id.	0,040	0,040	0,040	0,040	0,040	0,040	0,040	»	»	»	
Salade avant l'épluchage	Id.	0,200	0,200	0,200	0,200	0,200	0,200	»	»	»	»	
Crèmes et farines de légumes — pour aliments	Id.	»	»	»	0,040	0,040	0,040	0,040	»	»	»	
Crèmes et farines de légumes — pour potages	Id.	»	»	»	0,030	0,030	0,030	0,030	»	»	»	
Desserts (au nombre) — Abricots	Nombre	2	2	2	1	1	1	1	»	»	»	
Desserts (au nombre) — Biscuits	Id.	2	2	2	1	1	1	1	»	»	»	
Desserts (au nombre) — Mandarines	Id.	1	1	1	1	1	1	1	»	»	»	
Desserts (au nombre) — Oranges	Id.	1	1	1	1	1	1	1	»	»	»	
Desserts (au nombre) — Pêches	Id.	1	1	1	1	1	1	1	»	»	»	
Desserts (au nombre) — Poires	Id.	1	1	1	1	1	1	1	»	»	»	
Desserts (au nombre) — Pommes	Id.	1	1	1	1	1	1	1	»	»	»	
Desserts (au kilogr.) — Bananes	Kil.	0,150	0,150	0,150	0,150	0,150	0,150	0,150	»	»	»	
Desserts (au kilogr.) — Cerises	Id.	0,150	0,150	0,150	0,150	0,150	0,150	0,150	»	»	»	
Desserts (au kilogr.) — Confitures	Id.	0,080	0,080	0,060	0,060	0,060	0,060	0,060	»	»	»	
Desserts (au kilogr.) — Compotes	Id.	0,080	0,080	0,080	0,090	0,080	0,080	0,080	»	»	»	
Desserts (au kilogr.) — Dattes	Id.	0,100	0,100	0,060	0,060	0,060	0,060	0,060	»	»	»	
Desserts (au kilogr.) — Figues fraîches	Id.	0,100	0,100	0,100	0,100	0,100	0,100	0,100	»	»	»	
Desserts (au kilogr.) — Figues sèches et mendiants	Id.	0,080	0,080	0 060	0,060	0,060	0,060	0,060	»	»	»	
Desserts (au kilogr.) — Fraises	Id.	0,100	0,100	0,100	0,100	0,100	0,100	0,100	»	»	»	
Desserts (au kilogr.) — Framboises	Id.	0,150	0,150	0,150	0,100	0,100	0,100	0,100	»	»	»	
Fromages divers	Id.	0,050	0,050	0,040	0,040	0,040	0,040	0,040	»	»	0,020 / 0,010	Grand régime. / Petit régime et régime spécial.
Gaufrettes	Id.	0,030	0,030	0,030	0,030	0,030	0,030	0,030	»	»	»	

(1) Ou autres poissons de conserve à l'huile.
(2) Du poids de 30 grammes net environ.
(3) Une cervelle de mouton pèse environ 100 grammes.

DÉSIGNATION DES ALIMENTS.	UNITÉ réglementaire.	GRAND RÉGIME.			PETIT RÉGIME.			RÉGIME SPÉCIAL.	DIÈTE LACTÉE.	RAGOÛTS et garnitures.	ASSAISONNEMENTS et sauces.	OBSERVATIONS.
		Officiers.	Sous-officiers.	Caporaux et soldats.	Officiers.	Sous-officiers.	Caporaux et soldats.					
1	2	3	4	5	6	7	8	9	10	11	12	13
Desserts (au kilogr.) (Suite). Groseilles	Kil.	0,150	0,150	0,100	0,100	0,100	0,100	0,100	»	»	»	
Noisettes fraiches	Id.	0,150	0,150	0,100	0,100	0,100	0,100	0,100	»	»	»	
Noix fraiches	Id.	0,150	0,150	0,150	0,150	0,150	0,150	0,150	»	»	»	
Noix sèches	Id.	0,080	0,080	0,080	0,080	0,080	0,080	0,080	»	»	»	
Petits fours	Id.	0,030	0,030	0,030	0,030	0,030	0,030	0,030	»	»	»	
Pruneaux	Id.	0,075	0,075	0,050	0,050	0,050	0,050	0,050	»	»	»	
Prunes	Id.	0,200	0,200	0,125	0,125	0,125	0,125	0,125	»	»	»	
Raisins frais	Id.	0,150	0,150	0,150	0,150	0,150	0,150	0,150	»	»	»	
Sel par homme et par jour	Id.	»	»	»	»	»	»	»	»	»	0 020	
Café torréfié	Id.	0,010	0,010	0,010	0,010	0,010	0,010	0,010	»	»	»	
Sucre... pour café noir	Id.	0,012	0,012	0,012	0,012	0,012	0,012	0,012	»	»	»	
pour café au lait et lait	Id.	0,010	»	»	0,010	0,010	0,010	0,010	0,010	»	»	
pour thé, par litre	Id.	0,040	0,040	0,040	0,040	0,040	0,040	»	»	»	»	
pour potages	Id.	0,015	0,015	0,015	0,015	0,015	0,015	0,015	»	»	»	
pour œufs au lait, crème, riz au lait et gâteau de riz	Id	»	»	»	»	»	»	»	»	»	0,020	Par homme.
pour cuisson de fruits et compotes	Id.	»	»	»	»	»	»	»	»	»	0,400	Par kilogr. de fruits.
pour garniture de gâteau de riz	Id.	»	»	»	»	»	»	»	»	0,030	»	Par homme.
pour dessert (sucre semoule)	Id.	»	»	»	»	»	»	»	»	»	0,010	Id.
Beurre frais (par homme et par jour)	Id.	»	»	»	»	»	»	»	»	»	0,020	Id.
Saindoux (par homme et par jour)	Id.	»	»	»	»	»	»	»	»	»	0,020	Id.
Conserves alimentaires (1). Bœuf	Id.	»	»	»	»	»	»	»	»	»	»	
Essence de bouillon	Id.	»	»	»	»	»	»	»	»	»	»	
Lait concentré	Id.	»	»	»	»	»	»	»	»	»	»	
Soupe à l'oignon	Id.	»	»	»	»	»	»	»	»	»	»	
Julienne	Id.	»	»	»	»	»	»	»	»	»	»	
Légumes fins	Id.	0,200	0,200	0,200	0,125	0,125	0,125	»	»	»	»	
Légumes ordinaires	Id.	0,200	0,200	0,200	0,125	0,125	0,125	»	»	»	»	
Fruits divers	Id.	»	»	»	»	»	»	»	»	»	»	
a) Suppléments pour les diabétiques. Viande	Id.	0,150	0,150	0,150	0,150	0,150	0,150	»	»	»	»	
Pain... de gluten	Id.	0,090	0,090	0,090	0,090	0,090	0,090	»	»	»	»	
de soya	Id.	0,110	0,110	0,110	0,110	0,110	0,110	»	»	»	»	
Vin	Litre	0,25	0,25	0,25	0,25	0,25	0,25	»	»	»	»	
Gluten pour potages	Kil.	0,020	0,020	0,020	0,020	0,020	0,020	»	»	»	»	
Pommes de terre	Id.	0,200	0,200	0,200	0,200	0,200	0,200	»	»	»	»	En robe de chambre.
Beurre frais	Id.	0,020	0,020	0,020	0,020	0,020	0,020	»	»	»	»	Hors d'œuvre.
b) Supplément pour tuberculeux. Œufs (2)	Nombre.	2	2	2	2	2	2	»	»	»	»	

NOTA. — Il est alloué les autres condiments nécessaires tels que huile, vinaigre, cannelle, câpres, caramel, clous de girofle, cornichons, lard salé, muscades, olives, poivre, champignons, safran, fromage, etc., en quantité suffisante pour les assaisonnements.

(1) Les quantités à distribuer sont subordonnées à la nature des produits et aux indications fournies par les fabricants.
(2) Les œufs sont portés sur un bon spécial avec indication de la date de la prescription, du nom et du lit du malade.

• CORPS D'ARMÉE
ou
GOUVERNEMENT MILITAIRE

d

PLACE

d

(1) Nom.
(2) Grade.

SERVICE DE SANTÉ.

HOPITAL MILITAIRE D

M. (1)   officier d'administration (2)   gestionnaire

ANNEXE N° 2.

CARNET TRIMESTRIEL

*des entrées et des sorties des denrées alimentaires effectuées
pour le service de l'établissement pendant le   ° trimestre 19   ,
avec décompte mensuel des consommations faites par les diverses parties prenantes nourries aux vivres d'hôpital.*

INSTRUCTION.

Ce carnet donne, indépendamment des entrées et des sorties afférentes
à l'alimentation des malades et des autres parties prenantes nourries aux
vivres d'hôpital, les entrées et les sorties non afférentes au prix de la
journée d'alimentation.

Il comprend trois parties :

La 1re partie indique :

1° Les régimes prescrits chaque jour par les médecins traitants;

2° La répartition des parties prenantes par catégorie et le décompte des
allocations en deniers.

La 2e partie donne les entrées et les sorties effectuées au titre du paragraphe « Alimentation ».

Entrées. — Les entrées sont portées : les unes à leur date (entrée à
charge de payement); les autres à la fin de chaque mois (entrées sans
dépenses en deniers).

Sorties. — Les sorties afférentes au prix de la journée d'alimentation
sont inscrites chaque jour par nature de denrées; les sorties non afférentes
au prix de la journée sont inscrites à la fin de chaque mois.

La balance des entrées et des sorties fait ressortir les restants au dernier
jour du mois.

La 3e partie fait connaître :

A) La valeur totale des consommations faites pendant le trimestre et
comptant au prix de la journée d'alimentation.

B) La comparaison du montant des allocations et des dépenses résultant
de ces consommations.

1re PARTIE. — *Régimes prescrits et répartition des parties prenantes par catégories.*

DATES.	RÉGIMES PRESCRITS (matin et soir).								NOMBRE DE MALADES, y compris LES ENTRANTS DU JOUR.						PERSONNEL CIVIL OU MILITAIRE nourri aux vivres d'hopital.					Infirmiers nourris à l'ordinaire. (Pour mémoire.)	OBSERVATIONS
	Officiers.		Sous-officiers et soldats.		Régime spécial.	Diètes		TOTAL.	Officiers		Adjudants.	Sous-officiers autres que les adjudants.	Caporaux et soldats.	TOTAL.	Officiers.	Adjudants.	Sous-officiers autres que les adjudants.	Caporaux et soldats.	TOTAL.		
	Grand régime.	Petit régime.	Grand régime.	Petit régime.		lactée.	absolue.		supérieurs.	subalternes.											
Mois de																					
1																					
2																					
3																					
4																					
5																					
6																					
7																					
8																					
9																					
10																					
11																					
12																					
13																					
14																					
15																					
16																					
17																					
18																					
19																					
20																					
21																					
22																					
23																					
24																					
25																					
26																					
27																					
28																					
29																					
30																					
31																					
Totaux																					
Taux par catégorie de parties prenantes..																					
Décompte des allocations...																					
TOTAUX GÉNÉRAUX..........																					

3e PARTIE. — *Entrées et sorties au titre du paragraphe « Alimentation ».*

(a) ENTRÉES A CHARGE DE PAYEMENT. (b) SORTIES AFFÉRENTES AU PRIX DE JOURNÉE.	DATES.	PAIN (kilog.)		VIN (litre)			Etc.									
		Entrées.	Sorties.	Entrées.	Sorties.	Vin des infirmiers à l'ordinaire (pour mémoire).	Entrées.	Sorties.	Entrées.	Sorties.	Entrées.	Sorties.	Entrées.	Sorties.	Entrées.	Sorties.
		(a)	(b)	(a)	(b)		(a)	(b)	(a)	(b)	(a)	(b)	(a)	(b)	(a)	(b)
Mois d	1															
	2															
	3															
	4															
	5															
	6															
	7															
	8															
	9															
	10															
	11															
	12															
	13															
	14															
	15															
	16															
	17															
	18															
	19															
	20															
	21															
	22															
	23															
	24															
	25															
	26															
	27															
	28															
	29															
	30															
	31															
Décompte des sorties......... {	TOTAUX..... Prix de l'unité Décompte (à l'encre rouge)															
Restants le 1er																
Entrées sans dépense en deniers et sorties non afférentes au prix de la journée d'alimentation..... {	Entrées...... Sorties........															
TOTAUX { (a) des restants et des entrées......... (b) des sorties........																
BALANCE. Restants le dernier jour du mois.																

3e PARTIE. — A) *Montant des consommations.*

DÉSIGNATION des DENRÉES.	VALEUR DES CONSOMMATIONS AFFÉRENTES AU PRIX DE JOURNÉE.				DÉSIGNATION des DENRÉES.	VALEUR DES CONSOMMATIONS AFFÉRENTES AU PRIX DE JOURNÉE.			
	Mois d	Mois d	Mois d	TOTAL pour le trimestre		Mois d	Mois d	Mois d	TOTAL pour le trimestre
Pain......... Vin......... Etc.					Reports....				
					Valeur totale des consommations....				
					Montant des allocations..				
					Économies réalisées....				
					Débets.......				
A reporter..					Prix de revient de la journée d'alimentation.				

B) *Situation comparative des allocations et des dépenses.*

DÉSIGNATION des TRIMESTRES	MONTANT des ALLOCATIONS.	MONTANT des DÉPENSES.	ÉCONOMIES RÉALISÉES.	DÉBETS.	NOMBRE de JOURNÉES d'alimentation.	PRIX DE REVIENT de la journée d'alimentation.	OBSERVATIONS.
1er							
2e							
3e							(1) Prix moyen de la journée d'alimentation.
4e							
TOTAUX...						(1)	

CERTIFIÉ le présent carnet trimestriel.

VU :   A   , le   19 .

Le Médecin chef,   *L'Officier d'administration gestionnaire,*

VU et VÉRIFIÉ :

Le Directeur du service de santé,

NOTICE N° 18.

Usage des eaux minérales naturelles et des bains de mer (1).

Les établissements d'eaux minérales sur lesquels peuvent être dirigés les militaires malades sont :

Dans l'*intérieur de la France*, ceux de :

Amélie-les-Bains, — Barèges, — Bourbonne-les-Bains, — Bourbon-l'Archambault, — Vichy, — Plombières.

En *Algérie et Tunisie*, ceux de :

Hammam-Rira, — Bains de la Reine (Algérie) et Hammam-Lif (Tunisie).

Les militaires auxquels l'usage des bains de mer a été reconnu nécessaire sont dirigés sur l'une des places ci-après :

Région de la Méditerranée. — Marseille et Nice.

Région de l'Océan. — Saint-Martin-de-Ré pour les militaires à mettre en subsistance dans le corps de la garnison ; La Rochelle pour les militaires qui doivent être admis à l'hôpital militaire de la place.

Région de la Manche. — Dunkerque pour les militaires qui doivent être admis à l'hôpital militaire de la place ; Dieppe pour les militaires à mettre en subsistance dans le corps de la garnison.

L'ouverture des différentes saisons dans les hôpitaux est indiquée ci-après :

----

(1) Les conditions à remplir par les militaires susceptibles de faire usage des eaux minérales et des bains de mer sont indiquées par les prescriptions du titre III, chapitre IV, du règlement sur le service de santé à l'intérieur (art. 332 à 354).

EAUX MINÉRALES.

I. — DURÉE DES SAISON

INDICATION DES ÉTABLISSEMENTS.	des circonscriptions qui envoient des militaires aux eaux.	DURÉE DE CHAQUE SAISON.						SAISONS D'HIVER A AMÉLIE-LES-BAINS.		OBSERVATIONS.
		1re	2e	3e	4e	5e	6e	1re	2e	
Amélie-les-Bains....	Toutes.	15 avril au 31 mai.	15 juin au 31 juill.	15 août au 30 sept.	»	»	»	1er nov. au 1er janv.	15 janv. au 15 mars.	
Barèges...........	Id.	12 juin au 11 juillet	14 juillet au 12 août.	15 août au 15 sept.	»	»	«	»	»	
Bourbonne,........	Id.	15 mai au 23 juin.	26 juin au 5 août.	6 août au 15 sept.	»	»	»	»	»	
Bourbon l'Archambault............	Id.	15 mai au 23 juin.	26 juin au 3 août.	6 août au 15 sept.	»	»	»	»	»	
Plombières.........,	Id.	15 mai au 14 juin	15 juin au 14 juill.	15 juill. au 14 août	15 août au 15 sept.	»	»	»	»	
Vichy (1)...........	Id.	1er mai au 21 mai.	24 mai au 13 juin.	16 juin au 6 juill.	9 juillet au 29 juill.	1er août au 21 août	24 août au 13 sept.	»	»	
Hammam-Rira (2)...	Algérie.	15 avril au 15 mai.	15 mai au 15 juin.	1er au 30 septembre.	»	»	»	»	»	
Bains-de-la-Reine...	Id.	15 avril au 23 mai.	26 mai au 30 juin.	15 sept. au 31 oct.	»	»	»	»	»	
Hammam-Lif (3).....	Tunisie.	1er août au 15 sept.	16 sept. au 31 oct.	»	»	»	»	»	»	

OBSERVATIONS.

Nota. — Les deux journées qui précèdent l'ouverture de chaque saison doivent être employées à la mise en état des locaux, aux travaux d'entretien et de propreté, etc. En conséquence, dans les établissements où les saisons se succèdent sans interruption, le départ des malades devra s'effectuer, au plus tard, dans la matinée du jour qui précède la clôture de chaque saison, sauf pour les malades qui auront obtenu une prolongation de séjour dans les conditions de l'article 350 du règlement

(1) Notification du 17 janv. 1910
(2) Notification du 16 janv. 1904.

(3) Les malades ne seront dirigés sur la station thermale d'Hammam-Lif que d'après les ordres du général commandant la division d'occupation de Tunisie et qu'autant que l'état de santé de ces malades permettra leur mise en subsistance au détachement stationné dans la place. (Art. 353 et 354 du règlement.)

II. — Epoques des visites et dates de l'envoi des relevés numériques (1).

Chaque année, au 1er mars et au 1er mai pour les saisons d'été des différents établissements, au 15 septembre et au 1er décembre pour les saisons d'hiver d'Amélie-les-Bains, les médecins visés à l'article 337 du règlement désignent les militaires autres que les officiers supérieurs auxquels ils jugent que les eaux minérales sont utiles.

Les anciens militaires et marins (art. 347 du règlement) font parvenir leurs demandes, avant le 15 février pour les premières saisons et avant le 15 avril pour les dernières, au général commandant la subdivision territoriale dans la circonscription de laquelle ils se trouvent domiciliés.

En vue de faciliter le travail de répartition des places, les relevés numériques sont établis par les directeurs du service de santé, séparément pour chaque saison, savoir (2) :

1re répartition.
- 1re saison : un état spécial comprenant tous les établissements ;
- 2e saison : un état spécial comprenant tous les établissements ;
- 3e saison : un état spécial concernant Vichy.

2e répartition.
- 3e saison : un état spécial comprenant tous les établissements, sauf Vichy ;
- 4e saison : un état spécial comprenant Plombières et Vichy ;
- 5e saison : un état spécial concernant Vichy ;
- 6e saison : un état spécial concernant Vichy.

Les relevés numériques qui concernent la première répartition sont transmis au Ministre de la guerre le 15 mars et ceux qui concernent la deuxième répartition le 15 mai de chaque année.

Pour les saisons d'hiver d'Amélie-les-Bains, chaque directeur du service de santé adresse, au plus tard, le 1er octobre pour la première saison et le 15 décembre pour la deuxième, au directeur du service de santé du 16e corps d'armée, le relevé numérique des places demandées dans son corps d'armée.

BAINS DE MER.

Pour les bains de mer, les saisons sont réglées de la manière suivante, aussi bien pour les militaires hospitalisés que pour ceux qui sont mis en subsistance dans un corps de troupe :

____

(1) Ces dispositions ne sont pas applicables aux militaires des troupes coloniales qui, en dehors des époques réglementaires fixées ci-dessus, peuvent être visités et proposés pour les eaux pendant toute l'année.
(2) Notification du 21 février 1910 (B. O., p. 343).

Région de la Méditerranée.	1re saison : du 1er juillet au 14 août.
	2e saison : du 15 août au 30 septembre.
Régions de l'Océan et de la Manche.	Saison unique : du 1er juillet au 31 août.

CONDITIONS A REMPLIR PAR LES MILITAIRES MALADES POUR ÊTRE DIRIGÉS SUR LES SOURCES D'EAUX MINÉRALES.

L'envoi près des sources d'eaux minérales des militaires atteints de certaines maladies ou infirmités est impérieusement subordonné aux conditions suivantes :

1o Que l'affection ou l'infirmité dont le militaire est atteint soit expressément de celles que les eaux minérales naturelles près desquelles il s'agit de l'envoyer peuvent soulager ou guérir ;

2o Que les moyens ordinaires de traitement aient été employés contre cette affection pendant un temps suffisant et sans succès ;

Ces conditions doivent être constatées lors de la visite des militaires désignés pour l'envoi aux eaux, et mentionnées spécialement sur les états de proposition dressés à cet effet, ainsi que sur les certificats individuels remis à ces militaires lors de leur départ pour les eaux.

III. — INDICATIONS RELATIVES A L'EMPLOI DES EAUX MINÉRALES ET DES BAINS DE MER.

§ 1' EAUX MINÉRALES.

FRANCE.

Amélie-les-Bains (PYRÉNÉES-ORIENTALES).

Composition chimique, thermalité, altitude.

Altitude 250 mètres ; source Escaladon ; débit 352 litres à la minute ; eaux sulfurées sodiques. — Température au griffon, 62°1 ; après le parcours (à l'hôpital), 57°8. — Résidu fixe, 0 gr. 3204. — Principe minéralisateur prépondérant : Sulfure de sodium (Na^2S), 0 gr. 0151, avec hyposulfite de sodium, 0,0087. — Silicate de sodium ; carbonates de sodium, de calcium, de magnésium ; sulfates de sodium, de potassium ; chlorure de sodium. Oxyde de fer. Traces de lithine, d'iode et d'arsenic.

Indications thérapeutiques. — Amélie-les-Bains réunit les avantages d'une station hivernale aux ressources d'une station hydro-thermale. Ses eaux sont excitantes ; les malades qu'on y enverra ne devront pas présenter d'affections à forme éréthique.

La cure d'Amélie sera surtout indiquée dans les cas suivants :

Rhumatisme chronique sous toutes ses formes ;
Névralgie et atrophie musculaire consécutive ;
Affections chroniques des voies respiratoires, laryngite chronique ;
Tuberculose pleuro-pulmonaire au début, dans les formes torpides ;
Pharyngite granuleuse, rhinite et rhino-pharyngite chroniques ;
Lymphatisme, scrofulose ganglionnaire et osseuse ;
Douleurs persistantes et rebelles consécutives à des lésions traumatiques ;
Atrophies musculaires, parésies et paralysies traumatiques ;
Raideurs articulaires, contractures et rétractions musculaires et tendineuses de même provenance ;
Ostéites et ostéomyélites chroniques suppurées ;
Lésions osseuses suppurantes, suite de coup de feu ;
Affections cutanées chroniques, torpides, non sécrétantes ;
Syphilides anciennes.

Contre-indications :

Affections des parties centrales du système nerveux et paralysies de même origine ;
Otites moyennes chroniques ;
Phtisie pulmonaire ;
Affections du cœur.

Le traitement sulfureux à Amélie-les-Bains trouve un excellent adjuvant dans l'usage des eaux du Boulou, station de la même région. Ces eaux, qui ont une grande analogie avec les eaux de Vichy, sont bicarbonatées sodiques et ferrugineuses.

L'emploi de l'eau du Boulou fait partie intégrante de la cure thermale d'Amélie ; cette eau est d'un secours précieux pour rétablir les fonctions digestives des malades envoyés à Amélie pour la cure climatérique et sulfureuse. Elle paraît aussi efficace contre certaines entérites des pays chauds.

Barèges (HAUTES-PYRÉNÉES) (1).
Composition chimique, thermalité, altitude.

Altitude 1232. — 12 sources toutes *thermales et sulfurées* sodiques. — Température de 30° à 43°. — Résidu fixe, 0 gr. 2226 à 0 gr. 2705. — Principe minéralisateur préponté-

---

(1) NOTA. — Les infirmiers destinés au détachement de l'hôpital thermal de Barèges seront choisis avec soin et on éliminera ceux qui seraient sujets aux bronchites, ou sensibles à l'action du refroidissement.

rant : Sulfure de sodium (N a² S) 0 gr. 0255 à 0 gr. 0392, avec hyposulfite de sodium, 0 gr. 0095 à 0 gr. 0118. — Silicates de sodium, de calcium, de magnésium. — Silice. — Chlorure de sodium. — Sulfates de sodium, de potassium. — Traces de lithine, de fer, d'arsenic, d'iode, de brome. — Matières organiques (glairine ou barégine) : Gaz : azote.

Indications thérapeutiques. — Les eaux de Barèges ont beaucoup d'analogie avec les eaux d'Amélie-les-Bains ; mais elles possèdent un degré de sulfuration sensiblement plus élevé et sont, par conséquent, plus excitantes que ces dernières.

On réservera l'emploi des eaux de Barèges aux affections suivantes :

Vieilles blessures douloureuses à cicatrices fragiles ;

Plaies fistuleuses anciennes ;

Rétractions musculaires et tendineuses ;

Arthrites fongueuses et entorses anciennes ;

Accidents invétérés de lymphatisme ; tuberculoses locales et surtout osseuses et articulaires, à forme chronique, *en dehors de toute localisation pulmonaire.*

Ostéites chroniques suppurées ;

Abcès, ulcères atoniques ;

Lésions trophiques et troubles fonctionnels consécutifs aux fractures et aux luxations ;

Affections cutanées herpétiques et syphilides invétérées ;

Rhumatisme ancien.

Contre-indications. — Les affections du cœur et la tuberculose pulmonaire à tous ses degrés, les manifestations goutteuses, les bronchites à répétition, et, en général, toutes les maladies à forme congestive et éréthique.

Bourbonne-les-Bains (HAUTE-MARNE)

et

Bourbon-l'Archambault (ALLIER).

Composition chimique, thermalité, altitude.

Bourbonne-les-Bains.

Altitude 280 mètres. — Eaux thermales *chlorurées sodiques* et *sulfatées calciques.* — Température de 42° à 65°. — Résidu fixe, 6 gr. 8722 à 7 gr. 9032.

Principe minéralisateur prédominant : Chlorure de sodium, 4 gr. 2066 à 5 gr. 2034, avec sulfate de calcium : 1 gr. 355 à

1 gr. 5249. — Carbonates de calcium, de magnésium, de fer, de manganèse. — Silice. — Chlorures de potassium, de lithium, de calcium, de magnésium (rubidum et cæsium). — Sulfate de sodium. — Bromure de sodium. — Traces d'iode, de fluor, d'arsenic.

L'hôpital militaire d'eaux minérales de Bourbonne-les-Bains est pourvu d'un outillage complet pour l'emploi de la gymnastique mécanique, du massage vibratoire, de l'électricité, de l'ionothérapie et de la photothérapie pour le traitement des complications des traumatismes.

Bourbon-l'Archambault.

Altitude 260 mètres. — Source thermale chloro-bicarbonatée sodique. — Température, 51°4 à 53°. — Débit journalier, 3.000 hectolitres. — Dégagement d'acide carbonique. — Résidu fixe : 3 gr. 1864. — Principe minéralisateur : Chlorure de sodium, 1 gr. 7702, et bicarbonate de calcium, 0 gr. 4019 ; bicarbonate de sodium, 0 gr. 7542.

Carbonates de magnésium, de fer, de manganèse. — Chlorure de lithium. — Bromure de sodium. — Sulfates de sodium, de potassium. — Silice. — Traces d'iode et d'arsenic.

Indications thérapeutiques. — Les eaux de Bourbonne et de Bourbon-l'Archambault conviennent, à peu près indifféremment, aux mêmes affections. Cependant l'eau de Bourbon-l'Archambault est moins chargée en principes minéralisateurs.

On enverra dans ces deux stations les malades atteints des affections suivantes :

Lymphatisme et scrofule ;
Rhumatisme chronique, musculaire, tendineux et articulaire, avec ou sans épanchement ;
Rhumatisme noueux ;
Sciatique rebelle ;
Atrophie musculaire ;
Paralysies, suite de lésions anciennes des centres nerveux.

Les eaux de Bourbonne ont une efficacité relative dans le traitement du tabès.

Ces eaux et celles de Bourbon conviennent également dans les affections chirurgicales suivantes :

Arthrites fongueuses torpides, avec ou sans fistule ;
Arthrites chroniques d'origine traumatique ;
Atrophies musculaires, parésies et paralysies traumatiques ;

Raideurs articulaires, contractures et rétractions musculaires ;

Blessures anciennes par coups de feu avec lésions osseuses suppurantes ;

Cicatrices anciennes avec névralgies rebelles.

Contre-indications. — L'état pléthorique, la tendance aux congestions, la tuberculose pulmonaire à tous ses degrés, les cardiopathies.

Vichy (ALLIER).

Composition chimique, thermalité, altitude.

Altitude 260 mètres. — Eaux alcalines fortes, bicarbonatées sodiques. — 12 sources de l'Etat, chaudes ou froides. — Résidu fixe de 5 gr. 8210 (sources Mesdames) à 6 gr. 9490 (source de l'Hôpital). — Température variant de 41°8 (Grande Grille) à 13°8 (Anciens Célestins). — Principe minéralisateur prépondérant : Bicarbonate de sodium de 4 gr. 8308 (Mesdames) à 5 gr. 6120 (Puits Chomel). — Bicarbonates de calcium, de magnésium, de fer, de potassium, de lithium. — Sulfate de sodium. — Chlorure de sodium. — Phosphate disodique. — Arséniate disodique. — Silice. — Traces d'acide borique et d'iode (de strontium).

Indications thérapeutiques. — Affections du tube digestif et de ses annexes ; dyspepsies ; gastralgies goutteuses et rhumatismales ; entérites et coliques chroniques ; engorgements du foie et de la rate, surtout chez les paludiques ; coliques hépatiques ;

Diathèse urique ; gravelle ; goutte ; coliques néphrétiques ; Diabète gras ;
Arthritisme ;
Obésité.

Contre-indications. — Si les eaux de Vichy sont efficaces dans la cachexie paludéenne, elles sont, au contraire, nuisibles dans la forme cachectique de certaines affections, telles que la goutte et le diabète. Ces eaux sont également contre-indiquées pour les malades atteints d'affections pulmonaires, cardiaques ou névropathiques.

Plombières (VOSGES).

Composition chimique, thermalité, altitude.

Altitude 430 mètres. — 27 sources régulièrement captées, dont la composition est presque semblable, mais dont la température varie de 70° à 12°. — Eaux alcalines sulfatées et silicatées sodiques, peu minéralisées. — Résidu fixe : 0 gr. 1531 à 0 gr. 3664.

Principes minéralisateurs prépondérants : Sulfate de sodium, 0 gr. 1226 ; silicate de sodium, 0 gr. 0562. — Bicarbonates de sodium, de calcium, de magnésium, de fer. — Sulfate de potassium. — Silice. — Traces de lithine, d'azotates, d'arsenic et de fluor.

Indications thérapeutiques. — L'armée disposant de peu de places à Plombières, il y a lieu de réserver l'usage de ces eaux aux cas suivants :

Affections dont la douleur est le caractère dominant et se trouve liée à un état nerveux prononcé ;
Rhumatismes viscéraux, goutte éréthique ;
Gastralgie, dyspepsie intestinale, entéralgie ;
Dysenterie chronique, diarrhée des pays chauds ;
Engorgement douloureux du foie ;
Catarrhe vésical douloureux ;
Paraplégies, suite de fièvres graves, à une époque rapprochée du début, et paraplégies, suite de lésions organiques, à une époque, au contraire, suffisamment éloignée de l'ictus ;
Névralgie sciatique ;
Névralgies consécutives à des traumatismes ;
Dermatoses chez les arthritiques.

Contre-indications. — Les eaux de Plombières ne conviennent ni aux tempéraments lymphatiques, ni aux malades menacés de tuberculose.

ALGÉRIE.

Hammam-Rira.

Composition chimique, thermalité, altitude.

Altitude 520 mètres. — 2 sources thermales, chlorurées sodiques et sulfatées calciques. — Résidu fixe : 2 gr. 2 à 2 gr. 8. — Température : 39° à 44°. — Principes minéralisateurs prédominants : Chlorure de sodium, 0 gr. 5. — Sulfate de calcium, 1 gr. 365. — Bicarbonates de calcium, de magnésium, de fer. — Sulfates de sodium et de magnésium. — Silice. — Alumine. — Matière organique analogue à la barégine. — Au contact de la matière organique, les sulfates sont réduits à l'état de sulfures, et l'eau dégage de l'hydrogène sulfuré.

Source froide gazeuse, chlorurée sodique et sulfatée calcique, avec forte proportion d'acide carbonique libre (1 gr. 5). — Température : 18° à 20°.

Résidu fixe : 2 gr. 2 à 2 gr. 7.

Principes minéralisateurs prépondérants : Sulfate de calcium, 1 gr. 085. — Chlorure de sodium, 0 gr. 4. — Bicarbonate de calcium, 0 gr. 470. — Chlorure de magnésium. — Carbonate de fer. — Sulfates de magnésium et de sodium. — Silice. — Traces d'arsenic. — Matière organique. — En bouteille, elle subit la même altération que l'eau thermale, et laisse dégager de l'hydrogène sulfuré.

Indications thérapeutiques :

Rhumatisme chronique;

Anémie paludéenne ;

Paralysies partielles ;

Ulcères, lésions osseuses, consécutives à des traumatismes ;

Dermatoses chroniques.

La source froide, carbonatée sodique, peut être conseillée comme succédanée des eaux de Vichy.

Contre-indications. — Toutes les affections à forme éréthique ;

Les accès de fièvre intermittente ;

La tuberculose ;

Les néphrites ;

Les névropathies ;

Les dermatoses récentes et susceptibles de poussées aiguës.

Mers-el-Kébir (BAINS DE LA REINE).

Composition chimique et thermalité.

Eaux thermales chlorurées sodiques et magnésiennes très fortement minéralisées.

Résidu fixe : 12 grammes à 13 grammes. — Température 45° à 47°.

Principes minéralisateurs prédominants : Chlorure de sodium, 6 grammes. — Chlorure de magnésium, 4 gr. 317. — Sulfate de magnésie. — Carbonate de calcium.

Indications thérapeutiques :
Affections rhumatismales anciennes.

TUNISIE.

Hammam-Lif.

Composition chimique et thermalité.

Deux sources thermales chlorurées sodiques, très fortement minéralisées. — Résidu fixe : 12 gr. 675 à 14 gr. 431. — Température : 47° à 49°. — Principe minéralisateur prédominant : Chlorure de sodium, 8 gr. 741 à 10 gr. 150. Puis, sulfate de calcium, 1 gr. 450 à 1 gr. 596. — Chlorure de calcium. — Sulfate de magnésium. — Silice. — Traces de fer et d'iode.

Indications thérapeutiques :

Rhumatisme chronique ;
Sciatique, atrophie musculaire;
Ostéites et périostites chroniques ;
Raideurs articulaires encore récentes ;
Synovites chroniques.

Contre-indications. — Les affections cardiaques, et toutes les maladies à forme inflammatoire.

§ 2° BAINS DE MER.

Eau de mer, composition chimique.

Principes minéralisateurs très abondants, constitués, en outre du chlorure de sodium qui les domine tous, par des chlorures de magnésium et de calcium, des sulfates de magnésie et de chaux ; enfin, par de la potasse, de l'iode et du brome.

Un peu plus chargée de sels dans l'Océan que dans la Méditerranée (Océan, 32 à 38 grammes; Méditerranée, 29 à 35 grammes). L'eau de mer est une eau minérale des plus riches, dont l'élément caractéristique est le chlorure de sodium. L'atmosphère marine est saturée de ce même sel.

Les bains de mer tirent leur action puissante de la densité de l'eau, de la force de propulsion des vagues, du contact avec la peau, d'une eau très chargée de principes actifs et aussi de l'action de l'air environnant.

Indications thérapeutiques. — La médication marine sera donc prescrite aux sujets dont l'organisation aura besoin d'un stimulant énergique, c'est-à-dire dans les cas de lymphatisme, scrofule, adénites chroniques, même suppurées; ostéite et périostite chroniques, blennorrhées, spermatorrhées, débilité accidentelle, faiblesse générale, suite de maladies graves; anémie.

Contre-indications. — Les bains de mer sont absolument contre-indiqués pour les malades menacés de congestions, atteints d'affections cardiaques ou pulmonaires, de dermatoses aiguës ou de maladies chroniques du système nerveux.

IV. — Rapports annuels.

Un rapport annuel sur le service des eaux minérales naturelles est établi par le médecin-chef, conformément au programme suivant, dans chaque localité recevant les malades militaires :

Ire PARTIE. — Indications générales.

1° Observations relatives aux eaux.

Observations relatives à l'état des eaux; variations remarquées dans leur abondance, leur température, les conditions de leur jaillissement, leur composition. L'analyse chimique doit être faite par le pharmacien militaire, au moins deux fois pendant la durée des saisons.

2° Observations relatives au service.

a) Travaux exécutés depuis l'année précédente;

b) Améliorations à proposer, tant pour les locaux que pour les appareils;

c) Observations sur le service dans ses rapports avec l'hygiène. Transport des malades. Régime, promenades et distractions. Ressources du pays, etc. Améliorations désirables.

IIe PARTIE. — État nominatif des malades arrivés aux eaux.

Cet état, reproduction du registre des eaux (modèle n° 75), forme un cahier distinct.

IIIe PARTIE. — Résumé et conclusion.

a) Etat récapitulatif des malades admis et traités, classés par genre et par nature de maladie.

b) Observations générales sur les effets physiologiques observés, les accidents survenus et l'action thérapeutique des eaux.

c) Opinion du médecin-chef sur les cas qui lui paraissent plus spécialement indiquer ou contre-indiquer l'emploi des eaux minérales, en tenant compte de la constitution, de l'âge des sujets; de la nature, de l'intensité, du degré d'ancienneté ou des complications des affections ou infirmités.

La première et la troisième partie du rapport annuel sont inscrites sur le registre des eaux, modèle n° 76, en établissant correspondance avec le registre modèle n° 75 contenant les éléments des états nominatifs.

Il est bien entendu que le programme dont les détails précèdent ne signale que les sujets sur lesquels le médecin-chef devra porter spécialement son attention et sur lesquels il devra fournir des renseignements précis. Mais il est invité à étendre ses observations sur tout ce qui lui paraitra susceptible, d'ailleurs, d'intéresser les sciences naturelles, la thérapeutique ou l'administration, et à ajouter les résultats de ses recherches et de ses réflexions au travail officiel obligatoire.

V. — MALADES POUR LESQUELS LE TRAITEMENT THERMAL EST INUTILE OU NUISIBLE.

A l'issue des saisons thermales, les médecins-chefs établissent un état nominatif, conforme au modèle A ci-après, des malades pour lesquels le traitement thermal a été reconnu inutile ou nuisible.

Ces états sont adressés au Ministre (7ᵉ Direction) par l'intermédiaire des directeurs du service de santé.

‹ CORPS D'ARMÉE.

PLACE d

SERVICE DE SANTÉ.

MODÈLE A.

Art. 348 du Règlement.

HOPITAL MILITAIRE D

ÉTAT NOMINATIF des malades pour lesquels le traitement thermal a été reconnu inutile ou nuisible.

NOMS ET PRÉNOMS.	GRADES.	CORPS D'ARMÉE	CORPS OU DOMICILE.	TRAITE-MENT INUTILE.	TRAITE-MENT NUISIBLE.	OBSERVA-TIONS.

A   , le   190.

Le Médecin-chef,

Vu et transmis :
Le Directeur du service de santé,

NOTICE N° 19.

Effets à emporter par les militaires se rendant aux bains de mer ou aux eaux minérales.

Le détail des effets à emporter par les militaires se rendant aux eaux minérales ou aux bains de mer est donné par des instructions ministérielles spéciales (1).

---

(1) Volume 3.

NOTICE N° 20.

Loi ayant pour objet l'envoi et le traitement aux frais de l'Etat, dans les établissements d'eaux minérales, des anciens militaires et marins blessés ou infirmes.

Versailles, le 12 juillet 1873.

L'Assemblée nationale a adopté la loi dont la teneur suit :

Art. 1er. Chaque année, à dater de la promulgation de la présente loi, les anciens militaires et marins, ainsi que leurs assimilés de la garde mobile, de la garde nationale et des corps auxiliaires, dont les blessures ou les infirmités contractées au service nécessiteraient l'emploi des eaux, seront, après en avoir obtenu l'autorisation du Ministre de la guerre sur l'avis de la commission spéciale instituée dans chaque département par l'instruction ministérielle du 3 mai 1844, transportés et hospitalisés aux frais de l'Etat dans les localités déterminées par le Ministre de la guerre.

Ils seront porteurs d'une feuille de route indiquant qu'ils sont envoyés aux eaux aux frais de l'Etat.

Art. 2. Les officiers des armées de terre et de mer et leurs assimilés en possession d'une pension de retraite, admis à bénéficier des eaux, continueront à subir la retenue établie par les dispositions ministérielles.

Art. 3. Les demandes seront adressées au général commandant la subdivision territoriale, et devront être accompagnées d'un certificat délivré par un médecin de la localité et visé par le maire.

Ces demandes devront être produites pour les premières saisons thermales avant le 1er avril de chaque année, et avant le 1er juin pour les dernières saisons.

. . . .

Art. 4. En prévision de cette dépense, il sera ouvert annuellement au Ministre de la guerre un crédit de cent cinquante mille francs (150,000 fr.).

Délibéré en séance publique, à Versailles, le 12 juillet 1873

Le Président,
Signé : Cte Benoist d'Azy.

Les Secrétaires,
Signé : Francisque Rive, L. Grivart, Félix Voisin, Albert Desjardins.

Le Président de la République promulgue la présente loi.

Signé : M^{al} DE MAC-MAHON, duc DE MAGENTA.

Le Ministre de la guerre,
Signé : Gal du Barail.

NOTICE No 21.

**Mesures à prendre pour prévenir et combattre les incendies
dans les établissements du service de santé.**

Mesures préventives.

Les mesures à prendre pour prévenir les incendies dépendent en grande partie de la situation de l'établissement par rapport aux bâtiments environnants, de la disposition particulière des locaux et de la nature des opérations qui s'y exécutent; il convient dès lors que les mesures dont il s'agit soient spéciales pour chaque établissement et il appartient aux médecins-chefs et aux chefs du génie de les proposer sur les lieux, de les discuter, de les arrêter et d'en surveiller l'exécution. Toutefois, il est des mesures ayant un caractère général et permanent qu'il importe de signaler dans la présente notice, afin que l'application en soit faite partout où il y a lieu. Ces mesures sont les suivantes :

Mesures extérieures.

On s'oppose autant que possible à ce qu'il soit créé, auprès des hôpitaux, des établissements industriels dont l'exploitation puisse présenter des dangers permanents d'incendie. S'il en existe déjà, on prend les meilleures précautions possibles pour atténuer le péril résultant de leur voisinage.

Le concierge a la consigne de fouiller les visiteurs et d'interdire l'entrée de l'hôpital à ceux qui tenteraient d'introduire des matières inflammables telles que : allumettes chimiques, etc. Il saisit, dans tous les cas, ces matières, qu'elles aient été déclarées ou non. Il n'autorise dans l'établissement que l'introduction des allumettes dites au phosphore amorphe.

Ces dispositions sont applicables aux infirmiers et aux ouvriers externes de l'établissement.

Ramonage des cheminées.

Le gestionnaire de chaque établissement signale en temps opportun, et sous sa responsabilité, la nécessité des ramonages qui peuvent paraître utiles en dehors des époques périodiques où cette opération a lieu.

Précautions à prendre à l'intérieur.

Tous les infirmiers-majors des divisions et ceux des services détachés veillent avec le plus grand soin à ce que les malades et les infirmiers n'aient en leur possession que des allumettes dites au phosphore amorphe. Ils s'en assurent fréquemment en faisant des rondes dans les salles de malades, les services détachés et le casernement; ils saisissent les allumettes prohibées et toutes autres matières inflammables, en en rendant compte à l'officier d'administration de garde.

Il est expressément défendu aux malades, aux infirmiers, aux ouvriers externes et aux visiteurs de fumer, soit dans les salles de malades, soit dans les magasins, dépense, bureaux, pharmacie et autres locaux de l'établissement. Un écriteau : *Défense de fumer* est placé d'une manière très apparente dans chaque local.

Entretien des réserves d'eau pour combattre un commencement d'incendie.

Dans les localités pourvues d'une distribution d'eau, il est établi, en nombre suffisant et à proximité des bâtiments, des bouches d'eau pour l'alimentation des pompes; on peut également installer, dans l'intérieur des bâtiments, des colonnes montantes avec robinets de prise d'eau aux étages, dans le but d'éteindre à l'intérieur un commencement d'incendie.

A défaut de ces moyens, des tonneaux ou des baquets ainsi que des seaux en nombre suffisant pour éteindre, au besoin, un commencement d'incendie, sont entretenus constamment pleins d'eau, à portée de la cuisine, de la pharmacie et des locaux les plus susceptibles, par la nature des opérations qui s'y exécutent, d'être incendiés. En hiver et dans les pays froids, on a soin de préserver de la gelée les bouches d'eau et les pompes des puits avec de la paille ou mieux encore avec du fumier.

Tous les médecins, les officiers d'administration, les sous-officiers et caporaux attachés à l'hôpital doivent connaître exactement l'emplacement des bouches d'eau et robinets.

L'emplacement des seaux d'incendie est affiché à la salle de garde des officiers d'administration.

Entretien des pompes à incendie et des appareils extincteurs.

Les pompes à incendie et autres appareils dont l'établissement dispose sont constamment entretenus en bon état ; les pompes sont, après chaque manœuvre, essuyées avec le plus grand soin ainsi que tous les objets accessoires qui les accompagnent. Les tuyaux notamment doivent être l'objet d'une surveillance incessante. Il faut les graisser fréquemment pour éviter qu'ils se racornissent, comme cela a lieu trop souvent.

En hiver, les pompes à incendie sont tenues à l'abri de la gelée.

L'emplacement des appareils extincteurs est, comme celui des seaux d'incendie, affiché à la salle de garde des officiers d'administration.

Organisation d'un personnel spécial chargé des premiers secours en cas d'incendie.

Les infirmiers sont tous exercés à la manœuvre des pompes aussi souvent que les exigences du service le permettent, et jamais moins d'une fois par quinzaine, sous la surveillance d'un officier d'administration. On exerce aussi les infirmiers à l'emploi des bouches d'eau et on les familiarise avec le tintement d'alarme de la cloche pour éviter toute surprise en cas de sinistre.

Bien qu'en principe tous les infirmiers doivent être mis à même de manœuvrer la pompe à incendie, on choisit, pour être employés en permanence à ce service, un certain nombre d'hommes d'élite qui sont plus spécialement exercés à cette manœuvre. Ces hommes doivent connaitre l'emplacement des instruments de sauvetage, celui des bouches d'eau et de toutes les autres ressources de nature à combattre le feu, afin qu'en cas d'événement ils puissent rendre immédiatement tous les services qu'on est en droit d'attendre de leur spécialité.

Une ou plusieurs équipes d'infirmiers désignés à l'avance sont spécialement affectées au sauvetage des malades impotents ; des brancards sont déposés à cet effet dans le cabinet de l'infirmier-major de chaque division.

Mesures intérieures de surveillance.

Les officiers et les infirmiers-majors de garde ont dans leurs attributions la surveillance des mesures intérieures de précaution contre l'incendie. Ils parcourent plusieurs fois par jour tous les locaux de l'établissement pour s'assurer que les feux sont menés avec prudence, que personne ne fume soit dans les magasins, soit dans les salles de malades ; qu'aucun objet mobilier, aucun effet d'habillement n'est trop rapproché des cheminées ou des poêles. Après les travaux de la journée, ils passent dans la cuisine, dans la pharmacie ; examinent si les feux sont éteints, si on n'a pas laissé traîner des allumettes, si les ustensiles de sauvetage sont à leur place et si les seaux sont remplis d'eau. Pendant la nuit ils exercent la même vigilance et, s'il existe dans l'établissement des générateurs de vapeur ou d'autres foyers, ils les visitent plusieurs fois à des heures indéterminées et tiennent la main à ce que les chauffeurs ne s'écartent point de leur poste et restent éveillés.

Consigne spéciale à chaque établissement.

En outre des mesures générales de précaution qui précèdent, une consigne spéciale à chaque établissement est concertée entre le médecin-chef, le commandant d'armes ou le major de la garnison et le chef du génie.

Elle fait connaître les mesures particulières et locales auxquelles chacun doit se conformer. La consigne est modifiée, après concert préalable, chaque fois qu'il y a nécessité.

La consigne est placardée dans les bureaux des entrées, dans la loge du concierge et dans la chambre de garde de l'officier d'administration.

Mesures à prendre en cas d'incendie dans l'hôpital.

Dans le cas où le feu prendrait pendant la nuit, dans une partie de l'établissement, l'infirmier-major de garde ou un des infirmiers de service ferait immédiatement prévenir :

1º Le poste des sapeurs-pompiers ;

2º Le médecin et l'officier d'administration de garde ;

3º Le médecin-chef et l'officier d'administration gestionnaire ;

4º L'agent des eaux et le chef du génie.

Aussitôt averti, l'officier d'administration de garde fait sonner l'alarme au moyen d'un tintement prolongé d'une cloche, et éveiller tous les infirmiers. Ceux-ci se réunissent dans la cour du casernement, prêts à exécuter tous les ordres donnés par l'officier

d'administration gestionnaire, à l'exception du piquet d'incendie
qui se rend immédiatement au magasin à pompe.

Dans le cas où le feu prendrait pendant le jour, les infirmiers
quittent leur service au tintement de la cloche pour se réunir
dans la cour du casernement.

Le médecin-chef, ou, en son absence, l'officier d'administration gestionnaire ou l'officier d'administration de garde, fait prévenir immédiatement par des infirmiers le commandant d'armes,
le major de la garnison, le directeur du service de santé s'il réside dans la place et tous les médecins, pharmaciens et officiers
d'administration attachés à l'établissement:

Des lettres à l'adresse des autorités ou agents à prévenir sont
préparées à l'avance et placées à la salle de garde de l'officier
d'administration.

Au tintement d'alarme, le lampiste, afin d'éviter toute explo-
sion, ferme, s'il y a lieu, la conduite qui distribue le gaz aux bâtiments incendiés et met à la disposition des travailleurs les lan-
ternes portatives qu'il a mission de tenir toujours prêtes dans un
endroit désigné à l'avance et facilement accessible. La brigade
d'incendie se rend immédiatement à la remise de la pompe et la
transporte sans délai sur le lieu du sinistre, tandis que l'infirmier-major de garde, muni des clefs spéciales, fait ouvrir les bouches d'incendie en commençant par les plus proches du bâtiment
incendié. Il fait monter rapidement sur l'une de ces bouches le
nombre de demi-garnitures nécessaires pour amener l'eau sur
l'emplacement du feu.

Les dispositions qui précèdent sont prises sous la responsabilité de l'officier d'administration de garde qui conserve la direction
des secours jusqu'à l'arrivée de l'officier d'administration gestionnaire, du médecin-chef et des sapeurs-pompiers. Tous les
bidons, arrosoirs et récipients existant dans les divers services
sont emportés sur le lieu de réunion par les infirmiers de ces
services, à l'exception des seaux de premiers secours.

Un infirmier-major passe dans toutes les salles et en fait des-
cendre les malades valides qui vont se joindre aux infirmiers
restés disponibles. Avec ces éléments, la chaîne est organisée
sous la direction de l'officier d'administration de garde et avec
le concours des sous-officiers disponibles.

En procédant ainsi qu'il est dit ci-dessus, et en attendant les
secours extérieurs, l'officier d'administration gestionnaire ou

l'officier d'administration de garde peut combattre le sinistre au début.

Si le feu menaçait les salles occupées par les malades, on devrait avant tout faire enlever les malades impotents, que le médecin-chef ou l'officier d'administration gestionnaire ferait placer dans d'autres bâtiments ou dans d'autres salles.

Quelle que soit l'importance du matériel, l'officier d'administration gestionnaire ne cherche à le sauver qu'après que les malades ont été mis à l'abri.

Aussitôt que les autorités et les sapeurs-pompiers sont arrivés sur les lieux, l'initiative des dispositions à prendre leur appartient complètement, et le personnel de l'hôpital se soumet ponctuellement à leur direction. Toutefois, le sauvetage des malades reste exclusivement dans les attributions du médecin de garde, du médecin-chef et de l'officier d'administration gestionnaire. Nul déplacement d'objets mobiliers, nul enlèvement ou jet par les fenêtres du matériel de l'établissement, ne peut avoir lieu sans l'ordre formel du médecin-chef, de l'officier d'administration gestionnaire ou, à son défaut, de l'officier d'administration de garde.

Afin d'éviter la confusion, on familiarisera le personnel à l'exécution des dispositions qui précèdent, en assignant à chaque sous-officier, caporal ou soldat les fonctions qu'il aura à remplir en cas de sinistre.

Incendie dans le voisinage de l'hôpital.

Si un incendie éclate dans le voisinage de l'hôpital, l'officier d'administration gestionnaire ou, en son absence, l'officier d'administration de garde fait prévenir immédiatement : le médecin-chef, le commandant d'armes et le chef du génie.

On se conforme, dans ce cas, aux dispositions de la circulaire du 3 novembre 1869 au sujet des règles à suivre relativement à la sortie des pompes à incendie en dépôt dans les établissements militaires (1).

____

(1) Volume 35.

NOTICE N° 22.

Composition des locaux d'un hôpital (1).

Un hôpital doit comprendre les locaux suivants :

1° Un local pour le concierge comprenant une loge et son logement personnel ;

2° La chambre de garde des médecins ;

3° La chambre de garde des officiers d'administration :

4° Le poste de l'infirmier-major de garde ;

5° Une salle d'honneur ;

6° Un cabinet pour le médecin-chef avec un bureau pour ses secrétaires ;

7° Un bureau pour l'officier d'administration gestionnaire avec une pièce pour un secrétaire ;

8° Une bibliothèque avec salle de lecture pour les malades ;

9° Une pièce pour les archives ;

10° Le bureau des entrées ;

11° Le vestiaire pour les entrants ;

12° Le magasin des effets des malades entrants garni d'étagères isolées et à claire-voie, avec une petite pièce pour les effets des décédés ;

13° Des salles d'officiers en nombre suffisant pour pouvoir se conformer aux prescriptions de l'article 364 du règlement ;

14° Des salles spéciales pour les sous-officiers et les malades traités comme tels ;

15° Des salles communes destinées aux autres malades, en nombre suffisant pour pourvoir aux besoins des services de chirurgie, de médecine et des affections vénériennes avec des cabinets d'isolement ;

16° Des pavillons et à leur défaut des salles pour l'isolement des maladies contagieuses ; une salle pour les maladies d'yeux ;

---

(1) Voir le tableau annexé au décret du 10 mai 1902 (Volume 86 *bis*) et indiquant par corps d'armée : 1° les établissements du service de santé dans lesquels des logements sont concédés gratuitement; 2° les fonctionnaires ou agents à qui des logements sont ainsi concédés et le nombre de pièces qu'ils occupent.

17° Des salles spéciales pour les malades convalescents ;

18° Une salle pour les malades détenus ;

19° Une salle pour les malades punis de consigne ;

20° Un ou plusieurs cabanons bien clos pour les aliénés avec une pièce attenante pour les infirmiers-gardiens.

Les salles sont disposées pour pouvoir être réunies en divisions et chaque division de malades doit comprendre des cabinets :

a) Pour le médecin traitant ;
b) Pour l'infirmier-major ;
c) Pour les infirmiers de visite ;
d) Pour une office ;
e) Pour un réfectoire à l'usage des malades ;

21° Une salle d'opérations   ) à proximité de la division de chi-
22° Une salle de pansements)   rurgie ;

23° La pharmacie, placée dans un lieu suffisamment éclairé exempt d'humidité et composée de pièces séparées :

a) Pour le ou les magasins de médicaments ;
b) Pour le préparatoire ;
c) Pour la tisanerie avec une pièce servant de lavoir ;
d) Pour le laboratoire ;
e) Pour le cabinet du pharmacien ;

24° Des salles de bains :

a) Pour les officiers avec cabinets séparés ;
b) Pour les sous-officiers et soldats avec compartiments séparés ;
c) Pour les bains d'eaux minérales artificielles ;
d) Une ou plusieurs pièces disposées pour les bains de vapeur et l'hydrothérapie.

Les bains sont établis de manière à ce que les malades y arrivent à couvert ; ils sont munis d'une étuve pour le chauffage du linge destiné à essuyer les malades ;

25° La dépense avec un bureau pour l'officier d'administration qui en est chargé.

La dépense doit comprendre en outre :

a) Une boucherie ;
b) Des emplacements séparés garnis des étagères nécessaires et fermant à clef pour les approvisionnements de denrées et pour un fruitier s'il y a lieu ;

26º Un magasin de combustible ou bûcher;

27º La cuisine avec des pièces séparées pour un lavoir, un bûcher, une office; dans l'une de ces pièces doit être établi un réservoir pouvant fournir tout le service en eau courante autant que possible;

28º La lingerie avec une pièce séparée pour les effets en laine, une grande pièce pour le pliage du linge, un atelier pour les réparations du linge et des effets et une pièce pour les effets réformés;

29º Un magasin pour le mobilier avec un bureau pour l'officier d'administration qui en est chargé.

Le magasin du mobilier, la lingerie et ses dépendances doivent être garnis d'étagères;

30º Un magasin garni de tréteaux à claire-voie pour le linge sale;

31º Un local devant recevoir une étuve à vapeur pour la désinfection des effets de toute nature provenant des malades atteints d'affections contagieuses ou ayant servi à leur traitement; à ce local seront annexées deux pièces : l'une pour servir de dépôt au linge à désinfecter, l'autre pour servir au séchage du linge désinfecté;

32º Une buanderie ordinaire ou à vapeur avec des séchoirs dont un couvert à air libre et l'autre clos à air chaud; des bassins de lavage avec eau courante; un local pour y déposer le linge séché et une pièce pour l'infirmier chargé du service;

33º Un atelier comprenant plusieurs pièces pour la serrurerie avec fourneau de forge, pour la menuiserie, pour la ferblanterie et pour les peintres;

34º Un atelier isolé pour la matelasserie et placé aussi loin que possible des salles des malades ou des casernements;

35º Un magasin pour les matelas reconfectionnés et propres, situé, autant que possible, près du magasin du mobilier;

36º Un hangar fermé pour les caisses et les matériaux d'emballage, isolé le plus possible des bâtiments;

37º Un casernement isolé pour les infirmiers avec un magasin pour le détachement; chambres pour les sous-officiers;

38º Une cuisine destinée au détachement d'infirmiers avec un magasin des vivres et un local pour le combustible;

39º Un réfectoire pour les sous-officiers; un pour les caporaux et soldats avec lavoir et office;

40º Des salles de discipline séparées pour les caporaux et pour les soldats; une prison;

41° Une remise pour la pompe à incendie et les voitures à bras de l'établissement;

42° Une glacière;

43° Un ou plusieurs préaux couverts pour la promenade des malades par les temps pluvieux;

44° Quand il y a lieu, une remise fermée pour les voitures techniques et le matériel servant à l'instruction professionnelle des infirmiers;

45° Un pavillon hors de la vue des malades comprenant une chapelle funéraire, une chambre des morts, une salle des autopsies communiquant avec la précédente, et deux autres pièces dont l'une pour les accessoires et l'autre pour le magasin des cercueils;

46° Une chapelle avec une sacristie contiguë.

Les greniers et les caves sont en nombre suffisant pour pourvoir aux besoins du service administratif et de la pharmacie.

Les bâtiments sont, autant que possible, desservis par trois escaliers, l'un au centre, les deux autres à chaque aile, pour permettre, en cas de danger, l'évacuation rapide des malades et du matériel.

Les latrines sont établies de manière à éviter un trop grand parcours pour les malades; elles doivent être isolées le plus possible des bâtiments auxquels elles sont reliées par des passages couverts.

Elles doivent être très bien ventilées et aménagées selon les règles de l'hygiène, de la décence, de la propreté; des urinoirs avec cuvettes en porcelaine et lavées par de l'eau courante y sont disposés.

Les logements attribués par l'article 367 au personnel attaché au service de l'hôpital doivent être composés, eu égard à la nature des fonctions de chacun, ainsi qu'il suit : le médecin-chef, le pharmacien, l'officier d'administration gestionnaire, doivent avoir, autant que possible, un appartement de plusieurs pièces, avec cuisine, cave et grenier : le médecin aide-major et l'officier d'administration de 2e ou de 3e classe ont droit à une ou deux chambres avec un cabinet.

Art. 402
du Règlement.

NOTICE N° 23 [1].

Marquage des effets.

Le linge et les effets en laine du service de santé doivent porter la marque H. M., indiquant qu'ils appartiennent à ce service.

Le linge à pansement préparé porte, en outre, les marques particulières suivantes :

DÉSIGNATION DES OBJETS DE PANSEMENT.	MARQUES DES OBJETS.
Bandage carré...	B. carré.
Bandage de corps...	B. de corps.
Bandage en T..	B. en T.
Bandage triangulaire.......................................	B. triang.
Drap en toile pour pansement petit (demi-drap)............	1/2 drap.
Drap fanon en toile pour cuisse...........................	D. fanon C.
Drap fanon en toile pour jambe............................	D. fanon J.
Echarpe quadrangulaire (ou carrée) en toile...............	Ech. C.
Echarpe triangulaire en toile.............................	Ech. T.

Ces marques sont destinées à permettre de distinguer entre elles, autrement qu'en les dépliant, les diverses pièces de linge préparé.

Les marques sont faites par l'impression de timbres en bois, en cuivre ou en caoutchouc, portant des caractères en relief. On peut aussi obtenir ces marques par le décalque de vignettes en métal ajouré.

Généralement, les timbres en caoutchouc sont préférables, parce qu'ils donnent des empreintes plus nettes et plus lisibles; mais ils ont l'inconvénient de s'user plus rapidement que les autres timbres et d'être mis immédiatement hors de service par les encres à l'acide nitrique.

Les timbres sont délivrés par le magasin central du service de santé et sont compris dans les demandes de matériel.

---

(1) Nouvelle rédaction. (Notification du 15 février 1907, *B. O.*, p. 152.)

1° Marquage du linge et des tissus en fibres végétales.

Lorsque les marques sur le linge et les tissus de fibres végétales doivent résister à la fois au lessivage et à l'étuvage, il est fait usage de l'encre indélébile « J.-M. Paillard ».

Pour son emploi, cette encre est versée en quantité suffisante sur le morceau de drap ou de feutre placé dans le godet ; puis on appuie suffisamment le timbre pour le reporter ensuite à l'endroit où l'effet doit être marqué.

Afin d'obtenir un marquage uniforme, les lettres et les chiffres qui composent les timbres doivent être pleins d'encre pour marquer convenablement, mais en même temps bien nets et bien détachés pour empêcher les empâtements.

Il faut avoir le plus grand soin de ne pas employer trop d'encre, car, si la couche déposée sur le tissu est trop épaisse, elle sèche mal et l'acide qui se trouve dans le produit brûle les fibres de l'étoffe.

Il est cependant nécessaire, pour que le marquage sur les effets en toile soit bien apparent, que le timbre dépose sur le tissu une quantité d'encre suffisante pour en imprégner les fibres.

Cette précaution est surtout recommandée si les tissus sont apprêtés.

On ne doit déposer sur le drap ou le feutre formant tampon aucun autre ingrédient de marquage et n'employer pour humecter les timbres que le moyen indiqué ci-dessus.

Pour conserver aux chiffres et lettres en caoutchouc leur souplesse et leur assurer une plus longue durée, il suffit, immédiatement après chaque opération de marquage, de les laver exclusivement dans l'eau avec une brosse molle et de les essuyer.

Éviter avec soin de se servir, pour ce nettoyage, de benzines, d'alcools, d'essences ou d'autres produits qui altèrent et détériorent le caoutchouc.

Pour effectuer le marquage avec les vignettes ou marques à jour, verser un peu d'encre sur le drap ou le feutre du godet, ou, si celui-ci est de dimensions trop exiguës, sur un morceau de drap ou de feutre quelconque placé dans une soucoupe de porcelaine ou en contact avec un corps dur et uni ; y passer légèrement le pinceau afin de l'humecter et le reporter ensuite sur la plaque à jour et frotter légèrement jusqu'à ce que les parties à marquer soient recouvertes d'encre ; il est essentiel. pour ce genre de marquage, d'éviter l'excès d'encre.

Si les marquages faits avec les vignettes ou marques à jour contenaient une quantité d'encre excessive, il suffirait, pour enlever cet excès et éviter que le tissu ne soit altéré, de faire laver légèrement à l'eau, sans brosser, quelques heures après le marquage.

Il est très important de ne pas soumettre au blanchissage avant de s'assurer que les marques sont complètement sèches, c'est-à-dire au moins vingt-quatre heures après le marquage.

Enfin, il est essentiel d'observer que les marques produites par l'encre J.-M. Paillard ne sont pas noires instantanément ; elles ne le deviennent complètement que par leur oxydation à l'air et par le blanchissage. On ne doit donc pas s'attacher à précipiter la réaction en employant une quantité d'encre telle qu'elle se produise immédiatement. En opérant ainsi, on pourrait brûler le tissu ; il suffit d'imprégner celui-ci et d'exposer la marque à l'air pour obtenir une coloration suffisante.

L'encre J.-M. Paillard est livrée par le magasin central du service de santé et doit être comprise dans les demandes de matériel.

2° Marquage des tissus en laine.

Les effets en laine blanche ou grise se marquent à l'encre « J.-M. Paillard » par le même procédé que le linge ordinaire.

Mais, pour le marquage des draps et des lainages de couleur foncée, il faut employer la composition suivante, qui se prépare dans les pharmacies.

Acide nitrique à 40 degrés.	70	grammes.
Gomme du Sénégal.	10	—
Eau.	20	—

Pour la préparation, il faut faire dissoudre la gomme dans l'eau froide pendant vingt-quatre heures et ne faire le mélange avec l'acide nitrique qu'au moment d'opérer le marquage.

La préparation s'altère et doit être jetée après chaque séance. On ne doit se servir ni d'un timbre en métal, ni d'un timbre en caoutchouc. La composition est étendue, en couche mince, sur des rondelles de lainage placées comme précédemment dans une soucoupe en porcelaine; on en imprègne suffisamment un timbre en bois que l'on reporte sur le drap à marquer avec une pression modérée, mais qu'il faut prolonger pendant une vingtaine de secondes pour qu'une empreinte superficielle du tissu apparaisse par décoloration.

Si, accidentellement, la décoloration se montre trop intense, on arrête l'action de l'acide en épongeant l'empreinte avec une solution de bicarbonate de soude au dixième, jusqu'à ce qu'il n'y ait plus d'effervescence.

Il faut avoir la précaution de sécher les empreintes avant de faire le pliage des effets, sinon les parties des étoffes mises accidentellement en contact pourraient être décolorées et tachées par les vapeurs nitriques.

Art. 410
du Règlement.

NOTICE N° 24.

Description des jeux d'ustensiles pour les distributions.

Jeu pour les pesées des portions de pain.

Cinq parallélipipèdes rectangles pesant ensemble 840 gr.

Le premier, du poids de.. 320 gr., représente 4 degrés.
Le second, du poids de... 240 gr., représente 3 degrés.
Le troisième, du poids de 160 gr., représente 2 degrés.
Le quatrième, du poids de 80 gr., représente 1 degré.
Le cinquième, du poids de 40 gr., représente 1/2 degré.

Ces jeux d'ustensiles portent les indications suivantes :

1re face	Pain.
2e face	Poids de la portion.
3e face	Indication de la portion.
4e face	Guerre.
5e face	H.
6e face	M.

Jeu pour les distributions de vin.

1° De 25 centilitres.
2° De 20   —
3° De 15   —
4° De 10   —

Les hôpitaux militaires sont, en outre, pourvus des séries de mesures et de poids du système légal nécessaires pour constater, en toute circonstance, l'exactitude des ustensiles de distribution.

NOTICE N° 25.

Confection du grand lingé à pansement et du petit linge
à pansement.

Chaque hôpital militaire devra prélever, sur les effets en toile dont il a obtenu la réforme, les quantités qui lui sont nécessaires pour confectionner lui-même le linge à pansement dont il a besoin pour le service d'une année.

Les quantités d'effets restant disponibles après ce prélèvement seront versées sur les magasins ci-après indiqués pour servir à la confection du linge à pansement à titre d'approvisionnement :

Sur le magasin central du service de santé à Paris.	Pour les 1er, 6e, 7e, 8e, 10e, 13e, 18e, 20e corps d'armée et le gouvernement militaire de Paris.
Sur le magasin de matériel de Marseille.	Pour les 14e, 15e, 16e, 17e corps d'armée, le gouvernement militaire de Lyon, les trois divisions de l'Algérie et la Tunisie.

Les versements seront effectués chaque année, sur l'autorisation qui sera donnée par le directeur du service de santé.

Ces effets ainsi expédiés sur les magasins seront choisis *parmi les moins usés* : il importe essentiellement de ne pas faire parvenir dans les magasins du linge donnant, à la transformation, une grande quantité de débris inutilisables, afin de ne pas payer des transports inutiles pour des matières à remettre aux domaines.

Ce service sera exécuté dans les conditions suivantes :

I. — DÉSIGNATION DES EFFETS EN TOILE QUI SERVIRONT A LA CONFECTION
DU LINGE A PANSEMENT.

Draps de lit,
Nappes { grandes.
{ petites.

II. — DEGRÉ D'USURE QUE LES EFFETS EN TOILE DEVRONT PRÉSENTER POUR
ÊTRE EMPLOYÉS A CETTE TRANSFORMATION.

En principe, les draps de lit ne devront plus subir à l'avenir
d'autres réparations, pour cause d'usure naturelle, que celle du
changement de lés, si ce n'est par suite de brûlures ou d'accrocs
accidentels. Après le changement de lés, aussitôt qu'on s'aperçoit
que le drap a besoin de la moindre réparation pour cause d'usure
naturelle, il convient de le proposer pour la réforme.

Les nappes seront mises de côté lorsque la toile commencera
à s'affaiblir sur plusieurs points et principalement au centre.

NOTICE N° 26.

Cessions remboursables et imputations.

SECTION Ire.

Remboursements à effectuer par les corps de troupe ou établissements considérés comme tels, soit pour cessions faites à titre onéreux, soit pour
pertes ou dégradations du matériel du service de santé.

I. — Le paiement des cessions faites à titre onéreux à des corps
de troupe ou à des établissements considérés comme tels a lieu
entre les mains des officiers d'administration. gestionnaires des
établissements livranciers, ainsi qu'il est indiqué ci-après :

a) Si le corps de troupe est stationné dans la même place que
l'établissement livrancier, le versement du montant de la cession
est effectué immédiatement, par les soins du trésorier, entre les
mains de l'officier d'administration gestionnaire, qui délivre en
échange un récépissé détaché d'un carnet à souche (modèle n° 94)
et inscrit la preuve du remboursement sur les factures de livraison.

b) Si le corps n'est pas stationné dans la place, il adresse le
montant de la facture à l'officier d'administration gestionnaire,
sans frais, au moyen d'un mandat sur le Trésor.

Lorsque le corps tient garnison dans une place où il n'y a pas
d'agent du Trésor ayant qualité pour délivrer un mandat, le montant de la facture est envoyé par un mandat sur la poste ; les
frais d'envoi sont, dans ce cas, imputés sur les mêmes fonds qui
ont à supporter le payement de la facture.

Au reçu du mandat, dans l'un et l'autre cas, l'officier d'administration gestionnaire envoie au corps un récépissé détaché du
carnet à souche, et il inscrit également sur les factures la preuve
du remboursement.

II. — En fin de trimestre, l'officier d'administration gestionnaire établit deux bordereaux récapitulatifs décomptés : l'un pour les médicaments, les accessoires de pharmacie et les objets non compris dans la comptabilité-matières ; l'autre pour les objets de matériel figurant au compte de gestion.

On ne fait pas figurer sur ces bordereaux le détail des factures, mais seulement les quantités totales à porter en sortie ; la totalisation de la colonne du décompte donne la somme à verser au Trésor.

Ces deux documents, arrêtés et certifiés par le gestionnaire et vérifiés par le médecin-chef, sont adressés au directeur du service de santé, qui délivre les ordres de reversement au Trésor. L'officier d'administration gestionnaire effectue ensuite le versement, et l'ordonnateur inscrit sur les bordereaux décomptés la preuve du remboursement. Les factures de livraisons ou d'expéditions restent annexées auxdits bordereaux. Des duplicata des bordereaux trimestriels ou mensuels sont remis au Trésor à l'appui des ordres de versement.

En ce qui concerne les livraisons aux militaires de la gendarmerie, l'officier d'administration gestionnaire récapitule tous les bons du trimestre, sur une facture décomptée, qui est transmise au conseil d'administration en vue du remboursement que celui-ci doit opérer dans les mêmes conditions que les autres corps de troupe. En outre, les bons nominatifs décomptés sont adressés en communication au conseil d'administration en même temps que les factures trimestrielles ; ces bons sont ensuite renvoyés à l'établissement livrancier.

III. — Pour le quatrième trimestre de chaque année, les bordereaux sont établis et les versements au Trésor effectués mensuellement.

IV. — Les dispositions qui précèdent sont appliquées aux imputations faites à des militaires en traitement pour pertes ou dégradations de matériel. Les quantités imputées figurent sur les bordereaux trimestriels ou mensuels qui comprennent les cessions de matériel, et le montant en est versé au Trésor en même temps.

SECTION II.

I. — Bains pris à charge de remboursement dans les hôpitaux par le personnel non hospitalisé.

NATURE DES BAINS.	PRIX.	OBSERVATIONS.
	fr. c.	
Bain ou douche simple......	0 25	Ces prix comprennent la fourniture du linge.
— — de vapeur...	0 60	
— alcalin..............	0 30	
— amidonné..........	0 60	
— aromatique..........	1 40	
— mercuriel.......	0 30	
— de sel..............	1 50	
— de son.............	0 50	
— sulfureux..........	0 30	
— avec savon.........	0 60	
Massage après bain ou douche	0 30	Les massages ne sont autorisés, à titre exceptionnel, que sur le vu d'une prescription médicale.
Hôpital militaire de Vichy.		
Bain ou douche ord. et asc.	0 30	
Friction ou massage à sec.	0 30	
Douche horizontale........	0 50	
Massage sous l'eau........	0 50	

Chaque partie prenante doit produire, au commencement de la série des bains à prendre, un bon du médecin-chef de l'hôpital indiquant la nature et le nombre des bains ; ce bon est conservé par l'officier d'administration gestionnaire. Le prix de chaque bain, fixé dans le tableau ci-dessus, est payé par avance à l'officier d'administration gestionnaire qui l'inscrit sur le carnet à souche (modèle n° 94) et en délivre le reçu à la partie prenante.

II. — Vivres d'hôpital délivrés contre remboursement.

TAUX DE REMBOURSEMENT.

Nourriture du médecin de garde : 2 francs par jour.
Nourriture de l'officier d'administration de garde : 2 francs par jour.
Nourriture du médecin auxiliaire : 0 fr. 80 par jour.
Nourriture de l'adjudant : 0 fr. 50 par jour.
Nourriture du sergent infirmier : 0 fr. 20 par jour.
Nourriture du caporal ou soldat infirmier : »

Le médecin et l'officier d'administration de garde nourris aux vivres d'hôpital paient le prix des repas à l'officier d'administration gestionnaire qui l'inscrit sur le carnet à souche et en délivre le reçu à la partie prenante.

Les frais de nourriture des sous-officiers sont retenus sur leur prêt. Dans les hôpitaux militaires, le montant de ces retenues est inscrit sur le carnet à souche.

III. — *Livraisons de médicaments à charge de remboursement au personnel non hospitalisé.*

Les livraisons de médicaments contre remboursement au personnel non hospitalisé ne peuvent être faites que sur l'autorisation du Ministre.

Ces livraisons sont de deux sortes, suivant que le paiement est fait directement entre les mains de l'officier d'administration gestionnaire de l'hôpital par la partie prenante elle-même, ou que le remboursement doit être effectué, à son défaut, par les administrations ou communes dont elle relève.

a) Livraisons payées directement par la partie prenante.

Chaque livraison est justifiée par un bon établi d'après le modèle n° 95.

La partie prenante présente le bon :

1° Au pharmacien, qui le décompte ;

2° A l'officier d'administration gestionnaire, qui en reçoit le prix, délivre un reçu détaché du carnet à souche, inscrit sur le bon le numéro dudit carnet ;

3° Au pharmacien qui, sur le vu du reçu donné par l'officier d'administration gestionnaire, délivre le médicament et conserve le bon en échange.

En ce qui concerne les bains médicamenteux remboursables, le bon modèle n° 95 est gardé par l'officier d'administration gestionnaire qui établit un bon pour la délivrance des médicaments nécessaires. Ce dernier bon est conservé par le pharmacien.

En fin de trimestre, les quantités de médicaments portés sur les bons sont totalisées et inscrites dans une seule colonne du registre des livraisons de médicaments (modèle n° 128).

b) Livraisons remboursées par les administrations ou municipalités
à défaut des parties prenantes.

Ne sont comprises dans cette catégorie que les personnes qui
ne peuvent pas payer leurs médicaments entre les mains de
l'officier d'administration gestionnaire et pour lesquelles les administrations civiles ou les communes prennent l'engagement de
verser trimestriellement au Trésor le montant des livraisons effectuées.

Chaque livraison est subordonnée à la production d'un bon
établi d'après le modèle n° 96.

En fin de trimestre, tous les bons afférents à une même administration ou à une même commune sont totalisés et inscrits dans
une colonne du registre des livraisons de médicaments (modèle
n° 128).

IV. — *Justification des versements au Trésor.*

1° Cas de remboursement direct.

En fin de trimestre, l'officier d'administration gestionnaire
établit un relevé décompté des bains et des repas délivrés. Il
récapitule, en outre, dans une facture de sortie décomptée (1),
établie en double expédition, les médicaments qui ont été délivrés et dont la valeur a été déposée entre ses mains.

Le médecin-chef vérifie et vise, au moins une fois par
mois, le carnet à souche (modèle n° 94).

En fin de trimestre, il vérifie le relevé et la facture de sortie -
établis par le gestionnaire et les transmet au directeur du
service de santé du corps d'armée, qui délivre des ordres de
versement au Trésor pour les sommes qui y sont portées.

Des duplicata du relevé et de la facture de sortie sont remis
au Trésor, à l'appui des ordres de versement.

2° Cas de remboursement par les administrations ou communes.

En fin de trimestre, l'officier d'administration gestionnaire
établit en double expédition, et distinctement pour chaque
administration ou commune, des factures de sortie décomptées (1), pour les médicaments dont la valeur n'a pas été versée entre ses mains.

---

(1) N° 369 de la nomenclature.

Ces factures sont remises au médecin-chef qui les vérifie et les transmet au directeur, qui est chargé de poursuivre le remboursement, par voie de versement au Trésor, des sommes à recouvrer.

Les ordres de versement délivrés par le directeur du service de santé du corps d'armée sont appuyés d'un duplicata des factures, destiné à être remis au Trésor.

3° Destination des bons, des relevés et des factures de sortie.

Aussitôt après vérification des relevés et factures de sortie, le médecin-chef annule les bons et les remet à l'officier d'administration gestionnaire.

Une expédition des relevés et factures de sortie, revêtue de la mention de versement au Trésor, est remise à l'officier d'administration gestionnaire, qui doit la conserver dans les archives de l'établissement, avec les bons à l'appui.

Une expédition des factures relatives aux médicaments, également revêtue de la mention du versement au Trésor, est remise au pharmacien pour être conservée à l'appui du registre des livraisons de médicaments.

NOTICE N° 27.

Organisation et administration d'un personnel d'infirmières laïques dans les hôpitaux militaires.

TITRE Ier.

Personnel des infirmières.

Art. 1er. Des infirmières laïques peuvent être attachées aux hôpitaux militaires, pour être employées dans les salles de malades et de blessés.

Le Ministre de la guerre peut, suivant les besoins du service, soit prononcer leur changement de résidence, soit les détacher temporairement dans un autre hôpital.

Art. 2. Les infirmières laïques des hôpitaux militaires sont recrutées par voie de concours parmi les infirmières diplômées de l'Assistance publique et des écoles d'infirmières laïques, publiques ou privées, qui sont agréées par le Ministre de la guerre.

Les dates et les lieux des concours sont fixés par le Sous-Secrétaire d'Etat.

Art. 3. Les candidates doivent être de nationalité française et âgées, sauf dans des cas particuliers dont le Ministre de la guerre sera juge, de 20 ans au moins et de 35 ans au plus, au 1er janvier de l'année du concours. Les candidates, nommées infirmières stagiaires, passé l'âge de 25 ans, n'ont pas droit au minimum de retraite garanti par l'article 10 du décret du 26 février 1897 (1).

Art. 4. Les candidates doivent adresser au Ministre de la guerre (7e Direction ; 1er Bureau) une demande en vue de la participation au concours. Cette demande sera accompagnée de leur bulletin de naissance, d'une copie conforme de leur diplôme d'infirmière, d'un extrait de leur casier judiciaire ayant moins de trois mois de date et d'un certificat d'aptitude physique à l'emploi d'infirmière, émanant d'un médecin principal ou major du service hospitalier.

Art. 5. La liste des candidates admises à concourir est arrêtée par le Ministre de la guerre, qui fait parvenir à celles-ci toutes les indications nécessaires.

Art. 6. Les épreuves du concours comprennent :

---

(1) Volume 65.

1° Une épreuve écrite d'instruction générale. Deux heures sont accordées pour sa rédaction. Le sujet à traiter porte autant que possible sur une question élémentaire d'hygiène hospitalière ou sur un cas d'urgence de la compétence professionnelle des infirmières ;

2° Une épreuve pratique d'une durée minima de trente minutes. La question est tirée au sort parmi celles énumérées dans le programme ci-après.

Les épreuves terminées, le Ministre de la guerre arrête la liste des candidates reconnues aptes à l'emploi d'infirmières laïques des hôpitaux militaires. Toutes sont avisées, en ce qui les concerne, des résultats du concours.

Art. 7. Le personnel des infirmières comprend :

Des infirmières stagiaires ;
Des infirmières titulaires ;
Des infirmières principales.

Les infirmières titulaires sont réparties en trois classes, les infirmières principales en deux classes.

Art. 8. Leur traitement est déterminé de la façon suivante :

		fr.
Infirmières stagiaires.		800
Infirmières titulaires de	3° classe.	1.042
	2° classe.	1.146
	1re classe.	1.250
Infirmières principales de	2° classe.	1.354
	1re classe.	1.458

Art. 9. Les infirmières laïques sont, en principe, logées à l'hôpital et nourries dans les mêmes conditions que les sous-officiers infirmiers.

Art. 10. Les infirmières, qui ne sont pas logées à l'hôpital, reçoivent une indemnité annuelle de logement fixée ainsi :

400 francs à Paris ;
350 francs dans les villes de 200.000 habitants et au-dessus ;
300 francs dans toutes les autres villes.

Art. 11. Toutes ont droit à une indemnité d'habillement de 100 francs par an.

Art. 12. A l'intérieur de l'hôpital, les infirmières sont astreintes à porter la tenue suivante :

Pour toutes les infirmières : robe en mérinos noir et bonnet blanc en mousseline du modèle fixé par l'administration militaire, chaussures noires.

Sur le côté gauche du bonnet, les infirmières stagiaires portent une cocarde tricolore de 3 centimètres de diamètre. Cette cocarde mesure 5 centimètres de diamètre pour les infirmières titulaires et principales. Ces dernières portent en outre, sur le devant du bonnet, une étoile à cinq branches de 2 centimètres de hauteur.

Dans le service des salles, les infirmières revêtent le sarrau et prennent un tablier blanc à bavette. Ces effets leur sont fournis gratuitement par l'hôpital. Elles portent également des pantoufles, en cuir noir, dont l'achat leur incombe.

Art. 13. Toutes les infirmières débutent comme stagiaires.

Art. 14. Un an après leur admission, la conduite, l'aptitude professionnelle et la manière de servir de chaque infirmière stagiaire font l'objet, de la part du médecin chef de l'hôpital, d'un rapport spécial, qui est adressé au directeur du service de santé du corps d'armée.

Si le rapport n'est pas satisfaisant, le directeur invite l'infirmière stagiaire à cesser ses fonctions et rend compte au Ministre de la guerre (7e Direction).

Art. 15. Les infirmières stagiaires sont nommées infirmières titulaires de 3e classe après un an de stage.

L'avancement des infirmières titulaires de la 3e à la 2e classe et celui de la 2e à la 1re a lieu au choix après trois ans de service ou à l'ancienneté après cinq ans.

L'avancement des infirmières titulaires de 1re classe au grade d'infirmière principale de 2e classe et celui d'infirmière principale de 2e classe à la 1re classe, a lieu uniquement au choix, et au plus tôt après cinq années de service dans le même grade.

Les promotions sont faites par le directeur du service de santé, sur la proposition du médecin chef, sauf en ce qui concerne les infirmières principales, qui sont nommées directement par le Ministre le la guerre, sur la proposition du médecin-chef transmise par le directeur du service de santé.

TITRE II.

Devoirs des infirmières.

Art. 16. Dans les divisions de malades ou blessés, les infirmières sont placées sous la seule autorité des médecins traitants.

Art. 17. Leur service consiste à donner des soins aux malades et blessés, particulièrement à ceux qui sont gravement atteints, à surveiller, concurremment avec les infirmiers de visite, les maîtres infirmiers et les infirmiers-majors, la distribution des aliments et l'administration des médicaments. A cet effet, les infirmières des divisions suivent les visites des médecins traitants et prennent note de toutes leurs recommandations.

Elles tiennent particulièrement la main à l'exécution des prescriptions médicales et rendent compte aux médecins traitants des remarques auxquelles a donné lieu l'état de santé des malades pendant l'intervalle des visites.

Elles veillent à ce que les malades ne commettent pas d'imprudence ou d'écarts de régime, et elles signalent aux médecins toutes les irrégularités de cette nature qu'elles ont été impuissantes à empêcher.

Chargées de faire respecter les prescriptions des médecins, elles donnent elles-mêmes l'exemple de ce respect.

Art. 18. Les infirmières laïques accomplissent dans les hôpitaux militaires une œuvre de dévouement. A ce titre, elles ont droit à tous les égards et au respect des infirmiers et des malades.

Art. 19. Le temps de présence quotidien des infirmières de jour et de nuit est fixé à 12 heures 15, repas compris (y compris un repos de deux heures pour les repas).

Art. 20. Le service de veille est assuré soit par des infirmières volontaires, soit alternativement par toutes les infirmières de l'hôpital, suivant un roulement régulièrement établi. Ce service de garde ne fonctionne que lorsque l'établissement hospitalier dispose d'au moins quatre infirmières.

A l'issue de leur garde, les infirmières de veille rendent compte par écrit au médecin-chef des événements qui se sont produits pendant la nuit et qui peuvent intéresser les médecins traitants.

Art. 21. Un repos d'une durée de vingt-quatre heures consécutives est accordé, par semaine, à chaque infirmière.

Art. 22. Un congé annuel de vingt-cinq jours, avec traitement, est accordé à toutes les infirmières comptant au moins un an de services effectifs.

Ce congé est accordé par le médecin chef de l'hôpital.

Art. 23. Les infirmières qui ne prennent pas leurs repas à l'hôpital les jours de congé hebdomadaire et annuel, ou au cours d'une maladie qui les retient éloignées de leur service, ont droit à une indemnité de 1 franc par repas d'absence ou de 2 francs pour la journée entière.

Art. 24. Les infirmières qui, dans l'exercice de leurs fonctions, ont reçu des blessures ou contracté une maladie contagieuse, conservent le droit à l'intégralité de leurs appointements et indemnités représentatives pendant les six premiers mois de leur traitement. Au delà de six mois, les appointements et indemnités représentatives sont diminués de moitié.

Art. 25. S'il s'agit d'un accident ou d'une maladie qui n'est pas imputable au service, les appointements et indemnités représentatives sont réduits à la moitié pendant trois mois et au quart pendant les trois mois suivants.

Art. 26. En cas de maladie, les infirmières peuvent être, à titre exceptionnel et sur leur demande, traitées gratuitement à l'hôpital.

Dans ce cas, elles perdent le droit à l'indemnité de nourriture, pendant toute la durée de leur séjour à l'hôpital.

Art. 27. Les infirmières en état de grossesse sont employées en dehors des salles de malades dès que leur situation devient apparente. Elles interrompent tout service pendant les quinze jours qui précèdent et les vingt et un jours qui suivent l'accouchement. Elles reçoivent pendant cette période le montant intégral de leurs appointements et indemnités représentatives.

Celles qui, avant ou à l'expiration de ce délai, sont reconnues dans l'impossibilité physique de remplir ou de reprendre leurs fonctions, bénéficient des dispositions de l'article 25.

TITRE III.

Dispositions générales.

Art. 28. En dehors des prescriptions ci-dessus, les dispositions générales des décrets et règlements relatifs à la situation du personnel civil d'exploitation des établissements militaires sont applicables aux infirmières laïques des hôpitaux militaires.

Programme de l'épreuve pratique du concours à l'emploi d'infirmière laïque dans les hôpitaux militaires.

1° Application sommaire d'un pansement ;

2° Reconnaissance des médicaments usuels ;

3° Reconnaissance des instruments de chirurgie d'usage courant ;

4° Reconnaissance des appareils ordinairement employés dans les hôpitaux.

PANSEMENTS.

1° De l'asepsie ;

2° Méthode antiseptique, principe, but et moyens ;

3° De la désinfection en général ;

4° Des pansements :

Matériel nécessaire pour faire le pansement d'une plaie ;
compresses, bandes, médicaments, topiques, etc. ;
bandages simples ou composés ;
Appareil à fractures ;

5° Topiques, formations, liniments, onctions, frictions, collutoires, collyres, pommades et onguents, sinapismes, vésicatoires, etc. ; appareils destinés à administrer les injections : entéroclysme ;

6° Saignées, ventouses ;

7° Des soins à donner en cas de syncope :
De l'hémostase provisoire ;
Premiers soins à donner en cas d'épistaxie, hémoptysie, hématémie ;

8° Températures des thermomètres, leur maniement, température axillaire et rectale, feuilles de température ;

9° Injections hypodermiques ; instrumentation, nettoyage et stérilisation des seringues et des aiguilles ; liquides injectés, leur conservation, choix et préparation de la région ;

10° Des bains ; bains généraux et locaux, surveillance des malades ; ablutions, lotions, des compresses froides ; traitement des maladies infectieuses (fièvre typhoïde par les bains froids) ;

11° Précautions à prendre dans les maladies contagieuses.

PHARMACIE.

Des différentes espèces de médicaments.

Médicaments pour l'usage externe. — Moyens de reconnaître ceux d'entre eux qui sont dangereux ;
Précautions prises ou à prendre pour se mettre à l'abri de ces dangers ;
Mode d'administration des collyres, collutoires, gargarismes.

Médicaments pour l'usage interne. — Principaux médicaments usuels ; formes usuelles : pilules, potions, cachets, tisanes, sérums ;
Moyens de les distinguer des médicaments dangereux, moyens de prévenir leurs dangers ;
Des divers modes d'administration des médicaments.

MASSAGE.

Considérations générales sur le massage.

NOTICE No 28.

Loi du 7 juillet 1877, relative à l'organisation des services hospitaliers de l'armée dans les hôpitaux militaires et dans les hospices civils.

Art. 1er. Chacun des corps d'armée de l'intérieur aura, dans la région qu'il occupe, et autant que possible au chef-lieu du corps d'armée, un établissement hospitalier militaire destiné à l'instruction spéciale du personnel, à la préparation et à l'entretien du matériel nécessaire au corps d'armée, pour le service hospitalier en cas de mobilisation.

Art. 2. A l'exception des hôpitaux régionaux, des hôpitaux permanents des gouvernements de Paris et de Lyon, et des hôpitaux thermaux, tous les autres hôpitaux militaires pourront être successivement supprimés, quand, dans les villes où ils existent, les hospices civils appropriés à cet effet seront en état d'assurer en tout temps le service médical militaire.

Toutefois, ces suppressions ne pourront avoir lieu qu'en vertu d'une disposition formelle de la loi de finances de chaque année.

Art. 3. Dans les localités où il n'existera pas d'hôpitaux militaires, et dans celles où ils seront insuffisants, les hospices civils seront tenus de recevoir et de traiter les malades de l'armée qui leur seront envoyés par l'autorité militaire.

Art. 4. Les hospices civils seront à cet effet, par décret du Président de la République rendu sur la proposition des Ministres de la guerre et de l'intérieur, divisés en deux catégories : 1º les hôpitaux mixtes ou militarisés; 2º les hôpitaux civils proprement dits.

Seront classés dans la première catégorie les hôpitaux civils où il y aura des salles spécialement réservées aux malades militaires.

Toutes les fois qu'une garnison atteindra le chiffre de 300 hommes, les malades militaires seront soignés dans des salles spéciales, et soumis, autant que possible, sous le rapport du régime hospitalier, aux règlements en vigueur dans les hôpitaux militaires.

Seront classés dans la seconde catégorie les hôpitaux des villes où les garnisons n'atteindront pas le chiffre de 300 hommes : les malades militaires seront soignés dans les salles ordinaires, s'il n'est pas possible d'avoir des salles spéciales, et soumis au régime de l'hôpital civil.

Lorsque l'effectif d'une garnison sera de 1,000 hommes au moins, le traitement des malades sera toujours confié aux médecins militaires ; au-dessous de ce chiffre, les malades militaires seront soignés par les médecins militaires toutes les fois que le personnel médical de la garnison le permettra. En cas d'insuffisance, le service des salles militaires sera fait par des médecins civils.

Dans les hôpitaux civils proprement dits, les malades de l'armée seront soignés par les médecins civils.

Quand les malades militaires seront soignés par des médecins civils, le médecin de la garnison aura le droit de les visiter ; mais, sous aucun prétexte, il ne pourra s'immiscer dans le traitement ni donner des ordres dans le service.

Art. 5. Les obligations imposées aux hospices civils ne peuvent, dans aucun cas, porter préjudice au service des fondations et de l'Assistance publique.

L'Etat doit à ces établissements une allocation égale aux frais qui leur incombent par suite du traitement des malades militaires.

Art. 6. La dépense des travaux de construction ou d'appropriation reconnus nécessaires pour l'établissement, dans les hospices civils, des services hospitaliers des garnisons, est exclusivement à la charge de l'Etat. Nul travail ne pourra être exécuté sans l'assentiment de la commission administrative de l'hôpital et du conseil municipal de la ville, et sans l'accord préalable des Ministres de la guerre et de l'intérieur.

Toutefois, les traités particuliers conclus avec les communes qui ont pris envers l'Etat l'engagement d'assurer le traitement des malades militaires dans les hôpitaux civils demeurent exécutoires.

Art. 7. Une convention passée entre le représentant du Ministre de la guerre et la commission administrative de l'hôpital déterminera, pour chaque hôpital, suivant la catégorie à laquelle il appartiendra, le régime spécial à cet établissement, les conditions d'application du règlement militaire et la dette correspondante de l'Etat.

Le nombre des lits à affecter aux malades militaires dans les hospices civils sera fixé de gré à gré entre les commissions administratives et le Ministre de la guerre ou son représentant.

Cette convention ne sera exécutoire qu'après avoir été approuvée par le conseil municipal et ratifiée par les Ministres de la guerre et de l'intérieur.

En cas de désaccord entre les deux Ministres, la commission administrative de l'hôpital ou le conseil municipal, les conditions et le prix du traitement des militaires seront réglés par un décret rendu en Conseil d'Etat.

La convention aura une durée de cinq années : elle pourra, exceptionnellement, être revisée dans cet intervalle, à la condition qu'il y ait accord entre toutes les parties.

Les contestations qui pourront s'élever sur l'exécution soit de la convention, soit du décret rendu à défaut de convention, seront portées devant le conseil de préfecture du département où est situé l'hôpital, et, en cas d'appel, devant le Conseil d'Etat.

Ces dispositions sont également applicables aux contestations qui pourront surgir entre les commissions administratives des hospices et les communes qui ont pris envers l'Etat l'engagement d'assurer le traitement des malades militaires dans les hôpitaux civils.

Art. 8. Un règlement d'administration publique pourvoira à l'exécution de la loi sur les bases ci-dessus établies.

Art. 9. Dans les six mois qui suivront la publication du règlement d'administration publique, les commissions administratives des hôpitaux pourront demander, nonobstant les conventions en cours d'exécution, qu'il leur soit fait application des dispositions de la présente loi.

Il sera fait droit à ces demandes dans un délai de même durée et conformément aux prescriptions de l'article 7.

Art. 10. Sont abrogées toutes les dispositions des lois, ordonnances, décrets et règlements contraires à la présente loi.

Décret du 1ᵉʳ août 1879, modifié par décret du 12 décembre 1889, portant règlement d'administration publique pour l'exécution de la loi du 7 juillet 1877, relative à l'organisation des services hospitaliers de l'armée dans les hôpitaux militaires et dans les hospices civils.

TITRE Iᵉʳ.

DES HOSPICES MIXTES OU MILITARISÉS.

Art. 1ᵉʳ. Le nombre de lits affectés aux malades militaires est déterminé d'après l'effectif normal du pied de paix des troupes composant la garnison dans la ville où est situé l'hospice.

Ce nombre ne peut dépasser que dans des cas exceptionnels le vingt-cinquième dudit effectif, tel qu'il est fixé par les lois en vigueur.

Art. 2. Les dimensions et l'aménagement des salles militaires assurent la séparation des malades en trois catégories, conformément aux prescriptions du règlement sur le service de santé de l'armée, l'isolement des malades atteints d'affections contagieuses et la disposition pour chaque lit d'un cube d'air de 40 mètres.

Art. 3. Les officiers sont traités dans des salles spéciales. Il en est de même, à moins d'impossibilité, pour les sous-officiers.

Des chambres particulières sont réservées aux officiers supérieurs.

Les locaux accessoires comprennent un cabinet pour le chef du service médical et un vestiaire pour le dépôt des effets des malades entrants.

L'hospice doit, en outre, mettre une salle à la disposition de l'autorité militaire, lors des réunions périodiques exigées par le service militaire.

Dans les hospices où les salles militaires comprennent cinquante lits ou plus, un local spécial, aménagé à cet usage, est réservé pour les consignés et les détenus. Ce local contient un nombre de lits égal au trentième des lits affectés au service de l'armée.

Art. 4. Lorsque les locaux existants ne permettent pas l'organisation du service hospitalier militaire dans les conditions ci-dessus prescrites, sans préjudice pour le service des fondations et de l'Assistance publique, ou lorsque l'aménagement des bâtiments disponibles est insuffisant, le Ministre de la guerre, sur le rapport de l'autorité militaire, fait procéder à l'étude des travaux nécessaires de construction ou d'appropriation.

A cet effet, une commission composée du général commandant la subdivision, président ; du commandant du génie de l'arrondissement ; d'un officier de la garnison, désigné par l'autorité militaire ; d'un médecin militaire, désigné par le directeur du service de santé ; du maire de la ville ; d'un membre de la commission administrative de l'hospice, délégué par cette commission, et de l'architecte de l'hospice, constate l'état des bâtiments, détermine la nature et l'importance des travaux à entreprendre, et en évalue approximativement la dépense.

Cette commission est constituée par le général commandant le corps d'armée, sur la proposition du directeur du service de santé du corps d'armée. Elle tient procès-verbal de ses délibérations.

Art. 5. Le président de la commission adresse, par la voie hiérarchique, au général commandant le corps d'armée le procès-verbal des délibérations de la commission, en y joignant un projet détaillé dressé par le commandant du génie. Ce dossier est ensuite transmis, avec l'avis du directeur du service de santé du corps d'armée, au Ministre de la guerre.

Copie du procès-verbal des délibérations de la commission et du projet dressé par le commandant du génie est envoyée par le directeur du service de santé au préfet, qui appelle la commission administrative de l'hospice et le conseil municipal à délibérer sur le projet, et transmet le dossier de l'affaire au Ministre de l'intérieur.

Il est statué conformément aux dispositions de l'article 6 de la loi du 7 juillet 1877.

Art. 6. Si, au cours de la convention quinquennale passée en exécution de l'article 7 de la loi du 7 juillet 1877, l'installation matérielle des salles militaires est jugée insuffisante par le Ministre de la guerre, il est procédé dans les formes prescrites par les articles 4 et 5 du présent règlement.

Art. 7. Les travaux faits au compte de l'Etat sont exécutés soit par le service du génie militaire, soit sous sa surveillance.

Art. 8. Les grosses réparations et l'entretien des bâtiments affectés au service hospitalier militaire sont à la charge de l'Etat, lorsque les bâtiments ont été construits par lui.

Art. 9. A l'exception des instruments de chirurgie, dont l'acquisition, l'entretien et le renouvellement sont à la charge de l'Etat, le matériel nécessaire au traitement des malades militaires est fourni et entretenu par l'hospice.

Art. 10. Les malades militaires sont admis sur le vu d'un billet d'entrée, et dans les conditions fixées par le règlement sur le service de santé de l'armée.

Ils sont traités, en ce qui concerne le service médical, l'alimentation et le régime pharmaceutique, conformément aux prescriptions du même règlement.

Art. 11. Le Ministre de la guerre peut, selon qu'il le juge nécessaire, faire effectuer le service des salles militaires par des infirmiers de l'armée dont il fixe le nombre, ou par des servants civils qui sont fournis par l'hospice.

Dans le cas où il y a lieu de substituer soit des infirmiers de l'armée aux servants civils, soit des servants civils aux infirmiers de l'armée, il en est donné avis par le Ministre de la guerre, deux mois d'avance, à la commission administrative.

Art. 12. S'il se produit dans les salles militaires des cas qui fassent craindre une épidémie, le chef du service médical en donne immédiatement avis à la commission administrative.

A la fin de chaque année, il remet à cette commission les renseignements médicaux nécessaires à l'établissement du compte moral de l'hospice.

Art. 13. L'autorité militaire chargée de l'administration des hôpitaux exerce dans les salles militaires les attributions qui lui appartiennent dans les hôpitaux militaires. Elle a, en outre, le droit de surveiller la partie des services généraux commune aux malades civils et aux malades militaires.

Art. 14. La commission administrative conserve la direction des services généraux de l'hospice, ainsi que le choix des sœurs ou servants civils attachés aux salles militaires.

Elle a, dans les salles militaires, les droits et les attributions qui sont dévolus, dans les hôpitaux militaires, aux officiers d'administration gestionnaires.

Art. 15. Lorsque les médecins civils sont appelés, en raison de l'insuffisance du nombre des médecins de l'armée, à soigner une partie des malades militaires, les services sont divisés sans que le traitement d'une même salle puisse être partagé entre les médecins civils et les médecins militaires.

Art. 16. Dans les villes où il existe une faculté ou une école de médecine, les élèves en médecine admis au stage militaire peuvent, sous l'autorité des officiers du corps de santé de l'armée, accomplir ce stage dans les salles militaires.

Art. 17. La commission administrative fait établir pour le service des salles militaires les écritures prescrites par le règlement sur le service de santé de l'armée.

Les registres et imprimés nécessaires sont fournis gratuitement à l'hospice par le Ministre de la guerre.

Art. 18. Le commandement, les inspecteurs de l'armée et les inspecteurs civils exercent, dans les limites de leurs missions respectives, leur action de surveillance et de contrôle sur les services qui concernent les salles militaires.

Art. 19. Le prix de journée payé par l'Etat à l'hospice comme indemnité des frais résultant du traitement des militaires comprend les dépenses ci-après :

1° Nourriture des malades ;

2° Indemnité locative comprenant les grosses réparations et l'entretien des bâtiments affectés au service militaire, lorsque ces bâtiments n'ont pas été construits aux frais de l'Etat ;

3° Entretien et amortissement du matériel, ledit matériel comprenant les objets indiqués au tableau ci-après :

MATÉRIEL PAR LIT.	
1 lit de fer. 1 paillasse. 1 matelas. 1 traversin. 2 couvertures. 1 table de nuit.	1 capote d'infirmerie. 1 pantalon. 1 paire de pantoufles.
Et 1 oreiller par 10 lits.	

4° Linge, blanchissage et médicaments pour les malades, service de propreté, éclairage et chauffage des salles militaires, part afférente au service de ces salles dans les frais généraux de l'hospice ;

5° Nourriture et blanchissage du personnel de service ; gages de ce personnel, lorsqu'il est fourni par l'hospice.

Il n'est dû qu'une journée de servant civil pour six journées de malade.

Art. 20. Les dépenses auxquelles donne lieu le décès d'un militaire à l'hospice comprennent le service religieux, le cercueil, le suaire, les frais d'enterrement et l'apposition d'une croix.

Ces dépenses sont remboursées par l'Etat, suivant un tarif fixé par la convention.

Tous frais excédant le tarif et demandés par la famille sont réglés directement par elle.

Art. 21. Si, au cours de la convention, le Ministre de la guerre jugeait nécessaire, dans l'intérêt de l'armée, d'apporter des améliorations dans le service des malades militaires, il ne pourrait en réclamer l'application dans les hospices que moyennant la revision de la convention et des allocations dues par l'Etat.

Art. 22. Les appareils prothétiques, tels que jambes de bois, bandages, etc., sont fournis par l'hospice. Le prix en est remboursé par l'Etat, conformément aux factures (1).

TITRE II.

DES HOSPICES CIVILS PROPREMENT DITS.

Art. 23. Les malades militaires sont traités à tous égards comme les malades civils, et soumis au régime général de l'établissement.

Toutefois, les malades militaires ne sont placés dans les salles civiles que s'il est impossible de leur affecter une salle spéciale.

Art. 24. Les militaires ne peuvent, sous aucun prétexte, être conservés dans l'hospice lorsque leur traitement est terminé.

L'autorité militaire exerce à cet égard la surveillance définie par le règlement sur le service de santé de l'armée.

---

(1) Les appareils prothétiques, dont les prix d'achat sur place dépassent les prix ministériels fixés par la nomenclature générale du matériel, sont fournis par les établissements du service de santé. (Dépêche ministérielle du 5 juillet 1895. Volume 83.)

Art. 25. L'allocation due par l'Etat est fixée par journée de malade, et déterminée de gré à gré par la convention passée entre le représentant du ministère de la guerre et la commission administrative.

Art. 26. Les dispositions contenues dans les articles 3 (§ 1er), 10 (§ 1er), 13, 17, 18, 20 et 22, sont applicables aux hospices civils proprement dits.

Art. 27. Les Ministres de la guerre et de l'intérieur sont chargés, chacun en ce qui le concerne, de l'exécution du présent décret.

MODE DE CALCUL DES PRIX DE JOURNÉE.

(Article 19 du décret du 1er août 1879.)

L'article 19 du décret contient l'énumération complète des divers éléments entrant dans la composition du prix de journée qui doit être payé aux hospices, comme indemnité des frais résultant du traitement des militaires malades.

Pour l'application des prescriptions de cet article, il conviendra d'adopter les bases de calcul ci-après pour la fixation du prix de journée, dans les conditions prescrites par l'article 19 du décret.

Le projet de décret soumis au Conseil d'Etat contenait, à ce sujet, un article qui faisait suite à l'article 19 actuel, et qui était ainsi conçu :

« Les dépenses prévues par l'article précédent sont proportionnelles au nombre des malades et fixées par journées de traitement de la manière suivante :

« Pour les malades sous-officiers et soldats.

« 1o Nourriture d'après la formule no 1 ci-dessous ;

« Indemnité pour les bâtiments (grosses réparations et entretien) . . . . 0 f. 14 ;

« 2o Indemnité pour le matériel . . . . 0 10 ;

« 3o Autres frais spécifiés au 4o de l'article précédent. 0 50 ;

« 4o Un sixième de la journée de servant calculée d'après les bases ci-après :

« Nourriture d'après la formule no 2 ci-dessous ;

« Blanchissage. . . . . 0 04 ;

« Gages, si les servants sont fournis par l'hospice.. . 0 66.

« *Pour les officiers.*

« 1° La journée de traitement des sous-officiers et soldats ;

« 2° En plus, somme égale pour la nourriture, un tiers pour les autres frais. »

FORMULE N° 1.	FORMULE N° 2.
Sous-officiers et soldats :	*Servants :*
Pain...... 0 k. 414 ; — Vin.... 0 l. 31. Viande.... 0 k. 236.	Pain...... 0 k. 720 ; — Vin.... 0 l. 53. (ou autres boissons proportionnellement.) Viande.... 0 k. 316.
Ces quantités sont payées au prix moyen résultant des adjudications ou marchés passés par l'hospice pendant les cinq dernières années. Le prix de la journée d'alimentation est complété par l'addition d'une somme égale à 47 0/0 de la dépense résultant du pain et de la viande.	Ces quantités sont payées au prix moyen résultant des adjudications ou marchés passés par l'hospice pendant les cinq dernières années. Le prix de la journée d'alimentation est complété par l'addition d'une somme égale à 16 0/0 de la dépense résultant du pain et de la viande.

Les bases de calcul indiquées dans cet article avaient été adoptées d'un commun accord entre les représentants des ministères de la guerre et de l'intérieur, d'après une étude comparative et approfondie des dépenses effectuées dans les hôpitaux militaires et dans les hospices civils, pendant une période de plusieurs années. Ces bases avaient été reconnues propres à assurer équitablement l'établissement et l'exécution des conventions résultant de l'application de la loi du 7 juillet 1877.

Mais, bien que l'article supprimé ne fût que le développement complémentaire de l'article 19 du décret, le Conseil d'Etat a jugé préférable de ne pas l'y maintenir. Sa décision est motivée par les considérations suivantes :

« En vertu de l'article 5 de la loi du 7 juillet 1877, l'Etat doit désormais aux hospices une allocation *égale aux frais qui leur incombent par suite du traitement des malades militaires.* En conséquence, le règlement d'administration publique avait à rechercher et à déterminer les éléments multiples qui, dans leur ensemble, constituent la dépense totale des hospices ; c'est l'objet de l'article 19.

« Mais la fixation des indemnités correspondant à ces diverses catégories de fournitures a paru appartenir essentiellement au domaine de la convention que chacun des hospices sera appelé à débattre pour son compte avec le représentant du Ministre de la guerre, et le Conseil d'Etat a pensé que le décret porterait atteinte à la liberté des commissions administratives, s'il établissait *a priori* et pour tous les hospices soit des tarifs uniformes applicables à certains frais, soit, en ce qui concerne l'alimentation des malades ou du personnel de service, des formules de calculs d'où se dégageraient nécessairement des résultats arithmétiques. D'autre part, malgré les études scrupuleuses faites par les auteurs du projet, les chiffres et les formules proposés n'avaient que la valeur d'approximations ou de moyennes ; elles n'atteignaient pas à la rigueur de solutions absolument exactes.

« L'Etat, qui aura à passer plus de 180 conventions, pourrait trouver des garanties suffisantes dans ce système où les différences entre la rémunération due et l'allocation payée se seraient compensées ; mais chacun des hospices, pris isolément, eût été exposé à subir une perte ou appelé à réaliser un bénéfice ; si peu important que fût l'écart, ces résultats eussent été contraires au principe de la loi.

« Les travaux consciencieux d'où étaient sorties les propositions de l'article supprimé n'auront, toutefois, pas été sans utilité. Au moment où les conventions vont être conclues pour la première fois sur des données nouvelles et en vue d'assurer la transformation des services dans les hospices militarisés, les administrations civiles et militaires trouveront difficilement des bases rigoureusement exactes, et les circulaires émanées des Ministres compétents pourront s'inspirer avec avantage des recherches auxquelles s'étaient livrés leurs collaborateurs. Mais ces indications n'enchaîneront pas les parties intéressées, et, pour les conventions ultérieures, chaque établissement puisera dans sa propre expérience des lumières plus décisives. »

D'après ces considérations, qui sont conformes aux principes de la plus stricte équité, il est indispensable de déterminer avec le plus grand soin les divers éléments constitutifs du prix de journée à payer à chaque hospice, suivant les bases ci-dessus indiquées et d'après les pièces justificatives qui pourront être produites par les commissions administratives pour la période des cinq dernières années.

Pour assurer la stricte observation des dispositions qui précèdent, il conviendra de déterminer, par établissement, quatre prix de journée différents :

L'un pour les soldats ;

L'autre pour les sous-officiers ;

Le troisième pour les officiers ;

Le quatrième pour les officiers supérieurs.

La fixation de ces prix de journée est absolument indispensable, en raison des conditions différentes de traitement qui sont applicables aux officiers supérieurs, aux officiers, aux sous-officiers et aux soldats.

A l'expiration de chaque période quinquennale, il devra être procédé à un examen approfondi et comparatif de tous les éléments de dépense entrant dans la composition du prix de journée. Cet examen sera basé sur les comptes des hospices et sur des justifications régulières ; d'après les résultats qui seront ainsi obtenus, il pourra être statué en toute connaissance de cause sur l'opportunité de la revision de cette partie importante des conventions, conformément à la demande de l'autorité militaire ou des commissions administratives.

En ce qui concerne spécialement le décompte de l'indemnité locative, il convient de se conformer aux principes posés par le Conseil d'Etat dans ses deux avis ci-après ·

Avis du 17 juillet 1883.

Vu la loi du 7 juillet 1877, relative à l'organisation des services hospitaliers de l'armée dans les hôpitaux militaires et dans les hospices civils ;

Vu le décret du 1er août 1879, portant règlement d'administration publique pour l'exécution de la loi du 7 juillet 1877 ;

Vu la circulaire du 13 octobre 1879, au sujet de la mise en application de la loi et du décret susvisés ;

. . . .

Considérant, à la vérité, que, d'après une note de la circulaire susvisée, l'indemnité prévue au § 2 de l'article 19 du décret comprendrait l'*indemité locative*, les *grosses réparations* et l'*entretien* des bâtiments ;

Que, conformément à la circulaire, on trouve, dans certains dossiers, qu'il a été reconnu par les deux ministères (guerre et intérieur) que les hospices pouvaient réclamer non pas seulement les frais d'entretien et de grosses réparations, mais encore le paiement d'une indemité locative proprement dite;

Que la conséquence de cette interprétation a été de soulever, au sujet des bases à adopter pour servir à la fixation de ce loyer, diverses questions dont la position et la solution ont varié selon les lieux, les autorités locales n'ayant pas reçu d'instructions du département de la guerre;

Mais, considérant que loin d'autoriser à penser que l'Etat doive payer loyer aux hospices, l'économie de la loi s'oppose au contraire à une pareille interprétation;

Considérant qu'en effet la loi du 7 juillet 1877, après avoir, dans son article 3, imposé aux hospices civils, dans les localités où il n'existera pas d'hôpitaux militaires et dans celles où ils seront insuffisants, l'obligation de recevoir et de traiter les malades de l'armée, se borne à disposer, dans l'article 5, que « les obligations imposées aux hospices civils ne peuvent dans aucun cas, porter préjudice au service des fondations et de l'Assistance publique », en ajoutant que l'Etat doit à ces établissements une allocation égale aux frais qui leur incombent par suite du traitement des malades militaires;

Considérant que, parmi ces *frais* des hôpitaux, figurent sans doute les *grosses réparations* et l'*entretien* des bâtiments, mais ne saurait figurer la *valeur locative* de la partie de l'hospice affectée aux militaires;

Considérant que les hospices ne sauraient d'ailleurs, pour réclamer un loyer de l'Etat, invoquer la dépense des travaux de construction ou d'appropriation nécessaires pour l'établissement, dans les hospices civils, des services hospitaliers des garnisons; qu'en effet ces dépenses, aux termes de l'article 6 de la loi, sont exclusivement à la charge de l'Etat, sont réglées à part et ne peuvent, dès lors, entrer en compte pour la fixation du prix de journée;

Que l'occupation de partie des bâtiments existants de l'hospice n'entraînant pas la perte d'une location ne constitue pas, en dehors des frais d'entretien et de grosses réparations, un préjudice porté au service des fondations de l'Assistance publique;

Considérant que, du reste, les termes du § 2 de l'article 19 du

décret du 1er août 1879 : « Indemnité locative *comprenant* les grosses
réparations et l'entretien des bâtiments affectés au service militaire, lorsque ces bâtiments n'ont pas été construits aux frais de
l'Etat », signifie naturellement : indemnité locative *consistant* dans
les grosses réparations et l'entretien des bâtiments, sens qui est
commandé, au surplus, par les termes de la loi ;

. . . .

Avis du 19 mai 1885.

La section des finances, des postes et des télégraphes, de la
guerre, de la marine et des colonies, du Conseil d'Etat, qui a pris
connaissance de la dépêche en date du 7 juillet 1884, par laquelle
le Ministre de l'intérieur déclare « persister à penser, contraire-
ment à l'avis précédemment émis par la section — le 17 juillet 1883 — que le prix de journée dû par l'Etat aux hospices civils,
pour le traitement des malades militaires, doit comprendre une
indemnité locative dans laquelle entrent en compte non seulement
les frais de réparation et d'entretien, mais aussi les indemnités
locatives proprement dites, c'est-à-dire le loyer des locaux affectés
à ce service, quand les bâtiments n'ont pas été construits par
l'Etat » ;

. . . .

Considérant que, d'après cette dépêche ministérielle, « les deux
principes fondamentaux écrits dans l'article 5 de la loi seraient
violés si une indemnité n'était pas accordée aux hospices pour
l'occupation des locaux affectés aux malades de l'armée » ;

Que « la perte totale du revenu des capitaux engagés dans les
constructions occupées par ces malades causerait, en effet, un
préjudice au service de l'Assistance publique, car l'Etat ne paye-
rait pas une allocation égale aux frais qui incombent aux hospices par suite du traitement des malades militaires, si le capital
représenté par les locaux dans lesquels ils sont installés demeurait
absolument improductif » ;

Mais, considérant que les deux principes dont il s'agit ont été
complètement respectés et exactement appliqués par les avis précédemment intervenus ;

Qu'en effet :

I. En ce qui concerne le premier, qui semble avoir particulièrement en vue les préjudices en nature : « les obligations impo-

sées aux hospices civils ne peuvent, dans aucun cas, porter préjudice au service des fondations et à l'Assistance publique »;

Considérant qu'il serait méconnu, si les conditions de l'admission des militaires étaient de nature à ne plus laisser à l'hospice les locaux qui lui sont nécessaires pour répondre aux besoins du service civil, — ou même à constituer une gêne pour la bonne exécution de ce service; mais que, sur ce point, elle a veillé, dans les affaires qui lui ont été soumises, à ce que les décrets n'enlevassent pas aux hospices les locaux dont les commissions administratives déclaraient avoir besoin pour le service de la population civile;

II. En ce qui concerne le second, qui semble viser particulièrement les pertes en argent, les dommages pécuniaires : « l'Etat doit à ces établissements une allocation égale aux frais qui leur incombent par suite du traitement des malades militaires » ;

Considérant que ce principe s'oppose, sans doute, à ce que des sacrifices d'argent soient imposés aux hospices, mais n'exige pas que tous les services qui ne se traduisent pas par des frais, des dépenses, soient évalués en argent et payés à ces établissements; qu'en effet, la loi ayant entendu « faire appel à toutes les forces vives du pays », pour la reconstitution de son état militaire, a constitué aux hospices des obligations dont elle leur a promis de les indemniser, mais non de les rémunérer;

Qu'il n'est pas exact de dire que les hospices auraient toujours moyen de tirer des constructions préexistantes un parti qui serait la représentation du loyer en argent ou en nature;

Que, dans bien des cas, l'admission des militaires dans les hospices, loin de causer à ceux-ci un préjudice ou une dépense, les décharge des dépenses de grosses réparations et d'entretien afférentes à des bâtiments qui, sans cela, resteraient réservés pour de simples éventualités, et « améliore la situation financière de l'hôpital, au lieu de lui être onéreuse » ;

Que c'est seulement dans le cas et dans la mesure où il y aurait *préjudice* démontré, que l'hospice devrait être indemnisé;

Qu'en un mot, l'introduction des malades de l'armée ne doit ni causer de préjudice, ni procurer de bénéfice aux hospices; que tel est le double principe qu'il s'agit d'appliquer au règlement des frais de premier établissement;

Considérant que l'article 6, qui suit immédiatement, dans la loi de 1877, celui où sont énoncés les deux principes rappelés par la dépêche ministérielle, est relatif à cette question des frais de premier établissement;

Que cet article, après avoir, dans son paragraphe 1er, déclaré que « la dépense des travaux de construction ou d'appropriation nécessaires pour l'établissement, dans les hospices civils, des services hospitaliers des garnisons, est exclusivement à la charge de l'Etat », et avoir ainsi écarté l'idée formulée dans le projet du gouvernement de faire contribuer obligatoirement cer taines communes aux dépenses de premier établissement, réserve toutefois, dans son. paragraphe 2, l'exécution des engagements librement consentis par les villes, et ajoute : « toutefois les traités particuliers, consentis avec les communes qui ont pris envers l'Etat l'engagement d'assurer le traitement des malades militaires dans les hôpitaux civils, demeurent exécutoires »;

Qu'ainsi la loi prévoit le cas où des communes, prenant conseil de leurs intérêts, ont pu consentir, pour l'hospitalisation comme pour le casernement, des sacrifices pécuniaires, non sous forme d'avances, mais sous forme de subventions spéciales — et que, dans ce cas, les engagements pris étant maintenus, il ne saurait être question pour l'Etat de payer loyer des bâtiments construits aux frais des communes en vertu de contrats librement consentis par elles ;

Considérant qu'alors même que les communes n'ont contracté aucune obligation, assumé aucune charge pour le service hospitalier de la garnison, et qu'ainsi la question se trouve uniquement posée entre l'hospice et l'Etat, il ne saurait être admis, comme il a été dit plus haut, que l'Etat doive, d'une manière générale, un loyer véritable pour les locaux préexistants ;

Mais que, d'autre part, indépendamment des engagements qui auraient été pris par l'Etat vis-à-vis des hospices et qui doivent être maintenus, comme ceux que prévoit formellement l'article 6 de la loi, il faut reconnaître que des hospices peuvent être fondés, lorsque l'occupation de partie des bâtiments leur cause un préjudice en nature ou leur enlève une source de revenus, à réclamer une indemnité qui leur permette de rendre, sous une autre forme, au service des fondations et à l'Assistance publique ce que leur enlève l'affectation d'une partie du capital mobilier et immobilier de l'établissement hospitalier au service des malades de l'armée;

. . . . ; . . . . .

Considérant que le règlement séparé, d'une part, des éléments normaux et essentiels du prix de journée, limitativement énumérés par l'article 19 du décret du 1ᵉʳ août 1879, et pour la fixation desquels on trouve des bases dans les dépenses annuelles des hospices ; — d'autre part, de l'indemnité éventuelle qui peut être allouée en représentation d'un préjudice dont la reconnaissance et l'évaluation impliquent une délicate appréciation des faits de chaque espèce, fera cesser la confusion qui a permis de croire à l'admission en principe d'un loyer ou d'un intérêt pour tous les capitaux employés, à des conditions et à des époques quelconques, en frais de premier établissement, dont profiterait le service de l'hospitalisation de l'armée ;

. . . .

Considérant que, dans le modèle de convention en vigueur, le prix de journée paraît bien ne renfermer que « la dépense de l'hospice », c'est-à-dire les frais pouvant se justifier par les comptes annuels de l'hospice ; et que l'article 20 final est réservé pour contenir les conditions spéciales qu'il y aurait lieu d'ajouter au cadre précédent ;

Que ce serait plutôt à cette place, à titre de disposition spéciale, que semble devoir figurer le règlement de l'indemnité éventuelle qui peut être due à certains hospices, en dehors des frais de traitement auxquels doit répondre le prix de journée ;

Considérant de tout ce qui précède qu'il ne saurait être question de faire entrer le loyer des bâtiments occupés comme élément normal du prix de journée — mais seulement « d'indemniser l'hospice de l'occupation de ses locaux », dans le cas où cette occupation est reconnue lui causer un préjudice ;

Est d'avis : que pour l'application de l'article 19 du décret du 1ᵉʳ août 1879 et pour la fixation des prix de journée, il y a lieu de maintenir l'interprétation donnée audit article par l'avis du 17 juillet 1883 ; mais que cet avis ne fait pas obstacle à ce que — en dehors du prix des journées de traitement — les hospices soient indemnisés des préjudices en nature ou en argent qui peuvent, dans certains cas, leur être occasionnés par l'affectation d'une partie de leur capital mobilier ou immobilier au service des malades de l'armée.

D'accord avec M. le Ministre de l'intérieur, le Ministre de la guerre a décidé pour les nouvelles conventions à intervenir :

1º Que l'indemnité locative à comprendre dans les prix de

journée de traitement des malades militaires admis dans les hospices civils sera, en principe, composée de deux éléments : les grosses réparations et l'entretien des bâtiments ;

2° Que l'article 20 de la convention ne stipulera le payement, par le département de la guerre, d'une indemnité fixe et indépendante des prix de journée, que dans le cas où l'occupation des locaux affectés aux malades militaires causerait aux hospices un préjudice en nature, ou leur enlèverait une source de revenus.

Décret du 3 février 1880 (1), portant division des hospices en deux catégories.

Art. 1er. Seront classés dans la catégorie des *hospices mixtes ou militarisés* les hospices situés dans les villes ci-après désignées :

CORPS D'ARMÉE.	DÉPARTEMENTS.	DÉSIGNATION DES VILLES.
1er	Nord	Douai. Le Quesnoy. Avesnes. Landrecies. Bergues. Valenciennes.
	Pas-de-Calais	Arras. Béthune. Hesdin. Aire. Boulogne.
2e	Somme	Amiens. Abbeville. Péronne. Ham.
	Oise	Beauvais. Senlis. Compiègne. Noyon.
	Aisne	Laon. Soissons. La Fère. Saint-Quentin. Hirson.
3e	Seine-Inférieure	Rouen. Dieppe. Le Havre. Elbeuf. Eu.
	Calvados	Caen. Falaise. Lisieux.
	Eure	Evreux. Vernon. Bernay.
4e	Sarthe	Le Mans. Mamers. La Flèche.
	Eure-et-Loir	Chartres. Châteaudun. Dreux. Nogent-le-Rotrou.
	Mayenne	Laval. Mayenne.

(1) Mis à jour.

CORPS D'ARMÉE.	DÉPARTEMENTS.	DÉSIGNATION DES VILLES.
4e (suite).	Orne	Alençon. Argentan. Domfront.
5e	Loiret	Orléans. Montargis. Pithiviers.
	Loir-et-Cher	Blois. Romorantin. Vendôme.
	Yonne	Auxerre. Joigny. Sens.
	Seine-et-Marne	Melun. Coulommiers. Fontainebleau. Meaux. Provins.
6e	Marne	Châlons-sur-Marne. Vitry-le-François. Reims. Epernay. Sézanne. Sainte-Menehould.
	Meuse	Bar-le-Duc. Verdun. Saint-Mihiel. Stenay. Commercy.
	Ardennes	Mézières. Vouziers.
20e	Aube	Troyes.
	Vosges	Rambervillers. Neufchâteau.
	Meurthe-et-Moselle	Baccarat. Lunéville. Pont-à-Mousson. Saint-Nicolas-du-Port. Toul.
7e	Doubs	Besançon. Montbéliard.
	Ain	Bourg. Belley.
	Jura	Lons-le-Saunier. Dôle. Salins.
	Haute-Marne	Chaumont. Langres.
	Haute-Saône	Vesoul. Gray. Lure.
	Vosges	Bruyères. Epinal. Remiremont. Saint-Dié.

CORPS D'ARMÉE.	DÉPARTEMENTS.	DÉSIGNATION DES VILLES.
8e	Nièvre	Nevers. / Cosne.
	Côte-d'Or	Dijon. / Auxonne. / Beaune.
	Saône-et-Loire	Mâcon. / Autun. / Chalon-sur-Saône. / Le Creusot.
9e	Indre-et-Loire	Tours.
	Indre	Châteauroux. / Issoudun. / Le Blanc.
	Maine-et-Loire	Angers. / Cholet. / Saumur.
	Deux-Sèvres	Niort. / Parthenay. / Saint-Maixent.
	Vienne	Poitiers. / Châtellerault.
10e	Ille-et-Vilaine	Fougères. / Vitré. / Saint-Malo. / Saint-Servan.
	Manche	Saint-Lô. / Granville.
	Côtes-du-Nord	Saint-Brieuc. / Dinan. / Guingamp.
11e	Loire-Inférieure	Nantes. / Ancenis. / Saint-Nazaire.
	Finistère	Quimper. / Morlaix.
	Morbihan	Vannes. / Lorient. / Pontivy. / Auray.
	Vendée	La Roche-sur-Yon. / Fontenay-le-Comte.
12e	Haute-Vienne	Limoges. / Bellac. / Magnac-Laval.
	Charente	Angoulême.
	Creuse	Guéret.
	Dordogne	Périgueux. / Bergerac.
	Corrèze	Tulle. / Brive.

CORPS D'ARMÉE.	DÉPARTEMENTS.	DÉSIGNATION DES VILLES.
3e	Puy-de-Dôme	Clermont-Ferrand. Riom.
	Haute-Loire	Le Puy.
	Allier	Moulins. Montluçon.
	Cantal	Aurillac.
	Loire	Saint-Etienne. Roanne. Montbrison.
14e	Isère	Grenoble. Bourgoin. Vienne.
	Drôme	Valence. Montélimar. Romans.
	Savoie	Albertville.
	Haute-Savoie	Annecy. Rumilly.
	Hautes-Alpes	Gap. Embrun.
15e	Basses-Alpes	Digne.
	Alpes-Maritimes	Nice. Antibes. Grasse.
	Ardèche	Privas.
	Bouches-du-Rhône	Aix. Arles. Tarascon.
	Gard	Nîmes. Alais. Uzès. Pont-Saint-Esprit.
	Vaucluse	Avignon. Orange.
	Var	Draguignan.
16e	Hérault	Montpellier. Cette. Béziers. Lunel. Agde. Lodève.
	Aude	Carcassonne. Castelnaudary. Narbonne.
	Aveyron	Rodez.
	Lozère	Mende.
	Tarn	Albi. Castres.
17e	Haute-Garonne	Saint-Gaudens
	Ariège	Foix. Pamiers.

CORPS D'ARMÉE.	DÉPARTEMENTS.	DÉSIGNATION DES VILLES.
17ᵉ (*suite*)	Gers	Auch. Mirande.
	Lot	Cahors.
	Lot-et-Garonne	Agen. Marmande.
	Tarn-et-Garonne	Montauban. Castelsarrasin.
18ᵉ	Charente-Inférieure	Saintes. Saint-Martin-de-Ré.
	Gironde	Libourne. Blaye.
	Landes	Mont-de-Marsan.
	Basses-Pyrénées	Pau.
	Hautes-Pyrénées	Tarbes.
Gouvernement militaire de Paris.	Seine	Saint-Denis.
	Seine-et-Oise	Saint-Germain-en-Laye. Rambouillet.

Art. 2. Seront classés dans la catégorie des *hospices proprement dits*, les hospices situés dans les villes ci-après désignées :

CORPS D'ARMÉE.	DÉPARTEMENTS.	DÉSIGNATION DES VILLES.
1er	Nord	Bouchain. Gravelines.
2e	Aisne	Guise. La Capelle.
3e	Eure	Brionne.
5e	Loir-et-Cher	Montoire.
6e	Ardennes	Donchery.
20e	Aube	Clairvaux.
7e	Ain	Meximieux. Montluel.
	Doubs	Pontarlier.
9e	Deux-Sèvres	Thouars.
11e	Finistère	Landerneau. Concarneau.
	Vendée	Les Sables-d'Olonne. Noirmoutiers. Ile d'Yeu.
	Morbihan	Port-Louis.
12e	Haute-Vienne	Saint-Junien.
13e	Allier	Vichy.
14e	Savoie	Montmélian. Moutiers.
	Haute-Savoie	Thonon. Bonneville.
15e	Alpes-Maritimes	Menton. Breil. Villefranche. Sospel.
	Basses-Alpes	Barcelonnette. Colmars. Entrevaux. Sisteron.
	Bouches-du-Rhône	Saint-Chamas. Salon.
	Gard	Saint-Hippolyte-du-Fort.
	Corse	Bonifacio.
16e	Pyrénées-Orientales	Prats-de-Mollo.
17e	Lot-et-Garonne	Villeneuve-sur-Lot.

CORPS D'ARMÉE	DÉPARTEMENTS.	DÉSIGNATION DES VILLES.
18e	Charente-Inférieure........	Saint-Jean-d'Angely.
	Landes	Dax.
	Basses-Pyrénées...........	Saint-Jean-de-Luz. Saint-Jean-Pied-de-Port.
19e	Province de Constantine...	Akbou. Mila.
	Province d'Alger.........	Douera. Dra-el-Mizan.
	Province d'Oran...........	Relizane.
Gouvernement militaire de Paris.	Seine-et-Oise.............	Poissy. Saint-Cloud.

Art. 3. Les Ministres de la guerre et de l'intérieur sont chargés, chacun en ce qui le concerne, de l'exécution du présent décret.

Décret du 19 mai 1896 portant extension à l'Algérie de la loi du 7 juillet 1877 sur l'hospitalisation des militaires dans les hospices civils.

Art. 1er. En Algérie, les malades militaires sont admis dans les hôpitaux civils, sur la demande du Ministre de la guerre.

Art. 2. Les conditions de traitement des malades militaires dans les hôpitaux civils, les indemnités à payer par le département de la guerre aux hospices civils, soit pour frais de traitement, soit s'il y a lieu pour dépenses de construction ou d'aménagement, sont déterminées conformément aux dispositions de la loi du 7 juillet 1877 et des décrets qui en règlent l'application.

Pour les conventions à passer avec les hospices civils soumis au régime du décret du 23 décembre 1874, l'approbation du conseil municipal sera remplacée par celle du gouverneur-général donnée en conseil du gouvernement.

Art. 3. La suppression des hôpitaux militaires dans les villes de garnison est prononcée par décret rendu sur la proposition du Ministre de la guerre.

Art. 4. Dans les villes ou il n'existe pas d'hôpital civil, la suppression de l'hôpital militaire ne peut être rendue effective qu'un an après la promulgation du décret prévu à l'article 3, s'il s'agit d'une ville de garnison, ou après la notification de la décision du Ministre de la guerre au gouverneur général de l'Algérie, s'il s'agit d'une ville où la suppression de l'hôpital militaire n'est que la conséquence de la suppression de la garnison.

Art. 5. Les terrains et bâtiments occupés par les hôpitaux militaires dont la suppression aura été prononcée pourront être, soit affectés au service de l'assistance publique coloniale, soit cédés gratuitement aux municipalités qui prendront à leur charge la création d'hôpitaux civils.

Le matériel pourra faire l'objet d'une cession contre remboursement aux prix débattus entre les services intéressés.

Art. 6. Les Ministres de la guerre et de l'intérieur sont chargés de l'exécution du présent décret.

Art. 522
du Règlement.

NOTICE N° 29.

Modèles destinés à servir de types pour les conventions à passer avec les commissions administratives des hospices civils.

Ces modèles, au nombre de trois, s'appliquent aux établissements ci-après, savoir :

Hospices mixtes ou militarisés,
Hospices proprement dits,
Hospices situés dans les villes dépourvues de garnison.

MODÈLE DE CONVENTION

POUR LES HOSPICES MIXTES OU MILITARISÉS.

———

NOTA. — Dans le cas où la moyenne des malades traités dans un hospice mixte ou militarisé ne permettrait pas l'application entière des articles du présent modèle, des modifications y seraient apportées dans les conditions de l'article 571 du règlement.

Toutefois, ces modifications ne devront pas avoir pour effet de sortir du cadre général de la convention : elles ne devront avoir pour but que d'en assurer l'application dans la limite du possible.

———

e RÉGION DE CORPS D'ARMÉE.

———

HOSPICE D

———

CONVENTION.

Protocole.

L'an mil neuf cent   , le

Entre :

Le Ministre de la guerre stipulant au nom et pour le compte de l'Etat, et représenté par M. le Directeur du service de santé du
e corps d'armée, d'une part ;

Et la commission administrative de l'hospice, composée de MM.   , d'autre part ;

Vu la loi du 7 juillet 1877, relative à l'organisation des services hospitaliers de l'armée ;

Vu le décret du 1er août 1879, portant règlement d'administration publique pour l'exécution de ladite loi ;

Vu les circulaires explicatives des Ministres de la guerre et de l'intérieur, en date des 13 et 15 octobre 1879 ;

Vu le décret du 3 février 1880, relatif à la division des hospices en deux catégories ;

Vu le règlement sur le service de santé de l'armée,

Il a été convenu ce qui suit :

Classification de l'hospice.

Art. 1er. L'hospice d   est classé dans la catégorie des hospices mixtes ou militarisés, en vertu du décret du 3 février 1880, relatif à la division des hospices en deux catégories.

Obligation de recevoir et de traiter les malades.

Art. 2. L'hospice s'engage à recevoir les militaires malades appartenant à la garnison, de passage ou évacués, ainsi que les autres catégories de malades déterminées par le règlement sur le service de santé de l'armée, dans les proportions et aux conditions déterminées ci-après, et quelle que soit la nature de leur maladie.

Toutefois, les militaires donnant des signes d'aliénation mentale ne sont reçus qu'à titre de mise en observation, leur évacuation sur un asile spécial devant être effectuée, s'il y a lieu, dès que l'état du malade est suffisamment constaté.

Nombre de lits à affecter aux malades militaires.

Art. 3. Le nombre des lits à mettre à la disposition de l'administration de la guerre est fixé à   lits. répartis ainsi qu'il suit :

    1o Pour les caporaux et soldats . . . .

    2o Pour les sous-officiers . . . .

    3o Pour les officiers . . . .

    4o Pour les officiers supérieurs . . . .

Division des malades par catégories.

Art. 4. Les malades caporaux et soldats sont réunis par catégories de maladies, dans des salles distinctes de celles des malades civils.

Ces catégories forment des divisions de malades qui comprennent :

    1o Les fiévreux,

    2o Les blessés,

    3o Les vénériens.

Cette obligation n'est pas applicable aux officiers et aux sous-officiers qui sont traités dans des locaux séparés.

Les détenus et consignés seront traités dans une salle spéciale aménagée à cet effet, d'après les conditions imposées par le règlement sur le service de santé de l'armée.

Les malades atteints de maladies contagieuses seront traités dans des salles spéciales.

Des dispositions seront prises pour isoler les ophtalmiques et les placer dans les conditions nécessitées par leur traitement.

Bâtiments et locaux.

Art. 5. La commission administrative s'engage à affecter d'une manière permanente, au service exclusif des malades militaires ou traités comme tels, les bâtiments et locaux ci-après :

I. — BATIMENTS.

Désignation et description des bâtiments.

II. — LOCAUX.

La répartition des locaux situés dans les bâtiments ci-dessus indiqués sera faite de la manière suivante :

NOTA. — Tenir compte, autant que possible, des conditions de position et d'aménagement prescrites par le règlement sur le service de santé de l'armée.

1° *Salles de malades.*

Le nombre des lits fixé pour chaque salle permettra d'attribuer à chaque malade 40 mètres cubes d'air.

| DÉSIGNATION des SALLES. | NOMBRE DE LITS. A PLACER DANS CHAQUE SALLE. | | | | | | | | | | OBSERVATIONS. |
| | | | | Caporaux et soldats. | | | | | | | |
	Officiers supérieurs.	Officiers.	Sous-officiers.	Fiévreux.	Blessés.	Vénériens.	Maladies contagieuses.	Ophtalmiques.	Détenus.	Consignés.	
Totaux........											
Total egal à la fixation,.............											

2º *Locaux accessoires.*

DÉSIGNATION des emplacements	VESTIAIRE.	SALLE DE BAINS.		CORPS DE GARDE.	POSTE DU SOUS-OFFICIER de planton.	SALLE DE GARDE.	CABINET du médecin-chef.	COUR.	JARDIN.	LATRINES.		ETC., ETC.	OBSERVATIONS — NOTA. — Ajouter autant de colonnes que les ressources locales le permettront, en restant dans les limites de la loi et du décret.
		Officiers.	Soldats.							Officiers.	Soldats.		

Les locaux accessoires ci-dessus spécifiés seront aménagés suivant les besoins qu'ils sont appelés à satisfaire.

Les latrines seront établies dans les meilleures conditions de salubrité, et seront toujours tenues dans le meilleur état de propreté.

Nota. — La convention devra toujours être tenue à jour par la mention des travaux de construction et d'appropriation réalisés pendant sa durée : ces travaux et les modifications apportées à la description et à la répartition données ci-dessus seront mentionnés à la suite de l'article 5.

Matériel.

Art. 6. Le matériel affecté au service militaire comprendra :

I. — Matériel des salles de malades.

Le matériel des salles sera fourni et entretenu par l'hospice ; il se composera de :

1º *Ameublement.*

PAR SALLE DE SOUS-OFFICIERS ET SOLDATS :

1 paire de grands rideaux à chaque fenêtre,
1 table pour le service journalier,
Poêles en faïence, suivant les besoins, s'il n'existe dans l'hôpital d'autres appareils de chauffage, donnant, au point de vue des convenances hygiéniques et de la production de chaleur, des résultats suffisants,
1 tapis courant au milieu de la salle.

La composition de l'ameublement des chambres d'officiers sera fixée entre la commission administrative et le directeur du service de santé, et le détail en sera inséré dans la convention.

2º *Mobilier.*

PAR MALADE :

1 lit en fer,
1 paillasse contenant   kilogr. de paille de maïs ou un sommier élastique,
1 matelas,
1 traversin de plume,
2 couvertures de laine,
1 table de nuit,
1 planchette pour le repas,
1 planchette pour le billet de salle,
1 oreiller, suivant les besoins,
1 descente de lit,
Accessoires nécessaires aux divers besoins du malade, tels que : crachoirs, chaises percées, etc., suivant les besoins.

3° *Vêtements.*

PAR MALADE :

1 capote en drap beige, ou d'autre nuance grise ou foncée;
1 pantalon en drap beige, ou d'autre nuance grise ou foncée;
1 paire de pantoufles.

Les capotes remises aux sous-officiers, caporaux et brigadiers seront munies d'un signe distinctif de grade.

Les vêtements alloués aux officiers seront de même nature; mais ils seront distincts et ne serviront qu'à leur usage. Ces vêtements seront en drap bleu foncé et de qualité supérieure à celui employé pour les soldats.

4° *Lingerie.*

PAR MALADE :

1 bonnet de coton,
1 chemise,
1 cravate,
1 caleçon,
1 paire de chaussettes de laine,
1 mouchoir de poche,
1 paire de draps de lit,
1 serviette de toilette,
1 petit sac de lit,
1 gilet de flanelle....)
1 chemise de flanelle. } suivant les besoins,
1 taie d'oreiller......)
Linge de table pour les officiers.

Les ustensiles servant aux repas et les pots à tisane, vases de nuit, etc., seront en faïence pour les sous-officiers et soldats, et en porcelaine pour les officiers.

L'hospice mettra à la disposition des médecins militaires, selon les besoins du service, des sarraux et des tabliers pour leur usage particulier.

L'entretien, le renouvellement et les échanges périodiques et accidentels auront lieu aux époques et dans les conditions déterminées par la section IV, chapitre III, titre III du règlement sur le service de santé de l'armée.

II. — Matériel des locaux accessoires.

Le cabinet du médecin-chef sera pourvu d'une armoire fermant à clef pour contenir les boîtes d'instruments de chirurgie et les livres, papiers, etc.; d'un placard pouvant servir de vestiaire; d'une table et de sièges convenables et en quantité suffisante.

Le poste du sous-officier de planton sera pourvu d'une table, d'une chaise et d'un fauteuil de garde de nuit.

Le vestiaire sera pourvu de casiers et d'étagères en nombre suffisant, pour recevoir le dépôt des effets des entrants, préalablement nettoyés et lavés avec soin.

Le corps de garde sera pourvu d'un lit de camp.

La salle de bains contiendra un nombre de baignoires suffisant pour le service des sous-officiers et soldats malades.

Un cabinet de bains séparé, pourvu du matériel nécessaire, sera spécialement affecté aux officiers.

Les autres locaux accessoires recevront un mobilier en rapport avec leur destination.

(Les dispositions relatives au peinturage des locaux seront consignées à la fin du présent article.)

Chauffage et éclairage.

Art. 7. La température des salles et des chambres de malades sera maintenue, suivant les besoins, au degré fixé par le médecin-chef. Le minimum de température sera de   (chiffre à déterminer pour chaque hospice, eu égard aux conditions particulières du climat).

Un thermomètre sera placé dans chaque salle.

L'éclairage des salles sera assuré conformément au règlement.

Le cabinet du médecin-chef, la salle de garde et le poste du sous-officier de planton seront convenablement chauffés et éclairés.

Traitement des malades.

Art. 8. Les dispositions des règlements militaires concernant le service de garde, les soins hygiéniques et de propreté, le service religieux, seront appliquées, autant que possible, dans le service des salles militaires.

En ce qui concerne le service médical, l'alimentation et le régime pharmaceutique, les malades militaires seront traités conformément aux prescriptions du règlement sur le service de santé de l'armée.

Une marmite spéciale sera affectée à la préparation du bouillon destiné aux malades militaires.

(On fixera ici le prix de remboursement des bains et des douches par analogie avec la notice n° 26, ainsi que les limites dans lesquelles ces bains ou douches pourront être donnés.)

Personnel médical.

Art. 9. Nota. — Cet article concerne le service médical qui peut présenter trois cas particuliers; chacun d'eux a donné lieu à une rédaction spéciale indiquée ci-dessous. Il appartiendra à la commission spéciale de choisir celle des trois rédactions qui sera applicable à chaque hospice.

Première rédaction. — Le service médical sera accompli par les médecins militaires de la garnison.

Dans le cas où les officiers du corps de santé ne seraient plus en nombre suffisant pour assurer le service, ce nombre sera complété par les soins de l'administration militaire au moyen de médecins civils requis dans les conditions déterminées par le règlement sur le service de santé de l'armée.

L'administration de l'hospice restera étrangère à la désignation de ces médecins, mais elle en sera avisée.

Toutefois, si, pour une cause définitive ou devant avoir une durée longue ou indéterminée, les médecins militaires faisaient défaut, la présente convention serait modifiée sur ce point, par application de l'article 7 de la loi, selon les ressources disponibles du personnel militaire.

L'accès de l'amphithéâtre sera donné aux médecins militaires, pour l'accomplissement des autopsies, quand il y aura lieu.

Le médecin de garde recevra les vivres d'hôpital d'après le tarif alimentaire militaire et au taux de quatre portions d'officier.

Ces frais de nourriture seront remboursés à l'hospice et compris dans les dépenses diverses.

Deuxième rédaction. — Le service médical sera accompli, partie par les médecins de l'hospice, partie par les médecins militaires de la garnison.

Si, accidentellement, le nombre des médecins militaires diminuait au point qu'il ne leur fût plus possible d'assurer la partie du service qui leur est attribuée, il serait suppléé à leur insuffisance par des médecins civils requis dans les conditions prescrites par le règlement sur le service de santé de l'armée.

Le service des salles sera réparti par division et par salle de malades, conformément au tableau ci-après :

DÉSIGNATION DES MÉDECINS (militaires et civils) (1).	DIVISIONS de MALADES.	INDICATION des SALLES.	OBSERVATIONS. — (1) NOTA. — Les noms des médecins ne seront pas indiqués dans la convention.
	Fiévreux.........		
	Blessés		
	Vénériens........		
	Détenus.........		
	Sous-officiers....		
	Officiers.........		

Les médecins civils de l'hospice seront, dans leur service, complètement indépendants des médecins militaires, et réciproquement.

Toutefois, les médecins civils participeront aux réunions périodiques ou accidentelles prévues par les règlements.

Si, pour une cause définitive ou devant avoir une durée longue ou indéterminée, les médecins militaires faisaient complètement défaut, la présente convention serait modifiée sur ce point, par application de l'article 7 de la loi, et le service médical serait entièrement confié aux médecins civils de l'hospice.

L'accès de l'amphithéâtre sera donné aux médecins militaires, pour l'accomplissement des autopsies, quand il y aura lieu.

Troisième rédaction. — Le service médical sera fait par les médecins civils de l'hospice.

S'il y avait lieu de changer cette condition et de confier à des médecins militaires le service des salles militaires en totalité ou en partie, la présente convention serait modifiée sur ce point.

Dans ce dernier cas, l'accès de l'amphithéâtre sera donné aux médecins militaires, pour l'accomplissement des autopsies, quand il y aura lieu.

Servants et infirmiers.

Art. 10. Nota. — Le personnel de service pouvant être composé de deux manières différentes, il est établi deux types de rédaction des conditions qui les concernent.

Première rédaction. — Le personnel de service sera fourni par l'hospice à qui appartient le choix des sœurs de charité et des servants à affecter aux salles militaires comme aux services généraux.

Le nombre des sœurs et des servants à attacher aux salles militaires est fixé à un servant pour six malades.

Un ou plusieurs servants seront affectés, suivant les besoins, au service des officiers.

Le personnel de service sera tenu de se conformer aux ordres des médecins militaires pour tout ce qui concerne l'exécution du service médical et l'hygiène des salles de malades.

Les services généraux et accessoires seront exécutés par un personnel suffisant pour que le service des malades soit largement assuré dans toutes ses parties.

Si les servants civils viennent à être remplacés par des infirmiers militaires, la présente convention sera préalablement modifiée dans la forme prescrite par le décret du 1er août 1879.

Deuxième rédaction. — Des infirmiers militaires au nombre de   , dont   de visite, seront attachés au service des salles militaires.

Les services généraux seront exécutés par le personnel civil de l'hospice.

Les infirmiers militaires seront logés (indiquer le local qui leur sera affecté).

Un bureau suffisamment meublé sera affecté au commandant du détachement.

Ils seront nourris suivant le tarif alimentaire qui leur est spécial, blanchis, éclairés et chauffés par les soins de l'hospice. La dépense qui en résultera sera comprise dans le prix de journée.

La solde leur sera payée par les soins de l'administration militaire.

Nota. — Dans le cas où les allocations réglementaires ci-dessus indiquées ne pourraient être attribuées aux infirmiers, la commission spéciale déterminera, de concert avec la commission administrative, les conditions dans lesquelles il sera pourvu au logement et à la nourriture de ces militaires.

Si les infirmiers militaires viennent à être remplacés par des servants civils, la présente convention sera préalablement modifiée dans la forme prescrite par le décret du 1er août 1879.

Prix de journée.

Art. 11. L'hospice sera couvert de sa dépense par le paiement de journées de traitement évaluées suivant les allocations attribuées aux diverses catégories de malades, classées par nature de dépenses, conformément aux prescriptions de l'article 19 du décret du 1er août 1879 et spécifiées dans le tableau ci-après :

DÉSIGNATION des CATÉGORIES DE MALADES.	Nourriture.	Indemnité locative.	Indemnité pour le matériel.	Frais divers (4° de l'article 19 du décret).	SERVANTS		PRIX DE JOURNÉE	
					civils.	infirmiers militaires.	en chiffres.	en toutes lettres.
Soldats et caporaux.								
Sous-officiers								
Officiers								
Officiers supérieurs.								

L'hospice s'engage à consentir, pour chacune des journées de traitement des malades occupant des fournitures de couchage de l'État, une réduction de prix de journée de 0 fr. 05.

(Dans un but de simplification, il sera préférable d'adopter la première solution.)

Sorties.

Art. 12. Il sera payé à l'hospice une somme de   pour les sous-officiers et soldats étrangers à la garnison sortant exceptionnellement de l'hospice, après avoir reçu le repas du matin.

Sépultures.

Art. 13. Les frais de sépulture seront remboursés à l'hospice d'après le tarif ci-après :

DÉSIGNATION des CATÉGORIES DE DÉCÉDÉS.	Service religieux et pompe funéraire.	Suaire.	Cercueil.	Creusement de la fosse.	Transport au cimetière.	Croix tombale.	TOTAL	
							en chiffres.	en toutes lettres.
Soldats et caporaux.								
Sous-officiers........								
Officiers.......... ...								
Officiers supérieurs.								

(On consignera à la suite du présent article les dispositions de la notice n° 13 annexée au règlement sur le service de santé, dans la mesure où elles seront applicables à l'hospice.)

Appareils prothétiques.

Art. 14. L'hospice s'engage à fournir les appareils prothétiques ordinaires qui pourront être achetés dans la localité. Ils ne seront délivrés aux malades qu'après l'accomplissement des formalités réglementaires prescrites à ce sujet et seront remboursés à l'hospice en fin de trimestre, sur la production de factures ou quittances revêtues du certificat d'exécution du service signé par le médecin-chef.

Fournitures de bureau des médecins.

Art. 15. L'hospice s'engage à fournir aux médecins militaires les objets de bureau nécessaires, qui seront délivrés sur bons du médecin militaire en chef comme les appareils prothétiques ordinaires. Le remboursement en sera effectué trimestriellement sur la production de factures ou quittances revêtues du certificat d'exécution du service signé par le médecin-chef.

Comptabilité.

Art. 16. Les registres réglementaires et la comptabilité seront tenus, et les comptes établis et produits par la commission administrative, conformément aux prescriptions réglementaires en vigueur.

L'administration de la guerre fournira gratuitement à l'hospice tous les registres et imprimés compris dans la nomenclature officielle et se rapportant à l'exécution du service hospitalier et à l'établissement des comptes.

Les dépenses autres que celles énumérées ci-dessus seront également remboursées à l'hospice, dans les mêmes conditions, lorsqu'elles seront mises à la charge de l'administration de la guerre par les règlements en vigueur.

Paiements.

Art. 17. Les paiements auront lieu par trimestre, au moyen de mandats délivrés par le directeur du service de santé, dans les conditions réglementaires, au nom du receveur de l'hospice.

Frais de timbre et d'enregistrement de la convention.

Art. 18. L'enregistrement de la convention sera effectué *gratis* en exécution de l'article 70, § 2, nº 1, de la loi du 22 frimaire an VII. Quant aux frais de timbre de la convention, ils seront avancés par la commission administrative de l'hospice et remboursés par le département de la guerre..

Durée de la convention.

Art. 19. La présente convention est passée pour une période de cinq ans, à partir de la date qui sera fixée par les Ministres de la guerre et de l'intérieur.

Elle est susceptible de revision dans les cas prévus par la loi du 7 juillet 1877 et le décret du 1ᵉʳ août 1879.

A défaut de dénonciation par l'une des parties contractantes six mois avant son expiration, ladite convention continuera à avoir son effet par tacite reconduction pour une nouvelle période de cinq ans.

Conditions particulières.

Art. 20. Nota. — Dans le cas où il y aurait lieu d'ajouter au cadre précédent quelques conditions spéciales, elles seraient énumérées dans cet article.

A   , le   19   .

Les Membres de la Commission administrative,

Le Directeur du service de santé du   ᵉ corps d'armée,

Approuvé :

Le Conseil municipal de la ville d

Vu :

Le Préfet du département
d

Approuvé la présente convention pour avoir son effet à partir du

Le Ministre de la guerre,   Le Ministre de l'intérieur,

MODÈLE DE CONVENTION

POUR LES HOSPICES PROPREMENT DITS.

ᵉ RÉGION DE CORPS D'ARMÉE.

HOSPICE D

CONVENTION

Protocole.

L'an mil neuf cent   , le

Entre :

Le Ministre de la guerre, stipulant au nom et pour le compte de l'Etat, et représenté par M. le Directeur du service de santé du   ᵉ corps d'armée   , d'une part;

Et la commission administrative de l'hospice, composée de MM.   , d'autre part;

Vu la loi du 7 juillet 1877, relative à l'organisation des services hospitaliers de l'armée;

Vu le décret du 1ᵉʳ août 1879, portant règlement d'administration pour l'exécution publique de ladite loi;

Vu les circulaires explicatives des Ministres de la guerre et de l'intérieur, en date des 13 et 15 octobre 1879;

Vu le décret du 3 février 1880, relatif à la division des hospices en deux catégories;

Vu le règlement sur le service de santé de l'armée,

Il a été convenu et arrêté ce qui suit :

Classification de l'hospice.

Art. 1ᵉʳ. L'hospice d   est classé dans la catégorie des hospices proprement dits, en vertu du décret du 3 février 1880, relatif à la division des hospices en deux catégories.

Obligation de recevoir et de traiter les malades.

Art. 2. L'hospice s'engage à recevoir les militaires malades appartenant à la garnison, de passage ou évacués, ainsi que les autres catégories de malades déterminées par le règlement sur le service de santé de l'armée, dans les proportions et aux conditions déterminées ci-après, et quelle que soit la nature de leur maladie.

Toutefois, les militaires donnant des signes d'aliénation mentale ne sont reçus qu'à titre de mise en observation, leur évacuation sur un asile spécial devant être effectuée, s'il y a lieu, dès que l'état du malade est suffisamment constaté.

Nombre de lits à affecter aux malades militaires.

Art. 3. Le nombre des lits à mettre à la disposition de l'administration de la guerre est fixé, savoir :

1° A   lits pour les sous-officiers, caporaux, brigadiers et soldats ;

2° A   lits pour les officiers.

Placement des malades dans les salles.

Art. 4. *1re rédaction du premier paragraphe.* — Les malades sous-officiers, caporaux et soldats, seront traités dans des salles distinctes de celles des malades civils.

2e rédaction du premier paragraphe. (En cas d'impossibilité absolue d'application de la première.) — Les malades militaires seront traités dans les mêmes salles que les malades civils et groupés dans ces salles, s'il est possible, par catégories de maladies (fiévreux, blessés, vénériens).

Les officiers seront traités dans une chambre spécialement affectée à leur usage.

Les malades atteints de maladies contagieuses et d'ophtalmie seront traités dans les salles réservées au traitement de ces maladies.

L'espacement entre les lits et le nombre de mètres cubes d'air à attribuer à chaque malade rempliront au minimum les conditions imposées par l'article 233 du règlement sur le service de santé de l'armée.

Matériel.

Art. 5. Le matériel comprendra pour chaque malade militaire savoir :

1° *Mobilier*.

1 lit en fer,
1 paillasse ou 1 sommier élastique,
1 matelas,
1 traversin,
2 couvertures de laine,
1 table de nuit,
1 descente de lit,
1 planchette pour le repas,
1 planchette pour le billet de salle,
1 oreiller suivant les besoins,
Accessoires nécessaires aux besoins divers du malade.

2° *Vêtements*.

1 capote en drap beige, ou d'autre nuance grise ou foncée,
1 pantalon en drap beige, ou d'autre nuance grise ou foncée,
1 paire de pantoufles.

Les capotes remises aux sous-officiers, caporaux et brigadiers, seront munies d'un signe distinctif de grade.

Les vêtements alloués aux officiers seront de même nature; mais ils seront distincts et ne serviront qu'à leur usage.

Les vêtements seront en drap bleu foncé et de qualité supérieure à celui employé pour les soldats.

3° *Lingerie*.

1 bonnet de coton,
1 chemise,
1 cravate,
1 caleçon,
1 paire de chaussettes de laine,
1 mouchoir de poche,
1 paire de draps de lit,
1 serviette de toilette,
1 petit sac de lit,
1 gilet de flanelle....
1 chemise de flanelle } suivant les besoins.
1 taie d'oreiller......
Linge de table pour les officiers.

L'entretien, le renouvellement et les échanges périodiques et accidentels auront lieu aux époques et dans les conditions déterminées par la section IV, chapitre III, titre III du règlement sur le service de santé de l'armée.

Chauffage et éclairage.

Art. 6. La température des salles et chambres de malades sera maintenue, suivant les besoins, au degré fixé par le médecin en chef. Le minimum de température sera de   (chiffre à déterminer pour chaque hospice eu égard aux conditions particulières du climat).

Un thermomètre sera placé dans chacune de ces salles.

L'éclairage de ces salles sera convenablement assuré.

Traitement des malades.

Art. 7. Les malades militaires sont soumis au régime général de l'hospice. Toutefois, il leur sera fait, autant que possible, application des dispositions des règlements militaires, en ce qui concerne les soins hygiéniques et de propreté et le service religieux.

Personnel médical.

Art. 8. Les malades militaires seront soignés par les médecins civils attachés à l'hospice.

Les médecins militaires de la garnison auront le droit de les visiter, sans pouvoir, sous aucun prétexte, s'immiscer dans le traitement ni donner aucun ordre dans le service.

Servants.

Art. 9. Le service des malades militaires sera assuré par un personnel choisi par la commission administrative de l'hospice et en nombre suffisant pour satisfaire convenablement à tous leurs besoins.

Prix de journée.

Art. 10. L'hospice sera couvert de sa dépense par le paiement de journées de traitement fixées ainsi qu'il suit:

Soldats et caporaux . . . .
Sous-officiers . . . .
Officiers . . . .
Officiers supérieurs . . . .

(Indiquer les prix en chiffres et en toutes lettres.)

L'hospice s'engage à consentir, pour chacune des journées de traitement des malades occupant des fournitures de couchage de l'Etat, une réduction de prix de journée de 0 fr. 05.

(Dans un but de simplification, il sera préférable d'adopter la première solution.).

Sorties.

Art. 11. Il sera payé à l'hospice une somme de   pour les sous-officiers et soldats étrangers à la garnison sortant exceptionnellement de l'hospice après avoir reçu le repas du matin.

Sépultures.

Art. 12. Les frais de sépulture seront remboursés à l'hospice d'après le tarif ci-après :

DÉSIGNATION des CATÉGORIES DE DÉCÉDÉS.	Service religieux et pompe funéraire.	Suaire.	Cercueil.	Creusement de la fosse.	Transport au cimetière.	Croix tombale.	TOTAL en chiffres.	TOTAL en toutes lettres.
Soldats et caporaux.								
Sous-officiers.								
Officiers.								
Officiers supérieurs.								

(On consignera à la suite du présent article les dispositions de la notice n° 13 annexée au règlement sur le service de santé dans la mesure où elles seront applicables à l'hospice.)

Appareils prothétiques.

Art. 13. L'hospice s'engage à fournir les appareils prothétiques ordinaires, qui pourront être achetés dans la localité : ils lui seront remboursés aux prix de facture. Ils ne seront délivrés aux malades qu'après l'accomplissement des formalités réglementaires prescrites à ce sujet.

Comptabilité.

Art. 14. Les registres réglementaires et la comptabilité seront tenus et les comptes établis et produits par la commission administrative, conformément aux prescriptions réglementaires en vigueur.

L'administration de la guerre fournira gratuitement à l'hospice tous les registres et imprimés compris dans la nomenclature officielle et se rapportant à l'exécution du service hospitalier et à l'établissement des comptes.

Les dépenses autres que celles énumérées ci-dessus seront également remboursées à l'hospice lorsqu'elles seront mises à la charge de l'administration de la guerre par les règlements en vigueur.

Paiements.

Art. 15. Les paiements auront lieu par trimestre, au moyen de mandats délivrés par le directeur du service de santé dans les conditions réglementaires, au nom du receveur de l'hospice.

Frais de timbre et d'enregistrement de la convention.

Art. 16. L'enregistrement de la convention sera effectué *gratis*, en exécution de l'article 70, § 2, n° 1, de la loi du 22 frimaire an VII. Quant aux frais de timbre de la convention, ils seront avancés par la commission administrative de l'hospice et remboursés par le département de la guerre.

Durée de la convention.

Art. 17. La présente convention est passée pour une période de cinq ans, à partir de la date qui sera fixée par les Ministres de la guerre et de l'intérieur.

Elle est susceptible de revision dans les cas prévus par la loi du 7 juillet 1877 et le décret du 1er août 1879.

A défaut de dénonciation par l'une des parties contractantes, six mois avant son expiration, ladite convention continuera à avoir son effet par tacite reconduction pour une nouvelle période de cinq ans.

Conditions particulières.

Art. 18. NOTA. — Dans le cas où il y aurait lieu d'ajouter au cadre précédent quelques conditions spéciales, elles seraient énumérées dans cet article.

A   , le   19   .

Les Membres de la Commission administrative,

Le Directeur du service de santé du   ᵉ corps d'armée,

Approuvé :

Le Conseil municipal de la ville d

Vu :

*Le Préfet du département
d*

Approuvé la présention convention pour avoir son effet à partir
du

Le Ministre de la guerre,   *Le Ministre de l'intérieur,*

MODÈLE DE CONVENTION

POUR LES HOSPICES SITUÉS DANS LES VILLES DÉPOURVUES DE GARNISON.

ᵉ RÉGION DE CORPS D'ARMÉE.

HOSPICE D

CONVENTION.

Protocole.

L'an mil neuf cent   , le

Entre :

Le Ministre de la guerre stipulant au nom et pour le compte de l'Etat, et réprésenté par M. le Directeur du service de santé du ᵉ corps d'armée, d'une part;

Et la commission administrative de l'hospice, composée de MM.   , d'autre part;

Vu la loi du 7 juillet 1877, relative à l'organisation des services hospitaliers de l'armée;

Vu le décret du 1ᵉʳ août 1879, portant règlement d'administration publique pour l'exécution de ladite loi;

Vu les circulaires explicatives des Ministres de la guerre et de l'intérieur en date des 13 et 15 octobre 1879;

Vu le règlement sur le service de santé de l'armée,

Il a été convenu et arrêté ce qui suit :

Obligation de recevoir et de traiter les malades.

Art. 1ᵉʳ. L'hospice s'engage à recevoir les militaires malades, de passage ou évacués, ainsi que les autres catégories de malades déterminées par le règlement sur le service de santé de l'armée, aux conditions déterminées ci-après, et quelle que soit la nature de leur maladie.

Toutefois, cette obligation est limitée aux ressources disponibles de l'hospice.

Placement et traitement des malades.

Art. 2. Les malades militaires seront placés dans les meilleures conditions que permettront les ressources de l'hospice, de manière que leur traitement se rapproche le plus possible de celui en usage dans les hospices des villes de garnison.

Les officiers seront placés dans une salle spéciale, convenablement installés, et recevront un traitement en rapport avec leur position.

Personnel médical.

Art. 3. Les malades militaires seront soignés par les médecins civils attachés à l'hospice.

Matériel.

Art. 4. Le matériel affecté aux malades militaires (sous-officiers et soldats) sera le même que celui employé pour les autres malades. La commission administrative de l'hospice s'engage à assurer les échanges de linge de corps et de literie, chaque fois que la nécessité en sera reconnue par le médecin traitant et aux époques périodiques ci-après :

(Indiquer ces époques dans la convention.)

Le matériel destiné au traitement des officiers remplira des conditions convenables de qualité et d'entretien.

Surveillance et contrôle du service.

Art. 5. Les malades militaires restent soumis aux règles ordinaires concernant la discipline intérieure, la surveillance et le contrôle du service des hôpitaux militaires.

La commission administrative accepte l'application à l'hospice de celles de ces règles qui concernent le service général.

Prix de journée.

Art. 6. L'hospice sera couvert de ses dépenses par le paiement de journées de traitement fixées ainsi qu'il suit :

Soldats et caporaux . . . .
Sous-officiers . . . .
Officiers . . . .
Officiers supérieurs . . . .
(Indiquer les prix en chiffres et en toutes lettres.)

Sorties.

Art. 7. Il sera payé à l'hospice une somme de
pour les sous-officiers et soldats sortant exceptionnellement de
l'hospice après avoir reçu le repas du matin.

Sépultures.

Art. 8. Les frais de sépulture seront remboursés à l'hospice,
d'après le tarif ci-après :

DÉSIGNATION des CATÉGORIES DE DÉCÉDÉS.	Service religieux et pompe funéraire.	Suaire.	Cercueil.	Creusement de la fosse.	Transport au cimetière.	Croix tombale.	TOTAL en chiffres.	TOTAL en toutes lettres.
Soldats et caporaux.								
Sous-officiers.								
Officiers								
Officiers supérieurs.								

Appareils prothétiques.

Art. 9. L'hospice s'engage à fournir les appareils prothétiques
ordinaires qui pourront être achetés dans la localité ; ils lui seront
remboursés aux prix de facture. Ils ne seront délivrés aux malades qu'après l'accomplissement des formalités réglementaires
prescrites à ce sujet.

Comptabilité.

Art. 10. Les registres réglementaires et la comptabilité seront
tenus, et les comptes établis et produits par la commission administrative, conformément aux prescriptions réglementaires en
vigueur.

L'administration de la guerre fournira gratuitement à l'hospice
tous les registres et imprimés compris dans la nomenclature officielle et se rapportant à l'exécution du service hospitalier et à
l'établissement des comptes.

Les dépenses autres que celles énumérées ci-dessus seront
également remboursées à l'hospice lorsqu'elles seront mises à
la charge de l'administration de la guerre par les règlements
en vigueur.

Paiements.

Art. 11. Les paiements auront lieu par trimestre, au moyen de mandats délivrés par le directeur du service de santé, dans les conditions réglementaires, au nom du receveur de l'hospice.

Frais de timbre et d'enregistrement de la convention.

Art. 12. L'enregistrement de la convention sera effectué *gratis*, en exécution de l'article 70, § 2, n° 1, de la loi du 22 frimaire an VII. Quant aux frais de timbre de la convention, ils seront avancés par la commission administrative de l'hospice et remboursés par le département de la guerre.

Durée de la convention.

Art. 13. La présente convention est passée pour une période de cinq ans, à partir de la date qui sera fixée par les Ministres de la guerre et de l'intérieur.

Elle est susceptible de revision dans les cas prévus par la loi du 7 juillet 1877 et le décret du 1er août 1879.

A défaut de dénonciation, par l'une des parties contractantes, six mois avant son expiration, ladite convention continuera à avoir son effet par tacite reconduction pour une nouvelle période de cinq ans.

Conditions particulières.

Art. 14. NOTA. — Dans le cas où il y aurait lieu d'ajouter au cadre précédent quelques conditions spéciales, elles seraient énumérées dans cet article.

A   le   19   .

Les Membres de la Commission administrative,

Le Directeur du service de santé du   e corps d'armée,

APPROUVÉ :

Le Conseil municipal de la ville d

Vu :

Le Préfet du département
d

APPROUVÉ la présente convention pour avoir son effet à partir du

Le Ministre de la guerre,   *Le Ministre de l'intérieur,*

NOTICE N° 30.

Décret du 21 décembre 1897 relatif à la tenue des dossiers du personnel des médecins et pharmaciens militaires et des officiers d'administration du service de santé.

Supprimée. (Les dispositions, relatives à la tenue des dossiers du personnel, sont insérées au Volume 74, *Service courant.*)

NOTICE N° 31.

Instruction relative au transport des militaires décédés.

Supprimée.

Art. 38 et 153 du
Règlement.

NOTICE N° 32.

Instruction pour les cas d'empoisonnement.

Dans tout empoisonnement il y a trois indications principales
à remplir :

1° L'évacuation du poison ;

2° L'administration du contrepoison ;

3° Le traitement des symptômes immédiats.

Évacuation du poison. — Elle s'obtient à l'aide des vomitifs, des
purgatifs, de la pompe gastrique ou du tube de Faucher ; c'est
l'indication la plus pressante quand le poison n'est pas encore
absorbé.

Le tube de Faucher permet non seulement de vider l'estomac,
mais encore de le laver avec des liquides appropriés contenant
l'antidote qui peut neutraliser directement le poison.

Quand l'estomac contient des aliments, condition qui retarde
l'absorption du poison et s'oppose à l'effet du contrepoison, il faut
avant tout provoquer des vomissements par un procédé quelconque : l'ipéca doit, en général, être préféré à l'émétique qui est
hyposthénisant.

Si le poison est un acide ou un alcali, il faut le neutraliser
avant d'en provoquer l'évacuation.

Administration du contrepoison. — Lorsque le poison est connu,
on administre immédiatement l'antidote. Il est souvent avantageux de combiner cette opération avec la précédente : on se sert
à cet effet du tube de Faucher.

Si la nature du toxique est inconnue, après avoir administré
les évacuants, on peut, suivant les indications, recourir aux antidotes généraux ou instituer le traitement des symptômes prédominants.

Traitement symptomatique. — Il est variable suivant les effets produits par le poison ingéré; d'une manière générale, on oppose :

1° Les émollients et les antiphlogistiques aux caustiques et aux irritants;

2° Les calmants et les antispasmodiques aux poisons névrosthéniques;

3° Les stimulants et les toniques aux poisons narcotiques et stupéfiants.

CONTREPOISONS.

. Dans les hôpitaux militaires, les contrepoisons usuels doivent être préparés à l'avance. Ils sont placés à la pharmacie dans une armoire spéciale, d'un accès facile, non fermée à clef, et portant, très apparente, l'inscription : « Armoire aux contrepoisons ».

Les contrepoisons y sont disposés dans l'ordre alphabétique, renfermés dans des récipients appropriés et munis d'étiquettes sur lesquelles sont inscrits :

1° La dénomination du contrepoison (en gros caractères);

2° La dénomination des toxiques dont il est l'antidote;

3° Le mode d'administration et la dose.

A côté des contrepoisons est placé un tube de Faucher, dont la flexibilité doit être souvent vérifiée.

Les contrepoisons altérables sont renouvelés en temps utile, notamment l'hydrate de peroxyde de fer.

Liste des contrepoisons à entretenir dans l'armoire (1).

DÉNOMINATION.	MODE D'EMPLOI ET DOSES.
Albumine sèche pulvérisée, flacon de 0ᶫ,25.	50 grammes dans 500 d'eau; ou mieux blancs d'œufs battus dans leur poids d'eau.
Ammoniaque liquide, flacon de 0ᶫ,12.	XX gouttes en potion; dilution au 10ᵉ en inhalation.
Antidote multiple de Jeannel, flacon de 2 litres.	Doses répétées de 50 ou 100 centimètres cubes de la suspension.
Charbon animal, paquets de 10 grammes.	1 paquet délayé dans de l'eau.
Emétique, paquets de 5 centigrammes.	1 paquet dans un verre d'eau tiède.
Fer réduit, paquets de 10 grammes.	1 paquet dans un verre d'eau.

(1) La préparation des contrepoisons composés est indiquée au formulaire des hôpitaux militaires. (Observations générales.)

Hydrate de peroxyde de fer, flacon de 2 litres.	Doses répétées de 50 ou 100 centimètres cubes de la suspension.
Ipéca, poudre, paquets de 1 gr., 5.	1 paquet dans un verre d'eau tiède.
Magnésie calcinée, paquets de 15 grammes.	1 paquet délayé dans 500 grammes d'eau.
Sulfate de magnésie, paquets de 50 grammes.	1 paquet dans 1 litre d'eau.
Solution iodo-iodurée, flacon de 1 litre.	Doses de 50 à 100 grammes.
Chlorure de sodium, paquets de 10 grammes.	1 paquet dans 500 grammes d'eau.
Sulfate de soude, paquets de 50 grammes.	1 paquet dans un litre d'eau.
Tanin (1), paquets de 5 grammes.	1 paquet dans 500 grammes d'eau.
Vinaigre, flacon de 1 litre.	50 grammes dans 500 grammes d'eau

PREMIERS SECOURS EN CAS D'EMPOISONNEMENT (2).

Acides concentrés. — *Magnésie*, 15 grammes dans 500 grammes d'eau; bicarbonate de soude; eau de savon; eau albumineuse.

Alcalis concentrés. — *Vinaigre*, 50 grammes à 100 grammes dans un litre d'eau ; sulfate de magnésie, 50 grammes dans un litre d'eau.

Azotate d'argent. — *Chlorure de sodium*, 10 à 20 grammes ou plus dans 500 grammes ou un litre d'eau.

Arsenic et composés. — *Hydrate de peroxyde de fer*, doses répétées de 50 à 100 grammes de la suspension, lavage de l'estomac; magnésie calcinée ou mieux hydratée; purgatif huileux.

Atropine, Belladone. — *Tanin*, 5 grammes dans 500 grammes d'eau: lavage de l'estomac ou vomitif; solution iodo-iodurée, 100 grammes; café, alcool, respiration artificielle

Champignons. — *Atropine*, après avoir vidé l'estomac, 20 gouttes de teinture de belladone ou injection de 1 milligramme de sulfate d'atropine; huile de ricin; injection d'éther.

Eau de javelle. — *Magnésie*, 15 grammes dans 500 grammes d'eau; charbon animal, 10 grammes dans 500 grammes d'eau; inhalations d'ammoniaque diluée au 10e.

Emétique — *Tanin*, 5 grammes dans 500 grammes d'eau; lavage de l'estomac; eau albumineuse; café, injection d'éther.

Iode, alcoolé d'iode. — *Amidon*, 20 grammes délayés dans un litre d'eau lavages de l'estomac.

Morphine, Opium. — *Tanin*, 5 grammes dans 500 grammes d'eau; lavages de l'estomac ou vomitifs; solution iodo-iodurée, 100 grammes; affusions froides, injections d'éther; café fort; respiration artificielle; injection hypodermique de 1 ou 2 milligrammes de sulfate d'atropine.

Nicotine, Tabac. — *Tanin*, 5 grammes dans 500 grammes d'eau; lavage de l'estomac ou vomitif; solution iodo-iodurée, 100 grammes; café, alcool, injection d'éther.

Oxyde de carbone, Gaz d'éclairage. — *Oxygène*, plein air, inhalations d'oxygène; respiration artificielle; frictions; électricité.

---

(1) A défaut de tanin : quinquina, café, thé.
(2) Pour les empoisonnements plus exceptionnels, voir le formulaire des hôpitaux militaires. (Observations générales.)

Phénol, Acide phénique. — *Sulfate de soude,* lavages répétés de l'estomac avec solution tiède de 50 grammes de sulfate de soude dans 1 litre d'eau; sulfate de soude et eau albumineuse à l'intérieur; huile de ricin; injection d'éther; respiration artificielle.

Phosphore. — *Oxygène,* inhalations aussitôt après évacuants; éviter les corps gras; essence de térébenthine de 2 à 8 grammes en potion; sulfate de cuivre, doses répétées de 5 centigrammes; charbon animal.

Sel d'oseille, Acide oxalique. — *Glycéré de sucrate de chaux,* 20 à 40 grammes dans 500 grammes d'eau; plâtre en suspension très étendue: 10 à 20 grammes dans 1 ou 2 litres d'eau; magnésie; huile de ricin.

Sublimé corrosif, Bichlorure de mercure. — *Albumine,* lavages répétés de l'estomac avec solution de 50 grammes d'albumine sèche dans 500 grammes d'eau, ou mieux avec 4 blancs d'œufs battus dans 500 grammes d'eau; sulfure de fer hydraté; eau sulfureuse naturelle ou artificielle; fer réduit, 10 grammes dans un verre d'eau; purgatifs.

Viandes altérées (ptomaïnes-leucomaïnes). — *Traitement symptomatique,* évacuants s'il y a lieu; stimulants; diurétiques; sudorifiques; antiseptiques internes; café; thé.

Art. 84
du Règlement.

NOTICE N° 33.

Nomenclature des dépenses à faire au compte de la masse
d'infirmerie.

DÉPENSES NORMALES.

a) Aliments des malades et convalescents.

b) Vin pour la préparation du vin de quinquina.

c) Achat de vaisselle : as_
siettes plates, assiet-
tes creuses, verres à
boire.

Dépense maximum de 1re mise pour
achat de vaisselle : 17 centimes par
homme à l'infirmerie.
Dépense annuelle maximum d'entretien : 11 centimes par homme à
l'infirmerie.

d) Objets divers nécessaires à l'entretien du matériel et des
chambres :

Balais en bouleau ou bruyère,
Balais en paille de riz,
Balais en crin,
Bâtons à cirer,
Têtes de loup,
Pelles à main,
Seaux à ordures,
Brosses à cirer,
Brosses en chiendent,
Lavettes,
Douets de propreté,
Blanc d'Espagne,
Cire jaune,
Encaustique,
Mine de plomb,
Potasse d'Amérique,
Paille de fer,
Papier émeri,
Tripoli.

e) Dépenses nécessitées par les soins de propreté :

Savon.
Cirage.
Papier hygiénique.

f) Blanchissage du linge des hommes à l'infirmerie.

g) Registres. (Registre d'alimentation. — Carnet auxiliaire des visites, manutentions et remplacements du matériel et des médicaments entrant dans la composition des approvisionnements.)

h) Jeux. (Dames, dominos, loto, quilles, tonneau.)

i) Pulvérisateur pour la désinfection du casernement, des objets de literie et d'habillement. (Achat et entretien.)

(Masse de couchage, vol. 9.)

DEPENSES ACCIDENTELLES.

a) Boissons hygiéniques à délivrer aux unités, sur la proposition du chef de corps et avec l'autorisation du général de brigade, lorsque les conditions sanitaires motivent cette mesure et que le boni de la masse de l'infirmerie atteint le chiffre de 700 à 800 francs.

b) Dépenses destinées à contribuer au bien-être général des malades en traitement à l'infirmerie et que le directeur du service de santé se réserve le droit d'autoriser lorsque l'état des bonis réalisés est prospère.(Des demandes d'autorisation motivées, faisant ressortir la situation de la masse de l'infirmerie, et appuyées de tous les renseignements propres à justifier ces dépenses exceptionnelles, sont transmises, au directeur du service de santé qui statue.)

En aucun cas, les dépenses dont il s'agit ne pourront concerner des achats de médicaments, d'instruments ou de matériel de pansement dont la fourniture incombe au service de santé.

NOTICE N° 34.

Entretien, conservation et renouvellement
des approvisionnements de réserve.

I. — GESTION DES APPROVISIONNEMENTS.

Les approvisionnements de réserve du service de santé sont réunis dès le temps de paix et conservés dans les magasins, les hôpitaux militaires, les corps de troupe et les dépôts de matériel de mobilisation.

Ils sont gérés conformément aux dispositions contenues dans les articles 551 à 556 du règlement sur le service de santé à l'intérieur, aux prescriptions du règlement et de l'instruction du 26 décembre 1902 sur la comptabilité-matières (1).

L'attention devra être appelée tout spécialement sur l'application rigoureuse des dispositions contenues dans les articles 7 du règlement et de l'instruction précitée sur la comptabilité-matières (1).

Un carnet auxiliaire des visites, manutentions et remplacements du matériel (modèle n° 146 *bis*) est tenu dans chaque corps de troupe ou établissement.

II. — ENTRETIEN DES APPROVISIONNEMENTS DE RÉSERVE.

MÉDICAMENTS.

Tous les médicaments doivent être pourvus d'une étiquette spéciale indiquant la date de leur réception. Ceux qui sont volatils ou qui s'altèrent spontanément seront l'objet d'une attention particulière, au point de vue du choix du local où ils seront renfermés et du bouchage de leurs récipients; on se conformera strictement, sur ce dernier point, aux prescriptions contenues dans les tableaux indicatifs.

---

(1) Volume 27.

On vérifiera avec le plus grand soin, pendant les visites semestrielles des approvisionnements de réserve, l'état de conservation des substances altérables, telles que : chloral, chloroforme, iodure de potassium, poudre d'ipéca, de rhubarbe, de sublimé composé, etc.

INSTRUMENTS

Les instruments de chirurgie doivent être soigneusement préservés de l'humidité. Ceux qui sont compris dans le matériel des unités collectives seront conservés dans les mêmes conditions que l'approvisionnement dont ils font partie. Ceux qui sont affectés au service courant seront placés dans des locaux secs, à distance des matériaux de pansement iodoformés ou bichlorurés et des flacons renfermant du perchlorure de fer, des acides, de l'iodoforme.

On évitera d'enduire d'axonge les instruments d'acier. Il suffit, pour les préserver de l'oxydation d'appliquer à leur surface une couche *extrêmement* légère de vaseline pure, étendue à l'aide d'un morceau de flanelle ou d'un tampon de ouate. Cette opération doit être renouvelée tous les six mois ; dans les magasins secs où les instruments se maintiennent en bon état de conservation, un graissage annuel sera suffisant.

Au moment de les mettre en service il est utile de les faire bouillir pendant plusieurs minutes dans une solution de carbonate de soude à 2 p. 100, afin d'enlever complètement les corps gras. Les parties nickelées des instruments ne doivent être recouvertes d'aucune préparation ; on se bornera à les maintenir parfaitement propres et sèches. Il en est de même pour les pièces de maillechort ou d'argent, qui seront, à l'occasion, nettoyées avec un mélange de blanc d'Espagne et d'alcool et frottées avec une peau de daim.

Après une opération ayant nécessité l'immersion des instruments dans des solutions antiseptiques, il est indispensable de les laver à grande eau à l'aide d'une éponge ; on les essuie jusqu'à ce qu'ils soient aussi secs que possible et on les passe à l'alcool pour enlever toute trace d'humidité ; ils sont ensuite très légèrement enduits de vaseline.

Il convient de rappeler que les instruments d'acier sont détériorés par le passage à l'autoclave, ou à l'étuve sèche à 180° qui altère leur trempe ; le flambage à une température élevée, les solutions de sublimé, de chlorure de zinc, de sulfate de cuivre, ainsi que l'iode et ses composés, mettent rapidement les tranchants hors de service. Ces procédés de stérilisation ne devront donc être employés qu'avec une extrême réserve.

La stérilisation des instruments par immersion dans l'eau bouillante donne lieu à une coloration noirâtre, résultant de l'oxydation superficielle produite par les gaz dissous dans l'eau. Il suffit, pour éviter cette altération, d'attendre quelques minutes, après que l'ébullition s'est déclarée, pour déposer les instruments dans le bouilleur ou d'ajouter à l'eau une faible proportion de borate ou de carbonate de soude, environ 2 grammes par litre.

Dans le cas où les instruments présenteraient des taches de rouille, on se gardera de les frotter avec les substances pulvérulentes (émeri, brique anglaise) habituellement employées; il suffira de frotter les points oxydés avec une curette de bois tendre, après les avoir humectés de quelques gouttes de pétrole, jusqu'à ce que toute trace de rouille ait disparu; on appliquera ensuite une légère couche de vaseline.

THERMOMÈTRES.

Les thermomètres médicaux seront comparés avec les étalons des pharmacies et ne devront pas présenter un écart de plus de deux dixièmes de degré. Cette opération de vérification s'exécutera une fois par an pendant les deux premières années d'emmagasinage; elle pourra ensuite n'être renouvelée que tous les deux ans. La différence avec le thermomètre étalon sera toujours mentionnée sur une bande de papier collée sur la tige de l'instrument.

SERINGUES.

Les pistons des seringues et irrigateurs seront essuyés avec un linge; on relèvera leurs bords et on les enduira fortement de vaseline sur leurs deux faces pour les ramollir; on les introduit ensuite dans le corps de pompe par un léger mouvement de rotation.

Les pistons de caoutchouc seront desserrés, après chaque injection, pour éviter la compression des rondelles pendant que l'instrument ne fonctionne pas. L'aiguille de platine iridié sera réservée pour l'emploi des solutions qui détérioreraient les aiguilles d'acier; on aura soin d'introduire dans ces dernières un fil métallique pour empêcher l'oxydation.

OBJETS EN CAOUTCHOUC.

Les objets en caoutchouc ne se conservent que pendant un temps très court; ils s'altèrent au contact de l'air, perdent leur souplesse et leur élasticité et deviennent cassants surtout si on ne les met pas en service.

L'action de la chaleur, de la lumière et surtout celle du froid sont nuisibles à la conservation de ces objets. On a généralement renoncé, pour leur entretien, à l'immersion continue dans l'eau phéniquée, qui n'a pas donné de résultats satisfaisants; le meilleur procédé consiste à leur faire subir des manipulations répétées aussi fréquemment que possible.

On a conseillé également de laver à grande eau les objets en caoutchouc vulcanisé en les malaxant entre les mains, de façon à entraîner le soufre en excès; cette opération devrait être renouvelée environ tous les trois mois pendant les premières périodes du séjour en magasin.

Les sondes uréthrales seront couvertes d'une couche de talc en poudre pour éviter les adhérences et conservées dans des boîtes où elles joueront librement.

Les bandes pour l'hémostase devront être déroulées à chaque visite semestrielle, saupoudrées de talc et disposées ensuite en rouleaux peu serrés.

Les tubes à drainage et les tubes de Faucher seront disposés soit en long, soit en cercle, de manière à éviter les plis et les nœuds qui déterminent des cassures lorsque la dessiccation commence à se produire.

Les poires en caoutchouc des pulvérisateurs perdent leur souplesse sous l'influence du froid ou lorsqu'on les laisse pendant un certain temps sans les faire fonctionner; il suffit, pour leur rendre leur élasticité, de les plonger pendant quelques minutes dans l'eau à 40 degrés.

Les tissus imperméables à base de caoutchouc pour alèzes et pour pansements seront, autant que possible, conservés en rouleaux, sans subir de compression; ils seront entièrement déroulés à chaque visite semestrielle. Le renouvellement des objets en caoutchouc sera assuré au moyen d'échanges fréquents avec le service courant.

MATIÈRES DE PANSEMENT.

L'enveloppe imperméable contenant les matières de pansement

antiseptiques ou aseptiques devra toujours rester intacte et les paquets seront hermétiquement clos. On évitera avec le plus grand soin les manipulations brusques, ainsi que l'excès de compression dans l'arrimage, qui peuvent produire la déchirure ou l'éclatement des enveloppes. Si, malgré ces précautions, cette rupture vient à se produire, on provoque immédiatement le remplacement des paquets détériorés. Cette opération effectuée, ils seront pris en charge au service courant et utilisés pour les besoins journaliers.

Les boîtes de fer-blanc renfermant les compresses iodoformées subissent à la longue, sous l'influence des vapeurs iodées, des altérations qui peuvent aboutir à la perforation complète de la paroi.

Les boîtes ainsi détériorées doivent être remplacées par des boîtes neuves; les compresses seront maintenues dans l'approvisionnement, l'analyse ayant démontré que, malgré le mauvais état de la boîte, leur teneur en iodoforme n'était pas sensiblement modifiée.

Les paquets individuels de pansement seront conservés dans des caisses hermétiquement closes, dans un local à l'abri de l'humidité.

COUVERTURES, EFFETS EN LAINE.

Les locaux où seront déposés les couvertures et effets d'habillement en laine doivent présenter les conditions générales des magasins destinés aux approvisionnements du service de santé; on exigera qu'ils soient frais, secs et parfaitement propres. Le sol sera arrosé avec une solution de 50 grammes d'acide phénique du commerce pour 5 litres d'eau. Ces arrosages doivent avoir lieu quatre fois par mois de mai à septembre, une fois par mois seulement le reste de l'année.

Les portes et les fenêtres doivent être tenues fermées; il convient cependant de laisser pénétrer la lumière, car les insectes recherchent l'obscurité. La conservation des effets est absolument subordonnée à la fréquence des battages et brossages, surtout d'avril à octobre. Pendant cette période ils seront renouvelés aussi souvent que possible. Le brossage des coutures et des plis dans lesquels se réfugient les insectes sera particulièrement surveillé.

Cette opération se fera à distance des magasins; si elle doit avoir lieu à proximité, les locaux seront tenus fermés pour que la poussière n'y pénètre pas.

Les couvertures doivent être placées les unes sur les autres, complètement étendues; les piles pourront être hautes. Cette disposition présente une surface moindre à l'action des insectes et produit une compression suffisante pour empêcher leur pénétration.

Deux fois par an, au moins, au commencement d'avril et dans le courant d'octobre, les couvertures seront exposées à l'air et soigneusement visitées et battues. Après les battages elles seront saupoudrées de poudre de pyrèthre et disposées en piles dans lesquelles on placera de distance en distance des morceaux de camphre ou de naphtaline de la grosseur d'une noix. Pour les effets de couleur blanche, il est préférable d'employer le poivre blanc grossièrement concassé; la poudre de pyrèthre modifiant légèrement la teinte de ces tissus, doit être réservée pour les effets de couleur.

Les mêmes précautions seront prises dans le cas où les couvertures ou les objets de lainage doivent rester sous toile ou sous bâche.

Ces moyens sont suffisants pour assurer la conservation des effets non contaminés, mais il est indispensable de soumettre ceux qui auront été envahis par les insectes à un étuvage à la vapeur sous pression; on peut aussi, à défaut d'étuve, employer la sulfuration ou l'immersion prolongée dans l'eau courante qui entraîne les larves et les œufs déposés dans le tissu; mais l'efficacité de ces procédés est moins puissante que le passage à l'étuve à vapeur sous pression.

Les effets d'habillement et les matières de pansement doivent être préservés avec le plus grand soin contre les animaux rongeurs; on emploiera pour leur destruction les pièges et ingrédients nécessaires, et on s'adressera, sans délai, au service du génie pour faire boucher tous les trous qui peuvent servir de refuge.

OBJETS ET USTENSILES EN MÉTAL.

Ces objets seront placés dans des locaux parfaitement secs et toujours à distance des murs. Quand ils seront empilés ou introduits les uns dans les autres, comme les assiettes ou gobelets en fer battu étamé, on placera entre chacun d'eux une feuille de papier épais.

Les objets et outils qui ne sont pas étamés ou recouverts d'une couche de peinture devront être préservés de l'oxydation au moyen de corps gras.

Les réservoirs en tôle galvanisée seront égouttés avec le plus grand soin, après chaque mise en service, et asséchés le plus complètement possible au moyen de linges propres introduits par la bonde.

On les enduira ensuite d'une mince couche de paraffine étendue à chaud et très également répartie sur la surface inférieure des réservoirs. Au moment d'en faire usage pour y mettre les boissons, on enlève facilement la paraffine par un lavage à l'eau bouillante. Cette substance a sur les autres enduits l'avantage de ne donner aux liquides renfermés dans les récipients ni goût, ni odeur désagréables, tout en préservant ceux-ci de l'oxydation.

Les objets en tôle émaillée exigent de grandes précautions pendant les transports et les manipulations ; ils seront toujours enveloppés d'une feuille de papier épais pour éviter autant que possible les contacts ou amortir les chocs susceptibles de détériorer la couche d'émail.

Il n'y a aucune précaution spéciale à prendre pour la conservation des ustensiles en cuivre et en étain ; on évitera l'application des corps gras à leur surface et on les déposera dans un local sec et fermé.

OBJETS EN CUIR.

Ils doivent être conservés dans les magasins à l'abri de l'humidité et de la chaleur.

Les cuirs seront brossés une fois par an pour enlever les moisissures et graissés avec la composition suivante :

Suif fondu : 1 partie ;

Huile de pied de bœuf : 2 parties.

Faire fondre le suif à feu très doux, le filtrer ou le décanter pour le débarrasser des impuretés et ajouter l'huile de pied de bœuf en agitant le mélange chauffé légèrement ; laisser refroidir sans cesser d'agiter pour assurer le mélange de l'huile et de la graisse.

TONNEAUX ET RÉSERVOIRS EN BOIS.

Les tonneaux et réservoirs en bois sont emmagasinés dans un local sec et frais. Ils doivent toujours être prêts à recevoir les liquides qu'ils sont destinés à contenir. Leur conservation est assurée de la manière suivante :

Après les avoir remplis d'eau froide, on resserre les cercles, s'il y a lieu, jusqu'à ce qu'ils soient parfaitement étanches, on les vidé et on les rince avec environ un litre d'eau bouillante en ayant soin d'agiter en tous sens, puis on les vide ; quand l'égouttage est parfait on brûle à l'intérieur un morceau de mèche soufrée et on les bouche hermétiquement.

Cette opération est renouvelée tous les ans et plus souvent s'il est nécessaire.

Au moment de mettre les tonneaux en service, il faut les rincer avec de l'eau froide en renouvelant cette eau jusqu'à ce qu'elle sorte parfaitement claire.

Quand les tonneaux ou réservoirs doivent être remplis de vin ou d'eau-de-vie, il est indispensable de les soufrer suivant les indications ci-dessus et de les rincer avant de procéder au remplissage.

SEAUX EN TOILE.

Les seaux en toile seront toujours tenus dans un parfait état de propreté.

A cet effet, ils ne seront emmagasinés qu'après avoir été bien séchés et débarrassés de la poussière et de toute souillure susceptible d'altérer les qualités de l'eau de boisson.

Avant d'être mis en service, les seaux seront battus et brossés avec soin, surtout sur les coutures. On les rincera à plusieurs reprises, puis on y laissera séjourner de l'eau pendant quelques heures, afin que la toile subisse la rétraction nécessaire et ne laisse plus échapper le liquide.

Avant d'empaqueter les seaux, on les nettoiera et on les séchera complètement. Si un départ inopiné oblige à les empaqueter encore humides, on devra, dès l'arrivée, les déplier et les sécher au grand air, en les suspendant à quelque distance du sol.

PANIERS D'OSIER.

Les paniers, surtout ceux du type affecté aux formations sanitaires de campagne, sont fréquemment envahis par différentes variétés d'insectes qui produisent des altérations, parfois assez étendues, de l'osier, des traverses et de la toile de recouvrement. Les paniers atteints par les insectes doivent être isolés du reste de l'approvisionnement, afin d'éviter autant que possible toute propagation à ceux qui sont encore intacts. Ils seront battus et brossés vigoureusement et badigeonnés ensuite à l'intérieur et à l'extérieur avec du pétrole, en prenant toutes les précautions exigées par le maniement d'un liquide aussi inflammable. Cette opération sera renouvelée, si le premier badigeonnage est resté sans résultat. Il est indispensable d'exposer à l'air au moins une fois par mois, surtout d'avril à septembre, les paniers qui ont été atteints par les insectes et de brosser leur face interne et externe. Ces dernières mesures seront également appliquées, à intervalles plus éloignés aux paniers intacts pour prévenir leur envahissement.

DENRÉES, CONSERVES, ETC.

Les denrées et objets de consommation nécessaires aux diverses formations, tels que beurre, café, chocolat, bougie, saindoux, seront entretenus par l'hôpital militaire de la place où les approvisionnements sont entreposés et ne seront placés dans les chargements qu'au moment de la mobilisation.

Leur renouvellement s'effectuera par des échanges avec les denrées consommées couramment par l'hôpital. Si la consommation de l'hôpital n'est pas assez importante pour assurer le renouvellement des vivres de conserve, il y aura lieu de n'entretenir que les quantités en rapport avec les besoins de l'établissement. Les approvisionnements de chaque formation seront complétés au moment de la mobilisation.

Lorsque les approvisionnements sont entreposés dans une place où il n'y a pas d'hôpital militaire, ces denrées et objets de consommation seront achetés au moment de la mobilisation par l'officier d'administration gestionnaire ayant les approvisionnements en charge en temps de paix.

Les conserves
{ de julienne,
de lait concentré,
de haricots verts,
de petits pois,

devront être renouvelées tous les deux ans. Cette fixation n'est pas absolue, elle pourra être modifiée suivant le degré de conservation de ces produits. Une étiquette collée ou une marque poinçonnée sur chaque boîte devra indiquer l'année et le semestre de fabrication.

NOTICE N° 35.

Étude des eaux potables (1).

---

(1) Cette notice est maintenant sans objet. Se reporter à l'instruction du 22 juin 1909 (*B. O.*, p. 1029) destinée aux bureaux d'hygiène militaire pour l'étude et la surveillance des eaux destinées à l'alimentation de l'armée.

NOTICE N° 36.

Sur l'application de la loi du 15 février 1902 relative à la protection de la santé publique.

I. — Extrait de la loi du 15 février 1902

« Art. 4: La liste des maladies auxquelles sont applicables les dispositions de la présente loi sera dressée, dans les six mois qui en suivront la promulgation, par un décret du Président de la République, rendu sur le rapport du Ministre de l'intérieur, après avis de l'Académie de médecine et du Comité consultatif d'hygiène publique de France. Elle pourra être revisée dans la même forme.

« Art. 5. La déclaration à l'autorité publique de tout cas de l'une des maladies visées à l'article 4 est obligatoire pour tout docteur en médecine, officier de santé ou sage-femme qui en constate l'existence. Un arrêté du Ministre de l'intérieur, après un avis de l'Académie de médecine et du Comité consultatif d'hygiène publique de France, fixe le mode de la déclaration.

« Art. 7. La désinfection est obligatoire pour tous les cas des maladies prévues à l'article 4; les procédés de désinfection devront être approuvés par le Ministre de l'intérieur après avis du Comité consultatif d'hygiène publique de France.

. . . .

« Art. 20: . . . .

« Le conseil d'hygiène départemental se composera de dix membres au moins et de quinze au plus. Il comprendra nécessairement deux conseillers généraux élus par leurs collègues, trois médecins, dont un de l'armée de terre ou de mer, un pharmacien, l'ingénieur en chef, un architecte et un vétérinaire.

. . . .

« Chaque commission sanitaire de circonscription sera composée de cinq membres au moins et de sept au plus, pris dans la circonscription. Elle comprendra nécessairement un conseiller général élu par ses collègues, un médecin, un architecte ou tout autre homme de l'art et un vétérinaire. »

. . . .

II. — APPLICATION DES ARTICLES 5, 7 ET 20 DE LA LOI DU 15 FÉVRIER 1902, DANS LE SERVICE DE SANTÉ DE L'ARMÉE.

La déclaration des cas de maladies transmissibles observés dans les établissements de l'armée par les médecins militaires doit être faite à la fois à l'autorité militaire et à l'autorité civile.

Il appartient à l'autorité militaire seule de faire exécuter à l'intérieur des établissements de l'armée, sous sa responsabilité et son contrôle exclusifs, les mesures de prophylaxie que la situation comporte.

On se conformera aux dispositions ci-après qui ont été arrêtées de concert entre les Ministres de l'intérieur et de la guerre :

1° *Déclaration.* — Toutes les fois qu'un militaire sera reconnu atteint d'une des maladies visées à l'article 4 de la loi du 15 février 1902, le médecin militaire en fera immédiatement la déclaration, d'une part, à son chef de corps ou de service, d'autre part, au maire et au préfet ou au sous-préfet (1). Cette déclaration à l'autorité civile sera faite au moyen d'un carnet (2) du modèle défini par l'arrêté du Ministre de l'intérieur, en date du 10 février 1903.

2° *Désinfection.* — Toutes les mesures de prophylaxie nécessaires et, en particulier, les mesures de désinfection sont prises à l'intérieur des établissements de l'armée sous la responsabilité et le contrôle exclusifs des autorités militaires.

Le décret du 10 février 1903 (voir ci-après le texte de ce décret) a fixé, en la divisant en deux parties, la liste des maladies auxquelles sont applicables les dispositions de la loi du 15 février 1902 : la première partie comprend les maladies pour lesquelles la déclaration et la désinfection sont obligatoires, la seconde comprend les maladies pour lesquelles la déclaration et la désinfection sont facultatives. Dans l'armée, la désinfection sera faite obligatoirement pour toutes les maladies comprises dans cette liste (3) qu'elles appartiennent à la première ou à la deuxième partie.

En dehors des prescriptions applicables aux conseils d'hygiène départementaux, conformément à la loi du 15 février 1902 rappelée en tête de la présente notice, M. le Ministre de

---

(1) A Paris, la déclaration est faite au préfet de police.

(2) Les carnets nécessaires sont fournis aux médecins militaires par l'autorité civile.

(3) Cette liste n'est pas limitative. Il doit être entendu que des mesures de désinfection seront prises par les médecins militaires pour tous les cas de maladies contagieuses qui ne sont pas mentionnées dans la liste officielle (syphilis, morve, gale, pelade, etc.).

l'intérieur a recommandé à MM. les préfets de faire en sorte que, dans toutes les commissions sanitaires dont la circonscription comprendrait une ou plusieurs garnisons, le médecin militaire du grade le plus élevé ou le plus ancien dans le grade le plus élevé soit toujours désigné pour participer aux travaux de la commission en qualité de membre titulaire ou, tout au moins, à titre consultatif, ainsi que le prescrivait antérieurement, pour les conseils d'hygiène d'arrondissement, l'arrêté ministériel du 5 juin 1890.

De leur côté, MM. les maires sont expressément invités, en exécution d'instructions de M. le Ministre de l'intérieur, à signaler immédiatement à l'autorité militaire tous les faits épidémiques parvenus à leur connaissance, tant dans les villes de garnison que dans les localités que la troupe doit occuper ou traverser pendant les marches et manœuvres.

Pour toutes les questions de cet ordre, les médecins militaires sont assurés de trouver auprès de l'autorité civile, et notamment auprès de MM. les préfets, sous-préfets et médecins des épidémies, le concours le plus empressé : leur participation aux travaux, tant des conseils d'hygiène que des commissions sanitaires où ils sont appelés à siéger soit par la loi soit par les désignations dont ils sont l'objet, conformément aux instructions de M. le Ministre de l'intérieur, les mettra particulièrement à même de suivre exactement, de leur côté, toutes les fluctuations de l'état sanitaire de la population civile. Plus cette collaboration deviendra constante et effective, plus apparaîtront les avantages certains que doit retirer de la législation nouvelle l'hygiène générale du pays.

Les médecins militaires étant ainsi informés au jour le jour de tout ce qui intéresse la santé publique pourront proposer en temps opportun des mesures prophylactiques dont l'efficacité sera d'autant plus grande qu'elles seront prises plus rapidement et que leur exécution, étant ordonnée par l'autorité militaire supérieure, sera considérée, à tous les degrés de la hiérarchie, comme l'accomplissement d'un devoir.

Décret du 10 février 1903 portant désignation des maladies auxquelles sont applicables, en vertu de l'article 4, les dispositions de la loi du 15 février 1902.

Le Président de la République française,

Sur le rapport du Président du conseil, Ministre de l'intérieur et des cultes;

Vu la loi du 15 février 1902, relative à la protection de la santé publique, notamment l'article 4, déterminant les conditions dans lesquelles doit être établie la liste des maladies auxquelles sont applicables les dispositions de ladite loi, l'article 5, relatif à la déclaration de ces maladies, et l'article 7, prescrivant la désinfection;

Vu les avis du Comité consultatif d'hygiène publique de France et de l'Académie de médecine;

Décrète :

Art. 1er. La liste des maladies auxquelles sont applicables les dispositions de la loi du 15 février 1902 est fixée ainsi qu'il suit, en vertu des articles 4, 5 et 7 de ladite loi.

Première partie. — Maladies pour lesquelles la déclaration et la désinfection sont obligatoires.

    1° la fièvre typhoïde;
    2° le typhus exanthématique;
    3° la variole et la varioloïde;
    4° la scarlatine;
    5° la rougeole;
    6° la diphtérie;
    7° la suette miliaire;
    8° le choléra et les maladies cholériformes;
    9° la peste;
    10° la fièvre jaune;
    11° la dysenterie;
    12° les infections puerpérales et l'ophtalmie des nouveau-nés, lorsque le secret de l'accouchement n'a pas été réclamé; —
    13° la méningite cérébro-spinale épidémique.

Deuxième partie. — Maladies pour lesquelles la déclaration est facultative :

    14° la tuberculose pulmonaire;
    15° la coqueluche;
    16° la grippe;
    17° la pneumonie et la broncho-pneumonie;
    18° l'érysipèle;
    19° les oreillons;
    20° la lèpre;
    21° la teigne;
    22° la conjonctivite purulente et l'ophtalmie granuleuse.

Art. 2. Pour les maladies mentionnées dans la deuxième partie de la liste ci-dessus, il est procédé à la désinfection après entente avec les intéressés, soit sur la déclaration des praticiens visés à l'article 5 de la loi du 15 février 1902, soit à la demande des familles, des chefs de collectivités publiques ou privées, des administrations hospitalières ou des bureaux d'assistance, sans préjudice de toutes autres mesures prophylactiques déterminées par le règlement sanitaire prévu à l'article 1er de ladite loi.

Art. 3. Le Président du conseil, Ministre de l'intérieur et des cultes, est chargé de l'exécution du présent décret.

Fait à Paris, le 10 février 1903.

                    EMILE LOUBET.

Par le Président de la République :

      Le Président du Conseil,
Ministre de l'intérieur et des cultes,
        E. COMBES.

NOTICE N° 37.

Militaires mordus par des animaux enragés.

L'évacuation immédiate des militaires mordus par des animaux enragés est prescrite par les chefs de corps ou de détachement (1) dans les conditions suivantes :

Sur *l'hôpital militaire de Lille*, afin d'être soumis en traitement à l'institut Pasteur de cette ville : pour les militaires appartenant au 1er corps d'armée.

Sur *l'hôpital militaire du Val-de-Grâce* : pour les militaires appartenant aux corps d'armée ci-après : 2e, 3e, 4e, 5e, 6e, 7e (seulement la partie au nord de Besançon et la place de Besançon), 8e (seulement les départements du Cher et de la Nièvre), 9e, 10e, 11e, 20e, gouvernement militaire de Paris.

Sur *l'hôpital militaire Desgenettes*, à Lyon, afin d'être soumis au traitement pastorien à l'institut antirabique de cette ville : pour les militaires appartenant aux corps d'armée ci-après : 7e (seulement la partie au sud de Besançon), 8e (seulement les départements de la Côte-d'Or et de Saône-et-Loire), 13e, 14e et gouvernement militaire de Lyon.

Sur *l'hôpital militaire de Bordeaux*, afin d'être soumis au traitement pastorien à l'institut antirabique de cette ville : pour les militaires appartenant au 15e corps d'armée.

Sur *l'hospice mixte de Montpellier* afin d'être soumis au traitement pastorien à l'institut antirabique créé dans le domaine de Grammont près Montpellier : pour les militaires appartenant aux corps d'armée ci-après : 16e, 17e (seulement les départements de l'Ariège et de la Haute-Garonne).

---

(1) D'après l'état général des franchises télégraphiques, les chefs de corps ou de détachement possèdent, dans ce cas particulier, les mêmes prérogatives que les commandants de corps d'armée, car ils peuvent correspondre en franchise avec les directeurs du service de santé au sujet des questions relatives à l'hygiène des troupes, et, en ce qui concerne le service général, avec les directeurs des différentes écoles.

Sur *l'hôpital militaire de Bordeaux*, afin d'être soumis au traitement pastorien à l'institut antirabique de cette ville : pour les militaires appartenant aux corps d'armée ci-après : 12ᵉ, 17ᵉ (seulement les départements du Lot, Lot-et-Garonne, Gers et Tarn-et-Garonne), 18ᵉ.

Sur *l'hôpital militaire du Dey*, afin d'être soumis au traitement à l'institut Pasteur à Alger : pour les militaires appartenant aux divisions d'Oran et d'Alger ; et dans la division de Constantine, pour ceux dont les garnisons se trouvent à l'ouest de la ligne ferrée de Philippeville-Constantine-Biskra ou situées sur cette ligne.

Sur *l'hôpital militaire du Belvédère*, afin d'être soumis au traitement à l'institut antirabique de Tunis : pour les militaires appartenant aux garnisons de la division de Constantine situées à l'est de la ligne ferrée Philippeville-Constantine-Biskra, et pour ceux de la Tunisie.

Les rapports indiquant les circonstances dans lesquelles les militaires ont été mordus par des animaux atteints ou suspects de rage seront envoyés directement aux directeurs des écoles du Val-de-Grâce et de Lyon, ou aux directeurs du service de santé intéressés, qui sont avisés de l'arrivée des malades par un télégramme officiel du chef de corps ou de détachement ayant ordonné l'évacuation.

Les chefs de corps ou de détachement rendent compte des mesures prises au général commandant le corps d'armée.

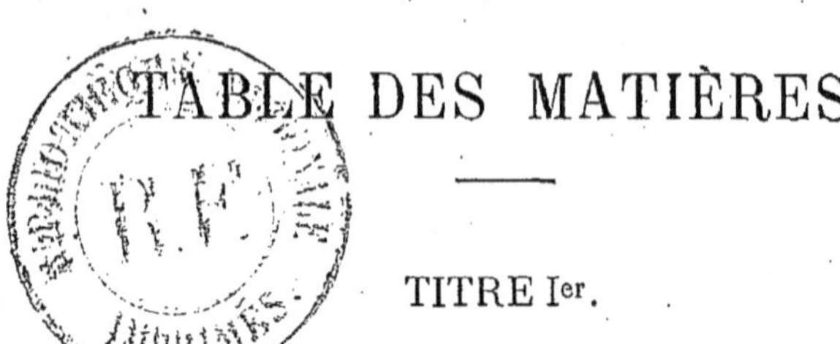

TABLE DES MATIÈRES.

TITRE Ier.

DISPOSITIONS GÉNÉRALES.

CHAPITRE Ier.

ORGANISATION GÉNÉRALE DU SERVICE.

Articles	Pages.
1. Objet du service	5
2. Direction du service de santé	5
3. Personnel	6
4. Etablissements	6
5. Gestion	6
6. Comité technique de santé	7
7. Attributions des médecins inspecteurs	7
8. Attributions du pharmacien inspecteur	7

CHAPITRE II.

DIRECTION DANS LES CORPS D'ARMÉE.

	Pages.
9. Attributions générales du directeur du service de santé	8
10. Personnel et bureaux de la direction	8
11. Action du directeur sur le service	8
12. Action du directeur en ce qui concerne l'hygiène et le traitement des malades	11
13. Action sur le personnel	12
14. Services divers à confier aux médecins militaires	12
15. Emploi des officiers d'administration du service de santé	13
16. Emploi des infirmiers	13
17. Insuffisance du personnel	14
18. Pouvoir disciplinaire	14
19. Surveillance des hôpitaux militaires et des hospices mixtes et civils	15
20. Relevé général, par corps d'armée, des situations mensuelles	15
21. Evacuations	15
22. Eaux minérales et bains de mer	16
23. Correspondance	16
24. Contrôles et dossiers du personnel	17
25. Etats nominatifs	17
26. Procés-verbaux de conférences	18
27. Publications d'écrits, mémoires scientifiques et travaux administratifs	18
28. Statistique médicale	18
29. Ordonnancement des dépenses. — Comptabilité	19
30. Récépissés de versement au Trésor	19

CHAPITRE III.

DIRECTION EN ALGÉRIE ET EN TUNISIE.

Articles.   Pages.

30 *bis*. Algérie 19
31. Attributions du médecin inspecteur 20
32. Attributions des directeurs du service de santé des divisions d'Algérie 21
32 *bis*. Attributions du directeur du service de santé en Tunisie 22

CHAPITRE IV.

33. Action du contrôle de l'administration de l'armée 22

TITRE II.

SERVICE DE SANTÉ DANS LES CORPS DE TROUPE.

CHAPITRE Iᵉʳ.

FONCTIONNEMENT DU SERVICE DE SANTÉ DANS LES CORPS DE TROUPE.

34. Règles générales de ce fonctionnement 22

CHAPITRE II.

INFIRMERIES RÉGIMENTAIRES.

SECTION Iʳᵉ.

DISPOSITIONS GÉNÉRALES.

35. But des infirmeries régimentaires 23
36. Répartition des infirmeries régimentaires 23
37. Fixation du nombre de lits 23

SECTION II.

PERSONNEL.

38. Attributions et devoirs généraux du médecin chef de service 24
39. Devoirs du médecin chef de service envers le directeur du service de santé 27
40. Attributions des médecins en sous-ordre 27
41. Devoirs du sous-officier chargé des détails de l'infirmerie régimentaire 28
42. Devoirs des infirmiers régimentaires 28

SECTION III.

EXÉCUTION DU SERVICE

§ 1ᵉʳ. — *Entrées.*

43. Admission des malades 29

Articles.   Pages.

44. Effets apportés par les malades.................................... 29
45. Installation du malade.. 29
46. Militaires non admis à l'infirmerie régimentaire.................. 30

§ 2. — *Visites et prescriptions.*

47. Visite journalière... 30
48. Cahiers de visite.. 30
49. Relevés des prescriptions.. 30
50. Régime alimentaire... 30

§ 3. — *Propreté, chauffage, éclairage.*

51. Propreté et entretien des chambres............................... 31
52. Rechange et manutention des fournitures de literie............... 31
53. Propreté individuelle des malades................................ 32
54. Chauffage et bains... 32
55. Eclairage.. 32
56. Bons de bandages herniaires, lunettes, etc....................... 32

§ 4. — *Police de l'infirmerie.*

57. Discipline des malades à l'infirmerie régimentaire............... 32
58. Communications avec les malades.................................. 33
59. Locaux interdits aux malades..................................... 33
60. Militaires punis à l'infirmerie.................................. 33
61. Promenades extérieures... 33

§ 5. — *Surveillance du commandement.*

62. Action et surveillance du chef de corps, du lieutenant-colonel et
      de l'officier supérieur de semaine............................. 33

§ 6. — *Sorties.*

63. Sortie des malades par guérison.................................. 34
64. Vérification des objets de literie et des effets d'habillement... 34
65. Cas de départ du corps... 34

§ 7.

66. Dispositions spéciales en cas de décès au corps.................. 34

§ 8. — *Dispositions relatives aux eaux minérales et aux bains de mer.*

67. Eaux minérales... 35
68. Bains de mer... 35

§ 9. — *Service médical dans les garnisons.*

68 bis. Conseils d'hygiène.. 36
68 ter. Chef du service de santé de la place. — Ses relations avec le
      commandant d'armes et avec les médecins des corps de troupe.   36
69. Obligations du chef de service de santé de la place envers le
      directeur du service de santé du corps d'armée................. 37

Articles.		Pages.
69 *bis*.	Services divers à confier aux médecins militaires	37
70.	Service médical extérieur dans les garnisons	38
70 *bis*.	Permissions accordées aux médecins de la garnison	38

SECTION IV.

LOCAUX

71.	Locaux affectés aux infirmeries	38
72.	Conditions auxquelles doivent satisfaire les locaux	39
73.	Mobilier	40

SECTION V.

ADMINISTRATION.

74.	Gestion	40
75.	Matériel dont sont pourvues les infirmeries régimentaires	40
76.	Moyens de pourvoir à la fourniture du matériel et des médicaments	40
77.	Distribution d'effets	41
78.	Entretien et réforme	41
79.	Blanchissage du linge à pansement	42
80.	Bibliothèque de l'infirmerie régimentaire	42
81.	Dépenses pour frais de bureau du médecin chef de service	43
82.	Matériel laissé en place	43

SECTION VI.

DÉPENSES DE L'INFIRMERIE RÉGIMENTAIRE.

83.	Masse de l'infirmerie régimentaire	43
84.	Classement des dépenses	44
85.	Comment acquittées	44

SECTION VII.

REGISTRES ET COMPTABILITÉ.

86.		45
87.		45
88.		45
89.		45
90.		45
91.		45
92.		45
93.		45

SECTION VIII.

DISPOSITIONS CONCERNANT LES COMPAGNIES FORMANT CORPS, LES DÉTACHEMENTS ET LES MILITAIRES ISOLÉS.

94.	Admission des militaires d'autres corps dans les infirmeries régimentaires	45
95.	Infirmeries communes à plusieurs détachements	45
96.	Versement pour la nourriture	45
97.	Visites des médecins des corps dans les infirmeries de garnison.	46

CHAPITRE III.

INFIRMERIES-HOPITAUX.

Articles.		Pages.
98.	But des infirmeries-hôpitaux	46
99.	Personnel	46
100.	Locaux	46
101.	Régime alimentaire	47
102.	Médicaments et matériel	47
103.	Registres et imprimés	47
104.	Formalités en cas de maladie grave ou de décès	48

DISPOSITIONS COMPLÉMENTAIRES.

| 105. | Exécution du service | 48 |

CHAPITRE IV.

ÉTABLISSEMENTS DE CONVALESCENTS.

SECTION Ire.

DISPOSITIONS GÉNÉRALES.

106.	Objet des établissements de convalescents	48
107.	Ouverture et suppression d'un établissement de convalescents	48

SECTION II.

COMPOSITION DU PERSONNEL.

108-109.		49

SECTION III.

EXÉCUTION DU SERVICE

110-111.	Admission des convalescents	49

SECTION IV.

LOCAUX.

112.		50

SECTION V.

MATÉRIEL ET GESTION.

113.	Médicaments et matériel	50
114.	Gestion	50

SECTION VI.

COMPTABILITÉ.

Articles.   Pages.
115. Justification des dépenses...................................... 50
116 à 127. 50

TITRE III.

SERVICE DE SANTÉ DANS LES HOPITAUX MILITAIRES.

CHAPITRE Ier.

DISPOSITIONS GÉNÉRALES.

128. Objet du service de santé dans les hôpitaux militaires........... 51
129. Division des hôpitaux militaires................................ 51

CHAPITRE II.

PERSONNEL.

SECTION Ire.

DISPOSITIONS COMMUNES A TOUT LE PERSONNEL.

130. Discipline et subordination..................................... 51
131. Droit de punir... 52
132. Permissions.. 52
133. Mutations... 53
134. Visites à l'arrivée.. 53
135. Tenue militaire... 53
136. Ordonnances.. 53
137. Dettes. — Réclamations....................................... 53

SECTION II.

OFFICIERS DU CORPS DE SANTÉ MILITAIRE.

---

§ 1er. — *Médecin-chef.*

138. Attributions et devoirs généraux du médecin-chef............... 54
139. Rapport journalier.. 55
140. Police de l'hôpital.. 55
141. Réceptions diverses... 56
142. Rapports et expertises.. 56
143. Visite et contre-visite des militaires......................... 56

Articles.		Pages.
144.	Autorisation de bains, douches, etc............................	57
145.	Dossiers du personnel, propositions pour l'avancement dans la hiérarchie et pour l'admission et l'avancement dans la Légion d'honneur...	57
146.	Obligations envers le directeur du service de santé............	57
147.	Registres...	58
148.	Etats et situations..	58

§ 2. — *Médecins en sous-ordre.*

149	Attributions et devoirs des médecins traitants................	58
150.	Attributions et devoirs des médecins aides-majors.............	59
151.	Service de garde..	60
152.	Fonctions du médecin de garde................................	60

§ 3. — *Pharmaciens.*

| 153. | Attributions des pharmaciens.................................. | 61 |
| 154. | Observations météorologiques. — Analyses, essais et expertises.. | 62 |

SECTION III.

OFFICIERS D'ADMINISTRATION.

155.	Attributions et devoirs des officiers d'administration..........	62
156.	Cas d'absence...	64
157.	Contrôles et matricules.......................................	65
158.	Fonctions de l'officier d'administration gestionnaire comme commandant de détachement....................................	65
159.	Service de garde..	65
160.	Fonctions de l'officier d'administration de garde..............	65

SECTION IV.

| 161. | .... | 66 |

SECTION V.

INFIRMIERS MILITAIRES.

162.	Organisation et commandement des sections....................	66
163.	Discipline et avancement......................................	66
164.	Nombre des infirmiers attachés à chaque hôpital..............	66
165.	Devoirs des infirmiers de visite..............................	67
166.	Instruction et devoirs des infirmiers.........................	67
167.	Service des infirmiers-majors dans les salles de malades.......	67
168.	Responsabilité de l'infirmier-major d'une division............	68
169.	Fonctions de l'infirmier-major de garde......................	68
170.	Infirmier-major vaguemestre..................................	69
171.	Infirmiers de garde...	69
172.	Infirmier-perruquier..	69

SECTION VI.

MINISTRES DES CULTES.

§ 1er. — *Ministres du culte catholique.*

Articles.		Pages.
173.	Répartition du personnel.............................	70
174.	Nomination et rétribution des aumôniers...............	70
175.	Devoirs des aumôniers................................	70
176.	Leur exclusion des détails administratifs.............	71
177.	....	71
178.	Aumôniers requis.....................................	71

§ 2. — *Ministres des cultes non catholiques.*

179.	Visites des ministres des cultes non catholiques..............	71
180.	Permis de visiter les malades non catholiques................	71
181.	Délégations de pouvoirs......................................	72
182.	Heures consacrées aux visites................................	72
183.	Visite d'un ministre autre que celui autorisé................	72
184.	Défense aux ministres de communiquer avec d'autres malades que leurs coreligionnaires........................	72
185.	Inscription des malades non catholiques......................	73
186.	Inscription des noms des ministres des cultes non catholiques..	73

187 à 195 supprimés.

CHAPITRE III.

EXÉCUTION DU SERVICE.

SECTION Ire.

CONDITIONS D'ADMISSION.

196.	Cas d'admission à la charge du service de santé..............	73
197.	Cas d'admission à charge de remboursement....................	74
198.	Cas spéciaux d'admission.....................................	76
199.	Droits réservés aux anciens militaires pensionnés et réformés...	76
200.	Remboursement des frais de traitement........................	76
201.	Limites des prix de remboursement pour les anciens militaires pensionnés ou réformés....................	77
202.	Militaires atteints d'aliénation mentale.....................	77

SECTION II.

ENTRÉES.

203.	Billet d'hôpital...	77
204.	Détails du billet d'hôpital..................................	78
205.	Admission sans billet régulier...............................	79

Articles.   Pages.

206. Avis que doit donner l'officier d'administration gestionnaire de certaines entrées... 79
207. Visa du médecin de garde.. 80
208. Remise du billet d'hôpital à l'officier d'administration préposé aux entrées... 80
209. Vérification du billet d'hôpital.. 81
210. 81
211. Dépôt de l'argent, des bijoux et autres valeurs... 81
212. Conduite du malade, dépôt et délivrance d'effets.. 81
213. 82
214. Aliments et médicaments prescrits aux entrants.. 82
214 *bis.* Entrées pour ordre... 82
215. Exceptions concernant les officiers... 82

SECTION III.

VISITES, PRESCRIPTIONS, DISTRIBUTIONS.

216. Droits des médecins traitants en matière de prescriptions................................. 83
217. Heures des visites.. 83
218. Prescriptions des aliments et des médicaments... 83
219. Cahier de visite.. 83
220. Prescriptions médicamenteuses... 84
221. Livraison des médicaments par la pharmacie.. 84
222. Distribution des médicaments.. 84
223. Objets de pansement... 85
224. Bons particuliers... 85
225. Bons de bandages herniaires, de béquilles et de lunettes.................................. 85
226. Régime alimentaire.. 86
227. Relevé des prescriptions alimentaires... 87
228. 87
229. Distribution des aliments... 87
230. Surveillance des médecins aides-majors.. 88
231. Aliments non consommés.. 88
232. Repas des infirmiers.. 88

SECTION IV.

AÉRATION, DÉSINFECTION, PROPRETÉ, CHAUFFAGE, ÉCLAIRAGE.

233. Distance des lits... 88
234. Aération et propreté.. 89
235. Désinfection des locaux et des effets... 89
236. Peinturage et entretien des locaux et du matériel... 89
237. Etamage des ustensiles.. 90
238. Rechange du linge... 90
239. Renouvellement de la paille de couchage... 91
240. Propreté individuelle des malades... 91
241. Chauffage... 91
242. 91
243. Eclairage... 91
244. 92
245. Ramonage.. 92
246. Vidange des fosses d'aisances... 92

SECTION V.

POLICE ET SURVEILLANCE DU SERVICE.

§ 1er. — *Discipline et surveillance intérieures des salles de malades.*

Articles.   Pages

247. Relations des malades avec les divers personnels................. 92
248. Discipline des malades dans les salles........................... 93
249. Locaux interdits aux malades.................................... 93
250. Responsabilité des malades en cas de dégâts.................... 93
251. Punitions à infliger aux malades............................... 94
252. Promenades extérieures... 94

§ 2. — *Devoirs du concierge.*

253. Permis d'entrée.. 94
254. Sortie des malades... 94
255. Entrée et sortie des ouvriers.................................. 95
256. Surveillance exercée par le concierge......................... 95
257. Portes... 95
258. Objets que le concierge peut vendre........................... 95
259. Consigne du concierge.. 96

§ 3. — *Sous-officier de planton.*

260. 96

§ 4. — *Surveillance du service.*

261. Officier de visite... 96
262. Visite des généraux, des officiers supérieurs, du commandant
     d'armes et du major de la garnison............................ 96
263. Inspections.. 96
264. Registre d'ordres.. 97

SECTION VI.

SORTIES.

§ 1er. — *Sorties après guérison.*

265. Formalités concernant les sorties............................. 97
266. Constatation des sorties....................................... 97
267. Remise au sortant de ses effets............................... 98
268. 98
269. Aliments pour les sortants externes........................... 98
270. Interdiction de prolonger inutilement le séjour à l'hôpital... 98
271. Etats des séjours prolongés dans les hôpitaux................ 98

§ 2. — *Sorties par convalescence.*

272. Congés de convalescence.. 99
273. Envoi dans un dépôt de convalescents.......................... 99
274. Sorties par convalescence...................................... 99

§ 2 bis. — *Sorties avant guérison.*

274 bis... 100

§ 3. — *Sorties pour cause d'incapacité de servir.*

Articles.   Pages.

275. Constatation de l'incapacité de servir............................ 100
276. Malades proposés pour la réforme............................... 100
277. Sorties par réforme.. 101

§ 4. — *Sorties par évasion.*

278. Cas d'évasion... 101
279. Constatation en cas d'évasion.................................. 102

§ 5. — *Mutations pour ordre.*

280. Avis de mutations, bulletins de sortie et billets d'entrée d'ordre. 102

§ 6. — *Décès.*

280 *bis*. Avis à donner en cas de maladies graves..................... 103
281. Facilités à donner aux malades pour tester légalement.......... 104
282. Constatation de décès.. 104
283. Avis à donner en cas de décès.................................. 104
284. Déclaration à transmettre par l'officier d'administration gestion-
      naire à l'officier de l'état civil............................... 104
285. Mention des blessures sur la déclaration........................ 105
286. Dispositions en cas de mort violente........................... 105
287. Mentions formellement interdites sur les déclarations de décès.. 105
288. Dispositions particulières en cas de condamnation.............. 105
289. Registres des décès.. 105
290. Extraits du registre des décès.................................. 105
291. Valeur légale des extraits du registre des décès................. 106
292. Mention du décès sur le registre des entrées.................... 106
293. Inhumation des corps... 106
294. Dépôt et inhumation des corps des militaires décédés hors des
      hôpitaux.. 106
295. Retenues.. 107
296. 107

SECTION VII.

ÉVACUATIONS.

296 *bis*. Constatation de la sortie................................... 107

I. — ÉVACUATIONS INDIVIDUELLES.

297. Ordre d'évacuation.. 107
298. 107
299. Formalités à observer.. 107
300. 108
301. Aliments et manière de décompter les journées des malades éva-
      cués isolément.. 108

II. — ÉVACUATIONS COLLECTIVES.

302. Ordre d'évacuation.. 109
303. Personnel du convoi d'évacuation.............................. 109
304. Feuille d'évacuation... 109
305. Revue de départ.. 109

Articles.		Pages.
306.	Avis à donner	110
307.	Médicaments et objets divers	110
308.	Aliments et manière de décompter les journées des malades évacués collectivement	110
309.		110
310.		110
311.	Entrée des malades arrivés à destination	110
312.		111
313.	Remise des denrées, médicaments et objets divers	111
314.	Retour du personnel au lieu de départ	111
314 *bis*.	Evasion	111
315.	Cas de décès en route par terre	112
316.	Cas de décès en mer	112
317.	Copie de la déclaration de décès	112
318.		112

SECTION VIII.

DISPOSITIONS PARTICULIÈRES RELATIVES AU TRANSPORT DES MILITAIRES ÉVACUÉS ET DES MILITAIRES DIRIGÉS SUR LEURS FOYERS, SUR UN DÉPÔT DE CONVALESCENTS OU SUR UN ASILE D'ALIÉNÉS.

318 *bis*.	Transport des malades en voiture	112
318 *ter*.	Transport des malades accompagnés	113

SECTION IX.

DISPOSITIONS SPÉCIALES POUR LES MILITAIRES DÉTENUS.

319.	Formalité pour l'admission des militaires détenus	113
320.	Garde et consigne spéciales	114
321.	Précautions de sûreté	114
322.	Surveillance des détenus	114
323.	Responsabilité en cas d'évasion des détenus	114
324.	Défense de communication entre les détenus et les autres malades	114
325.	Autorisation de visiter les détenus	114
326.	Promenade des détenus	115
327.	Sortie des détenus	115
328.	Reçu à mettre au bas de l'ordre de sortie	115
329.	Cas d'évasion d'un détenu	115
330.	Cas de décès d'un détenu	115
331.	Militaires condamnés à des peines afflictives et infamantes, non traités dans les hôpitaux	116

CHAPITRE IV.

DISPOSITIONS SPÉCIALES AUX EAUX MINÉRALES ET AUX BAINS DE MER.

SECTION Iʳᵉ.

HÔPITAUX D'EAUX MINÉRALES.

332.	Hôpitaux militaires organisés auprès des sources d'eaux minérales	116
333.	Comment les militaires y sont traités	116
334.	Individus pouvant être admis dans les hôpitaux d'eaux minérales	117
335.	Division en deux catégories des militaires et marins en activité	117

Articles.		Pages.
336.	Officiers subalternes non hospitalisés	117
337.	Dispositions à prendre pour l'envoi des malades aux hôpitaux d'eaux minérales	117
338.	Contre-visite des militaires proposés	118
339.	Formation des états récapitulatifs	118
340.	Propositions pour les militaires de la gendarmerie	118
341.	Formation des relevés numériques par corps d'armée	119
342.	Répartition des places d'après la décision ministérielle	119
343.	Propositions pour les officiers généraux et supérieurs, ainsi que pour les officiers non hospitalisés	120
344.	Départ des malades pour les eaux	120
345.	Remplacement des malades ne pouvant être mis en route	121
346.	Destination à donner aux états récapitulatifs	121
347.	Dispositions spéciales concernant les anciens militaires	121
348.	Traitement des militaires dans les hôpitaux d'eaux minérales	122
349.	Militaires tombant malades aux eaux	123
350.	Prolongation de séjour aux eaux	123
351.	Destination à donner aux certificats individuels à la sortie des malades	123
352.	Registres à tenir dans les établissements d'eaux minérales	123
353.	Etablissements d'eaux minérales en Algérie	124

SECTION II.

BAINS DE MER.

354.	Dispositions spéciales pour les bains de mer	124

CHAPITRE V.

HÔPITAUX ANNEXES.

355.	Organisation des hôpitaux annexes	125
356.	Exécution du service	126

CHAPITRE VI.

BATIMENTS ET LOCAUX.

SECTION Iʳᵉ.

DISPOSITIONS GÉNÉRALES.

357.	Etablissements soumis aux règles sur le service du casernement	126
358.	Police et surveillance des bâtiments et locaux	127
359.	Mesures préventives contre l'incendie	127
360.	Machines à vapeur	127

SECTION II.

BATIMENTS ET LOCAUX NÉCESSAIRES A CHAQUE BRANCHE DU SERVICE.

361.	Composition des locaux d'un hôpital	127
362.	Division des salles par genre de maladies	127

Articles.		Pages.
363.	Salles ou pavillons pour les malades atteints d'affections contagieuses	128
364.	Salles d'officiers	128
365.	Salles spéciales pour les sous-officiers	128
365 *bis*.	Salles spéciales de convalescents	128
366.		128
367.	Logement des personnes attachées au service	128
368.	Cas d'insuffisance des bâtiments	128

SECTION III.

TRAVAUX A EXÉCUTER DANS LES ÉTABLISSEMENTS.

369.	Réparations locatives et de propreté	129
370.	Mise en place des appareils à fixer aux bâtiments	129
371.	Appareils en maçonnerie	129
372.	Culture des jardins potagers et autres	130

CHAPITRE VII.

MATÉRIEL.

SECTION Iʳᵉ.

APPROVISIONNEMENT DES HÔPITAUX MILITAIRES.

373.	Matériel ou objets dont sont pourvus les hôpitaux militaires	130
374.	Responsabilité de l'approvisionnement	130
375.	Comment il est pourvu à la fourniture	131
376.	Demandes à établir par l'officier d'administration gestionnaire	131
377.	Demandes à établir par le pharmacien	132
378.	Objets hors nomenclature	132
379.	Moyens de pourvoir à la fourniture des objets de consommation	132
380.	Approvisionnement des hôpitaux annexes	133
381.	Dispositions spéciales aux hôpitaux militaires de l'Algérie	133
382.	Achats par marchés	133
383.	Achats sur place sans marchés	133
384.	Cessions	134
385.	Emprunts d'effets de couchage	134
386.	Récoltes des plantes médicinales	134
387.	Récoltes des plantes potagères	134
388.	Réquisitions	135

SECTION II.

GESTION.

§ 1ᵉʳ. — *Dispositions générales.*

389.	Règlements auxquels est soumise la gestion du matériel des hôpitaux militaires	135
390.	Responsabilité de l'officier d'administration gestionnaire	136
391.	Responsabilité du pharmacien	136
392.	Responsabilité particulière du médecin-chef et des médecins traitants	137

Articles.	Pages.

393. Responsabilité particulière des infirmiers-majors et des infirmiers chargés d'un service... 138
394. Comment sont autorisés les mouvements du matériel... 138
395. Mise en service du matériel... 138
396. Responsabilité des pertes et avaries... 138
397. Constatation des pertes et avaries... 139

§ 2. — Réceptions.

398. Objet de la vérification... 139
399. Commission de réception... 139
400. Modèles-types ou échantillons... 140
401. Prise en charge par l'officier d'administration gestionnaire... 140
402. Marques à apposer sur les objets reçus... 141
403. Jugement des difficultés à la réception... 141

§ 3. — Conservation et entretien.

404. Conservation du linge, des effets et des ustensiles... 141
405. Blanchissage et désinfection... 142
406. Réparation des meubles et ustensiles divers... 142
407. Réparation du linge et des effets. Reconfections... 143
408. Réparations des instruments de chirurgie... 143
409. Poids et mesures. Vérifications périodiques ou accidentelles... 144
410. Jeux d'ustensiles pour les distributions... 144

§ 4. — Transformations.

411. Ordre de confection d'effets... 144
412. Marchés de confection... 145
413. Réception des effets confectionnés... 145
414. Matériel employé aux transformations... 145
415. Préparation des médicaments composés à faire dans les hôpitaux... 145

§ 5. — Versements et expéditions.

416. Par qui ordonnés... 146
417. Par qui les transports exécutés... 146
418. Transports au moyen de marchés spéciaux... 146
419. Obligations et responsabilités de l'expéditeur et du destinataire... 147
420. Référence aux traités de transport... 147
421. Précautions pour certains articles... 147
422. Tare des caisses ou boîtes. Plombage des colis. Étiquettes... 147
423. Matériel expédié en passe-debout... 148
424. Vérification des objets entreposés... 148
425. Vérification des colis lors des réexpéditions d'un chargement resté en entrepôt... 148

§ 6. — Réforme du matériel. Ventes.

426. Mise hors de service du matériel... 148
427. Divers emplois des objets et effets réformés... 149
428. Autorisation d'emploi des objets et effets réformés... 149
429. Comment les ventes sont effectuées... 150
430. Frais de publicité des ventes. Procès-verbaux... 150

§ 7. — *Cessions et prêts.*

Articles.   Pages.
431. Cessions du matériel.. 150
432. Mode d'évaluation et de remboursement du matériel cédé....... 150
433. Prêts de matériel.. 151
434. Réintégration du matériel prêté.. 151
435. 151

§ 8. — *Remise du service.*

436. Remise du matériel proprement dit....................................... 151
437. 152
438. 152
439. 152
440. Remise des matières et objets de consommation...................... 152
441. Effets déposés. Dépôts. Successions...................................... 152
442. Cas de difficultés entre les deux officiers d'administration gestion-
     naires... 152
443. Rapport sur chaque reprise de service.................................... 153

SECTION III.

BIBLIOTHÈQUE.

444. Division de la bibliothèque... 153
445. Alimentation de la bibliothèque... 154
446. Livre-journal de la bibliothèque.. 154
447. Catalogue méthodique de la bibliothèque................................ 154
448. Fiches par nom d'auteur.. 154
449. Ouvrages prêtés... 154
450. Rapports entre les écritures de la bibliothèque et la comptabilité
     des matières... 154

SECTION IV.

DISPOSITIONS CONCERNANT LES EFFETS DES MILITAIRES DÉCÉDÉS OU ÉVADÉS.

§ 1er. — *Effets appartenant à l'Etat.*

451. Destination à donner aux effets d'habillement et de grand équipe-
     ment.. 155
452. Justifications des versements ou distributions.......................... 155

§ 2. — *Effets et valeurs appartenant aux successions.*

453. L'officier d'administration gestionnaire constitué dépositaire..... 155
454. Avis à donner aux familles.. 156
455. Justifications à produire par les héritiers................................. 156
456. Justifications des remises aux héritiers.................................... 157
457. Envoi des objets dépendant des successions............................ 157
458. Mandats ou bons de poste non touchés................................... 157
459. Ventes au profit des héritiers.. 157
459 bis. Livrets de caisse d'épargne... 158
460. Procès-verbal de vente.. 158
461. Emploi du produit des ventes.. 159
462. Objets appartenant aux militaires évadés................................ 159

CHAPITRE VIII.

DÉPENSES.

SECTION Ire.

NATURE DES DÉPENSES. RÈGLES QUI LEUR SONT APPLICABLES.

Articles.   Pages.
463. 160
464. Règles auxquelles les dépenses sont soumises................... 160
465. Justification des dépenses.. 160

SECTION II.

DISPOSITIONS SPÉCIALES AUX CRÉANCIERS DIRECTS.

466. Mode d'établissement des pièces constatant les dépenses......... 161

SECTION III.

DISPOSITIONS SPÉCIALES AUX DÉPENSES ACQUITTÉES PAR L'OFFICIER D'ADMINISTRATION GESTIONNAIRE.

467. Dépenses que l'officier d'administration gestionnaire peut acquitter... 161
468. Qui autorise les dépenses acquittées par l'officier d'administration gestionnaire... 162
469. Justification des sommes perçues à titre d'avance............... 163
470. Dépenses à acquitter dans les hôpitaux annexes................ 163

SECTION IV.

LIQUIDATION.

471. 163
472. 163

CHAPITRE IX.

COMPTABILITÉ.

SECTION Ire.

COMPTABILITÉ TENUE PAR L'OFFICIER D'ADMINISTRATION GESTIONNAIRE.

---

§ 1er. — *Ecritures.*

473. 163

Articles.		Pages.
474.	....	163
475.	....	163
476.	....	163
477.	....	163
478.	....	163
479.	....	163
480.	....	163
481.	....	163
482.	....	163

§ 2. — *Frais de traitement des malades admis dans les hôpitaux à charge de remboursement.*

| 483. | .... | 163 |
| 484. | .... | 163 |

§ 3. — *Comptes.*

485.	....	164
486.	....	164
487.	....	164
488.	....	164
489.	....	164
490.	....	164
491.	....	164
492.	....	164

SECTION II.

COMPTABILITÉ TENUE PAR LE PHARMACIEN.

§ 1er. — *Ecritures.*

493.	....	164
494.	....	164
495.	....	164
496.	....	164
497.	....	164
498.	....	164
499.	....	164
500.	....	164
501.	....	164
502.	....	164

§ 2. — *Comptes.*

503.	....	164
504.	....	164
505.	....	164
506. De la vérification des comptes du pharmacien	....	164
507. Remise de service	....	164

§ 3. — *Comptabilité spéciale des hôpitaux dépourvus de pharmacien et des hôpitaux annexes.*

| 508. | .... | 164 |

Articles.		Pages.
509.	....	164
510.	Approvisionnement des hôpitaux dépourvus de pharmacien et des hôpitaux annexes..	164

CHAPITRE X.

ARCHIVES.

| 511. | Formation des archives..................................... | 165 |
| 512. | Remise aux domaines ou destruction des archives............. | 165 |

CHAPITRE XI.

SURVEILLANCE DU SERVICE DANS LES HÔPITAUX MILITAIRES.

513.	Objet de la surveillance...................................	166
514.	Par qui exercée...	166
515.	Des revues d'effectif......................................	167
516.	Compte rendu des revues d'effectif.........................	168
517.	Vérifications de caisse....................................	168
518.	Recensements du matériel..................................	168
519.	Vérifications des écritures................................	168

TITRE IV.

SERVICE DE SANTÉ DANS LES HOSPICES CIVILS ET DANS CERTAINS ÉTABLISSEMENTS SPÉCIAUX.

CHAPITRE Ier.

HOSPICES CIVILS.

SECTION Ire.

DISPOSITIONS GÉNÉRALES.

520.	Organisation du service dans les hospices civils...............	169
521.	Division des hospices civils en catégories....................	169
522.	Conventions passées avec les commissions administratives......	170
523.	Exécution des conventions.................................	170

SECTION II.

HOSPICES CIVILS, MIXTES OU MILITARISÉS.

§ 1er. — *Personnel.*

| 524. | Fixation du personnel médical et des heures de visites......... | 171 |

Articles.		Pages.
525.	Médecin-chef	171
526.	Registres	171
527.	Fournitures de bureau	171
528.	Infirmiers militaires	172
529.	Exécution du service	172
530.	Bains et douches à charge de remboursement	173

§ 2. — *Matériel.*

531.	Arsenal chirurgical	173
531 *bis*.	Matériel du service général	174
531 *ter*.	Gestion	175

§ 3. — *Comptabilité.*

532.		175
533.		175
534.		175
535.		175
536.		175

SECTION III.

HOSPICES CIVILS PROPREMENT DITS.

537.	Dispositions spéciales à ces hospices	175
538.	Exécution du service	176

SECTION IV.

HOSPICES CIVILS SITUÉS DANS LES VILLES DÉPOURVUES DE GARNISON.

539.	Dispositions spéciales à ces hospices	177
540.	Exécution du service	177

CHAPITRE II.

ÉTABLISSEMENTS SPÉCIAUX.

SECTION Iʳᵉ.

ÉTABLISSEMENTS CIVILS D'EAUX MINÉRALES.

541.	Désignation de ces établissements	178
542.	Exécution du service	178

SECTION II.

ÉTABLISSEMENTS D'ALIÉNÉS.

543.	Désignation des établissements	179
544.	Formalités à remplir pour l'admission	179
545.	Traitement des malades	179
546.	Documents à fournir	180
547.	Exécution du service	180

CHAPITRE III.

SURVEILLANCE DU SERVICE DANS LES HOSPICES CIVILS ET DANS LES ÉTABLISSEMENTS SPÉCIAUX.

Articles.   Pages.

548. Objet de la surveillance du service.. 181
549. Des revues d'effectif.. 181
550. Des recensements de matériel, de valeurs ou dépôts et des véri-
     fications d'écritures... 181

TITRE V.

DISPOSITIONS SPÉCIALES AU MATÉRIEL DE MOBILISATION DU SERVICE DE SANTÉ.

551. Gestion du matériel.. 182
552. Surveillance du matériel... 182
553. Situations du matériel... 183
553 *bis*. Entretien du matériel.. 183
554. Dépenses d'entretien et de réparation du matériel..................... 183
555. Echanges ou remplacements des médicaments et du matériel de
     la réserve de guerre.. 183
556. Gestion du matériel de mobilisation appartenant à des services
     différents.. 184

TITRE VI.

MAGASINS D'APPROVISIONNEMENT DU SERVICE DE SANTÉ ET PHARMACIES RÉGIONALES.

CHAPITRE Iᵉʳ.

MAGASINS D'APPROVISIONNEMENT DU SERVICE DE SANTÉ.

557. Classement des magasins.. 184
558. Direction... 185
559. Gestion... 185
560. Personnel... 185
561. Personnel militaire.. 185
562. Personnel civil.. 186
563. Bâtiments et locaux... 186
564. Réception du matériel. — Expéditions.................................. 186
565. 187
566. Justification des dépenses... 187
567. Situations.. 187
568. Archives... 187
569. Dispositions spéciales aux pharmacies d'approvisionnement............. 187

CHAPITRE II.

PHARMACIES RÉGIONALES.

570. Organisation et fonctionnement....................................... 188

DISPOSITIONS TRANSITOIRES.

Articles.   Pages.
571. Dispositions transitoires concernant les hospices civils et les
     établissements spéciaux.................................... 189

DISPOSITIONS FINALES.

572. Abrogation des règlements, décisions, etc., antérieurs.......... 189
573. Exécution du présent décret................................... 189

TABLEAU ET NOTICES

ANNEXÉS AU PRÉSENT RÈGLEMENT.

TABLEAU.

Pages

A. Nombre d'infirmiers militaires à attacher à chaque hôpital....... 192

NOTICES.

Nᵒˢ

1. 193
2. Indemnités à allouer aux médecins et pharmaciens civils requis 194
3. Vaccinations et revaccinations dans l'armée........................ 199
4. Visites dans les corps de troupe et dans les établissements militaires. 228
5. Certificats établis par les médecins militaires.................... 252
6. Organisation des infirmiers et des brancardiers régimentaires et des brancardiers d'ambulance.................................. 281
7. Désinfections. 288
8. 307
9. Blanchissage. 308
10. Comptabilité. 317
11. Classement des établissements. — Cautionnements. — Indemnités. 351
12. Organisation des sections d'infirmiers militaires................ 359
13. Service du culte. — Inhumations................................. 372
14. Remboursement des frais de traitement........................... 376
15. Établissements d'aliénés.. 388
16. Marques distinctives à apposer sur les capotes et vareuses des malades. 400
17. Régime alimentaire.. 403
18. Eaux minérales naturelles et bains de mer...................... 420
19. Effets à emporter par les militaires se rendant aux bains de mer ou aux eaux minérales.. 434
20. Loi ayant pour objet l'envoi et le traitement, aux frais de l'Etat, dans les établissements d'eaux minérales, des anciens militaires et marins blessés ou infirmes........................ 435
21. Mesures à prendre pour prévenir et combattre les incendies... 437
22. Composition des locaux d'un hôpital............................. 443
23. Marquage des effets... 447
24. Description des jeux d'ustensiles pour les distributions........ 450
25. Confection du grand linge et du petit linge à pansement........ 451
26. Cessions remboursables et imputations........................... 453
27. Organisation et administration d'un personnel d'infirmières laïques dans les hôpitaux militaires............................ 459
28. Organisation du service dans les hôpitaux militaires et dans les hospices civils.. 465

Pages.

29. Modèles de conventions à passer avec les commissions administratives des hospices civils...................................... 492
30. 517
31. 518
32. Instruction pour les cas d'empoisonnement..................... 519
33. Nomenclature des dépenses à faire au compte de la masse d'infirmerie. 523
34. Entretien, conservation et renouvellement des approvisionnements de réserve... 525
35. 534
36. Application de la loi du 15 février 1902 relative à la protection de
la santé publique 535
37. Militaires mordus par des animaux enragés.................... 539

TABLE CHRONOLOGIQUE

Pages.

1838 30 juin. Loi sur les aliénés.................................... 388

1873 12 juill. Loi ayant pour objet le traitement aux frais de l'Etat, dans les établissements d'eaux minérales, des anciens militaires et marins blessés ou infirmes. 435

1877 7 juill. Loi relative à l'organisation des services hospitaliers de l'armée dans les hôpitaux militaires et les hospices civils.................................... 465

1879 1er août. Décret modifié par le décret du 12 décembre 1889, portant règlement d'administration publique pour l'exécution de la loi du 7 juillet 1877, relative à l'organisation des services hospitaliers de l'armée dans les hôpitaux militaires et dans les hospices civils. 468

1880 3 févr. Décret portant division des hospices en deux catégories. 483

1883 17 juill. Avis du Conseil d'Etat au sujet de l'application de la loi du 7 juillet 1877, relative à l'organisation du service hospitalier de l'armée dans les hôpitaux militaires et dans les hospices civils......... 476

1885 19 mai. Avis du Conseil d'Etat au sujet de l'application de la loi du 7 juillet 1877, relative à l'organisation du service hospitalier de l'armée.................... 478

1889 25 nov. Décret portant règlement sur le service de santé de l'armée. 5

1896 19 mai. Décret portant extension à l'Algérie de la loi du 7 juillet 1877, sur l'hospitalisation des militaires dans les hospices civils.................... 490

1897 14 août. Décision présidentielle relative à la date d'entrée en jouissance des pensions concédées aux militaires en traitement dans les hôpitaux............ 385

1898 9 mars. Circulaire au sujet de l'application de la décision présidentielle du 14 août 1897, concernant le point de départ des arrérages des pensions concédées aux militaires en traitement dans les hôpitaux. 386

1902 15 févr. Extrait de la loi relative à la protection de la santé publique.................................... 535

1906 22 mai. Circulaire relative à l'emploi des beurres végétaux pour la préparation des aliments du grand régime dans les hôpitaux militaires.................... 409

1910 22 mars Instruction pour l'application du décret du 22 mars 1910, portant règlement du service de santé au sujet d'un nouveau mode d'hospitalisation des officiers dans les établissements du service de santé.................................... 379

1910 4 juill. Circulaire portant solution à différentes questions relatives à l'application de l'instruction du 22 mars 1910 concernant le nouveau mode d'hospitalisation des officiers dans les établissements du service de santé.................................... 383

TABLE ALPHABÉTIQUE

IV

A

Pages.

Aération et propreté des salles dans les hôpitaux militaires. — Dispositions relatives à l'... 89

Aliénés (voir : Etablissements d'aliénés).

Anciens militaires et marins blessés ou infirmes. — Traitement aux frais de l'Etat dans les établissements d'eaux minérales des...... 121
et Notice n° 20.. 435

Animaux enragés (voir : Militaires mordus par des).

Approvisionnements des hôpitaux militaires. — Dispositions relatives aux. .... 130 à 135

Approvisionnements de réserve. — Entretien, conservation et renouvellement des. — Notice n° 34.................................. 525

Archives des hôpitaux militaires. — L'officier d'administration gestionnaire des.. 165

*Attributions générales des directeurs du service de santé............ 8
et Notice n° 4.. 228

B

Bains de mer. — Dispositions spéciales relatives à l'envoi aux. 35 et 124
et Notice n° 18.. 420

Bains pris à charge de remboursement dans les hôpitaux. — Fixation du prix à payer par le personnel non hospitalisé pour les. — Notice n° 26.. 453

Bandages herniaires. — Dispositions relatives à la délivrance de. . ... 32 et 85
Béquilles. — Dispositions relatives à la délivrance des........... 32 et 85
Bibliothèque des infirmeries régimentaires. — Composition de la... 42
Billet d'hôpital. — Autorités militaires qui signent le................ 81
Blanchissage du linge et des couvertures de laine dans les infirmeries régimentaires et les hôpitaux militaires. — Notice n° 9 sur le. 308
Brancardiers d'ambulance. — Effectif, recrutement, instruction des. — Notice n° 6.. 281

C

Cautionnements des officiers d'administration gestionnaires des établissements du service de santé. — Fixation des. — Notice n° 11. 351
Certificats établis par les médecins militaires. — Notice sur les divers. 252

Pages.

Cessions remboursables. — Mode de payement par les corps de troupe et les militaires de la gendarmerie des............ 150
    et Notice n° 26............ 453

Comptabilité du service de santé. — Notice n° 10 sur la............ 317

Concierges des hôpitaux militaires. — Attributions des............ 94

Convalescents (voir : Dépôts de malades).

Conventions à passer avec les commissions administratives des hospices civils. — Modèle-type des. — Notice n° 29............ 492

D

Décès des militaires au corps. — Dispositions spéciales aux............ 34

Décès des militaires en traitement dans les hôpitaux militaires. — Dispositions relatives aux............ 103 à 107

Etablissements de malades convalescents. — Objet et fonctionnement du service des............ 48

Désinfection des locaux et des effets dans les hôpitaux et les corps de troupe. — Prescriptions pour la............ 88
    et Notice n° 7............ 288

Directeurs du service de santé des corps d'armée en Algérie et en Tunisie. — Attributions des............ 8 et 19
    et Notice n° 4............ 228

Dépenses des hôpitaux militaires. — Nature des dépenses et règles applicables aux............ 160

Droit de punir des officiers du corps de santé militaire et des officiers d'administration employés dans les hôpitaux militaires............ 52

E

Eaux minérales. — Dispositions relatives aux............ 35 et 116
    et Notice n° 18............ 420

Eaux potables. — Etude des. — Notice n° 35............ 534

Effets à l'usage des malades dans les hôpitaux. — Rechange du linge et des............ 90

Effets apportés par les malades traités à l'infirmerie régimentaire............ 29

Empoisonnement. — Instruction pour les cas d'. — Notice n° 32............ 519

Etablissements d'aliénés. — Admission et traitement des malades dans les............ 179
    et Notice n° 15............ 388

Etablissements du service de santé. — Le règlement sur le service du casernement est applicable aux bâtiments et locaux des............ 126

Etamage des ustensiles à l'usage des malades dans les hôpitaux militaires. — Le pharmacien contrôle l'............ 90

Etats mensuels de mutation des officiers du service de santé. — Le directeur du service de santé établit les............ 17

G

Pages.

Gestion de l'infirmerie régimentaire. — Le médecin chef de service est l'agent du conseil pour la........................ 40

H

Hôpitaux militaires. — Objet et fonctionnement du service de santé dans les........................ 51

Hospices civils et établissements civils d'eaux minérales. — Service dans les. .... 169 à 178

I

Incendies dans les établissements du service de santé. — Mesures à prendre pour prévenir et combattre les. — Notice n° 21........ 437

Indemnité pour frais de bureau des officiers d'administration gestionnaires des établissements du service de santé. — Notice n° 11. 351

Indemnités de responsabilité des officiers d'administration gestionnaires des établissements du service de santé. — Fixation des. — Notice n° 11........................ 351

Infirmeries-hôpitaux. — But et fonctionnement des........................ 46

Infirmeries régimentaires. — Dispositions relatives à l'exécution du service de santé, au régime alimentaire, à l'hygiène, etc., dans les. .... 23 à 46
et Notice n° 33........................ 523

Infirmières laïques. — Organisation et administration d'un personnel d'........................ 459

Infirmiers militaires à attacher à chaque hôpital. — Tableau indiquant le nombre des........................ 192

Infirmiers régimentaires. — Classification, effectif, recrutement et instruction des. — Notice n° 6........................ 281

Inhumation des corps des militaires décédés hors des hôpitaux militaires. — Dépôt et dispositions relatives à l'........................ 106
(Voir aussi : Service des cultes et inhumations.)

L

Linge à pansement. — Confection dans les hôpitaux militaires du grand et du petit. — Notice n° 25........................ 451

Locaux d'un hôpital militaire. — Composition des. — Notice n° 22. 443

Lunettes. — Dispositions relatives à la délivrance des lunettes. 32 et 85

M

Magasins d'approvisionnement du service de santé. — Dispositions relatives au classement et à la gestion des........................ 184

— 570 —

Pages.

Maladies contagieuses. — Déclarations obligatoires des. — Notice
n° 36. 535

Marquage des effets du service de santé. — Dispositions relatives
au. — Notice n° 23.. 447

Marques distinctives des militaires admis dans les hôpitaux militaires et les hospices civils (gradés ou atteints de maladies contagieuses, ou détenus). — Description des. — Notice n° 16............ 400

Masse de l'infirmerie régimentaire. — Fonctionnement, classement
des dépenses, registres, comptabilité, etc., de la........................ 43
et Notice n° 33... 523

Matériel de mobilisation du service de santé. — Gestion, surveillance, entretien. du.. 182
et Notice n° 34.. 525

Médecin-chef dans les hôpitaux militaires. — Attributions et devoirs du. 54

Médecins et pharmaciens civils requis. — Dispositions relatives aux
indemnités à allouer aux. — Notice n° 2.................................. 194

Médicaments à charge de remboursement livrés par les hôpitaux
au personnel non hospitalisé. — Mode de payement des. — Notice
n° 26. 453

Militaires en traitement dans les établissements hospitaliers rayés
de l'effectif soldé. — Dispositions relatives aux...................... 102

Militaires mordus par des animaux enragés. — Etablissements hospitaliers sur lesquels doivent être évacués les. — Notice n° 37... 539

Ministres des cultes dans les hôpitaux militaires. — Répartition,
nomination et devoirs des... 70

Mort violente d'un militaire. — Dispositions à prendre en cas de... 105

O

Officiers d'administration dans les hôpitaux militaires. — Attributions et devoirs des... 62

Ordonnances des officiers du corps de santé et des officiers d'administration. — Désignation des... 53

Organisation des services hospitaliers dans l'armée. — Loi et décret relatifs à l'. — Notice n° 28...................................... 465

P

Pharmaciens. — Attributions dans les hôpitaux militaires des...... 61

Pharmacies régionales. — Organisation et fonctionnement des...... 188

R

Réceptions du matériel et des objets de consommation livrés aux
hôpitaux militaires en vertu de marchés ou acquis sur place. —
Dispositions relatives aux... 139

Pages.

Réforme du matériel du service de santé. — Dispositions relatives à la. 148

Régime alimentaire des hôpitaux. — Notice n° 17...................... 403

Réparations locatives et de propreté des établissements du service de santé. — Exécution au compte du budget du service de santé des. 129

Revues d'effectif dans les hôpitaux militaires, les hospices civils et les établissements spéciaux. — Dispositions prises pour la passation des. . ... 167 et 181

S

Sections d'infirmiers militaires. — Recrutement, organisation, etc., des. — Notice n° 12.. 359

Service de santé de l'armée. — Organisation générale du............... 5

Service du culte et inhumations. — Dispositions relatives au. — Notice n° 13... 372

Services hospitaliers (voir : Organisation des).

Successions des militaires décédés dans les hôpitaux militaires. — Dispositions relatives aux... 155

T

Traitement dans les hôpitaux militaires à la charge du service de santé. — Enumération du personnel et conditions de son admission en. 76

Traitement dans les hôpitaux militaires à charge de remboursement. — Enumération du personnel et cas de son admission en... 78 et Notice n° 14.. 376

U

Ustensiles à l'usage des malades dans les hôpitaux militaires. — Etamage des. 90

Ustensiles pour les distributions dans les hôpitaux militaires. — Description des jeux d'. — Notice n° 24............................ 450

V

Vaccination et revaccination. — Notice n° 3 sur la pratique de la... 199

Vaguemestre dans les hôpitaux militaires. — Désignation des fonctions du. 69

Visites des directeurs du service de santé dans les corps de troupe et les établissements militaires. — Dispositions relatives aux. — Notice n° 4... 228

Vivres d'hôpital délivrés contre remboursement. — Taux et mode de remboursement des. — Notice n° 26............................ 453

Paris et Limoges. — Imprimerie militaire Henri CHARLES-LAVAUZELLE.